争鸣与分享

——同一个病例不同的专家视角

主　编　　曾红科　张国强

副主编　　马岳峰　温妙云　常　平　郭　伟　朱高峰

人民卫生出版社

·北　京·

图书在版编目（CIP）数据

争鸣与分享：同一个病例不同的专家视角 / 曾红科，张国强主编 . —北京：人民卫生出版社，2024.5
ISBN 978-7-117-36348-8

Ⅰ.①争… Ⅱ.①曾… ②张… Ⅲ.①病案 – 分析
Ⅳ.①R197.323.1

中国国家版本馆 CIP 数据核字（2024）第 101329 号

| 人卫智网 | www.ipmph.com | 医学教育、学术、考试、健康，购书智慧智能综合服务平台 |
| 人卫官网 | www.pmph.com | 人卫官方资讯发布平台 |

争鸣与分享——同一个病例不同的专家视角
Zhengming yu Fenxiang
——Tongyige Bingli Butong de Zhuanjia Shijiao

主　　编：曾红科　张国强
出版发行：人民卫生出版社（中继线 010-59780011）
地　　址：北京市朝阳区潘家园南里 19 号
邮　　编：100021
E - mail：pmph @ pmph.com
购书热线：010-59787592　010-59787584　010-65264830
印　　刷：北京华联印刷有限公司
经　　销：新华书店
开　　本：889×1194　1/16　印张：29
字　　数：837 千字
版　　次：2024 年 5 月第 1 版
印　　次：2024 年 6 月第 1 次印刷
标准书号：ISBN 978-7-117-36348-8
定　　价：228.00 元

打击盗版举报电话：010-59787491　E-mail：WQ @ pmph.com
质量问题联系电话：010-59787234　E-mail：zhiliang @ pmph.com
数字融合服务电话：4001118166　E-mail：zengzhi @ pmph.com

编　者（以姓氏笔画为序）

丁邦晗（广东省中医院）

丁洪光（广东省人民医院）

马岳峰（浙江大学医学院附属第二医院）

王灿敏（广东省第二人民医院）

文　茵（广东省人民医院）

邓宇珺（广东省人民医院）

史　迪（北京协和医院）

邢　锐（广东省第二人民医院）

朱永诚（广州医科大学附属第二医院）

朱华栋（北京协和医院）

朱高峰（广东省人民医院）

朱继红（北京大学人民医院）

刘新强（广东省人民医院）

孙　杰（广州中医药大学金沙洲医院）

麦　聪（广东省人民医院）

李　妍（北京协和医院）

李怿辰（广东省人民医院）

杨仁强（广东省人民医院）

吴增斌（上海交通大学医学院附属新华医院）

张国强（中日友好医院）

张素巧（中日友好医院）

陈胜龙（广东省人民医院）

陈晓辉（广州医科大学附属第二医院）

林兆奋（上海长征医院）

欧启添（广东省人民医院）

周　瑜（浙江大学医学院附属第二医院）

练　睿（中日友好医院）

钟文宏（广东省人民医院）

徐　玢（首都医科大学附属北京天坛医院）

奚小土（广东省中医院）

郭　伟（首都医科大学附属北京中医医院）

郭　杨（北京大学人民医院）

郭振辉（中国人民解放军南部战区总医院）

黄　曼（浙江大学医学院附属第二医院）

黄伟平（广东省人民医院）

黄君庭（广州医科大学附属第一医院）

黄林强（广东省人民医院）

常　平（南方医科大学珠江医院）

梁子敬（广州医科大学附属第一医院）

葛　赟（浙江大学医学院附属第二医院）

韩永丽（广东省人民医院）

曾红科（广东省人民医院）

曾举浩（广东省人民医院）

温妙云（广东省人民医院）

潘曙明（上海市普陀区中心医院）

瞿金龙（上海长征医院）

3

特约点评专家（以姓氏笔画为序）

丁　宁（首都医科大学附属北京同仁医院）

丁邦晗（广东省中医院）

马　渝（重庆市急救医疗中心）

王　仲（清华大学附属北京清华长庚医院）

王灿敏（广东省第二人民医院）

王桥生（南华大学附属第一医院）

王海嵘（上海交通大学医学院附属新华医院）

毛恩强（上海交通大学医学院附属瑞金医院）

方　明（中山市第五人民医院）

方邦江（上海中医药大学附属龙华医院）

邓　颖（哈尔滨医科大学附属第二医院）

邓宇珺（广东省人民医院）

邓医宇（广东省人民医院）

左六二（南方医科大学顺德医院）

龙　怡（广东省人民医院）

卢建华（广州市第一人民医院）

卢俊宇（广西医科大学第二附属医院）

叶　珩（广州市第一人民医院南沙医院）

田英平（河北医科大学第二医院）

乐　胜（惠州市中心人民医院）

邢　锐（广东省第二人民医院）

吕　波（广东省人民医院）

朱长举（郑州大学第一附属医院）

刘　志（中国医科大学附属第一医院）

刘励军（苏州大学附属第二医院）

刘继云（广州市第一人民医院）

刘雪燕（深圳市人民医院）

江稳强（广东省人民医院）

孙　诚（广东省人民医院）

孙同文（郑州大学第一附属医院）

李　旭（南方医科大学南方医院）

李伟峰（广东省人民医院）

李金庭（东莞市厚街医院）

李春盛（首都医科大学附属北京友谊医院）

李树生（华中科技大学同济医学院附属同济医院）

李培武（兰州大学第二医院）

李湘民（中南大学湘雅医院）

李德宪（广州市胸科医院）

杨光田（华中科技大学同济医学院附属同济医院）

杨春丽（江西省人民医院）

杨镒宇（广州市妇女儿童医疗中心）

吴智鑫（佛山市中医院）

何志捷（中山大学孙逸仙纪念医院）

何振扬（海南省人民医院）

何新华（首都医科大学附属北京朝阳医院）

宋振举（复旦大学附属中山医院）

张卫星（北京大学深圳医院）

张东山（中南大学湘雅二医院）

张永标（中山大学附属第三医院）

张扣兴（中山大学附属第三医院）

张劲农（华中科技大学同济医学院附属协和医院）

张劲松（南京医科大学第一附属医院）

张国强（中日友好医院）

张金娥（广东省人民医院）

张彦峰（梅州市人民医院）

张振辉（广州医科大学附属第三医院）

陈仲清（南方医科大学南方医院）

陈旭岩（清华大学附属北京清华长庚医院）

陈纯波（深圳市人民医院）

陈晓辉（广州医科大学附属第二医院）

林兆奋（上海长征医院）

林珮仪（广州医科大学附属第二医院）

林新锋（广州中医药大学第一附属医院）

欧阳军（石河子大学医学院第一附属医院）

周　宁（湛江中心人民医院）

周人杰（陆军军医大学·新桥医院）

周立新（佛山市第一人民医院）

周荣斌（中国人民解放军总医院第七医学中心）

单爱军（深圳市人民医院）

赵　敏（中国医科大学附属盛京医院）

胡　北（广东省人民医院）

侯　明（青海大学附属医院）

祝益民（湖南省卫生健康委员会）

贺　艳（珠海市人民医院）

秦历杰（河南省人民医院）

柴艳芬（天津医科大学总医院）

钱　欣（福建省立医院）

钱克俭（南昌大学第一附属医院）

徐　仲（广州医科大学附属第三医院）

徐招柱（梅州东山医院）

奚小土（广东省中医院）

卿国忠（南华大学附属第一医院）

郭　伟（首都医科大学附属北京中医医院）

郭　杨（北京大学人民医院）

郭力恒（广东省中医院）

郭振辉（中国人民解放军南部战区总医院）

郭舜奇（汕头市中心医院）

唐柚青（广东省第二人民医院）

黄　亮（南昌大学第一附属医院）

黄　曼（浙江大学医学院附属第二医院）

黄伟平（广东省人民医院）

曹　钰（四川大学华西医院）

曹春水（南昌大学第一附属医院）

常　平（南方医科大学珠江医院）

崇　巍（中国医科大学附属第一医院）

符　晖（南华大学附属第一医院）

梁子敬（广州医科大学附属第一医院）

梁福攸（佛山市南海区人民医院）

彭　鹏（新疆医科大学第一附属医院）

蒋文新（广东省人民医院）

蒋龙元（中山大学孙逸仙纪念医院）

韩继媛（华中科技大学同济医学院附属协和医院）

曾　军（广州市第一人民医院）

曾　俊（四川省医学科学院·四川省人民医院）

曾文新（广东省人民医院）

温妙云（广东省人民医院）

谢　扬（汕头大学医学院第二附属医院）

蓝光明（东莞市人民医院）

詹　红（中山大学附属第一医院）

解　建（山东第一医科大学第一附属医院）

廖晓星（中山大学附属第七医院）

廖清高（汕头市中心医院）

潘挺军（梅州市人民医院）

潘曙明（上海市普陀区中心医院）

戴建伟（汕头大学医学院第二附属医院）

魏　蔚（昆明医科大学第一附属医院）

主编简介

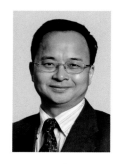

曾红科，医学博士，主任医师，教授，博士研究生导师，享受国务院政府特殊津贴专家，国家临床重点专科负责人，第二届国家名医盛典国之名医（2018年度）"卓越建树"获奖者，首批广东省医学领军人才。2003年被广东省委、省政府授予抗击非典型肺炎一等功，被中共中央组织部授予抗击非典型肺炎优秀共产党员；1998年至今历任广东省人民医院急诊科主任、急危重症医学部主任、重症医学科主任、广东省人民医院党委委员。

科学研究：主要研究方向为高渗盐水减轻脑水肿、脑损伤与血脑屏障。先后主持国家自然科学基金、省自然科学基金及省科学计划等项目18项，以第一作者/通信作者发表论文100余篇，其中SCI论文39篇，中华医学系列杂志论文39篇，副主编教材2部。培养博士研究生16名、硕士研究生26名。主持的系列研究《高渗盐水减轻脑水肿的临床和实验研究》获广东省科学技术奖二等奖。

主要学术任职：曾任中华医学会急诊医学分会第八届副主任委员、中国医师协会急诊医师分会第一届副会长、广东省医师协会急诊医师分会第一届主任委员、广东省医学会急诊医学分会第六届主任委员，现任国家卫生健康委临床抗微生物药物敏感性折点研究和标准制定专家委员会委员、中国卒中协会急救医学分会副主任委员、中国病理生理学会第八届炎症发热感染低温专业委员会副主任委员、海峡两岸医药卫生交流协会急诊医学分会副主任委员、广东省医院协会医院重症医学管理专业委员会主任委员、《中华急诊医学杂志》副总编辑等。

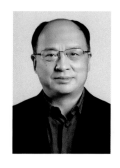

张国强，中日友好医院急诊科主任，国家临床重点专科负责人，医学博士，主任医师，教授，博士研究生导师，享受国务院政府特殊津贴专家，第二届国家名医盛典国之名医（2018年度）"卓越建树"获奖者，曾获"全国先进工作者""中央国家机关五一劳动奖章"荣誉称号。

科学研究：主要研究方向为心肺复苏、脓毒症、急诊超声和航空应急救援等方面。先后主持国家自然科学基金、国家重点研发计划等项目4项，以第一作者/通信作者发表论文100余篇，其中SCI论文40篇，中华医学系列杂志论文38篇，主编人民卫生出版社《急诊床旁超声速查手册》，主编高等教育出版社《急诊医学》（第2版），主译科学出版社《急诊医学》（英文版）等，培养博士研究生5名、硕士研究生12名。

主要学术任职：中华医学会急诊医学分会候任主任委员、海峡两岸医药卫生交流协会急诊医学分会主任委员，中国医药卫生文化协会急诊急救分会主任委员；《中华急诊医学杂志》《中华危重病急救医学》副总编辑，《实用休克杂志》（中英文）常务编委，*World Journal of Emergency Medicine* 编委。

前　言

与其他专科的气定神闲、游刃有余相比，急危重症患者的救治显得步步惊心。时间即生命，决策即疗效，诊疗方案一旦实施，也就失去了后悔的机会。病例是临床医生最好的一面明镜，对错得失、经验教训，尽显无遗；病例也是医学历程中最好的一部史书，无论是医生个人成长，还是与同行交流借鉴，其重要性不言而喻；病例更是一本鲜活的教材，它不仅记载了患者复杂多变的病情，也记载了经治医生的临床思维与心路历程。

《争鸣与分享——同一个病例不同的专家视角》源自历届"南方急危重症论坛"征集的精彩病例。每一个病例我们都力求做到如下三点：一是"以图说话"，图表与文字描述的篇幅各占一半，搭配连贯的检验、影像学和/或病理资料，图文并茂。二是具有"争议性议题"，即同事间对阶段诊疗方案有不同甚至完全相反的观点。三是蕴含"主题思想"，每个病例都能说明或展示某个观点或启发，读有所获。他山之石，可以攻玉，前车之鉴，后事之师，争鸣、经验、教训是我们步入临床佳境的台阶。

我们坚守百家争鸣、百花齐放的理念，不以病例治疗的结果论英雄，不对专家观点的对错做定论，请广大读者同行作为最权威的评判者。在病例呈现方式上，首先，根据临床诊治进程，分层递进，分阶段小结并凝练出有争议或存在困惑的议题；其次，在未知晓病例最终结果的前提下，每阶段针对同样的议题邀请多位全国著名同行专家进行同步、背靠背点评，各抒己见，贴近临床实战；最后，由病例提供者和编者共同整理专家们的观点，撰写成"学习心得"，即"点睛之笔"。

本书的病例精选于广州、北京、上海、浙江等地大型三甲医院，全国知名专家对病例进行了精彩点评，充分展示同一个病例不同的专家视角，完美体现临床诊疗思维火花碰撞的独特魅力，弥足珍贵。在此，感谢为本书提供精彩病例的同道的无私奉献；感谢全国 116 位点评专家的传经送宝；感谢李春盛主任委员对本书编写的关心与指教；感谢方明教授为《争鸣与分享》创刊所付出的心血；感谢所有编者及同事们的辛劳付出。

由于时间仓促，参写人员水平有限，错漏在所难免，敬请读者对本书存在的问题予以指正。

曾红科　张国强
2024 年 4 月

目　录

病例 1 峰回路转见真章

患者刘××，65岁，男性，因"头晕伴发热3小时"于2020年10月11日（D1，代表入院第1天，全书同）入我院发热门诊。

一、病史特点

1. 老年男性，急性病程。
2. 患者3小时前无明显诱因出现头晕、头痛、跌倒，急诊120送入发热门诊就诊。最高体温38.4℃，无畏寒，无鼻塞、流涕，无咽痛、咳嗽、咳痰，无肌肉酸痛、关节酸痛，无皮疹，无胸闷、胸痛，无呕吐、腹胀、腹痛、腹泻，无尿频、尿急、尿痛，无反复口腔溃疡，无明显脱发，无皮下出血点。
3. 既往史 高血压病史十余年，未规律服用降压药物，未规律监测血压，家属述最高血压180+mmHg；余无特殊既往史。
4. 入院体检 体温（T）38.4℃，心率（HR）127次/min，呼吸（R）30次/min，血压（BP）142/76mmHg。神清，气促。双肺呼吸音粗，可闻及湿啰音。心音正常，律齐无杂音。腹平软，双下肢无水肿。
5. 辅助检查（D1）
新型冠状病毒核酸检测（咽拭子）为阴性。
血常规：白细胞（WBC）18.04×10^9/L，中性粒细胞（NEUT）16.37×10^9/L，淋巴细胞（LYM）0.61×10^9/L，血红蛋白（Hb）127g/L，血小板（PLT）173×10^9/L，尿常规未见异常。
心肌二项：N端-B型钠尿肽前体（NT-proBNP）3 225pg/mL，超敏肌钙蛋白（TNT-HS）137.6pg/mL。
感染指标：C反应蛋白（CRP）162.4mg/L，降钙素原（PCT）7.53ng/mL（D2）。
肝功能：总蛋白69.8g/L，白蛋白33.06g/L，总胆红素12.6μmol/L，结合胆红素3μmol/L，天冬氨酸转氨酶（AST）168U/L，丙氨酸转氨酶（ALT）58U/L，胆碱酯酶2 405U/L，胆碱激酶6 338U/L。
肾功能：肌酐（CREA）156.91μmol/L。
血糖及电解质：血糖9.94mmol/L，钠129.5mmol/L，氯97.2mmol/L，钙2.19mmol/L。
凝血指标：国际标准化比值（INR）1.23，凝血酶原（PT）15.7s，纤维蛋白原（FIB）6.77g/L，活化部分凝血活酶时间（APTT）40.7s，D-二聚体2 520ng/mL。
头胸部CT平扫影像学诊断：考虑左肺上叶大叶性肺炎，建议治疗后复查（图1-1）。

二、初步诊断

1. 重症肺炎。
2. 高血压3级。

三、诊疗经过

发热门诊按大叶性肺炎治疗，予亚胺培南西司他丁钠抗感染治疗，予补液、退热、降血压等对症支持治疗，D2第二次新型冠状病毒感染核酸阴性后转入急诊科。D3患者约上午10时出现烦躁、意

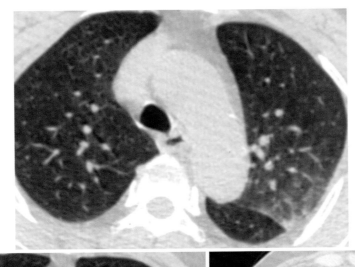

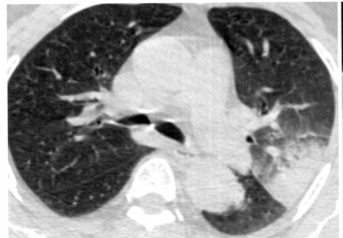
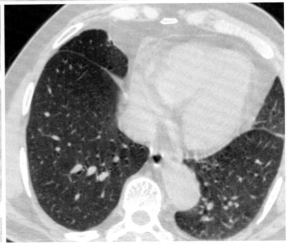

图 1-1　胸部 CT（D1）

识错乱，执意要"回家吃饭"，认不出女儿，对答不切题。经皮血氧饱和度 83%，予高流量吸氧后患者仍无改善，查动脉血气示：pH 7.46，氧分压（PO_2）54mmHg，二氧化碳分压（PCO_2）27mmHg，HCO_3^- 19.2mmol/L，乳酸（Lac）2.3mmol/L（Ⅰ型呼吸衰竭，代谢性酸中毒、呼吸性碱中毒），予双水平气道正压通气（BiPAP）处理［呼气压力（EPAP）8cmH_2O、吸气压力（IPAP）16cmH_2O、吸入氧浓度（FiO_2 65%）］，患者呈嗜睡状态，经皮血氧饱和度升至 95%，呼吸 35 次/min，后予咪达唑仑镇静，约束。

数小时后，患者再次出现呼吸急促，呼吸频率为 40～50 次/min，予以气管插管，呼吸机辅助通气后气促较前缓解，停用亚胺培南西司他丁钠，改用"头孢哌酮钠舒巴坦钠 3.0g q.8h. + 莫西沙星 400mg q.d."抗感染治疗。D4 患者出现血压、经皮血氧饱和度下降，血压最低 80/43mmHg，经皮血氧饱和度最低 83%，PCT 较前持续上升，考虑脓毒性休克，予以去甲肾上腺素、补液等对症支持治疗后收缩压维持在 100～110mmHg，经皮血氧饱和度 95% 左右。D4 完善肺动脉 CT 血管成像（CTA）：考虑双肺肺炎，左肺大片实变，对比 D1 胸部 CT，较前明显加重；肺动脉检查未见异常，排除肺栓塞（图 1-2）。由于 CRP、PCT 持续升高，氧合指数改善不明显，结合影像学表现较前明显加重，调整为"美罗培南针 1g q.8h. + 利奈唑胺 600mg q.12h."加强抗感染及对症支持治疗，并转入 ICU。

D1～D4 白细胞计数、中性粒细胞比值、CRP、PCT、D-二聚体、氧合指数变化趋势图见图 1-3～图 1-8，抗生素方案见表 1-1。

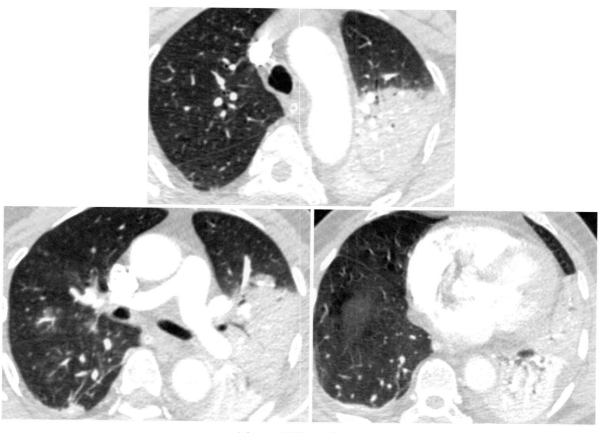

图 1-2　胸部 CT（D4）

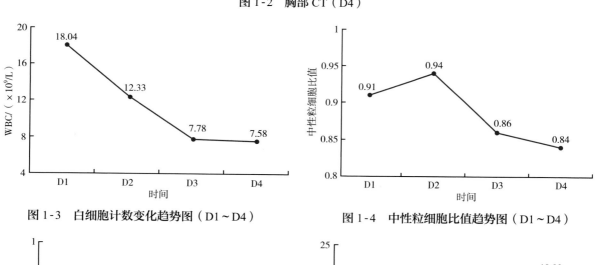

图 1-3　白细胞计数变化趋势图（D1～D4）　　　　图 1-4　中性粒细胞比值趋势图（D1～D4）

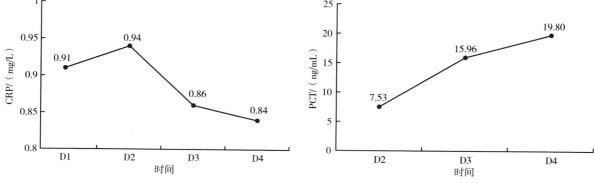

图 1-5　CRP 变化趋势图（D1～D4）　　　　图 1-6　PCT 变化趋势图（D2～D4）

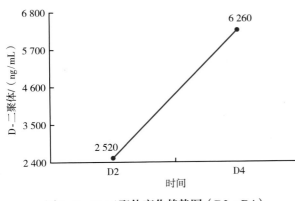

图 1-7　D-二聚体变化趋势图（D2~D4）　　　　图 1-8　氧合指数变化趋势图（D2~D4）

表 1-1　抗生素方案（D1~D4）

D1~D2	D3	D4
亚胺培南西司他丁钠 2.0g q.8h.	头孢哌酮钠舒巴坦钠 3.0g q.8h.	美罗培南 1g q.8h.
	莫西沙星 400mg q.d.	利奈唑胺 600mg q.12h.

第一阶段小结（D1~D4）

患者老年男性，急性起病，既往高血压病史，以发热、头晕为首发表现，然后迅速进展为严重低氧血症，呼吸衰竭，感染指标明显升高，WBC $18.04 \times 10^9/L$，CRP 162.4mg/L，PCT 7.53ng/mL，D-二聚体 2 520ng/mL，BNP 3 225pg/mL，患者严重缺氧（PO_2 54mmHg）与肺部影像改变似乎不匹配，经初期抗感染治疗缺氧改善不明显，虽然 WBC 降至 $7.58 \times 10^9/L$，NEUT 降至 $0.84 \times 10^9/L$，但 CRP 和 PCT 依然持续升高。

思考：①脓毒血症诊断是否成立？②肺部感染为原发性病灶或脓毒症引起的靶器官损伤？③重症肺炎相关病原体最可能是细菌、真菌、病毒还是其他？下一步诊疗建议及如何调整抗生素？

专家点评

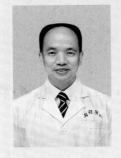

李湘民　中南大学湘雅医院急诊科主任
湖南省医学会急诊医学专业委员会主任委员
湖南省急诊科质量控制中心主任
湖南省中医药和中西医结合学会急诊医学专业委员会主任委员
中国中西医结合学会急救医学专业委员会常务委员
中国医师协会创伤外科医师分会常务委员

患者有发热、头痛、呼吸衰竭、休克的临床表现，实验室检查提示血象、PCT 均明显升高，胸部 CT 提示大叶性肺炎，存在感染的证据，且 SOFA 评分>2 分，脓毒症诊断成立。

患者入院时脑膜刺激征以及病理征是否阳性？是否中枢神经系统感染为首发，肺部为继发？从患者胸部 CT 来看，主要表现为迅速进展的左肺大叶性肺炎，而脓毒症血行播散性导致的肺部病变应为双肺散在、多发的结节影，以肺外带为主，因此该患者肺部感染考虑原发病灶。社区获得性大叶性肺炎最常见于肺炎链球菌，但军团菌、鹦鹉热衣原体、腺病毒、流感病毒等也可以导致，尤其患者同时合并神志异常、低钠血症，非典型病原体需重点排查。

从患者抗生素治疗效果来看，亚胺培南、莫西沙星、美罗培南、利奈唑胺对肺炎链球菌等普通细菌都是有效的，而病情仍在迅速进展，需考虑非典型病原体甚至是病毒合并细菌感染；但病毒感染往往全身症状重，如乏力、肌肉酸痛等，该患者无明显全身中毒症状。耐甲氧西林金黄色葡萄球菌（MRSA）等耐药菌感染不是社区获得性肺炎的常见病原体。患者既往没有免疫缺陷的病史，真菌感染免疫力正常的人群病情进展一般没有这么快。

下一步建议完善支气管肺泡灌洗液革兰氏染色、培养以及宏基因组二代测序（mNGS），若革兰氏染色可见大量阳性球菌，可以考虑耐药的球菌感染，保留利奈唑胺，否则可考虑停用该药。患者莫西沙星仅用 1 天，可继续保留，覆盖非典型病原体。鹦鹉热衣原体一线用药为多西环素，莫西沙星为二线，有病例报道单用莫西沙星有效，但我科几例鹦鹉热患者莫西沙星效果都较差，建议加用多西环素。非典型病原体及病毒感染传统微生物学检测（如涂片、抗原抗体检测甚至培养）困难，建议送检 mNGS。

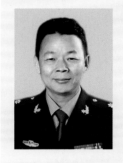

郭振辉　中国人民解放军南部战区总医院原 MICU 主任，博士研究生导师

广东省医院协会医院重症医学管理专业委员会副主任委员

广东省肝脏病学会重症医学专业委员会副主任委员

广州市医师协会第一届急危重症医学医师分会副主任委员

广州市医学会第一届肠外肠内营养学分会副主任委员

一、脓毒血症诊断是否成立？

结论：脓毒血症诊断成立。

1. 根据脓毒症 2.0 标准（PIRO 诊断系统）　①老年患者、有高血压和可疑糖尿病等易感因素；②存在明确的感染，左上肺大叶性肺炎（气促，双肺呼吸音粗、可闻及湿啰音，CT 提示存在肺炎，病原菌暂不明确）；③出现明显的应激与全身炎症反应，发热、气促、心率快，血白细胞、中性粒细胞、降钙素原、C 反应蛋白等明显升高；④明确的器官功能损害，出现心脏、循环、呼吸、肾脏、中枢等多脏器功能障碍。

2. 根据脓毒症 3.0 标准　序贯器官衰竭评分（qSOFA）≥2 分：患者意识障碍、气促（R≥22 次/min）；感染（左上肺大叶性肺炎）+SOFA 评分≥2 分 [入院时格拉斯哥昏迷评分（GCS）、急性肾损伤（AKI）等，请计算具体分值]，脓毒血症诊断成立。

二、肺部感染为原发性病灶还是脓毒症引起的靶器官损伤？

脓毒症患者出现急性呼吸衰竭（经皮血氧饱和度为 83%，予高流量吸氧后，PO_2 54mmHg、PCO_2 27mmHg），考虑存在急性呼吸窘迫综合征（ARDS），预估为中重度 ARDS。重症患者因全身炎症反应、炎症损伤导致多器官功能障碍综合征（MODS），肺是其首发靶器官。各种严重的肺损伤（重症肺炎、肺创伤、误吸等）引起者称为肺内型 ARDS；而肺外损伤（如各种非肺炎引起的脓毒症、多发伤、大手术、大输血等）引起者为肺外型 ARDS。

根据病史和病程，已明确为脓毒症。该患者以发热、头晕为首发表现，然后迅速进展为严重低氧血症、呼吸衰竭，感染指标明显升高，早期 CT 表现为局限于左上肺尖后段的渗出、实变影；D3 左肺炎症显著进展，浸润、实变影范围大幅扩大，右肺野见有淡薄渗出影，考虑为社区获得性重症肺炎，诱发肺源性脓毒症。因此，肺部感染为原发性病灶；而 ARDS 即是因重症肺炎引起脓毒症，进而并发肺内型 ARDS。但患者意识有改变、神经功能缺损和全身性的感染表现，应该排查是否同时存在中枢性感染及血流感染。

三、重症肺炎相关病原体最可能是细菌、真菌、病毒还是其他？下一步诊疗建议及如何调整抗生素？

患者在社区发病，近期无医疗卫生机构住院史，考虑社区获得性重症肺炎，根据社区获得性肺炎（CAP）的流行病学，导致 CAP 的病原包括病毒、非典型病原（支原体、衣原体）和细菌；其中，肺炎支原体和肺炎链球菌是我国成人 CAP 的重要致病源，其他常见病原体包括流感嗜血杆菌、卡他莫拉菌、肺炎衣原体、肺炎克雷伯菌、嗜肺军团菌、链球菌及金黄色葡萄球菌，细菌性肺炎以球菌多见，但重症 CAP 以阴性杆菌为主。

病毒性肺炎：近年来，病毒性肺炎的检出率也在增高，其中流感病毒占首位。病毒感染多数具有上呼吸道感染症状、肌痛；外周血白细胞多正常或减低，降钙素原不高，影像学表现为双肺磨玻璃影，该患者从临床表现、感染指标到影像学变化均不符合，某些病毒性（腺病毒）肺炎也可出现渗出、实变，或病毒性肺炎合并细菌性感染，但初期肺部即出现渗出和快速进展的实变，依据不足。

非典型肺炎：支原体、衣原体肺炎好发于年龄<60 岁、基础病少的人群，表现为持续咳嗽，无痰，肺部体征少，外周血白细胞<$10×10^9$/L，PCT 无显著升高；影像学表现可见支气管壁增厚，患者病史特点与此不符。

革兰氏阳性球菌：大叶性肺炎多见于肺炎链球菌或金黄色葡萄球菌肺炎，尤其是快速进展的肺炎需要排除金黄色葡萄球菌肺炎；PCT≥5ng/mL，多器官功能损伤明显、广谱抗生素使用病情仍进展，需要进一步进行病原检测和观察抗生素更换后的临床疗效。

革兰氏阴性杆菌：重症 CAP 常见于阴性杆菌，尤其是肺炎克雷伯菌及大肠杆菌；但该类患者更多发生于特殊人群，如高龄或存在基础疾病的患者；以碳青霉烯类药物为主的治疗过程中，病情（尤其是肺部）进一步进展，常见革兰氏阴性肠杆菌感染依据不足。

军团菌肺炎：该病原为苛养菌和胞内感染，常通过空调传播/传染（夏天高发），占重症 CAP 的 5% 左右。该病特点为：①病情重，肺部渗出、实变，甚至坏死突出，进展快；易并发 MODS。②具有革兰氏阴性杆菌感染特点，应激明显（发热、心率快、呼吸快、血糖高）；炎症反应强，WBC $18.04×10^9$/L，CRP 162.4mg/L，PCT 7.53ng/mL。③肺外表现突出，如意识改变、消化系统症状和低血钠。④β-内酰胺类抗生素无效。该病例基本符合以上特点，军团菌肺炎可能性大。

继续抗感染治疗，目前予碳青霉烯类联合利奈唑胺抗感染，已可覆盖可能的革兰氏阴性菌，及包括金黄色葡萄球菌、肺炎链球菌在内的革兰氏阳性菌，但无法覆盖包括军团菌在内的胞内感染细菌，建议增加抗胞内感染的喹诺酮（如莫西沙星）或阿奇霉素。为明确病原诊断，拟进行腰椎穿刺、抽血、纤维支气管镜灌洗留取标本，包括细菌培养、血清（1-3）-β-D-葡聚糖试验（G 试验）、半乳甘露聚糖检测试验（GM 试验）、聚合酶链式反应（PCR）等。经济条件允许的话可以外送病原快速检测，如二代高通量测序或四代病原富集＋纳米孔测序，尽快明确病原；争取早日实现目标治疗。维持血流动力学稳定和器官功能支持。

患者入住 ICU 后，诊断为重症肺炎，同时留取血、痰、尿标本后，根据影像表现，不能排除真菌感染，予查 G 试验、GM 试验。在原抗感染方案基础上经验性用药联合卡泊芬净 50mg 静脉滴注 q.d.（首剂 70mg）抗感染治疗，予以抗休克等对症支持治疗。患者仍有发热，最高 39.4℃，浅昏迷状态。与家属沟通同意后，留取血、肺泡灌洗液（BALF）标本送 mNGS 基因检测。拔除股静脉置管送检并重新留置右锁骨下静脉置管。

此后患者抗休克治疗有效，但感染指标不降反升，仍有气促，遂于 D6 加用莫西沙星 400mg/q.d.。D6～D7 感染指标较前有所下降，联用四种抗生素看似有效，但 PCT 仍＞5ng/mL，CRP 142.7mg/L，患者仍有反复发热，胸部影像学表现可见双肺仍有明显肺部感染（图 1-9）。病原学结果（表 1-2）回报均无阳性结果。D5 和 D9 送检的肺炎衣原体 RNA、肺炎支原体 RNA 均为阴性，D5 送检疱疹病毒、巨细胞病毒、风疹病毒、弓形体、登革热试验、抗核抗体、肥达试验、血管炎相关指标、免疫相关指标均为阴性。

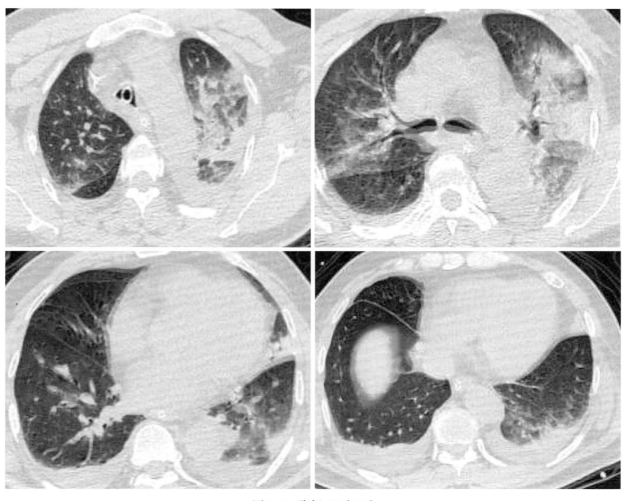

图 1-9　胸部 CT（D9）

表 1-2　病原学结果（D2～D12）

采样日期	标本类型	培养结果
D2	血培养	无细菌、真菌生长
D3	中段尿	无细菌、真菌生长
D4	血培养	无细菌、真菌生长
D4	BALF	无细菌、真菌生长
D4	G 试验	<10
D4	GM 试验	阴性
D5	血液（肺炎衣原体 RNA、肺炎支原体 RNA 检测）	阴性
D5	血液（疱疹病毒、巨细胞病毒、风疹病毒、弓形体、登革热试验）	阴性
D5	痰培养	无细菌、真菌生长
D5	血培养	无细菌、真菌生长
D5	导管血培养	无细菌、真菌生长
D5	导管物培养	无细菌、真菌生长
D6	血培养	无细菌、真菌生长
D8	BALF	无细菌、真菌生长
D9	血液（肺炎衣原体 RNA、肺炎支原体 RNA 检测）	阴性
D12	导管血培养	无细菌、真菌生长

D8 mNGS 结果回报（图 1-10～图 1-13）：D5 送检甲公司的肺泡灌洗液 DNA 检出流产衣原体（序列数 685），肺泡灌洗液 RNA 检出流产衣原体（序列数 74），血液标本 DNA 检出流产衣原体（序列数 4）；同一时间点送检乙公司的血液标本 DNA 也检出流产衣原体（序列数 14）。调整抗生素方案，改为针对衣原体的药物阿奇霉素针 500mg q.d.+ 美罗培南针 1g q.8h.，停用卡泊芬净 + 利奈唑胺 + 莫西沙星，D9 予肺炎衣原体、支原体 RNA 再次检测，结果均为阴性。

D9～D13 发热好转，感染指标进一步下降，胸部 CT 炎症较前明显吸收（图 1-14）。D13 患者生命体征稳定，转出 ICU 至呼吸科。

属				种		
革兰氏染色	属名	相对丰度/%	序列数	种名	鉴定置信度/%	序列数
阴性	衣原体属 Chlamydia	74.8	1 303	流产衣原体 Chlamydia abortus	99.0	685

图 1-10　甲公司肺泡灌洗液 DNA-mNGS 报告（D5 采样）

属				种		
革兰氏染色	属名	相对丰度/%	序列数	种名	鉴定置信度/%	序列数
阴性	衣原体属 Chlamydia	15.0	264	流产衣原体 Chlamydia abortus	99.0	74

图 1-11　甲公司肺泡灌洗液 RNA-mNGS 报告（D5 采样）

属				种		
革兰氏染色	属名	相对丰度/%	序列数	种名	鉴定置信度/%	序列数
阴性	衣原体属 Chlamydia	1.5	5	流产衣原体 Chlamydia abortus	99.0	4

图 1-12　甲公司血液 DNA-mNGS 报告（D5 采样）

属			种		
中文名	拉丁文名	检出序列数	中文名	拉丁文名	检出序列数
衣原体属	Chlamydia	22	流产衣原体	Chlamydia abortus	14

图 1-13　乙公司血液 DNA-mNGS 报告（D5 采样）

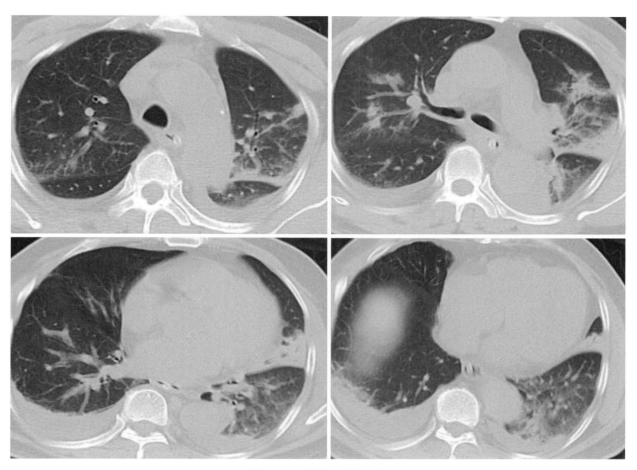

图 1-14　胸部 CT（D12）

D5～D13 白细胞计数、中性粒细胞比值、CRP、PCT、D-二聚体、肌酐、ALT、AST、血钠、血钾、TNT、NT-proBNP、胆碱酯酶、氧合指数、体温变化趋势图（图 1-15～图 1-29）、D1～D13 抗生素方案（表 1-3）：

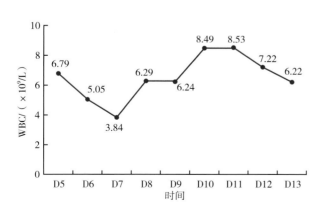

图 1-15　白细胞计数变化趋势图（D5～D13）

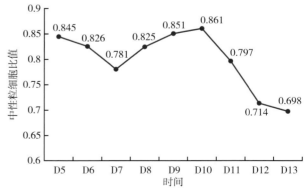

图 1-16　中性粒细胞比值趋势图（D5～D13）

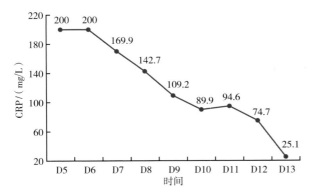

图1-17 CRP变化趋势图（D5～D13）

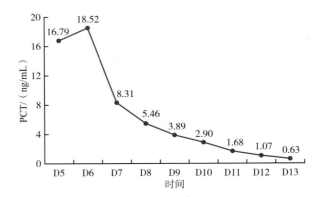

图1-18 PCT变化趋势图（D5～D13）

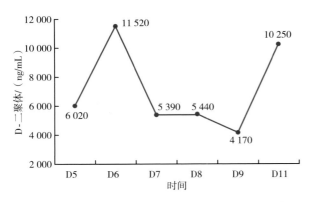

图1-19 D-二聚体变化趋势图（D5～D11）

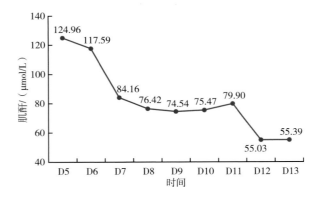

图1-20 肌酐变化趋势图（D5～D13）

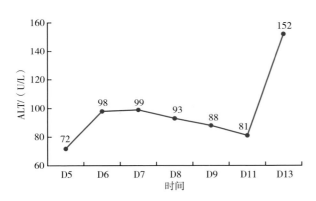

图1-21 ALT变化趋势图（D5～D13）

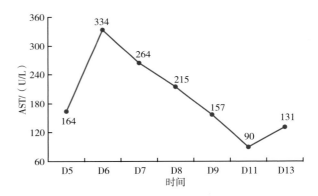

图1-22 AST变化趋势图（D5～D13）

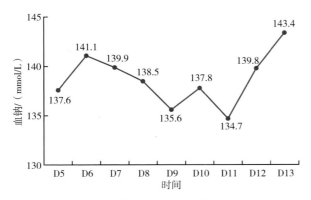

图1-23 血钠变化趋势图（D5～D13）

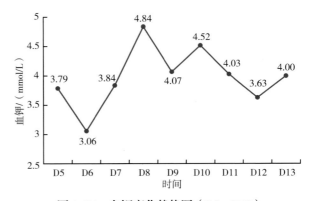

图1-24 血钾变化趋势图（D5～D13）

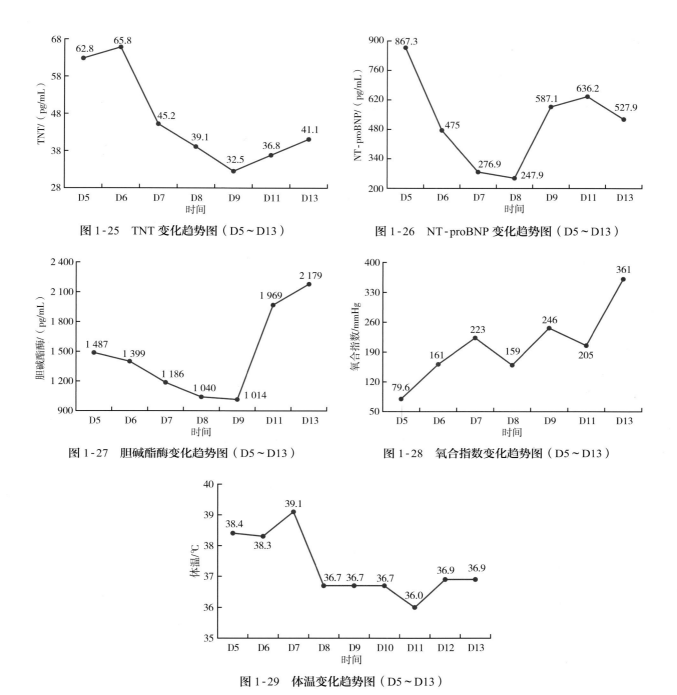

图 1-25 TNT 变化趋势图（D5～D13）

图 1-26 NT-proBNP 变化趋势图（D5～D13）

图 1-27 胆碱酯酶变化趋势图（D5～D13）

图 1-28 氧合指数变化趋势图（D5～D13）

图 1-29 体温变化趋势图（D5～D13）

表 1-3 D1～D13 抗生素方案

D1～D2	D3	D4～D5	D6～D7	D8～D13
亚胺培南西司他丁钠 2.0g q.8h.	头孢哌酮钠舒巴坦钠 3.0g q.8h.	美罗培南针 1g q.8h.		
	莫西沙星 400mg q.d.	利奈唑胺 600mg q.12h.		阿奇霉素 500mg q.d.
		卡泊芬净 50mg q.d.		
		莫西沙星 400mg q.d.		

第二阶段小结（D5～D13）

积极寻找病原学证据，D8 mNGS 结果回报：D5 送检甲公司的肺泡灌洗液 DNA 检出流产衣原体（序列数 685），肺泡灌洗液 RNA 检出流产衣原体（序列数 74），血液标本 DNA 检出流产衣原体（序列数 4）；同一时间点送检乙公司的血液标本 DNA 也检出流产衣原体（序列数 14）。遂调整抗生素方案，改为针对衣原体的药物"阿奇霉素 500mg q.d.＋美罗培南 1g q.8h."，经治疗后，患者发热峰值下降，临床症状改善，感染指标亦较前下降，胸部 CT 炎症较前明显吸收。

思考：①您是否认同该患者重症肺炎的病原体为流产衣原体？流产衣原体是唯一致病病原体还是合并其他病原体感染？②为进一步明确病原学诊断，建议进一步做哪些检查？

专家点评

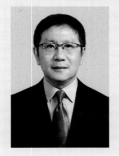

郭 伟　首都医科大学附属北京中医医院副院长
首都医科大学急诊医学系副主任
中华医学会急诊医学分会卒中学组副组长
中国老年医学学会急诊医学分会会长
北京医学会急诊医学分会副主任委员
北京中医药学会急诊专业委员会副主任委员

该患者为急性起病的 CAP，有明显的炎症指标升高（白细胞、PCT 和 CRP），同时伴有电解质紊乱、肝肾功能异常；病情进展较快，发病 3 天出现意识障碍、呼吸衰竭，应用 β-内酰胺类抗菌药物无效，根据临床表现和病情发展初步印象为符合社区获得性重症军团菌肺炎特点。后续在充分脏器支持治疗的基础上应用了莫西沙星和阿奇霉素，这两个抗菌药物应该是发挥了核心作用。应复查军团菌抗体是否会转阳。

患者肺泡灌洗液 mNGS-DNA、RNA 检出流产衣原体，同时血液标本 mNGS-DNA 也检出流产衣原体，我个人认为可能为感染责任致病源，也可能为寄殖菌，因为 50% 以上的衣原体感染都无症状或者症状轻微，此患者没有免疫抑制的基础状况，出现衣原体感染导致脓毒症休克实属罕见。

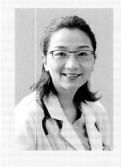

黄 曼　浙江大学医学院附属第二医院党委委员，综合 ICU 主任，肺移植科常务副主任（主持工作），党总支书记、党支部书记
中国医师协会重症医学浙江省分会常务委员兼秘书
中国女医师协会重症医学专业委员会副主任委员
中国医师协会体外生命支持专业委员会常务委员
中国人体器官分配与共享计算机系统科学委员会委员
浙江省神经科学学会神经重症专业委员会主任委员

患者老年男性，有高血压病史，无明确免疫抑制状态，未提供特殊接触史（如禽类、野生动物、羽毛等），来源于社区。急性起病发热、明显的意识水平改变及左肺病灶，支气管肺泡灌洗液（BALF）及血标本发现流产衣原体序列，针对性调整治疗方案有效。综上所述，考虑还是社

区获得性重症肺炎，呼吸衰竭，病原体首先考虑非典型病原体：流产衣原体的可能性大。虽然mNGS 检查的时间节点较晚（入院 D5），但是血液和 BALF 标本的病原微生物一致，还是有一定价值。同时传统实验室血培养、痰培养、BALF 培养都是阴性也有较大的意义：①病原微生物是敏感菌，用药后不能培养到；②罕养菌，传统的培养周期长或需要特殊培养基；③非感染性疾病，传统培养的阴性结果支持目前的推断。

进一步检查：①有神经系统症状。建议：腰椎穿刺；脑脊液常规检查 + mNGS，排除可能侵犯颅内的神经系统感染（头颅 MRV 或 CTV）。②评估非感染或潜在疾病可能性（自身免疫及肿瘤性疾病）。③此类呼吸道疾病的患者入院时鼻、咽、鼻窦需要完成相应的检查。

四、病例追踪

转出 ICU 至呼吸科后，根据胸部 CT 检查（图 1-30），考虑衣原体感染可能性不大，需考虑军团菌等非常见病原菌，予复查痰培养等检查，调整抗生素方案（表 1-4）为"头孢噻肟钠舒巴坦钠 3g 静脉滴注 b.i.d. 联合左氧氟沙星氯化钠注射液 500mg 静脉滴注 q.d."治疗。D17 查肺炎衣原体 DNA 荧光定量<500，送检的肺炎衣原体 RNA、肺炎支原体 RNA 均为阴性，痰培养阴性。D18 患者痊愈出院。D31 患者返院复查肺炎衣原体 IgG 抗体阳性，IgM 抗体阴性，肺炎支原体 IgG 抗体和 IgM 抗体均为阴性。D74 回顾性送检患者 D5 血液标本，结果示肺炎衣原体 IgG 抗体阳性，IgM 抗体阴性，肺炎支原体 IgG 抗体和 IgM 抗体均为阴性。D1～D20 抗生素方案见表 1-4，D5～D31 衣原体检测汇总见表 1-5。

表 1-4　D1～D20 抗生素方案

D1～D2	D3	D4～D5	D6～D7	D8～D13	D14～D20
亚胺培南西司他丁钠 2.0g q.8h.	头孢哌酮钠舒巴坦钠 3.0g q.8h.	美罗培南针 1g q.8h.			头孢噻肟钠舒巴坦钠 3g b.i.d.
	莫西沙星 400mg q.d.	利奈唑胺 600mg q.12h.		阿奇霉素 500mg q.d.	左氧氟沙星 500mg q.d.
		卡泊芬净 50mg q.d.			
			莫西沙星 400mg q.d.		

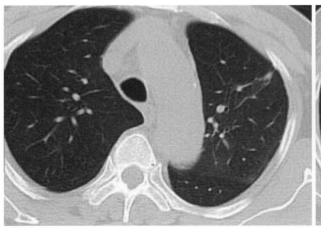
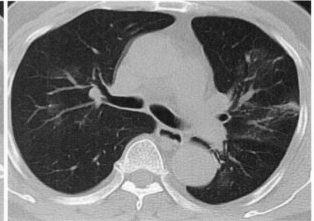

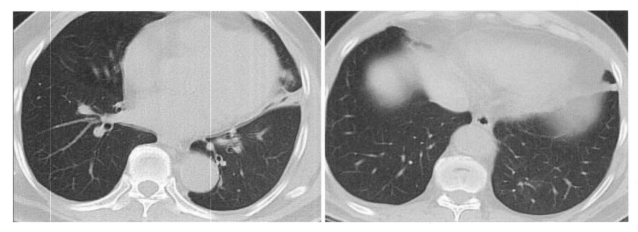

图 1-30　胸部 CT（D19）

表 1-5　D5～D31 衣原体相关检测汇总

采样日期	标本类型	培养结果
D5	咽拭子	肺炎衣原体 RNA 阴性
D5	肺泡灌洗液 DNA-mNGS（甲公司）	流产衣原体（序列数 685）
D5	肺泡灌洗液 RNA-mNGS（甲公司）	流产衣原体（序列数 74）
D5	血液 DNA-mNGS（甲公司）	流产衣原体（序列数 4）
D5	血液 DNA-mNGS（乙公司）	流产衣原体（序列数 14）
D5	血液（肺炎衣原体 RNA、肺炎支原体 RNA 检测）	阴性
D5	血液（回顾性肺炎衣原体抗体检测）	IgG（＋），IgM（－）
D9	血液（肺炎衣原体 RNA、肺炎支原体 RNA 检测）	阴性
D17	血液	肺炎衣原体 DNA 荧光定量＜500
D17	血液（肺炎衣原体 RNA、肺炎支原体 RNA 检测）	阴性
D31	血液（返院复查肺炎衣原体抗体检测）	IgG（＋），IgM（－）
D31	返院复查血液 mNGS（甲公司）	未检出

第三阶段小结

D14 转入呼吸科后，呼吸科考虑病原体为军团菌的可能性大，与急诊科意见不一致，予复查痰培养等检查未检出病原体，调整抗生素方案为头孢噻肟钠舒巴坦钠针联合左氧氟沙星治疗，后续追踪患者 D5 及 D31 两次肺炎衣原体 IgG 抗体阳性，IgM 抗体阴性，肺炎支原体 IgG 抗体和 IgM 抗体均为阴性。

思考：回顾诊疗过程，考虑该患者重症肺炎的病原体是军团菌还是流产衣原体？此患者起病 D5 和 D31 两次肺炎衣原体 IgG 抗体阳性，但 IgM 均阴性，结合多次 mNGS 均检出流产衣原体，最终您是否认同此患者为"流产衣原体重症肺炎"的诊断？

专家点评

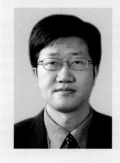

常　平　南方医科大学珠江医院原重症医学科主任，博士研究生导师

广东省医学会重症医学分会副主任委员

广东省医院协会医院重症医学管理专业委员会副主任委员

广东省健康管理学会重症医学专业委员会副主任委员

　　结合患者病史、影像学特征、病原学检查结果，特别是头孢、碳青霉烯类抗生素无效，此社区获得性肺炎基本排除普通细菌性肺炎（不排除有过合并感染）；而非典型肺炎常见的三种病原体：支原体、衣原体、军团菌，此病例的症状体征以及 mNGS、抗原抗体检查可以排除支原体肺炎。

　　入院 D5 同时分送两家公司的咽拭子、血以及肺泡灌洗液 mNGS 均指向流产衣原体感染，并且前期的头孢与碳青霉烯抗菌素治疗无效，加用大环内酯与喹诺酮类抗生素有效都支持流产衣原体感染（肺炎衣原体阴性）的诊断。

　　但是，引起肺炎的衣原体常见的是肺炎衣原体、鹦鹉热衣原体，流产衣原体极少导致肺炎，衣原体肺炎多为间质性肺炎，极少有如本例的"大叶性肺炎"，并且衣原体肺炎症状较轻，很少早期就出现神经系统症状和休克，流产衣原体更是少见。

　　患者起病当天即：头晕、头痛、发热，气促（R 30 次/min），双肺湿啰音。WBC $18.04×10^9/L$、低钠低氯（钠 129.5mmol/L，氯 97.2mmol/L），CT 平扫考虑大叶性肺炎。D3 即出现神志改变、低氧（PO_2 54mmHg、Lac 2.3mmol/L）、D4 休克。头孢、碳青霉烯类抗生素、利奈唑胺治疗无效，加用大环内酯与喹诺酮类抗生素好转。肺影像学恢复晚于症状体征。以上都是军团菌肺炎的特点，可惜，军团菌肺炎确诊需要的病原菌培养、直接荧光检查、间接荧光检查抗体滴度病例未提供，不能确认是军团菌肺炎。

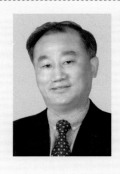

张扣兴　中山大学附属第三医院全科医学科主任/重症医学科主任，博士研究生导师

广东省临床医学学会临床重症医学专业委员会主任委员

广东省肝脏病学会重症医学专业委员会副主任委员

广东省医学教育协会重症医学专业委员会副主任委员

广东省医院协会医院重症医学管理专业委员会常务委员

　　结合患者发病情况、临床特点，特别是肺泡灌洗液和血液的 DNA-mNGS、RNA-mNGS 均检测到流产衣原体序列，支持患者重症肺炎的病原体是流产衣原体。患者起病 D5 和 D31 两次肺炎衣原体抗体阳性，但 IgM 均阴性，考虑患者既往可能有过肺炎衣原体感染，但此次发病非肺炎衣原体感染所致。该患者发病急，肺部感染明显，且有神经系统在内的多器官功能损害的表现，有低钠血症等。有氟喹诺酮类和大环内酯类抗感染药物有效的特点，是需要注意有军团菌感染的可能，但军团菌抗体检测和 mNGS 检测均未提示有军团菌，故军团菌感染的可能性不大。

流产衣原体通常被认为会导致人类孕妇流产、死产和妊娠败血症，但很少会导致人类肺炎。目前世界上报道不多，我国只有个别报道。mNGS 是一种新型的病原体基因组学诊断技术，它有助于临床医师诊断病原体未知的感染性疾病。与传统的实验室检测方法相比，快速、特异、高通量的病原检测方法对疾病的有效诊断和及时防治具有重要意义。

人衣原体肺炎通常不会危及生命，患者经正确治疗后一般预后良好。然而，近年来衣原体（特别是鹦鹉热衣原体）在全身感染后会引起脏器严重并发症，应引起临床医生的高度重视。在本病例中，患者既往无特殊的基础病史，感染后出现呼吸衰竭、胸腔积液、低钠血症、肝肾功能损害、低蛋白血症，这提示临床医生当传统的实验室检测方法无法检测出病原体后，应重视并尽早采用 mNGS 技术，对患者积极治疗，避免产生更加严重的并发症。

学习心得

复习病史，患者急性起病，以发热、头晕为首发表现，然后迅速进展为严重顽固性低氧血症，呼吸衰竭，感染指标明显升高。患者严重缺氧与肺部影像改变似乎不匹配，经初期头孢、碳青霉烯类抗生素、利奈唑胺抗感染治疗效果不佳，缺氧改善不明显。mNGS 检出流产衣原体，调整为大环内酯与喹诺酮类抗生素治疗后逐渐好转。

该病例讨论的焦点在于该患者重症肺炎的病原体是流产衣原体还是军团菌，抑或是合并多种病原体的混合感染。

一、流产衣原体

流产衣原体属衣原体科九个种属之一，衣原体是一种重要的人畜共患病原体，可以引起广泛的家禽、哺乳动物和人的衣原体病。流产衣原体有 DNA 和 RNA 两种遗传物质，具有复杂的双向发展阶段，即代谢不活跃的原生小体（EB）和代谢活跃的网状体（RB）两个阶段。衣原体感染过程发生在 EB 阶段，EB 吸附宿主细胞后，细胞将其摄入形成膜泡。内化的 EB 有感染性无复制性，而 RB 有复制性无感染性。在宿主细胞裂解前 EB 转变成为 RB。在 RB 阶段，流产衣原体和宿主细胞之间发生复杂的相互作用，流产衣原体可以产生一些物质干扰宿主细胞的信号通路，以达到自我生存的目的。

患者发病前 3 天有至义乌郊区木雕厂的旅居史，结合肺泡灌洗液、血液的 DNA-mNGS 和 RNA-mNGS 均检测到流产衣原体序列以及对特效抗生素阿奇霉素的显著疗效，均支持患者重症肺炎的病原体是流产衣原体。现今引起人类肺炎常见的为肺炎衣原体和鹦鹉热衣原体，关于流产衣原体导致肺炎的报道罕见。目前国内外的文献多提及该病原体可导致人畜流产，并且大多有畜牧业接触史。但法国曾有发表关于孕妇感染流产衣原体可导致严重的肺部感染和脓毒血症的个案报道。该患者临床表现主要为寒战高热、胸痛气促、血压下降、低氧血症、ARDS 等，与本病例受害者临床症状基本相符。

此外，衣原体导致的肺部感染缺乏特异的临床表现，确诊主要依据实验室检查。研究表明，目前衣原体导致的原发感染者，感染 1~4 周左右可检测出血清 IgM，4~8 周可检出血清 IgG。急性期血清标本 IgM 抗体滴度≥1:16，或者急性期和恢复期双份血清 IgM 或 IgG 抗体有 4 倍以上升高可明确诊断，咽拭子分离出衣原体为诊断"金标准"。遗憾的是，该患者未对流产衣原体进一步检测，只进行了肺炎衣原体相关的抗原抗体检测，咽拭子也未检测出衣原体。但 mNGS

检测支持流产衣原体感染，mNGS 能精准地定量绝大多数的转录表达，包括那些表达量极少的转录序列。该患者不同公司多次肺泡灌洗液和血液样本均检测出流产衣原体序列，并且发现 RNA 逆转录序列，提示流产衣原体正在自我复制和增殖。

二、军团菌

军团菌为需氧革兰氏阴性杆菌、机会致病菌，是一种人类单核细胞和巨噬细胞的兼性胞内寄生菌。最近研究表明，在严重社区获得性肺炎中，军团菌感染为第 2 位病因，病死率达 5%～30%，易感人群多为老年男性。该菌具有其他革兰氏阴性杆菌所具有的内毒素（Baskelnile 等在军团菌提取到的分泌性含锌蛋白能分解多肽、明胶和酪蛋白，可引起肺组织损伤），同时尚含有溶解细胞的外毒素及多种活性酶，多数菌株能产生 β-内酰胺抑制酶，对头孢类药物耐药，对大环内酯类和喹诺酮类药物敏感。患者临床症状包括神经系统在内的多器官功能损害的表现，伴低钠血症，军团菌肺炎出现低钠血症的可能机制：一方面是因为军团菌肺炎导致肾脏排水发生障碍，在没有血容量缩减的情况下抗利尿激素释放增多；另一方面是肾脏血流动力学发生障碍，导致肾集合管通透性增加，从而导致低钠血症出现。此外，对氟喹诺酮类和大环内酯类抗感染药物有效的特点支持军团菌感染的可能，但两家公司同步 mNGS 检测均未提示有军团菌感染存在。

综上所述，该患者诊断为流产衣原体肺炎。本病例的启发：①流产衣原体并非之前普遍认为的那样不致病或很少致病；② mNGS 对诊断临床少见或罕见的病原体感染是其他检测手段的有益补充；③可通过对抗感染方案的临床疗效评估来验证鉴别致病病原体；④临床上应尽量避免"不认识就不存在"这种先入为主的思维方式。

（李怿辰　曾红科）

特别鸣谢（以正文中出现的先后顺序为序）

中南大学湘雅医院	李湘民
中国人民解放军南部战区总医院	郭振辉
首都医科大学附属北京中医医院	郭　伟
浙江大学医学院附属第二医院	黄　曼
南方医科大学珠江医院	常　平
中山大学附属第三医院	张扣兴

病例2 洞外天

患者牛××，男性，74岁，因"吞咽困难1周，呕血伴黑便2天"收入我院急诊科。

一、病史特点

1. 老年男性，急性病程。既往高血压、脑梗死、痛风病史，否认肝炎、肾病、结核病史。

2. 患者于入院前1周无明显诱因出现吞咽困难，进食明显减少，未予诊治。2天前出现呕少量鲜血，约30mL，伴黑便1次，伴右上腹痛、大汗，并出现一过性意识不清，持续约10分钟自行转清，无四肢抽搐、二便失禁，无胸闷、胸背痛，由120送入我院急诊，收入抢救室。

3. 入院查体　T 36.5℃，P 104次/min，R 23次/min，BP 100/60mmHg。意识清，贫血貌。双侧瞳孔等大等圆，直径3mm，对光反射存在。浅表淋巴结未触及，颈无抵抗。双肺呼吸音粗，无明显干湿啰音。心律齐，腹软，右上腹压痛，无反跳痛，肝、脾触诊不满意，肠鸣音3次/min。双下肢无水肿，双侧病理征阳性。

4. 辅助检查　血常规：WBC 15.06×10^9/L，NEUT% 89.8%，Hb 55g/L，PLT 161×10^9/L。

血生化：ALB 22g/L，Scr 278.3μmol/L，BUN 10.04mmol/L，GLU 10.46mmol/L。

血氨：血 NH_3 25mg/dL。

心梗五项：BNP、TnI均（−），D-二聚体1 800ng/mL。

腹部B超示：脂肪肝、胆囊餐后、壁厚不光滑、胆囊炎？右肾囊肿。

胸片示双肺纹理增粗，左上肺陈旧病灶，心影增大（图2-1）。头颅CT示双基底节、放射冠多发脑梗（图2-2）。

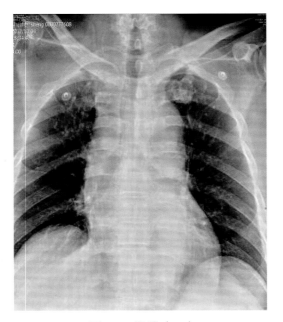

图2-1　胸片（D1）
双肺纹理粗，左上肺陈旧病灶，心影增大

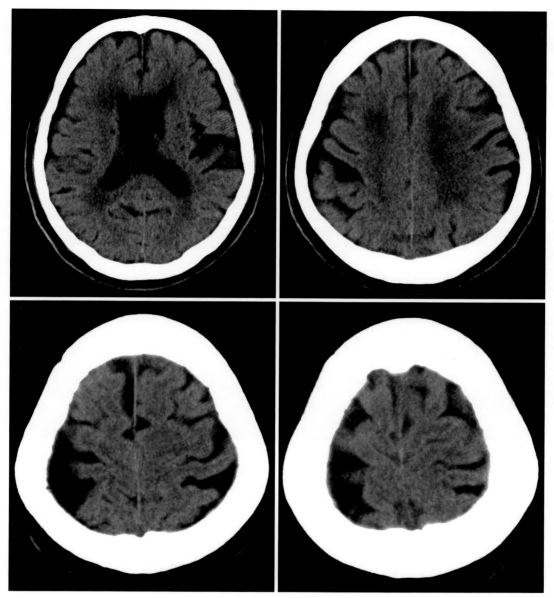

图 2-2　头颅 CT（D1）
双基底节、放射冠多发脑梗

二、初步诊断

1. 吞咽困难，上消化道出血待查。
2. 脑梗死。

三、诊疗经过

入抢救室后予以禁食禁水、抗感染、抑酸、适当补液营养支持治疗，经上述处理，患者仍频繁出现腹痛、气短，伴少量呕鲜血，并出现背痛，较剧烈，进一步行胸腹部 CT 检查（图 2-3）。

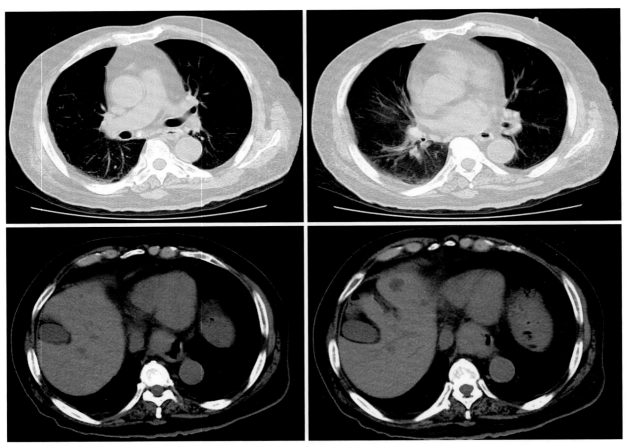

图 2-3　腹部 CT（D1）
后纵隔软组织结节灶，与食管下段分界不清

第一阶段小结

　　患者为老年男性，既往高血压、脑梗死、痛风病史。因"吞咽困难 1 周，呕血伴黑便 2 天"入院，起病时单纯诊断为上消化道出血、胆囊炎，之后病情进行性加重，对治疗反应差，并频繁出现胸背痛，是否都可以用入院诊断解释？请您在现有资料的基础上，就诊断方面给出一些指导性意见，特别是接下来该做些什么检查？应对策略如何？

专家点评

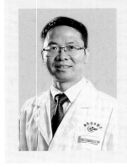

丁邦晗

广东省中医院急诊大科主任、博士研究生导师
广东省政协委员
中国中西医结合学会急救医学专业委员会副主任委员
广东省中医药学会急诊医学专业委员会主任委员
广东省医学会急诊医学分会副主任委员
广东省医师协会急诊医师分会副主任委员

经治疗症状未缓解，且不能解释影像学改变，入院诊断需要补充。

腹部 CT 平扫提示后纵隔软组织病灶，不排除是原始出血部位，需行 CT 增强扫描（注意对比剂对肾脏影响），以了解其性质及其与血管的关系。胃镜在完成 CT 增强扫描、评估安全性后尽早进行。

需要评估肾衰和贫血是急性还是慢性，是否存在糖尿病？恶性肿瘤需要排除。必要时胸外科、胃肠外科、介入科急会诊。

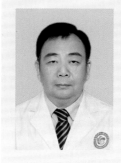

钱克俭　南昌大学第一附属医院重症医学科首席专家，博士研究生导师

江西省政府特殊津贴专家

江西省重症医学质量控制中心主任

中国医师协会重症医学医师分会委员

中国医师协会体外生命支持专业委员会委员

中国病理生理学会危重病医学专业委员会委员

诊断考虑为上消化道出血，失血性休克。考虑患者肝病合并食管静脉曲张破裂出血可能性大，起病时一过性意识不清可以用肝性脑病解释。

进一步检查：因患者考虑上消化道出血，经补液、输血稳定生命体征后，应尽快行胃镜检查明确诊断并治疗。另外，因患者胸背痛症状明显，行腹部 CT 示：后纵隔软组织结节灶，与食管下段分界不清，且未看到胰腺及脾脏，故可考虑行增强 CT 以明确后纵隔软组织结节灶性质及肝胆脾的病变。

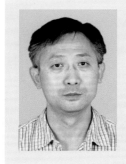

邢　锐　广东省第二人民医院急危重症医学部主任兼重症医学科主任

中国医学救援协会重症医学分会副会长

广东省医院协会医院重症医学管理专业委员会副主任委员

广东省临床医学学会临床重症医学专业委员会副主任委员

广东省医学会重症医学分会常务委员

广州市医师协会危重症医学医师分会副主任委员

广东省肝脏病学会重症医学专业委员会副主任委员

诊断考虑：

1. 食管下段肿瘤或后纵隔肿物？

2. 食管裂孔疝？

3. 胆囊炎。

4. 失血性休克。

5. 肾功能损害。

进一步检查：应行胃镜检查明确出血位置、原因，食管下段狭窄考虑为肿瘤或食管裂孔疝，同时可对食管内新生物行活检；增强 CT 明确后纵隔软组织结节性质。

我们再次与放射科医生共同阅片，这次有了阳性发现（图2-4）：

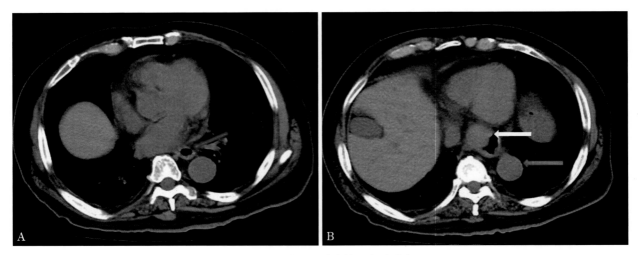

图2-4　腹部CT（食管、主动脉）

A. 红色箭头示通常的食管；B. 白色箭头示往下几个层面食管狭窄，似有外压性病变，粉色箭头示主动脉，形态尚可

再往下几个层面（图2-5）：

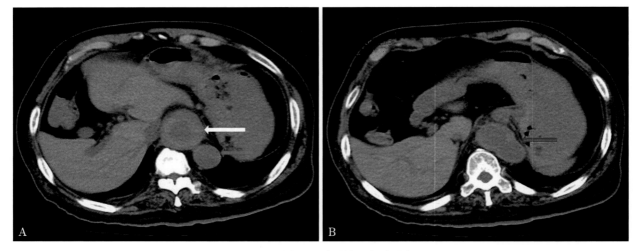

图2-5　腹部CT（肿物、主动脉）

A. 可发现肿物增大，密度不均（白色和粉色箭头）；B. 肿物逐渐与主动脉相连，关系紧密（红色箭头）

有了以上阳性发现，立即行主动脉CTA检查（图2-6、图2-7）：

立即急诊手术：术中见距腹腔干上15mm降主动脉起始处有假性动脉瘤入口，动脉内膜不光滑。置入主动脉覆膜支架一枚，术后转血管外科进一步诊治。

四、出院诊断

腹主动脉假性动脉瘤（穿透性粥样硬化性主动脉溃疡所致可能性大）。

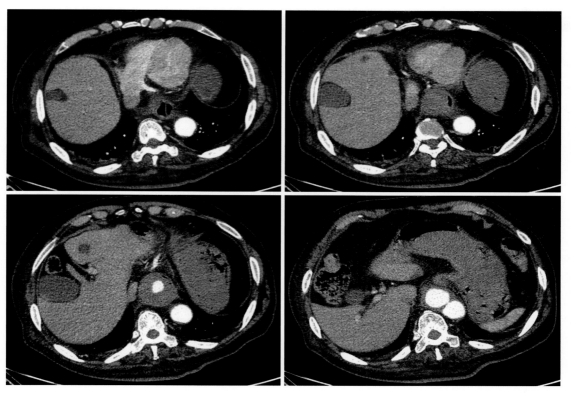

图 2-6　主动脉 CTA
降主动脉假性动脉瘤

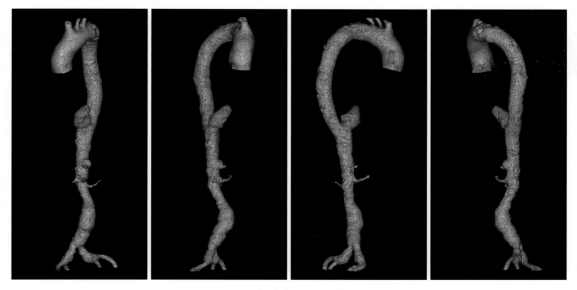

图 2-7　主动脉 CTA 三维重构

第二阶段小结

　　经过多科合作，该患者终于抢救成功，回顾整个诊疗过程，患者始发症状极不典型，最终行增强 CT 才得以确诊。关于类似疾病的诊治，请您给我们提出一些宝贵的指导意见。此外，考虑该老年患者血管条件差，硬化及钙化严重，是否还有其他先天或免疫因素导致其如此广泛严重的血管病变呢？

专家点评

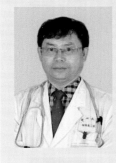

蒋龙元　　中山大学孙逸仙纪念医院急诊科原主任
国家临床重点专科学科带头人
中国医师协会急诊医师分会常务委员兼总干事
中华医学会急诊医学分会委员
国家急诊医学专业医疗质控中心委员
广东省急诊专科医联体主席
广东省急诊医学专业医疗质控中心主任

　　假性动脉瘤临床表现多变，容易漏诊和误诊。本案例的诊断实属意外，有赖于主管医生和放射科医生对异常影像学的深入追究，不放过蛛丝马迹，最终得以确诊。假性动脉瘤（false aneurysm）是指动脉壁全层结构破坏或内膜中层破坏、仅残留主动脉外膜，血液溢出血管腔外，被周围组织包裹，其动脉瘤壁已经没有完整动脉壁的三层结构，为动脉周围组织或仅残存主动脉外膜。从病因角度看，除外动脉粥样硬化可能外，本病例需要排除梅毒感染可能。本例动脉瘤压迫食管出现吞咽困难，后破入食管出现严重消化道失血致休克。通过本病例，应提高临床医生对假性动脉瘤的认识和警惕性，强调多学科协作的必要性和重要性。

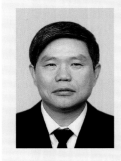

杨光田　　华中科技大学同济医学院附属同济医院急诊科博士研究生导师
中国研究型医院学会急救医学专业委员会常务委员
中华医学会急诊医学分会委员
湖北省医学会急诊医学分会名誉主任委员
国家自然科学基金评审专家

　　管床医生没有简单地满足于初步诊断，进一步行胸腹部 CT 及主动脉 CTA 检查，确诊为腹主动脉假性动脉瘤，并采取了急诊手术。该病例诊断及时，措施得力，避免了误诊和漏诊。患者为老年人，有高血压、脑梗死病史，血管条件差，硬化及钙化严重，故不必考虑其他先天或免疫因素导致的血管病变。

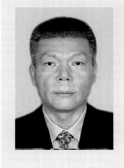

单爱军　　深圳市人民医院急诊科原主任，主任医师
广东省医学会急诊医学分会副主任委员
广东省医师协会急诊医师分会副会长

　　应依据重病推定和降阶梯思维原则，拟诊断为急重症心脑血管病（心肌梗死、脑卒中、主动脉瘤破裂出血）伴上消化道出血，休克？吞咽困难原因待查。

要点:"吞咽困难 1 周,呕血伴黑便 2 天"急性病程,既往高血压、脑梗死。伴右上腹痛、大汗,并出现一过性意识不清,P 104 次/min,R 23 次/min,BP 100/60mmHg,Hb 55g/L。无神经系统定位体征和急腹症体征。判断:周围性吞咽困难、上消化道出血、休克;排除急诊心梗、脑梗、脑出血,关注 D-二聚体和持续较为剧烈的腹背痛及周围性的吞咽困难,思路转为食管、后纵隔病变:胃底食管静脉曲张破裂出血?其他占位病变出血(肿瘤?结核?动脉瘤?)

胸腹 CTA 诊断降主动脉假性动脉瘤,诊断水落石出。

学习心得

本例"腹主动脉假性动脉瘤"患者,初期表现与普通上消化道出血很相像,现在回顾考虑其出血原因为腹主动脉瘤长期压迫食管导致局部黏膜缺血坏死所致。随着临床表现动态改变和影像学提示,层层抽丝剥茧,最终探寻到本质。因此在临床工作中应注意病情演变,及时调整诊断思路,避免误诊、漏诊。

该患者最终诊断为腹主动脉假性动脉瘤,穿透性粥样硬化性主动脉溃疡所致可能性大。急性主动脉综合征(acute aortic syndrome,AAS)是一组严重威胁生命的主动脉性疾病,包括主动脉夹层(AD)、壁内血肿(IMH)、穿透性动脉粥样硬化性溃疡(PAU)、主动脉瘤漏和主动脉横断伤。典型临床表现为急剧的、撕裂样的转移性胸背痛,疼痛一旦发作即达高峰。当病变累及到升主动脉时,疼痛可放射到前胸部或颈部;累及降主动脉时,疼痛可以放射到后背部。

PAU 属于急性主动脉综合征,PAU 发生于动脉粥样硬化斑块(AS)内膜缺损处,常见于伴有心血管疾病的高龄患者。PAU 最常见于降主动脉,因而这可反映 AS 常发生于降主动脉。内膜的进一步损伤使血流进入中层导致中层出血,形成 IMH(因溃疡损伤滋养动脉)或 AD。病变进一步穿透血管外膜可导致假性动脉瘤的形成,甚至会发生动脉破裂。与 IMH 和 AD 相比,PAU 的主动脉破裂率最高,因此该患者的诊治过程还是十分惊险的。一旦确诊 AAS,首先是减轻患者疼痛,并尽可能将收缩压控制在 100~120mmHg,以避免病变进展或动脉破裂。最常使用的药物为 β 受体拮抗药。如血压控制不佳,可加用血管扩张剂,如硝普钠静脉泵入。根据病变的部位、患者是否仍然有症状(如持续性的胸背痛或有终末器官缺血的症状)以及影像学是否有病变进展的证据,再做出进一步处理。此外,血管外科干预也相当必要,病情复杂时需介入科医师和血管外科医师共同来抉择治疗方案。

(练 睿 曾红科)

特别鸣谢

广东省中医院 丁邦晗
南昌大学第一附属医院 钱克俭
广东省第二人民医院 邢 锐
中山大学孙逸仙纪念医院 蒋龙元
华中科技大学同济医学院附属同济医院 杨光田
深圳市人民医院 单爱军

病例3 满天星

患者谈××，男性，41岁，因"急性髓性白血病M2化疗后间断高热伴乏力、纳差2个月余"于2021年11月10日收入急诊病房。

一、病史特点

1. 青年男性，急性病程，既往体健。

2. 2个月前患者因间断高热伴乏力、纳差在我院诊断急性髓性白血病M2，化疗后已度过中性粒细胞缺乏期。于2021年9月25日化疗结束，1疗程后完全缓解（CR），粒细胞缺乏期有发热，影像提示肺部真菌感染，经伏立康唑静脉滴注治疗后续贯口服伏立康唑维持治疗于10月11日出院。10月30日再次出现发热，体温最高达40℃，伴畏寒，无寒战，伴上腹部不适、纳差、乏力，厌食油腻食物，无明显腹痛、腹泻、恶心、呕吐，无咳嗽、咳痰，无尿频、尿急、尿痛，急诊就诊。

3. 体格检查 T 39.1℃，P 88次/min，R 28次/min，BP 125/86mmHg。

神志清楚，消瘦，贫血貌，口唇、睑结膜苍白。双下肺呼吸音稍低，左下肺可闻及少许啰音，心脏查体无明显异常。腹软，无压痛、反跳痛、腹肌紧张，双下肢无水肿。

4. 辅助检查 血常规：WBC 7.99×10^9/L，Hb 65g/L，PLT 187×10^9/L。感染二项：PCT 0.826ng/mL，CRP 131.7mg/L。肝肾功能正常。

10月5日（PD35，代表入院前35天，全书同）行胸部CT（图3-1）示双肺多发实性密度影（箭头），考虑真菌感染可能大，部分较前稍增大并空洞形成。双侧胸腔少量积液伴部分肺不张。扫及肝脾内多发低密度灶，较前增多、增大。

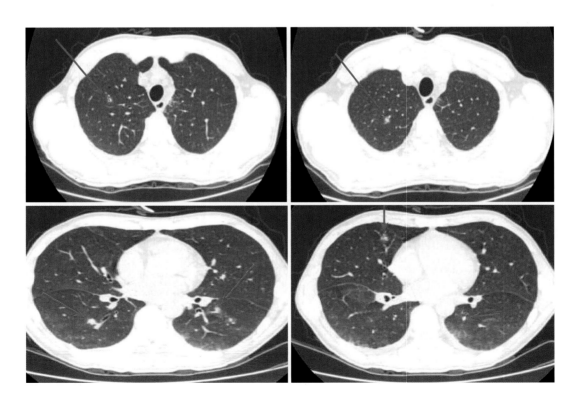

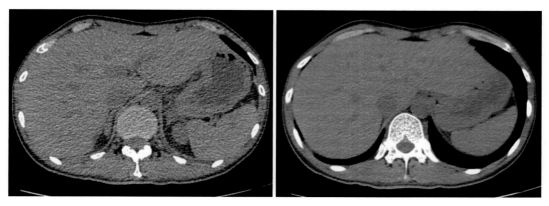

图 3-1　胸腹部 CT（PD35）

二、初步诊断

1. 发热待查　侵袭性肺部真菌感染？肝脾脓肿？
2. 急性髓性白血病 M2，化疗后完全缓解期。

三、诊疗经过

急诊临时输液，每天予美罗培南、伏立康唑静脉输注治疗 2 周效果不佳，仍持续高烧，10 月 25 日复查骨髓穿刺仍示 CR，ETO＝0.12%。于 2021 年 11 月 10 日收入急诊病房。

10 月 23 日（PD17）复查胸部 CT（图 3-2），对比 PD35 胸部 CT：原左肺多发磨玻璃影，已基本吸收；双肺多发实性密度影，考虑真菌感染可能大，部分较前稍增大、并空洞形成；双肺上叶少许局限性肺气肿，同前。心包积液，较前无显著变化。

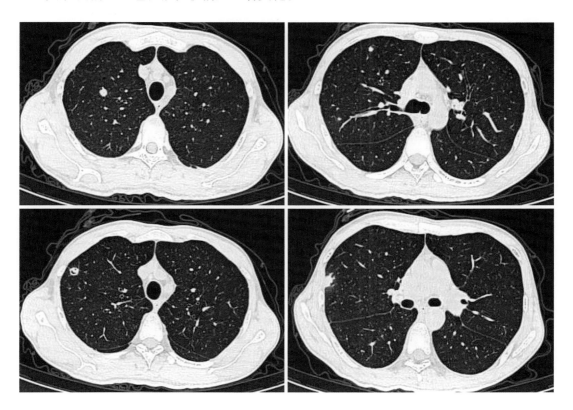

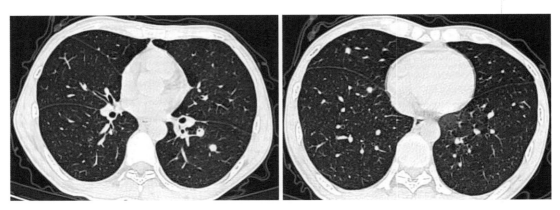

图 3-2　复查胸部 CT（PD17）

PD15 上腹部 MR（图 3-3）示肝内多发异常密度结节，脾内类似密度结节，较前稍增多，感染性病变与其他占位待鉴别。

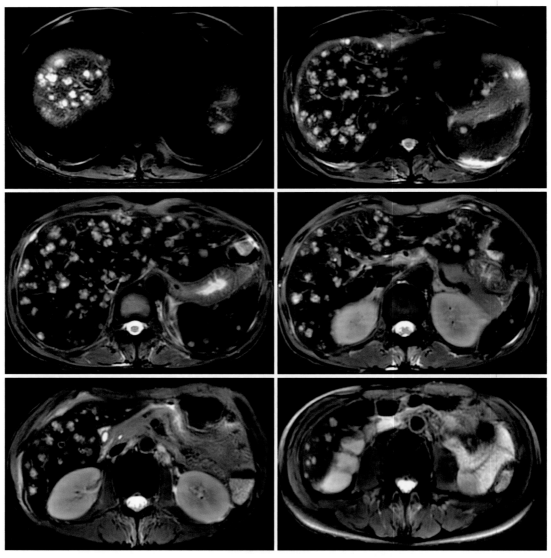

图 3-3　上腹部 MR（PD15）

第一阶段小结

患者急性髓性白血病 M2，化疗后已度过粒细胞缺乏期，完全缓解期再次出现高热，在急诊抗细菌及真菌治疗输液 2 周后仍持续高热，期间做过胸腹部 CT 及腹部核磁检查。

请问：凭现有的临床资料，对于该患者还需要进行何种检查和治疗措施？

专家点评

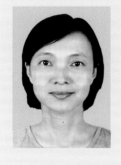

龙　怡　　广东省人民医院重症医学二科副主任

患者为中年男性，既往诊断明确：急性髓性白血病 M2，行化疗后骨髓完全缓解，同时症状也消失。提示第一阶段的诊断正确，治疗方案合理。目前患者出现发热，经过抗真菌治疗有效，但停药后再度发热，首先分析患者发热的可能性。发热的原因考虑：感染性、非感染性或两种原因都存在。

感染性发热支持点：①白血病及相关化疗等治疗手段，导致患者免疫力下降，对病灶的清除能力不足，致感染迁延，疗程长；②有感染相关的症状，如发热、畏寒，感染相关指标如 CRP、PCT 等升高提示有感染；③影像学不能排除感染。

非感染性发热支持点：白血病诊断成立，一次化疗就达到完全缓解，说明化疗效果好。但要考虑有无髓外白血病存在，或者合并其他肿瘤的存在，这种情况概率小。

下一步措施：①继续完成病原学检查，可行血培养、mNGS 等检测；②患者高热 39℃，但脉搏仅有 80 次/min，要注意排除伤寒；③可考虑行 PET-CT、心脏彩超等检查，寻找病灶；④考虑真菌感染，疗程要长，同样也要明确哪类真菌，建议完善真菌四项检查；⑤注意抗酸杆菌的排查。

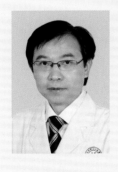

乐　胜　　惠州市中心人民医院急诊科副主任，EICU 主任
　　　　　　广东省医学会应急（灾难）医学分会常务委员
　　　　　　广东省医院协会医院重症医学管理专业委员会委员

患者确诊为急性髓性白血病 M2，化疗后出现骨髓抑制，粒细胞缺乏期间出现发热，结合影像学检查，考虑侵袭性真菌感染可能性大，给予美罗培南、伏立康唑等治疗后，患者仍反复高热，复查影像学发现肺部及肝脾多发病灶未吸收，且有增多现象，考虑先期抗感染药物可能未覆盖敏感菌。

为明确病原微生物，下一步建议完善血普通培养和真菌培养，掌握好采血时机，血和痰（或肺泡灌洗液）G 试验、GM 试验及隐球菌荚膜抗原检测，动态监测 PCT，有条件送血和痰（或肺泡灌洗液）的 mNGS。注意听诊心脏杂音变化及心脏彩超检查，排除合并心内膜炎。体格检查看有无皮肤病灶，行鼻窦 CT 检查有无鼻窦炎，如有，可取皮肤或鼻窦镜下取病变组织行病理检查。肝脾或肺穿刺组织的病理及病原学检查是最后选择。

由于还是考虑侵袭性真菌感染可能最大，在病原微生物及病因未明确前，需注意毛霉菌感染，建议把伏立康唑换成静脉注射两性霉素 B 脂质体治疗，并配合两性霉素 B 的雾化吸入。如有禁忌，可采用联合静脉注射艾沙康唑和泊沙康唑治疗。

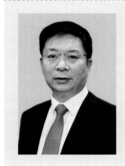

孙同文　郑州大学第一附属医院急诊党支部书记、综合 ICU 主任
国务院政府特殊津贴专家、河南省优秀专家、中原领军人才
Intensive Care Research 主编
中国研究型医院学会危重医学专业委员会主任委员
中国医药教育协会重症康复专业委员会副主任委员
国家卫生健康委员会医院感染控制标准专业委员会委员
《中华卫生应急电子》副总编辑
《中华急诊医学杂志》编委、WJEM 编委

该患者特点：①中年男性；②化疗后中性粒细胞缺少得到纠正，伴贫血、发烧；③CT 显示肺多发结节伴空洞，MRI 示肝、脾内多发异常密度结节；④炎症指标 PCT、CRP 升高，中度贫血；⑤美罗培南 + 伏立康唑治疗效果不好。

需行如下检查明确诊断：①血培养 + 血 mNGS 检查明确感染病原体，排除碳青霉烯类耐药肺炎克雷伯菌血流感染并肝、脾、肺脓肿；②心脏彩超检查，重点看瓣膜是否有赘生物，排除感染性心内膜炎；③肝穿刺病理活检并 mNGS 检测明确肝脏病变性质。

治疗：①输血纠正贫血，维持 Hb＞80g/L；②营养支持，尤其肠内营养，不应出现低蛋白血症；③维生素 C、维生素 B_1 应用；④抗生素需要根据 mNGS 结果、血培养结果调整。

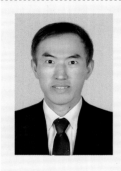

周荣斌　中国人民解放军总医院第七医学中心博士研究生导师
中国急诊专科医联体秘书长
北京急诊医学学会秘书长

根据临床表现和各项检查结果，目前分析：①感染是目前最重要的临床问题。因存在免疫缺陷和抵抗力下降，真菌感染未能控制仍可能性大。为安全起见，治疗时细菌感染也应覆盖。是否存在结核感染？应予重视。②肝内、脾内密度结节增多，不能除外复发引起的占位。③是否有脓肿形成，目前缺乏证据支持。

应进行下列检查：①请血液科会诊行骨穿检查明确白血病是否复发；②肝脾超声检查排除脓肿形成；③完善常规和化验检查，如 G 试验和 GM 试验，血培养、痰及其他可获得的标本的微生物检验，包括支气管灌洗液检查，以及针对结核的各项临床检验。

治疗建议：①加强抗真菌治疗措施，可试用卡泊芬净联合两性霉素 B；②因抗菌谱更广且能覆盖肺结核分枝杆菌，可考虑用替加环素治疗，联合应用头孢哌酮钠舒巴坦钠覆盖铜绿假单胞菌目前并不是必须；③免疫支持治疗，可应用丙种球蛋白每日 5g，连用 1 周。

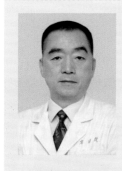

秦历杰　河南省人民医院急危重症医学部党总支书记、急诊医学科主任

中华医学会急诊医学分会全国委员

中国医师协会急诊医师分会全国委员

中国急诊专科医联体副主席

中国医疗保健国际交流促进会急诊医学分会副主任委员

河南省医学会急诊医学专业委员会第七届主任委员

河南省急诊医疗质量控制中心主任委员

根据患者病史：青年男性，急性病程，AML 化疗后出现粒细胞缺乏，肺部感染，经抗感染治疗后，肺部真菌感染部分吸收，部分新发，结合腹部 CT 及 MRI 检查，考虑深部真菌病，建议做 G 试验、GM 试验、肝脏活检，可考虑抗真菌用两性霉素 B 脂质体治疗。

四、入院后诊疗经过

1. 再次复查骨髓穿刺　结果显示骨髓增生Ⅲ级，原始粒细胞占 1.5%；FCM（流式细胞）：阴性；AML1－ETO＝0.089%，WT1＝0.12%，除外白血病复发。

2. 考虑其他非感染性发热　免疫疾病相关抗体阴性，肿瘤标志物及影像学检查未见异常，也基本上排除。

3. 考虑感染性发热　血行播散性多脏器脓肿（肺、肝、脾）可能性大。

4. 寻找感染灶及致病菌　实验室多次查 CRP 49～136mg/L，PCT 0.8～1.3ng/mL，全血 mNGS 病原体检查：细菌、真菌、病毒、寄生虫、结核分枝杆菌均未发现（表 3-1）；多次血培养阴性，T-SPOT 阴性，入院后查 G 试验阳性（94.67pg/mL）、GM 试验阳性。血行播散性感染常见于心脏来源：多次超声心动检查各瓣膜未见赘生物；考虑肠源性脓毒症的可能。

表 3-1　全血 mNGS 病原体检查结果

病原体	检查结果
细菌	未发现
真菌	未发现
病毒	未发现
寄生虫	未发现
特殊病原菌（结核分枝杆菌）	未发现

常见肠源性脓毒症致病菌中阳性球菌多见屎肠球菌、粪肠球菌，阴性杆菌多为肠杆菌科细菌，另外肠道也有大量的念珠菌，结合感染指标 PCT 轻度增高、美罗培南联合伏立康唑静脉输注

2 周仍持续高热以及影像学特征性"满天星"的表现，考虑真菌感染念珠菌血症，肝脾肺念珠菌脓肿可能性大。给予患者两性霉素 B 脂质体联合亚胺培南治疗，3 天后体温逐渐降低，1 周后恢复正常。

D13 复查 G 试验、GM 试验阴性，CMV/EBV-DNA 阴性。D20 影像学复查结果（图 3-4）：双肺多发结节、空洞影，考虑真菌感染，其中右肺上叶前段结节较前略缩小，双侧胸腔积液，伴部分肺不张，较前略减轻。肝内多发异常密度结节，考虑真菌感染，显示较前模糊，较前减少、缩小；脾内类似密度结节，较前变化不明显。

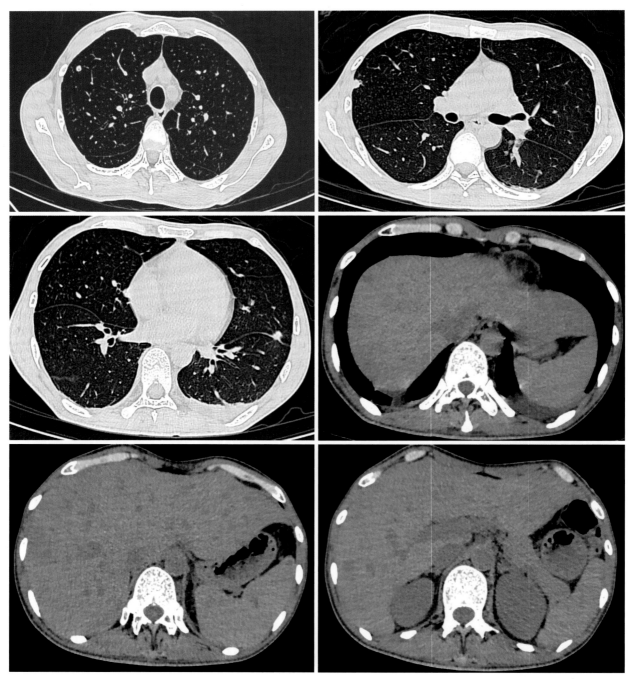

图 3-4 胸腹部 CT 检查（D20）

入院 D38　行肝穿刺活检，肝脏组织 mNGS：肝炎 GB 病毒 C 型，序列数 2，肝穿刺涂片未见细菌真菌。血 mNGS：细环病毒，序列数 18。甲肝、戊肝、丁肝抗体、PCT、GM、EB、CMV 阴性。期间患者体温波动，CRP 高，复查 G 试验阳性，考虑真菌、细菌、病毒混合感染可能性大，继续卡泊芬净抗真菌治疗。

入院 D105　再次行肝穿刺活检：穿刺液培养阴性，涂片未见细菌及真菌孢子菌丝，FCM（肝穿刺标本）未检测到明显幼稚细胞。mNGS：假丝酵母菌属，热带念珠菌，序列数 1 971。病理：小块条索状肝组织，完整汇管区约 5 个，汇管区无明显炎症和纤维组织增生，部分汇管区小胆管增生，肝窦扩张，未见胆汁淤积，未见明显髓系白血病累及或感染，免疫组化结果：MPO（个别细胞 +），CD117（−），CK7（+），CD34（+），HBsAg（−），CD4（汇管区 +），CD8（汇管区和小叶间 +），mum-1（个别 +），Trichrome（+），Recticulum（+），PAS（+）。

目前诊断：

1. 急性髓系白血病 M2。
2. 侵袭性真菌感染。
3. 念珠菌病（肝脏、脾脏，热带念珠菌感染，三唑类治疗无效）。
4. 肺真菌感染。
5. 恶性肿瘤维持性化学治疗。

第二阶段小结

经过抗真菌治疗，患者从急诊出院并转回血液科继续后续化疗，同时继续卡泊芬净静脉滴注抗真菌。回顾患者的就诊经历，从最初的临床疑诊到后来肝穿明确念珠菌病（热带念珠菌）的诊断，历时近 4 个月的时间明确诊断。对此，您在诊断和治疗方面还有哪些建议和意见，请您在百忙中给我们提出一些宝贵的批评与指导意见，以便今后在此类病例的诊断与治疗中能做得更好。

专家点评

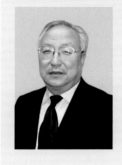

李春盛　首都医科大学附属北京友谊医院急诊科，博士研究生导师
中华医学会急诊医学分会第六、七届主任委员
海峡两岸医药卫生交流协会急诊医学分会第一、二届主任委员
中国毒理学会中毒与救治专业委员会副主任委员
国务院政府特殊津贴专家
首都医科大学附属北京友谊医院急危重症中心专家指导委员会主任委员
北京市心肺脑复苏重点实验室主任

根据病史、诊断、治疗，可以认为患者是宿主免疫功能低下（基础病急性白血病化疗后）合并多种感染（真菌及细菌肠道杆菌可能性大），经积极的抗感染治疗（抗真菌及细菌）病情得到控制。

治疗 4 个月目前仍有念珠菌感染（肝穿刺活检、G 试验、CRP、体温波动）的证据。建议：①继续抗真菌治疗；②免疫调理治疗，增加免疫功能，选用如丙种球蛋白或中医药如人参、黄芪等；③注意防治 PCP，是否用磺胺药？④如再次发热，没有感染迹象，应考虑免疫重建炎症反应综合征，应用适量的激素；⑤加强营养支持。

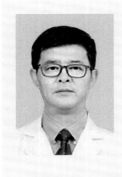

侯 明　青海大学附属医院急救中心主任
国务院政府特殊津贴专家
青海省医师协会急诊医师分会主任委员
青海省医学会医院感染学分会主任委员
青海省病理生理学会危重病专业委员会主任委员
青海省医学会重症医学分会副主任委员

诊断驱动治疗是临床思维的灵魂。该患者经过 4 个月的艰难诊断和治疗，充分体现了三个维度的思维过程：

1. 发热的诊断思维，通过缜密的临床检查和推导，排除非感染性疾病及原发病导致的发热，确定为感染性发热，根据已知的感染部位，积极寻找病原菌，初步诊断肺部真菌感染，临床诊断成立，并予以初始经验性治疗。

2. 当充分抗真菌治疗效果不佳时，排查感染部位，重新确立临床诊断，由阵发性高热，全身内脏可有多发性小脓肿的表现"抽丝剥茧"。最终由肺部真菌病修正为播散性真菌病，并确定真菌种类，实现由临床诊断到确定性诊断。

3. 结合近年来念珠菌耐药的流行病学资料及指南与专家共识的建议，及时调整治疗，最终取得治疗成功。

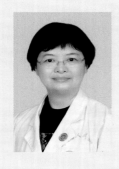

欧阳艳红　海南省人民医院急诊科主任
海南省医学会急诊医学分会主任委员
海南省医师协会急诊科医师分会会长
海南省医学会灾难医学分会副主任委员
海南省医学会变态反应学分会副主任委员
海南省急诊专科医联体副主席
海南省心肺复苏培训专家委员会主任委员

该患者病程长，感染状况复杂，采用多种病原学检查，并积极采取穿刺引流、病理活检等方式留取标本，是很好的感染教学病例。

患者系急性髓系白血病化疗后骨髓抑制的患者，中性粒细胞缺乏的患者往往感染状况复杂，易存在机会致病菌感染。该患者感染治疗过程长，病情迁延，感染灶部位多，且脏器功能衰竭不明显，毒血症状较轻，往往提示机会致病菌感染可能。如病程所分析，该患者感染灶分布于肺、肝、脾等部位，且呈播散性"满天星"样结节病灶，需考虑血流播散感染可能。

其肺上病变不符合曲霉感染表现，但 G 试验结果升高，需注意肠源性侵袭性念珠菌感染的可能，据美国感染病学会（Infectious Diseases Society of America，IDSA）侵袭性念珠菌感染治疗指南，中性粒细胞缺乏的患者念珠菌血症感染源多为胃肠道来源，其初始治疗首选棘白菌素类药物。因此，在入院后 MR 及相关抽血结果提示下，伏立康唑足量足疗程效果不佳时，建议首选棘白菌素类药物治疗。

五、病例随访

患者目前继续在我院抗真菌治疗，定期评估病情及化疗。

学习心得

念珠菌是常见的病原菌，肿瘤患者，特别是血液肿瘤骨髓移植后侵袭性念珠菌病有一定的发病率和病死率。播散性念珠菌病是侵袭性念珠菌病的一种独特临床表现，常发生在化疗后中性粒细胞减少的恢复过程中，影响急性白血病患者的肝、脾等器官。肝脾播散性念珠菌病的确切发病机制尚不清楚，有研究认为念珠菌在化疗诱导时中性粒细胞减少，黏膜损伤后定植于肠道，从门静脉及脾静脉血流侵入并种植到肝脾窦内，肝脾播散性念珠菌病常在中性粒细胞恢复时才出现明显的临床表现。关于诊断方面：血液或其他标本的培养是诊断侵袭性念珠菌病的"金标准"，血培养总体敏感性约为 50%，多数患者血培养阴性，或由于经验性抗真菌治疗而血培养阴性从而增加了诊断的挑战。非培养诊断试验，如 G 试验、GM 试验和聚合酶链反应（PCR）可以识别出更多的侵袭性念珠菌病患者，但不能确定病原菌。由于有创检查常有一些限制，目前对于肝脾播散性念珠菌病更多的是基于影像学推定诊断。

肝脾播散性念珠菌病的定义是：计算机断层扫描（CT）、磁共振或超声成像显示的肝脏或脾脏小的周围靶样脓肿（牛眼样病变）；同时伴有血清碱性磷酸酶水平升高，此影像学特征可以支持肝脾播散性念珠菌病诊断，而不需要满足病原学的诊断标准。

本病例的诊断也是先从特征性的影像学特点，肝脾的小脓肿（称"牛眼征"或"满天星"）开始考虑肠源性念珠菌病、肝脾播散性念珠菌病，之后在抗真菌治疗以及最后从肝活检中得到证实。

分享这个病例的主要目的是：通过典型的特征性的影像学表现（称"牛眼征"或"满天星"）来诊断肝脾播散性念珠菌病，提高对于免疫力低下患者特别是有粒细胞缺乏的患者侵袭性念珠菌病的诊断意识。临床上如果有血液肿瘤或实体肿瘤治疗过程中发生骨髓抑制，当患者有持续或不明原因的发热或肝脏和/或脾脏病变，有中性粒细胞减少史，应将播散性念珠菌病列为鉴别诊断。肝脾播散性念珠菌病不局限于血液病患者，也可能发生在接受化疗或干细胞移植（SCT）治疗的实体肿瘤患者发生骨髓抑制时，当发生于实体瘤患者易误诊为肝转移而进行手术治疗。

治疗方面通常以两性霉素 B 脂质体或棘白菌素开始，随后序贯采用口服氟康唑治疗。美国传染病学会建议，治疗应持续到影像学病灶钙化或消退，但也有人将治疗反应定义为影像学病灶稳定或减少的临床和生物学体征的消退。

（郭　杨　朱继红）

特别鸣谢

广东省人民医院	龙　怡
惠州市中心人民医院	乐　胜
郑州大学第一附属医院	孙同文
中国人民解放军总医院第七医学中心	周荣斌
河南省人民医院	秦历杰
首都医科大学附属北京友谊医院	李春盛
青海大学附属医院	侯　明
海南省人民医院	欧阳艳红

病例 4 "华佗"无奈小虫何

患者男性，51岁，因"腹痛、腹泻10余天，发热2天、气促1天"于2020年3月14日（D1）入住我院感染科。

一、病史特点

1. 中老年男性，急性病程。

2. 患者10余天前自服"高丽参"后出现腹痛，伴呕吐胃内容物数次，非喷射性，大便硬结，自服"大黄、碳酸氢钠"后出现腹泻，解黄色稀烂便，每日1~2次，后腹泻进行性加重，1周前每日解4~5次黄色稀水样大便，无发热，自服中草药（具体不详）后无缓解。3天前腹痛、腹泻症状无好转，之后出现头晕、呕吐，2天前出现发热，体温最高39℃以上，伴有寒战、乏力、气促，无咳嗽、咳痰，就诊当地医院，以"腹痛、腹泻，发热查因"收入院，考虑急性感染性胃肠炎，同时不排除脊髓炎复发可能。予抗感染、护胃、纠正电解质紊乱等治疗后症状无改善。之后患者出现呼吸困难、胡言乱语，为进一步诊治转入我院。

3. 既往史 2014年因"乏力"发现甲状腺功能亢进症、低钾血症，2015年、2019年反复再发低钾血症。2020年1月1日至1月14日于我院住院诊断吉兰-巴雷综合征、脊髓炎，出院后一直规律服用激素（甲泼尼龙8mg p.o.q.d.）、营养神经药物治疗。

4. 入院体检 T 39.4℃，HR 129次/min，R 30次/min，BP 142/76mmHg。神志清晰，对答切题，定向力正确，四肢肌力、肌张力正常，无感觉异常。双肺呼吸音正常，未闻及干、湿啰音；心脏各瓣膜听诊区未闻及杂音。腹软，无压痛及反跳痛。肾区无叩痛。

5. 辅助检查（D1）

（1）血常规：WBC 8.58×10^9/L、NEUT% 89.8%、LYM 0.66×10^9/L、Hb 91g/L、PLT 127×10^9/L。

（2）感染指标：先后测PCT<0.5ng/mL（3月12日），PCT=3.08ng/mL（3月14日）。白介素-6 265pg/mL，CRP 167.60mg/L，甲型/乙型流感病毒抗原阴性，分别于3月10日、3月14日两次咽拭子检测新型冠状病毒核酸阴性。

（3）血气分析：pH 7.335，PO_2 61.4mmHg，PCO_2 43.1mmHg，乳酸（LAC）2.50mmol/L，碱剩余-2.6mmol/L，实际碳酸氢盐22.4mmol/L，FiO_2 50%，氧合指数123mmHg。

（4）心脏：proBNP 4 903.0pg/mL，高敏肌钙蛋白T 21.0pg/mL。

（5）肝功能：总蛋白45.6g/L，白蛋白26.30g/L，总胆红素25.3μmol/L，结合胆红素7.8μmol/L，ALT 55U/L，AST 58U/L，胆碱酯酶2 056U/L。

（6）肾功能：BUN 2.74mmol/L，CREA 44.26μmol/L。

（7）尿常规：WBC 9×10^9/L，RBC（-），葡萄糖>56mmol/L（++++），酮体6mmol/L（++）。

（8）电解质：钾3.52mmol/L，钠116.7mmol/L，氯93.6mmol/L，钙2.05mmol/L。

（9）凝血指标：INR 1.15，FIB 4.72g/L，PT 13.1s，APTT 43.2s，D-二聚体1 750ng/mL。

（10）其他：AMS 142.0U/L，LPS 442U/L，UA 831μmol/L。

胸部CT以及胸片检查（图4-1~图4-2）。

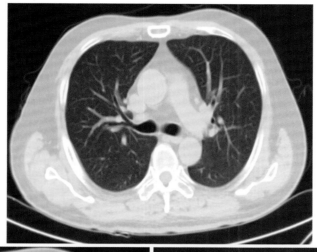

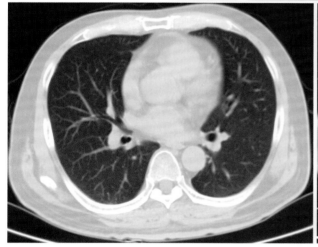
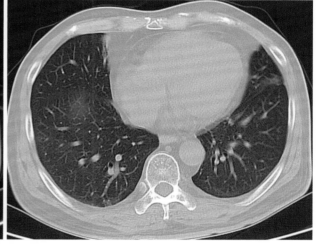

图 4-1　胸部 CT（PD4）

二、初步诊断

1. 发热、气促查因　①重症肺炎？②脓毒血症肺部损伤？③脊髓炎复发？

2. 吉兰 - 巴雷综合征。

三、诊疗经过

入院后（D1～D3），予镇痛、镇静及有创机械通气（PEEP 10 → 14cmH₂O，FiO₂ 50% → 100%）。入院第 1 天血培养报告可见革兰氏阴性菌，经验性予以美罗培南（1.0g 静脉滴注 q.8h.）、莫西沙星（400mg 静脉滴注 q.d.），考虑患者长期服用激素同时加用更昔洛韦针（250mg 静脉滴注 q.12h.）抗感染治疗（表 4-1），继续予以激素（甲泼尼龙 8mg p.o.q.d.）维持治疗，补充白蛋白，纠正水电

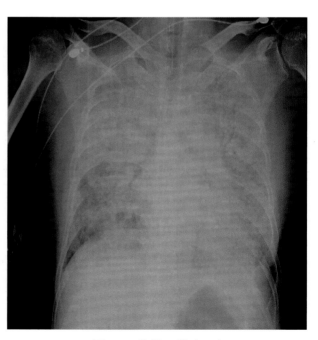

图 4-2　胸部 X 线（D1）

解质紊乱治疗。入院 D3 行胸部 CT 检查（图 4-3），报告：双肺弥漫实变影，考虑感染性病变可能性大。予完善风湿免疫、肿瘤指标检查，血、痰、尿培养。

表 4-1　抗生素方案（D1～D3）

D1～D3
美罗培南 1.0g q.8h.
莫西沙星 250mg q.d.
更昔洛韦 250mg q.12h.

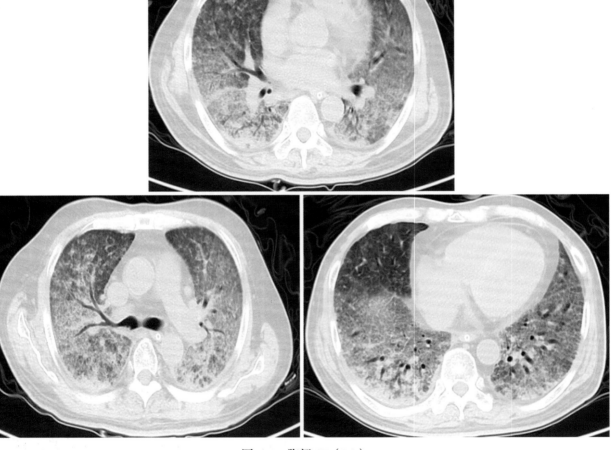

图 4-3　胸部 CT（D3）

D1～D3 血常规、体温、PCT、CRP、LAC、氧合指数、proBNP、D-二聚体变化趋势见图 4-4～图 4-13。

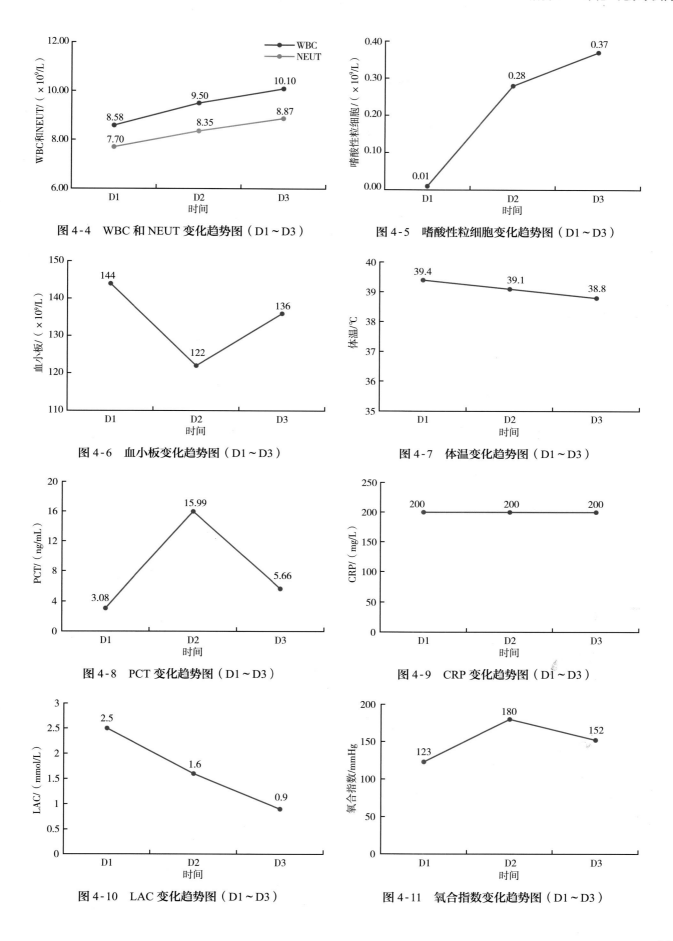

图 4-4　WBC 和 NEUT 变化趋势图（D1～D3）

图 4-5　嗜酸性粒细胞变化趋势图（D1～D3）

图 4-6　血小板变化趋势图（D1～D3）

图 4-7　体温变化趋势图（D1～D3）

图 4-8　PCT 变化趋势图（D1～D3）

图 4-9　CRP 变化趋势图（D1～D3）

图 4-10　LAC 变化趋势图（D1～D3）

图 4-11　氧合指数变化趋势图（D1～D3）

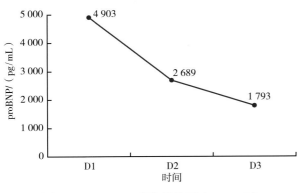

图 4-12　proBNP 变化趋势图（D1~D3）

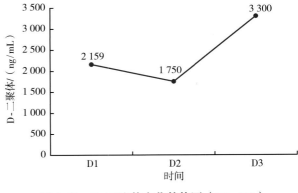

图 4-13　D-二聚体变化趋势图（D1~D3）

第一阶段小结

患者中年男性，既往有甲亢、吉兰-巴雷综合征、脊髓炎等病史，此次主诉"腹痛、腹泻 10 余天，发热 2 天、气促 1 天"入住我院感染科隔离重症病区时，神志清晰，发热，心率显著增快（129 次/min），呼吸急促（29 次/min）。入院后虽然予以机械通气（PEEP 10 → 14cmH₂O，FiO₂ 50% → 100%），广谱抗生素以及激素等治疗，患者病情仍旧急剧进展，感染相关指标明显升高：PCT 从 <0.5ng/mL 升高至 15.99ng/mL，白介素-6（265.0pg/mL）、CRP（167.60mg/L）显著升高，同时出现呼吸衰竭，入科时氧合指数（PO₂/FiO₂）为 123mmHg。两次新型冠状病毒感染核酸检测均阴性，复查的胸部 CT 提示：双肺实变以及渗出较入院前 4 天显著增多（图 4-3），再次高度怀疑新型冠状病毒感染可能，遂将患者继续留在隔离病区等待第 3 次的核酸检测结果。

该患者目前病情危重，诊断未明，请各位在现有资料的基础上，针对如下问题给予指导性意见：①患者的肺部病变考虑是由重症肺炎还是脓毒症肺损伤所致？②患者目前感染源考虑是来自肠道、肺部还是泌尿系？最可能的病原微生物是细菌、真菌，还是新型冠状病毒？③请提出进一步的诊疗措施。

专家点评

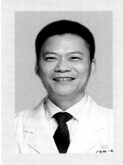

梁子敬　广州医科大学附属第一医院原党委副书记兼纪委书记，博士研究生导师
广州医科大学附属第一医院急诊科及全科医学科学科带头人
广东省全科医学领军人才
中华医学会灾难医学分会委员
中华医学会急诊医学分会中毒学组委员
广东省中西医结合学会蛇伤急救专业委员会主任委员
广东省医学会应急（灾难）医学分会副主任委员
广东省医师协会急诊医师分会副主任委员

由于患者发病还在新型冠状病毒感染疫情高发期，所以还是要考虑新型冠状病毒感染可能，但病情介绍没有患者所在地方，也没有说明是否有新型冠状病毒的流行病学史，建议作为常规追问补充。虽然 2 次核酸检查已经阴性，但曾经有病例测 4~5 次才阳性，这个与病例和咽拭子取

材技术有关，建议行鼻咽拭子或加做新型冠状病毒抗体检查。

患者的过去有甲亢史，注意复查甲状腺功能，排除甲状腺功能异常，另外注意排除免疫性疾病，如红斑狼疮等。有时PCT太高反而不一定是感染，是其他原因，如免疫性疾病等。

病史上，患者一直使用激素，注意排除真菌感染，提供的病例胸部CT片看不清。从提供的胸片和CT片上看，支持肺部感染，从病情发展总体看，初步先判断腹泻引起的脓毒血症。可以抽血培养排除败血症。

处理上，重点是用1天的时间进行生命和器官支持，完善相关检查提供更充分的证据。

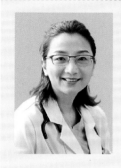

黄 曼 浙江大学医学院附属第二医院党委委员，综合ICU主任，博士研究生导师，肺移植科常务副主任（主持工作），党总支书记、党支部书记
浙江省医师协会重症医学医师分会常务委员兼秘书
中国女医师协会重症医学专业委员会副主任委员
中国医师协会体外生命支持专业委员会常务委员
中国人体器官分配与共享计算机系统科学委员会委员
浙江省神经科学学会神经重症专业委员会主任委员

患者中年男性，既往甲亢、吉兰-巴雷综合征、脊髓炎等病史，长期激素使用病史，此次主诉"腹痛、腹泻10余天，发热2天、气促1天"入院，患者病情进展迅速，高热伴有呼吸衰竭，心肌损伤，意识改变，血糖快速升高，伴乳酸升高，酸中毒，血培养提示有革兰氏阴性杆菌，影像学提示两肺快速恶化，首先考虑胃肠道感染、革兰氏阴性菌性感染、菌血症、脓毒症及ARDS继发糖尿病酮症酸中毒等。但患者病史资料中缺乏后续呼吸道查体、痰液性状、血气等动态变化参数，需予以关注，必要时行支气管肺泡灌洗液（BALF）mNGS等相关检查除外呼吸道感染性疾病，如病毒与耶氏肺孢子菌等少见病原微生物感染。

患者血嗜酸性粒细胞呈快速进行性升高趋势，前3天尚未达到嗜酸性粒细胞增多症标准，但缺乏后续嗜酸性粒细胞的变化，需警惕有进食人参后出现过敏性肺炎的可能，急性过敏性肺炎其症状可能与病毒性或细菌性感染相混淆，病程特征为突然出现的发热、寒战、不适、恶心、咳嗽、胸闷和呼吸困难，不伴哮鸣音。临床和影像学表现在数周内完全消退。

患者既往有吉兰-巴雷综合征病史，但诊断是否明确目前尚无证据，需排查自身免疫性疾病，如皮肌炎等，因此类疾病也会出现快速进展两肺对称性渗出或间质性改变。

患者目前新型冠状病毒感染流行病学史不详，病史过程不典型，影像学表现不能完全除外，可予以再次核酸检测及抗体检测。

患者入住感染科后D3，实验室检查回报：巨细胞病毒DNA（血）1.02×10^4copies/mL，尿培养为大肠埃希菌，血培养为肺炎克雷伯菌，继续予以更昔洛韦抗病毒治疗，根据药敏结果，D4停用莫西沙星，加用阿米卡星（800mg静脉滴注q.d.）抗感染治疗（表4-2）。D4~D5使用免疫球蛋白（20g静脉滴注q.d.）治疗。D5停用激素甲泼尼龙，第3次复查新型冠状病毒核酸为阴性，排除新型冠状病毒感染，故转入ICU继续治疗。D6肺泡灌洗液G试验＞5 000pg/mL（G试验范围：0~100.5），血清G试验218pg/mL（G试验范围：0~100.5），肺泡灌洗液GM试验4.79μg/L↑（GM试验范围：0~0.79），血清GM试验＜0.25μg/L（GM试验范围：0~0.64）。D6患者心率波动在90~100次/min，同时在呼吸机高参数（PEEP 14→10cmH$_2$O，FiO$_2$ 100%→80%）支持下，呼吸较急促（26~28

次/min）。患者D6复查肺部CT提示：肺部实变以及肺部渗出减少（图4-14）。D6肿瘤标志物以及风湿免疫指标结果未见异常，复查尿常规无异常，同时送检血以及肺泡灌洗液行高通量测序。D1～D6化验结果变化趋势见图4-15～图4-24。

表4-2　抗生素使用方案（D1～D6）

D1	D4～D6
美罗培南 1.0g q.8h.	
莫西沙星 250mg q.d.	
更昔洛韦 250mg q.12h.	
	阿米卡星 800mg q.d.

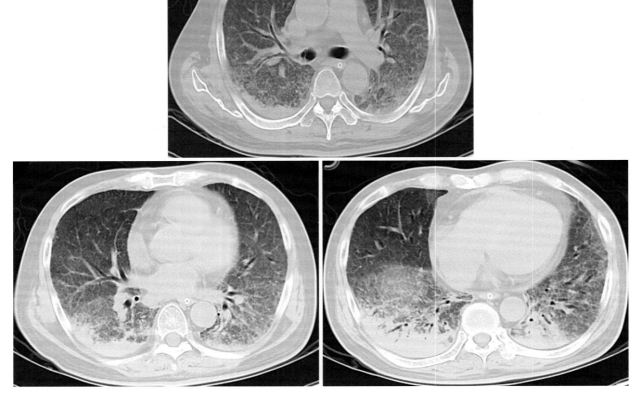

图4-14　胸部CT（D6）

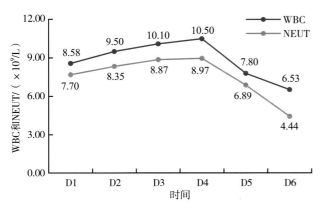

图4-15　WBC和NEUT变化趋势图（D1～D6）

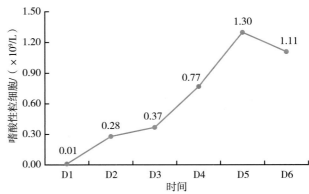

图4-16　嗜酸性粒细胞变化趋势图（D1～D6）

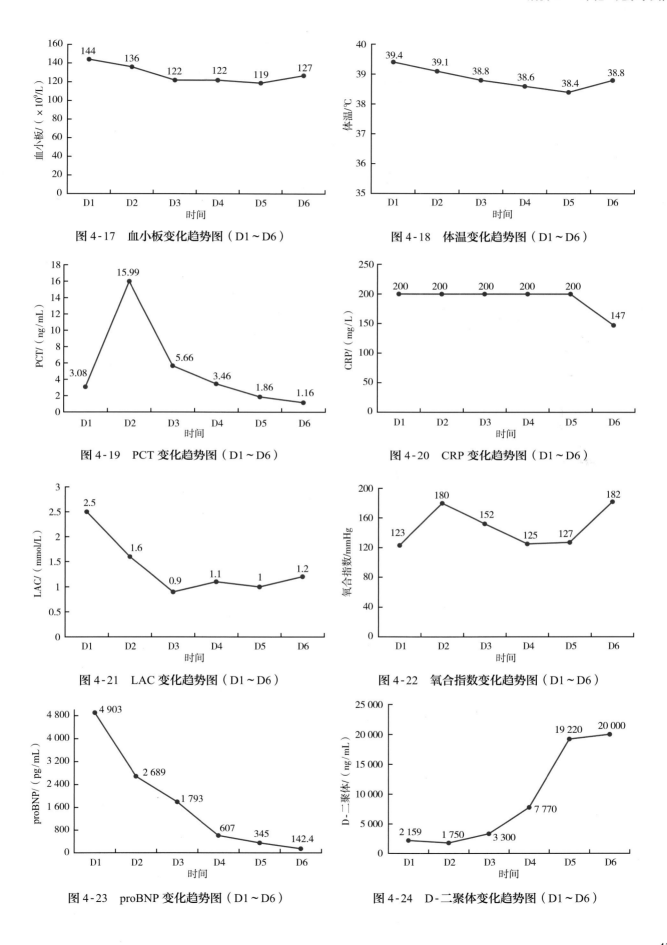

图 4-17 血小板变化趋势图（D1～D6）

图 4-18 体温变化趋势图（D1～D6）

图 4-19 PCT 变化趋势图（D1～D6）

图 4-20 CRP 变化趋势图（D1～D6）

图 4-21 LAC 变化趋势图（D1～D6）

图 4-22 氧合指数变化趋势图（D1～D6）

图 4-23 proBNP 变化趋势图（D1～D6）

图 4-24 D-二聚体变化趋势图（D1～D6）

第二阶段小结

患者尿培养、血培养分别为两种不同的细菌（大肠埃希菌、肺炎克雷伯菌），血 CMV-DNA 1.02×10^4copies/mL。目前在使用更昔洛韦的基础上，根据药敏结果已经予以美罗培南和阿米卡星抗感染。经过上述的治疗，虽然患者的白细胞、PCT、CRP 逐步下降，心衰指标 proBNP 下降至正常，但是患者目前心率波动在 90～100 次/min，呼吸频率快（26～28 次/min），氧合指数改善不明显，D-二聚体不降反升，仍旧需要高参数（PEEP 10cmH$_2$O，FiO$_2$ 80%）的呼吸机支持。

目前患者的疗效欠理想，如果您是主诊医生，请针对如下问题给予指导性意见：①结合 D6 肺泡灌洗液 G 试验（＞5 000pg/mL）、GM 试验（4.79μg/L↑）以及 D-二聚体不降反升的结果，是否考虑合并真菌感染？下一步是否调整抗感染方案？②患者第二阶段 D4～D5 曾经静脉使用过免疫球蛋白（20g 静脉滴注 q.d.），G 试验升高是否与此有关？③有关脓毒症的起源考虑是肠源性还是肺源性？

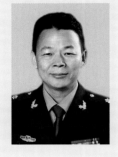

专家点评

郭振辉 中国人民解放军南部战区总医院原 MICU 主任，博士研究生导师
广东省医院协会医院重症医学管理专业委员会副主任委员
广东省肝脏病学会重症医学专业委员会副主任委员
广州市医师协会第一届急危重症医学医师分会副主任委员
广州市医学会第一届肠外肠内营养学分会副主任委员

根据阶段性病史特点和检查结果，感染部位与病原分析：患者胸部 CT 提示弥漫性以间质性毛玻璃样为主的影像学改变；血培养、尿培养阳性；血 CMV-DNA 阳性。肺部影像学改变需与非感染性疾病相鉴别，如 ARDS 和心源性肺水肿。但考虑肺感染性疾病为主。从肺部感染来看，应从以下几个方面考虑：

1. 真菌感染　患者有明确的免疫受损的"易感因素"；存在广谱抗感染治疗下仍反复发热、氧合改善不理想的"可疑临床表现"；G 试验、GM 试验阳性，需警惕真菌相关性肺炎，尤其是肺曲霉菌病；具有启动"抢先治疗"的依据。但患者影像学表现不典型，既无曲霉急性感染导致的坏死性相关改变，如团块样或楔形样改变，也无明显念珠菌吸入所致的空洞或血流播散的影像学改变；且患者应用免疫球蛋白治疗，G 试验、GM 试验有假阳性的可能。但鉴于患者高危因素及可疑临床表现的存在，真菌感染尚不能完全排除，可等待后续 mNGS 检测结果，酌情调整治疗。

2. 巨细胞病毒感染　患者免疫受损，存在巨细胞病毒感染的宿主因素，CT 呈间质性改变，CMV-DNA 阳性，且 CMV-DNA＞10^3（1.02×10^4copies/mL）；同时，巨细胞病毒感染一般首先侵袭消化系统，而患者消化道症状首发，发病时 WBC 与 PCT 不高，均符合巨细胞病毒感染导致的肺炎可能。但患者针对性抗病毒治疗，病情未有效控制，可能与抗巨细胞病毒感染疗程不足有关，也需要进一步观察存在其他感染的可能；可以考虑补充其抗体和抗原 PP65 检查。

3. 卡氏肺孢子菌肺炎　患者存在免疫低下的宿主因素，肺部 CT 以间质为主，呈弥漫性改变，抗 CMV 治疗反应不理想，需警惕卡氏肺孢子菌肺炎。但患者影像学改变不典型；需要进一步检查，如肺泡灌洗液 mNGS。

4. 军团菌肺炎　患者免疫低下，以消化道症状、肝功损害和低钠血症、意识改变为起始和突出表现，需警惕军团菌肺炎，但患者肺部 CT 无坏死、多形变，莫西沙星治疗反应不理想，与军团菌肺炎不符。

5．其他寄生虫感染 患者免疫功能低下，血嗜酸性粒细胞持续增高，肺部 CT 呈间质性改变、有炎性浸润。消化道、肺部等多部位受累。抗菌药物效果不佳。需考虑其他寄生虫相关性肺炎，如肺微隐孢子虫病、广州管圆线虫等。

关于脓毒症的起源，患者前期以消化道为突出症状，发病 10 天时肺部 CT 无明显异常，一方面，可能是系统性感染的前驱消化道症状，如军团菌肺炎、CMV 病毒感染等，另一方面，可能存在药物性消化系统损害，急性胃肠损伤（AGI）导致的肠源性感染。肺炎克雷伯菌血流感染考虑为组织源性，以肠源性血流感染可能性为大。

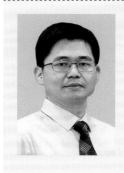

张振辉　广州医科大学附属第三医院院长，博士研究生导师
广州医科大学附属第二医院重症医学科学科带头人
广东省医学会重症医学分会副主任委员
广东省医师协会重症医学医师分会委员兼秘书
广东省医院协会医院重症医学管理专业委员会副主任委员
广东省临床医学学会临床重症医学专业委员会常务委员
广东省医学教育协会重症医学专业委员会副主任委员
广东省中西医结合学会重症医学专业委员会常务委员

暂不考虑合并真菌感染。患者有明确的细菌败血症和 CMV 病毒血症，导致 ARDS，氧合功能受损，且在抗细菌和抗病毒治疗后，氧合状况和肺部影像学有改善的趋势，患者肺泡灌洗液 G 试验和 GM 试验升高，可能与曾经静脉使用过免疫球蛋白等因素有关，肺部真菌感染的依据暂时不太充分。抗感染方案仍以抗细菌和抗病毒为主，建议停用阿米卡星。

文献表明，血的 G 试验和 GM 试验结果均可受免疫球蛋白水平的影响而出现假阳性。静脉注射免疫球蛋白（IVIG）治疗可导致（1-3）-β-D-葡聚糖（BDG）水平假阳性。使用 IVIG 后 2 周内 BDG 水平可检测到升高，而所有患者的 BDG 水平在 3 周内恢复正常。静脉注射免疫球蛋白后 GM 试验 ODI 值明显升高，导致 GM 检测结果由阴性转为阳性。推测与内源性 IgG 特异性抗体的存在和增加干扰了酶联免疫吸附试验（夹心法）测试直接相关。但肺泡灌洗液 G 试验和 GM 试验的结果与免疫球蛋白水平的关系，缺乏研究报道。

血中 D-二聚体升高考虑与真菌感染关系不大，但不能排除与病毒血症或细菌感染所致的脓毒血症引起凝血功能紊乱相关的可能性。

脓毒症的起源考虑肠源性可能性大，因为患者消化道症状明显，发生在肺部影像学出现改变之前，而肺部影像表现在入院前 4 天（消化道症状明显时）还大致正常，之后出现的肺部影像学改变，有肺外 ARDS 的特征。

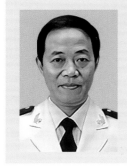

林兆奋　上海长征医院原急救科主任，博士研究生导师
中华医学会急诊医学分会第八届副主任委员
解放军急救医学专科委员会副主任委员
上海市医学会急诊医学专科分会名誉主任委员

该患者口服甲强龙片的剂量相当于每天 10mg 强的松，疗程已经接近了 2 个月，这是患者明确存在的高危因素。根据 2019 年 BORTC/MSG 关于侵袭性真菌病的指南，该患者达到了同时满足至少 1 个宿主因素、1 个临床特征以及 1 个真菌学证据的极似诊断标准，可以诊断合并真菌感染，具体真菌种类考虑耶氏肺孢子菌（PJP）感染的可能性较大。另外，从患者的治疗反应来看，初始的抗细菌治疗方案覆盖了目前检出的肠杆菌科细菌，疗效可，肺部影像学有吸收。但呼吸机的条件和氧合指数并没有明显改善，提示该患者的致病因素除了肠源性感染以外，还可能合并有其他的原因。血液当中检测到 CMV 也进一步验证了患者免疫功能受损的具体临床表现。相信接下来，BALF 的 mNGS 结果应该会给予临床极其有价值的微生物病原学诊断提示。基于以上考虑，在当前抗感染方案的基础上，主张加用伏立康唑抗真菌治疗。

患者第二阶段（D4 ~ D5）曾经静脉使用过免疫球蛋白（20g 静脉滴注 q.d.），G 试验升高是否与此有关？可能导致真菌 G 试验假阳性的结果，包括输注血制品（白蛋白、免疫球蛋白）、某些药物（阿莫西林/克拉维酸钾、哌拉西林钠他唑巴坦钠、抗肿瘤药等）、透析膜等。G 试验升高可能与此有关。但同时也要关注该患者血清和 BALF 标本的 G 试验均为阳性，结合患者的临床特点，存在导致 G 试验阳性的因素，因此其 G 试验阳性的结果虽然可能与输注免疫球蛋白有关，但不考虑为假阳性。

有关脓毒症的起源考虑是肠源性还是肺源性？患者 SOFA 评分大于 2 分，符合诊断脓毒症的标准。根据病史，入院前有寒颤、高热过程，以及后续住院期间检出的病原学结果，提示患者症状明显加重的过程符合肠源性感染继发器官功能障碍的表现。肺部的病变是肠源性感染累及肺部的具体表现，以及患者存在免疫功能低下导致机会致病菌感染共同作用的结果。

入院 D7，微生物室回报：肺泡灌洗液发现可疑粪类圆线虫。高通量测序结果回报（表 4-3）：巨细胞病毒序列数 5（肺泡灌洗液）、粪类圆线虫序列数 210 865（肺泡灌洗液）；巨细胞病毒序列数 6（血）、人葡萄球菌序列数 6（血）、金黄色葡萄球菌序列数 2（血）、大肠埃希菌序列数 4（血）。结合患者嗜酸性粒细胞计数以及病原学检查报告，考虑患者合并粪类圆线虫感染，于 D7 开始加用阿苯达唑 0.2g 口服 b.i.d. 驱虫治疗，其他抗感染方案未变（表 4-4）。D11 复查肺 CT 提示肺部渗出以及实变进一步减少（图 4-25）。D11 复查肺泡灌洗液 G 试验 468pg/mL，血清 G 试验 146.1pg/mL，G 试验在没有抗真菌治疗的情况下大幅下降，考虑之前的升高与使用免疫球蛋白相关。D1 ~ D11 实验室检查各指标变化趋势见图 4-26 ~ 图 4-35。D7 ~ D11 每日查痰、胃液、粪便、尿液四种标本的粪类圆线虫（表 4-5，图 4-36）。

表 4-3 肺泡灌洗液和血液基因测序结果（D7）

肺泡灌洗液		血液	
病原体	序列数	病原体	序列数
巨细胞病毒	5	巨细胞病毒	6
粪类圆线虫	210 865	人葡萄球菌	6
		金黄色葡萄球菌	2
		大肠埃希菌	4

表 4-4 抗生素使用方案（D1～D11）

D1	D4	D7～D11
	美罗培南 1.0g q.8h.	
莫西沙星 250mg q.d.		
	更昔洛韦 250mg q.12h.	
	阿米卡星 800mg q.d.	
		阿苯达唑 0.2g b.i.d.

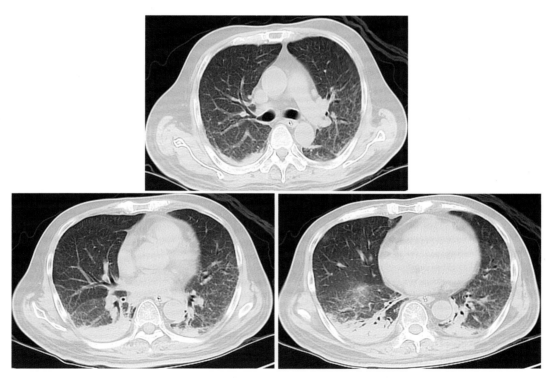

图 4-25 胸部 CT（D11）

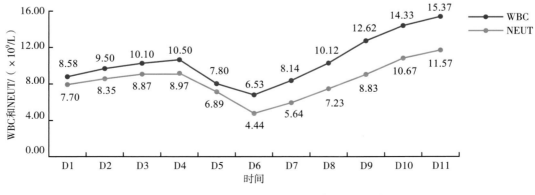

图 4-26 WBC 和 NEUT 变化趋势图（D1～D11）

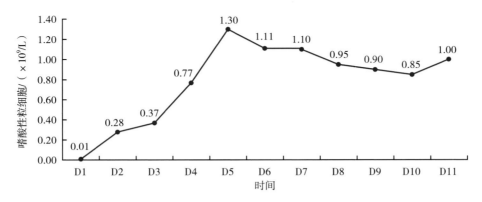

图 4-27　嗜酸性粒细胞变化趋势图（D1～D11）

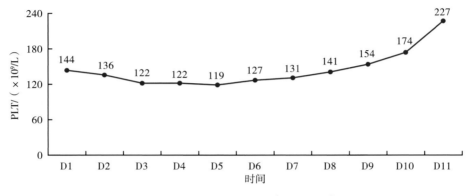

图 4-28　PLT 变化趋势图（D1～D11）

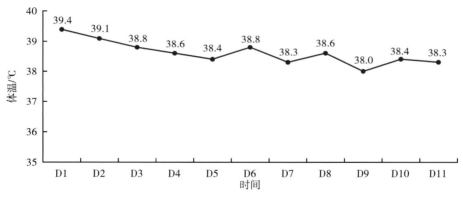

图 4-29　体温变化趋势图（D1～D11）

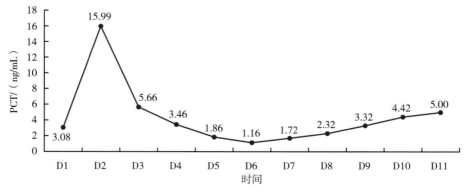

图 4-30　PCT 变化趋势图（D1～D11）

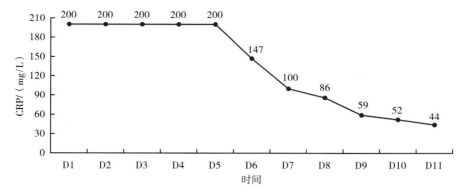

图4-31 CRP变化趋势图（D1~D11）

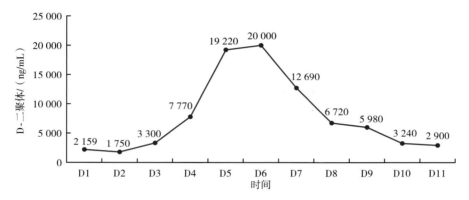

图4-32 D-二聚体变化趋势图（D1~D11）

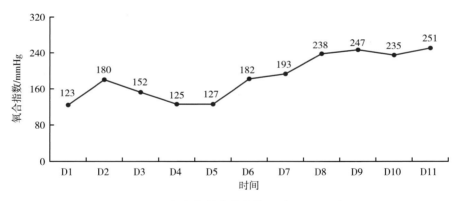

图4-33 氧合指数变化趋势图（D1~D11）

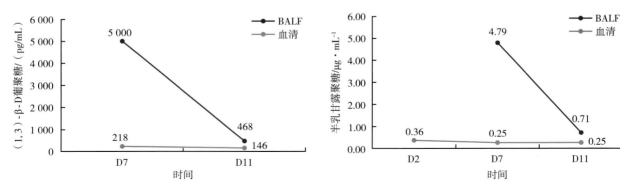

图4-34 BALF、血清G试验变化趋势图（D7~D11）　　图4-35 BALF、血清GM试验变化趋势图（D2~D11）

表 4-5　四种标本粪类圆线虫检查结果（D7～D11）

标本	D7	D8	D9	D10	D11
痰液	+	+	+	+	+
胃液	–	/	/	/	/
粪便	/	–	/	/	–
尿液	/	–	/	/	–

注："+"表示找到粪类圆线虫活虫，"–"表示未找到粪类圆线虫，"/"表示未留标本。

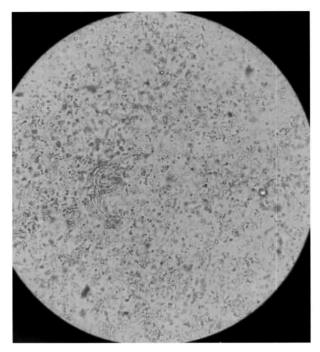

图 4-36　粪类圆线虫镜检图

第三阶段小结

　　考虑患者合并粪类圆线虫感染，于 D7 开始加用阿苯达唑（0.2g 口服 b.i.d.）驱虫治疗。经过此阶段的治疗，虽然 D11 复查 CT 提示肺部渗出以及实变进一步减少，G 试验、GM 试验较前下降明显，D-二聚体及 CRP 等较前大幅度下降，氧合指数有所好转，但是患者的白细胞、PCT 较第二阶段逐步升高，嗜酸性粒细胞计数变化不明显，肺部痰标本持续发现粪类圆线虫活虫。患者间中停用镇静药物后，神志清，查体发现左侧上下肢肌力 0～1 级，右侧上下肢肌力 2～3 级，四肢肌张力低下。患者仍旧有发热（图 4-29），心率从 90～100 次/min 增至 110～120 次/min，呼吸频率快（28～32 次/min），氧合指数改善不明显，需要较高参数（SPONT，PS 15cmH$_2$O，PEEP 6cmH$_2$O，FiO$_2$ 60%）的呼吸机支持。

在强力抗感染和驱虫治疗的情况下，患者持续发热，嗜酸性粒细胞没有显著下降，不能撤除呼吸机，请各位专家在现有资料的基础上，针对如下问题给予指导性意见。①患者持续发热、感染指标高、心率较之前增快的病因：导管相关感染？泌尿系统感染？合并颅内粪类圆线虫感染？②患者嗜酸性粒细胞持续不降，痰液以及肺泡灌洗液持续存在大量粪类圆线虫活虫，是否需要调整驱虫方案？进一步需完善哪些诊疗措施？

专家点评

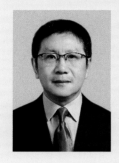

郭 伟　首都医科大学附属北京中医医院副院长

首都医科大学急诊医学系副主任

中华医学会急诊医学分会卒中学组副组长

中国老年医学学会急诊医学分会会长

北京医学会急诊医学分会副主任委员

北京中医药学会急诊专业委员会副主任委员

患者中年男性，应用中药先补后导泻，因腹泻病情迁延不愈控制不理想，导致肠道菌群紊乱、肠道生物屏障和黏膜屏障被破坏，肠道菌群移位入血引起脓毒症，进而引起肺部感染、脓毒症心肌损伤合并 ARDS 和代谢性酸中毒等。

根据现病史、白细胞和 PCT 逐步升高考虑初始感染为肠源性的肠杆菌科细菌（血培养证实为肺炎克雷伯菌），经美罗培南加阿米卡星以及抗病毒治疗患者氧合指数、体温、白细胞、PCT、胸部影像均有好转。

患者入院后嗜酸性粒细胞逐渐升高，肺泡灌洗液检查以及高通量测序结果回报发现粪类圆线虫，该寄生虫的寄居感染也与此患者肠黏膜屏障受损、免疫功能降低、营养状况差以及长期应用激素有密切关系。D7 加用了阿苯达唑，但患者的嗜酸性粒细胞计数变化不明显，肺部痰标本持续发现粪类圆线虫活虫，是否考虑增加阿苯达唑剂量或者换用噻苯咪唑。

目前患者白细胞、PCT 较前逐步升高，考虑新的院内感染发生，进一步做病原学检测（血培养、肺泡灌洗液培养），必要时再次做病原学高通量测序，根据检测结果进一步调整抗感染策略，根据现有用药未覆盖的院内感染可能的病原体为耐药不动杆菌、MRSA，甚至是耐碳青霉烯类的肠杆菌。

入院检查 proBNP、高敏肌钙蛋白升高考虑为脓毒症心肌损伤。脓毒症患者早期即出现心肌损伤，主要表现为心脏收缩和舒张功能损害，以心脏扩大、左室射血分数下降、对容量负荷收缩反应性的降低、收缩峰值压力/收缩末期容积比值下降为主要特征；建议做心脏超声检查，如果射血分数明显降低则用左西孟旦；针对目前患者心率较快，应用 β 受体拮抗药降低心肌氧耗。该临床表现也可能为粪类圆线虫导致的心内膜损伤，积极驱虫及对症治疗。

患者查体发现左侧上下肢肌力 0～1 级，右侧上下肢肌力 2～3 级，四肢肌张力低下。做头颅CT 以及腰椎穿刺检查，除外脑血管病或者粪类圆线虫侵及颅脑的可能，虽然粪类圆线虫侵及颅脑多为脑膜炎表现，但不排除细菌、病毒、寄生虫导致的感染性卒中。

目前患者需要给予充足的营养支持治疗，镇静、呼吸支持仍需加强，待感染（细菌、病毒加粪类圆线虫）进一步控制、循环稳定后方可降低呼吸支持力度。

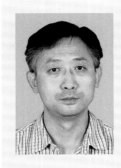

邢 锐　　广东省第二人民医院急危重症医学部主任兼重症医学科主任

中国医学救援协会重症医学分会副会长

广东省医院协会医院重症医学管理专业委员会副主任委员

广东省临床医学学会临床重症医学专业委员会副主任委员

广东省医学会重症医学分会常务委员

广州市医师协会危重症医学医师分会副主任委员

广东省肝脏病学会重症医学专业委员会副主任委员

患者早期未行驱虫治疗，但复查胸部 CT（D6）提示肺部病灶明显减少，这是抗细菌治疗有效。所以，结合病史考虑患者存在合并感染（细菌合并寄生虫）。患者在强有力的抗感染和驱虫治疗情况下，仍持续发热、不能撤除呼吸机，但胸部 CT 提示肺部病灶持续好转，结合患者出现左侧肢体肌力下降，考虑合并颅内感染的可能性大。文献提示粪类圆线虫感染患者可以出现革兰氏阴性杆菌脑膜炎及败血症，也可以出现粪类圆线虫颅内感染。根据现有资料，导管相关感染及泌尿系感染证据不足。

患者嗜酸性粒细胞持续不降，痰液以及肺泡灌洗液持续存在大量粪类圆线虫活虫，提示驱虫治疗效果欠佳。美国 CDC 建议治疗粪类圆线虫感染首选伊维菌素，也有指南建议伊维菌素联合阿苯达唑驱虫治疗。根据患者病情，建议联用伊维菌素。为进一步明确诊断，建议完善头颅 CT 平扫及增强检查，行腰椎穿刺检查留取脑脊液行细菌培养及类原虫检查，复查外周血培养及导管血培养，重置尿管后留取尿液标本送检细菌培养。

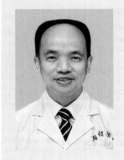

李湘民　　中南大学湘雅医院急诊科主任

湖南省医学会急诊医学专业委员会主任委员

湖南省急诊科质量控制中心主任

湖南省中医药和中西医结合学会急诊医学专业委员会主任委员

中国中西医结合学会急救医学专业委员会常务委员

中国医师协会创伤外科医师分会常务委员

该患者诊断合并粪类圆线虫感染明确，依据是：①该患者既往诊断吉兰 - 巴雷综合征、脊髓炎，服用激素治疗 2 个月，易致机会感染；②有服用"高丽参"史；③肺泡灌洗液发现可疑粪类圆线虫，高通量测序确认其有较高序列数 210 865（肺泡灌洗液）。因此，该患者经积极抗感染和驱虫治疗后效果不佳，首先需要考虑驱虫方案存在不足或者不排除患者合并颅内类圆线虫感染。同时，该患者已住院 11 天，应注意排除导管相关性感染及肺部真菌感染可能。

拟提出以下建议：

1．改阿苯哒唑为 0.4g 口服 b.i.d.，必要时改用伊维菌素。

2．加用静脉用丙种球蛋白 20g 静脉滴注 q.d.。

3．停用美罗培南和阿米卡星，加用"头孢哌酮钠舒巴坦钠 3g 静脉滴注 q.8h.+ 万古霉素 1g 静脉滴注 q.12h."。

4．更换静脉置管，再次血培养（细菌）+ 导管尾端培养 + G/GM 试验。

5．做腰椎穿刺取脑脊液找粪类圆线虫，或进行高通量测序。

6. 咨询寄生虫专家指导驱虫治疗。
7. 加强支持对症治疗及呼吸机管理。

入院 D12，患者仍有发热，感染指标高、心率快，予以留取导管血以及外周血、尿液行细菌＋真菌培养，均未见异常，且尿常规分析白细胞正常。结合 PCT 目前的波动范围，考虑可能合并革兰氏阳性球菌感染，于 D12 停用阿米卡星，改用"万古霉素 1.0g 静脉滴注 q.12h."抗感染治疗。同时阿苯达唑剂量由 0.2g b.i.d. 增加至 0.4g b.i.d.（抗生素治疗方案见表 4-6）。

表 4-6　抗生素使用方案（D1～D37）

D1～D3	D4～D6	D7～D11	D12～D16	D17～D23	D24～D26	D27～D29	D30	D31～D37
	美罗培南 1.0g q.8h.							
莫西沙星 250mg q.d.								
	更昔洛韦 250mg q.12h.				更昔洛韦 250mg q.d.			
	阿米卡星 800mg q.d.							
			阿苯达唑 0.2g b.i.d.	阿苯达唑 0.4g b.i.d.	阿苯达唑 0.6g b.i.d.			
			万古霉素针 1.0g q.12h.			万古霉素针 1.0g q.12h.		
				头孢哌酮钠舒巴坦钠 3.0g q.8h.				
							左旋咪唑 150mg q.8h.	

入院 D13，行腰椎穿刺检查：压力正常；潘氏球蛋白定性：弱阳性；白细胞 122.00×10⁶/L；葡萄糖 6.92mmol/L；微量总蛋白 808mg/L。脑脊液细菌培养结果阴性。

入院 D12～D16，患者嗜酸性粒细胞仍旧持续不降，痰液、胃液以及肺泡灌洗液持续存在大量粪类圆线虫活虫（表 4-7），胃液每日引流量持续大于 1 500mL，胃镜下检查提示存在胃功能瘫痪，考虑现阶段驱虫治疗效果不佳与药物剂量不足以及胃瘫有关，因此 D17 予以留置鼻肠管鼻饲阿苯达唑，剂量由 0.4g b.i.d. 增加至 0.6g b.i.d.。同时更昔洛韦由 250mg q.12h. 减量至 250mg q.d.。患者目前左侧上下肢肌力 0～1 级，右侧上下肢肌力 2～3 级，四肢肌张力低下，D17 行头颅 MR 检查提示：右侧小脑半球异常信号灶，结合波谱 SWI，考虑出血；脑萎缩；头颅 MRA 未见明确异常；头颅 DWI 未见明确异常（图 4-37）。

表 4-7　四种标本粪类圆线虫检查结果以及驱虫药物使用情况（D12～D29）

	D12	D13	D14	D15	D16	D17～D26	D27	D28	D29
阿苯达唑	0.4g b.i.d.					0.6g b.i.d.			
痰液	+	+	+	−	+	/	/	−	/
胃液	+	/	+	+	+	−	+	+	+
粪便	+	−	+	+	+	−	+	+	+
尿液	/	/	/	/	+	/	/	/	/

注："+"表示找到粪类圆线虫活虫，"−"表示未找到粪类圆线虫，"/"表示未留标本。

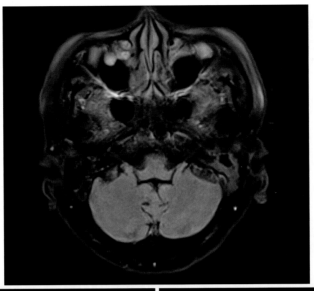

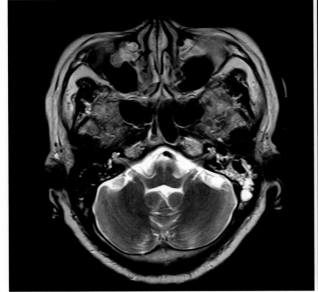
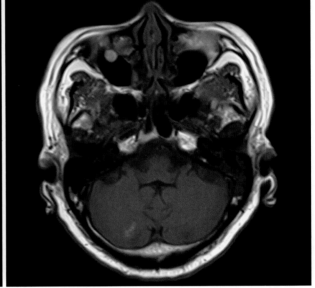

图 4-37　头颅 MRI（D17）

入院 D23，患者体温正常，氧合指数维持在 400mmHg 以上，复查 CT 肺部渗出以及实变进一步好转（图 4-38）。成功撤除呼吸机，拔除气管插管。

入院 D24，考虑美罗培南已经使用超过 3 周，多次肺泡灌洗液提示嗜麦芽寡养单胞菌生长（表 4-8），抗生素降级为"头孢哌酮钠舒巴坦钠 3.0g 静脉滴注 q.8h."（抗生素方案见表 4-6）。

入院 D27，患者已经超过 1 周无明显发热，但停用万古霉素 3 天后（D30）患者再次出现发热，PCT 较之前上升，体温最高 39℃。遂重新使用针对球菌的万古霉素抗感染治疗（抗生素方案见表 4-6）。

入院 D31，患者近日嗜酸性粒细胞持续上升（图 4-40），且 D27 之后胃液及粪便又持续检出粪类圆线虫活虫，予以加用左旋咪唑 150mg 口服 q.8h. 联合驱虫治疗。

入院 D35，患者 PCT 下降，CRP 下降，体温持续恢复正常。

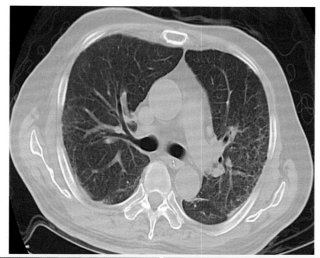

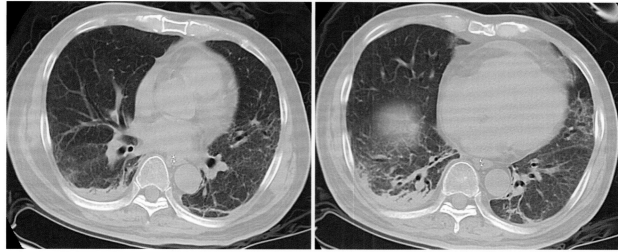

图 4-38 肺部 CT（D23）

表 4-8 病原学检测结果

采样日期	标本类型	培养结果
D12	脑脊液培养	阴性
D21	脑脊液培养	阴性
D21	肺泡灌洗液	嗜麦芽窄食单胞菌
D22	血培养	阴性
D23	中心静脉导管	阴性
D25	巨细胞病毒 DNA（血、尿）	阴性

联合左旋咪唑驱虫治疗 1 周后（即 D37），患者 WBC、PCT、D-二聚体较 1 周前明显好转，体温亦恢复正常，氧合指数持续改善，但嗜酸性粒细胞计数仍未明显下降（图 4-39~图 4-44），胃液和粪便检查仍见活虫（表 4-9）。患者双上肢体肌力恢复至 3 级，双下肢 3 级，肌张力较前升高，复查头颅 CT 未见异常。肌电图检查提示：周围神经损害，运动感觉纤维均受累、轴索损害为主，请结合临床。

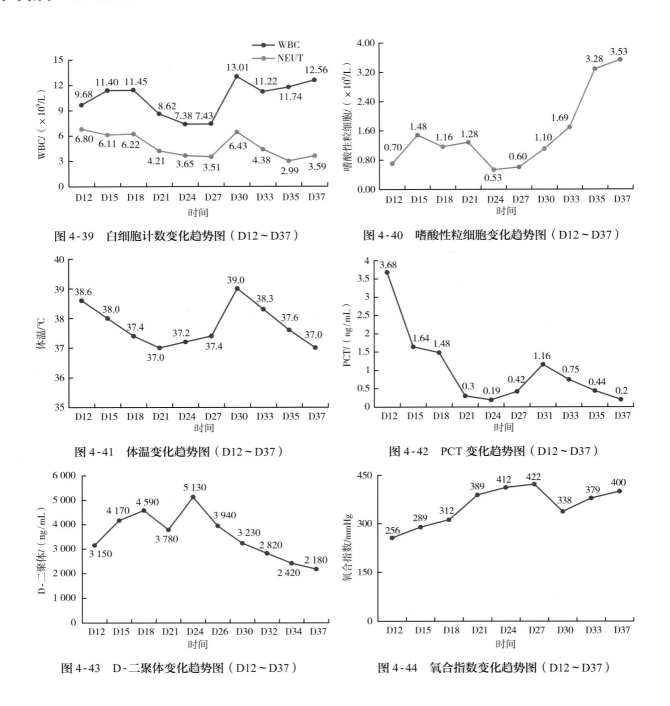

图 4-39　白细胞计数变化趋势图（D12～D37）

图 4-40　嗜酸性粒细胞变化趋势图（D12～D37）

图 4-41　体温变化趋势图（D12～D37）

图 4-42　PCT 变化趋势图（D12～D37）

图 4-43　D-二聚体变化趋势图（D12～D37）

图 4-44　氧合指数变化趋势图（D12～D37）

表 4-9　四种标本粪类圆线虫检查结果以及驱虫药物使用情况（D30～D37）

	D30	D31	D32	D33	D36	D37
阿苯达唑	0.6g b.i.d.					
左旋咪唑	150mg q.8h.					
痰液	/	/	－	/	/	/
胃液	+	+	+	/	－	+
粪便	+	+	+	/	－	+
尿液	/	－	/	－	－	－
脑脊液	/	/	/	/	/	/

注："+"表示找到粪类圆线虫活虫，"－"表示未找到粪类圆线虫，"/"表示未留标本。

第四阶段小结

根据患者临床表现，实验室检查以及病原微生物检测，患者诊断为：①重症播散性粪类圆线虫感染（肺、消化道、泌尿系）；②脓毒血症（肺炎克雷伯菌、巨细胞病毒）。D12 停用阿米卡星，改用万古霉素抗感染治疗。病程 D23 成功撤除呼吸机，拔除气管插管。纵观整个驱虫治疗过程，阿苯达唑从 D7 开始 0.2g b.i.d.，到 D12 加量至 04g b.i.d.，再到 D17 留置鼻肠管鼻饲阿苯达唑，并将剂量增至极量 0.6g b.i.d.，其间只有 D17～D26 未检出活虫，虽然 D27 开始痰液以及尿液未再发现活虫，但胃液以及粪便仍持续多次发现活虫，而且嗜酸性粒细胞计数持续上升（图 4-40）。即使在 D31 开始被迫联用左旋咪唑 150mg q.8h. 的情况下，病情仍未完全控制，D37 在患者胃液和粪便中仍可发现活虫。至此，"华佗"真的无奈小虫何？

请各位专家指教：①患者胃肠道反复检出粪类圆线虫活虫的可能原因有哪些？②下一步的驱虫治疗是继续原方案？停药或者其他？并请您预测一下此患者的转归。

专家点评

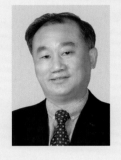

张扣兴 中山大学附属第三医院全科医学科主任 / 重症医学科主任，博士研究生导师
广东省临床医学学会临床重症医学专业委员会主任委员
广东省肝脏病学会重症医学专业委员会副主任委员
广东省医学教育协会重症医学专业委员会副主任委员
广东省医院协会医院重症医学管理专业委员会常务委员

经过前面专家的诊治，患者的诊断基本明确：

1. 重症播散性粪类圆线虫感染（肺、消化道、泌尿系）。

2. 脓毒血症（肺炎克雷伯菌）。

经过驱虫和其他抗感染治疗、患者病情趋于平稳，但经过阿苯达唑长达 1 个月的治疗（从 D7 开始 0.2g b.i.d.，到 D12 加量至 0.4g b.i.d.，再到 D17 留置鼻肠管鼻饲阿苯达唑，并将剂量增至极量 0.6g b.i.d.，D31 开始联用左旋咪唑 150mg q.8h.，直至 D37），病情仍未完全控制，患者胃液和粪便中仍可发现活虫。

出现这种情况的可能原因是：①开始剂量偏小，致粪类圆线虫出现了耐药；②有潜在的感染灶，药物不易到达的部位，这个感染灶有可能在胃肠道。

建议：①继续寻找感染灶，并尽可能根除感染灶；②暂时停用阿苯达唑和左旋咪唑，选用伊维菌素；③提高抵抗力。本人认为经过综合治疗，"华佗"终将把小虫驱除。

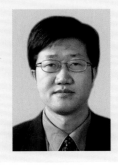

常 平 南方医科大学珠江医院原重症医学科主任，博士研究生导师
广东省医学会重症医学分会副主任委员
广东省医院协会医院重症医学管理专业委员会副主任委员
广东省健康管理学会重症医学专业委员会副主任委员

一、患者胃肠道反复检出粪类圆线虫活虫的可能原因

综合患者既往史、症状、辅助检查，患者重症播散性粪类圆线虫感染（肺、消化道、泌尿系）及脓毒血症（肺炎克雷伯菌、巨细胞病毒）诊断明确，治疗正确，其胃肠道反复检出粪类圆线虫活虫的可能原因与下列因素有关：

1. 患者长期服用激素，LYM 0.66×10^9/L，为免疫受抑人群，不仅表现为重症播散性粪类圆线虫感染（肺、消化道、泌尿系），其体内繁育的丝状蚴可穿过肠壁进入血液循环而"自身感染"，持续数年因而可以在胃肠道反复检出粪类圆线虫活虫。

2. 阿苯达唑是粪类圆线虫感染的替代（二线）治疗药物，在每次 10mg/kg 体重 b.i.d. 足量给药连用 7 天的情况下，其疗效才有 38%～45%，按成人一般体重 >60kg 计算，此患者用量为 0.2g b.i.d.，剂量不及 1/3，效果更差，驱虫第 5 天再次监测阳性，才增加到 0.4g b.i.d.，也不到 2/3 量，驱虫治疗第 10 天才加量到 0.6g b.i.d.，接近足量。驱虫治疗第 20 天仍检出活虫，加用的左旋咪唑也不是推荐用药，所选驱虫药品种本身疗效不佳、用药剂量不足可能是患者胃肠道反复检出粪类圆线虫活虫的主要原因。

二、下一步的驱虫治疗方案

鉴于阿苯达唑及后期联用左旋咪唑的疗效不佳（即使最佳疗效也只有 38%～45%），下一步建议换用粪类圆线虫感染的推荐首选用药：

1. 伊维菌素 200μg/kg 体重，顿服，治愈率 94%～100%，为推荐用药。

2. 噻苯哒唑 25mg/kg 体重，b.i.d.，播散性感染者（此病例）连服 5～7 日，治愈率 90%。

该两种药在肝损害时慎用，但此患者入院肝功能"总胆红素 25.3μmol，结合胆红素 7.8μmol/L，AIT 55U/L，AST 58U/L，胆碱酯酶 2 056U/L"，此后未见描述，应可使用。

三、转归预测

此患者虽然免疫抑制，多种病原感染、多种疾病、MODS，但经过治疗，各项检验监测指标以及病情已在好转，如不发生其他意外，结局不至于太悲观。

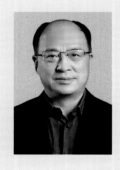

张国强
中日友好医院急诊科主任，博士研究生导师
中华医学会急诊医学分会候任主任委员
海峡两岸医药卫生交流协会急诊医学分会主任委员
中国医药卫生文化协会急诊急救分会主任委员
《中华急诊医学杂志》副总编辑
《中华危重病急救医学》副总编辑

反复检出粪类圆线虫活虫的原因可能有：①严重的超感染容易导致粪类圆线虫在体内定居，不定期排毒；②人体的免疫状态也可导致慢性感染迁延不愈；③驱虫药物的使用时机和耐药。

下一步的驱虫治疗，可考虑伊维菌素。尽管弥漫型超感染粪类圆线虫患者的预后较差，但目前患者病情有好转，预后可期。

四、病例追踪（D38 ~ 出院后）

入院 D38，停用所有驱虫药物。

入院 D42，患者持续 1 周无发热，停用头孢哌酮钠舒巴坦钠以及万古霉素。

入院 D43，患者嗜酸性粒细胞计数下降。D45 转入广州市第八人民医院进一步康复治疗。停用驱虫药物足 1 周，再次序贯阿苯达唑 0.6g b.i.d. 治疗 1 周，再次停药 1 周后治疗 1 周，痰液、胃液、粪便均未见粪类圆线虫活虫。至 D38 患者四肢肌力逐渐康复，可以下床走路，胃肠道功能恢复，可以正常进食。

整个治疗过程肺部 CT 演变情详见图 4-45。D12 ~ D43 血常规、体温、PCT、D-二聚体、氧合指数变化趋势图详见图 4-46 ~ 图 4-51。

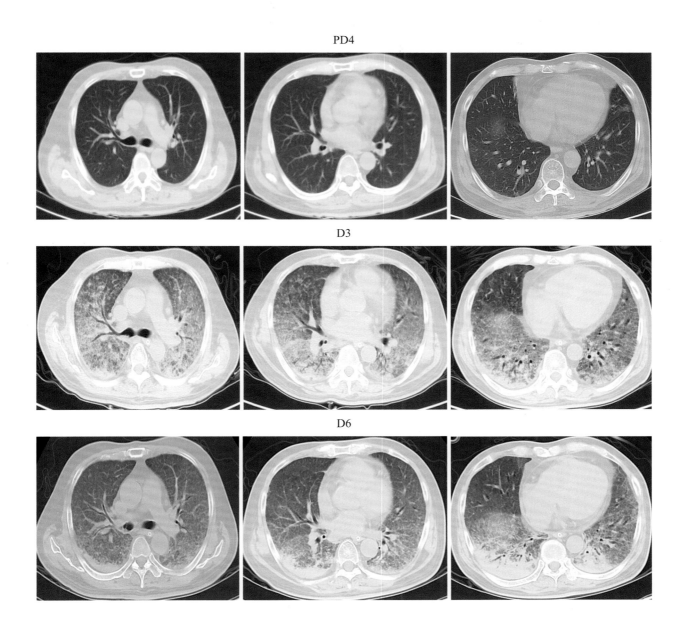

PD4

D3

D6

D11

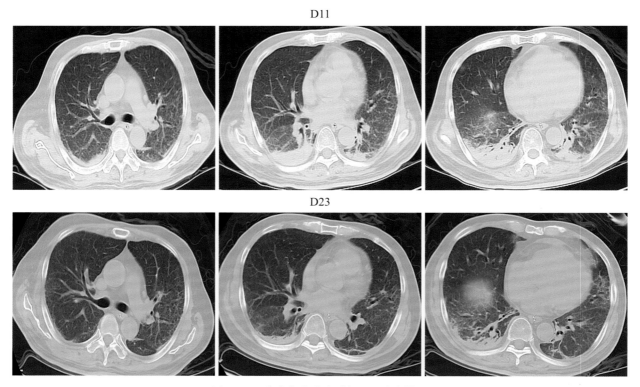

D23

图 4-45　本次住院患者肺部 CT 演变情况

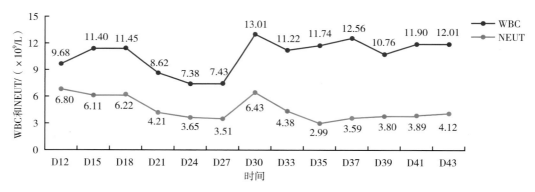

图 4-46　WBC 和 NEUT 变化趋势图（D12 ～ D43）

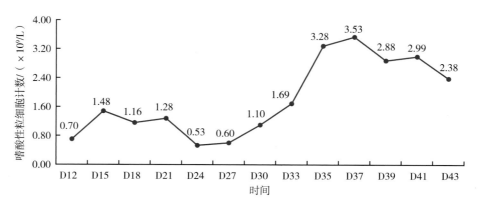

图 4-47　嗜酸性粒细胞计数变化趋势图（D12 ～ D43）

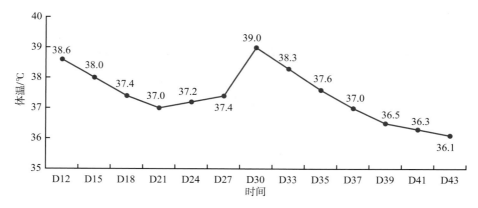

图 4-48　体温变化趋势图（D12～D43）

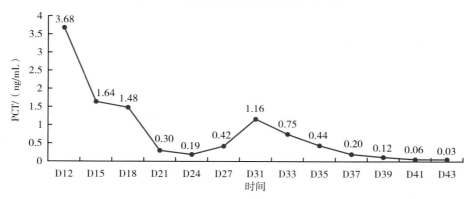

图 4-49　降钙素原（PCT）变化趋势图（D12～D43）

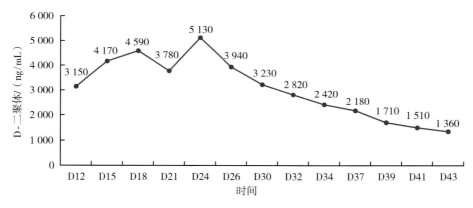

图 4-50　D-二聚体变化趋势图（D12～D43）

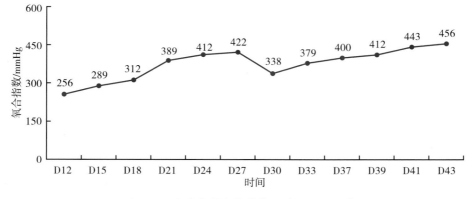

图 4-51　氧合指数变化趋势图（D12～D43）

学习心得

一、关于粪类圆线虫在脓毒血症发生发展过程中扮演角色的思考

本例患者既往在我院住院确诊吉兰-巴雷综合征、脊髓炎，长期规律应用糖皮质激素治疗。本次发病以胃肠道表现（腹痛、腹泻10天）为首发症状，此阶段具有感染性的粪类圆线虫丝状蚴可能在胃肠道黏膜穿行，导致患者出现腹痛、腹泻症状。同时丝状蚴在胃肠道黏膜穿行中，一方面其携带大量的肠道细菌（革兰氏阴性杆菌、革兰氏阳性球菌）入血，另一方面由于其本身的穿行导致了肠道黏膜屏障破坏，大量的肠道细菌（革兰氏阴性杆菌、革兰氏阳性球菌）异位入血，最终导致脓毒血症的发生。上述的推证也就解释了：①患者在无胃肠道穿孔的情况下，可以出现肠道菌群来源的严重脓毒血症；②病史第二阶段以及第三阶段即使在抗菌药物全覆盖（美罗培南+头孢哌酮钠舒巴坦钠+阿米卡星+万古霉素）的情况下，患者仍旧感染控制不佳，根本原因是未能有效清除粪类圆线虫，导致大量的肠道细菌（革兰氏阴性杆菌、革兰氏阳性球菌）异位入血。

二、患者病程第三阶段不能成功撤除呼吸机的思考

病史第三阶段予以改善心脏功能、强力抗感染治疗后PCT持续下降，proBNP下降至正常水平，患者仍旧不能脱离呼吸机。而患者痰液以及肺泡灌洗液持续存在大量粪类圆线虫活虫。第四阶段予以增加阿苯达唑剂量后，肺部未再发现活虫，最终成功脱离呼吸机。本例患者从肺部CT的影像学表现混合心衰导致的肺水肿以及肺部细菌感染的征象，而仔细甄别患者的CT影像学表现，在心衰以及感染控制情况下，肺部CT仍旧有间质的渗出改变，这与粪类圆线虫在肺部活动导致的嗜酸性肺炎的影像学表现是一致的。因此病程第三阶段患者不能成功撤除呼吸机跟肺部粪类圆形虫的活动是密切相关的。

三、关于抗粪类圆线虫药物的选择以及给药方式的思考

粪类圆线虫病治疗应该遵循早期、足量、足程的驱虫治疗的原则。治疗粪类圆线虫一线用药为伊维菌素，治愈率接近80%。在我国，由于伊维菌素的来源有限，阿苯达唑的应用较普遍。阿苯达唑400mg b.i.d.，持续3~7天已被证明是有效的，疗效略低于伊维菌素治疗。此例患者多途径寻求伊维菌素均未能获得药物，最终选择阿苯达唑。病程早期由于胃功能的瘫痪，药物未能起效，留置鼻肠管以小肠部位鼻饲，同时加大阿苯达唑剂量至0.6g b.i.d.，在病程的第四阶段清除肺部的粪类圆线虫，但是药物连续使用超过2周后，粪类圆线虫对阿苯达唑出现耐药，停用1周药物，再次重新使用后成功清除胃肠道的粪类圆线虫。因此选择阿苯达唑作为驱虫药物时不仅要留意药物是否能够通过胃肠道吸收，使用1周后还需要注意粪类圆线虫的耐药性，需要采取隔周给药的方式，以避免耐药的出现，最终导致治疗的失败。

本例患者为重症播散性粪类圆线虫感染合并脓毒血症。对于脓毒血症，特别是合并多脏器功能衰竭的患者，早期、足量、足程的广谱抗生素的全面覆盖治疗极其重要，但是寻求感染源头，清除感染灶更加至关重要。本例患者粪类圆线虫全身多脏器（肺、胃肠道、泌尿系）的侵犯性播散是本次病情急剧进展的重要原因，而各感染部位粪类圆线虫的有效清除是本例患者救治成功的关键所在。

近年来粪类圆线虫病的报道率一直在增加，我们需要更多地关注此类患者，尤其对于合并基础疾病且需接受免疫抑制治疗的患者，这类患者更加易于进展为重症播散型感染。此类患者进行

免疫抑制治疗前，应行实验室检查粪类圆线虫感染，排查结果阳性，应先治愈，并在后期每3个月进行一次排查；在流行区，排查结果阴性，亦应对患者进行预防性治疗。对于长期服用激素类患者，建议每3个月预防性用药1次。

（刘新强　朱高峰）

特别鸣谢

广州医科大学附属第一医院	梁子敬
浙江大学医学院附属第二医院	黄　曼
中国人民解放军南部战区总医院	郭振辉
广州医科大学附属第三医院	张振辉
上海长征医院	林兆奋
首都医科大学附属北京中医医院	郭　伟
广东省第二人民医院	邢　锐
中南大学湘雅医院	李湘民
中山大学附属第三医院	张扣兴
南方医科大学珠江医院	常　平
中日友好医院	张国强

病例 5 特殊身份

患者詹××，男性，18 岁，学生，因"反复发热 15 天"入院。

一、病史特点

1. 青年男性，急性起病，从事布匹买卖实习工作半年。

2. 患者 15 天前无明显诱因出现发热，最高体温为 39℃，伴有全身酸痛、乏力。偶有单声咳嗽，无咳痰，有鼻塞、流涕。无头痛、复视，无口腔溃疡、光过敏，无眼黄、皮疹，无鼻衄、牙龈出血，无晨僵、关节痛。无恶心、呕吐，无胸闷、胸痛，无腹痛、腹泻。曾于诊所就诊，给予退热治疗，具体诊疗经过不详，疗效不佳。于 12 天前就诊于当地医院，拟诊"发热查因：化脓性扁桃体炎？"收入院，入院后先后予"磷酸奥司他韦"抗病毒 5 天，"哌拉西林钠舒巴坦钠""环丙沙星""头孢哌酮钠他唑巴坦钠"抗感染、"布洛芬缓释片"治疗，发热仍未得到控制。每日 1~2 次，发热前伴畏寒、寒颤，体温波动于 36~41℃。为进一步治疗收入我院。自起病以来，患者精神欠佳，睡眠尚可，胃纳欠佳，二便正常，体重无明显增减。

3. 既往史 既往无慢性病及传染病史，无家禽暴露史或毒物接触史。无输血及药物过敏史。无烟酒、冶游史。

4. 体格检查 T 36℃，P 84 次/min，R 20 次/min，BP 132/76mmHg。神清，呼吸平顺，皮肤黏膜无黄染，无皮疹、出血点，全身浅表淋巴结未触及。颈软，甲状腺无肿大。双侧胸廓对称，双肺呼吸音清，未闻及干湿啰音。心率 84 次/min，律齐，未闻及杂音。腹平软，全腹无压痛、反跳痛。生理反射存在，病理反射未引出。

5. 辅助检查

（1）血常规：白细胞计数 $30.8 \times 10^9/L$，中性粒细胞比值 0.952。PCT 2.25ng/mL。

（2）肝功能：谷丙转氨酶 110U/L，总蛋白 58.1g/L，白蛋白 28.2g/L，γ-谷氨酰转移酶 120.2U/L。

（3）凝血指标：PT 14.6s，PTT 比率 1.23，D-二聚体＞10 000.00ng/mL。

（4）风湿免疫：CRP 12.92mg/L，抗链球菌溶血素 O、RF 阴性。补体 C3 0.891g/L，补体 C4 0.138g/L，CH50 7.7U/L，β_2 微球蛋白 3.82mg/L。

（5）甲状腺功能八项，肺炎支原体、衣原体抗体，尿液分析，粪便分析，血液疟原虫分析，抗核抗体谱十一项，血传播八项，外周异常白细胞均未见明显异常。

（6）肝胆脾胰彩超，泌尿系彩超，下肢静脉彩超未见异常。

（7）相关影像学检查结果见图 5-1~图 5-4。

（8）骨髓涂片（D6）：粒系反应性增生病变，可见部分粒细胞空泡样改变，中性粒细胞碱性磷酸酶染色 NAP（-）（图 5-5）。

（9）骨髓培养及药敏：表皮葡萄球菌；对氨苄西林钠舒巴坦钠、克林霉素、头孢唑啉、万古霉素、红霉素、庆大霉素、左氧氟沙星、利奈唑胺、利福平、头孢呋辛、替考拉宁都敏感。

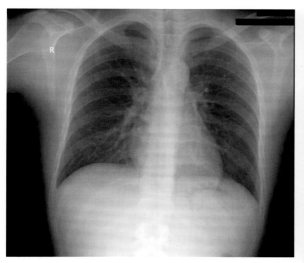

图 5-1　D1 胸片
肺、心、膈未见病变

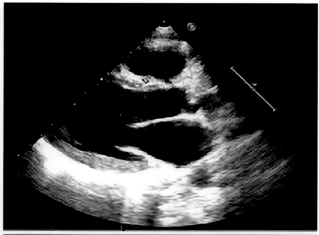

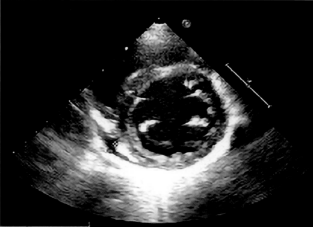

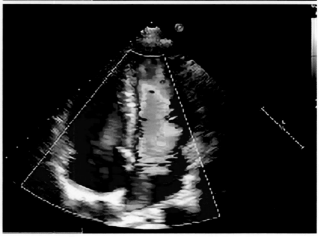

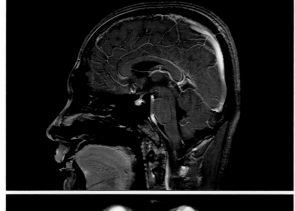

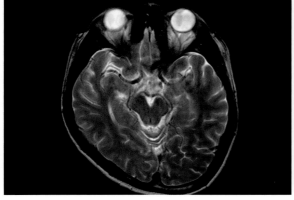

图 5-3　头颅 MRI 平扫
未见异常病变

图 5-2　心脏彩超
左心饱满，左心室收缩功能测值未见异常，少量心包积液

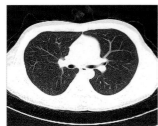
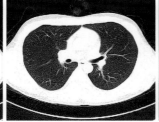
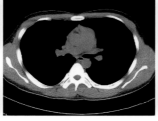
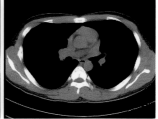

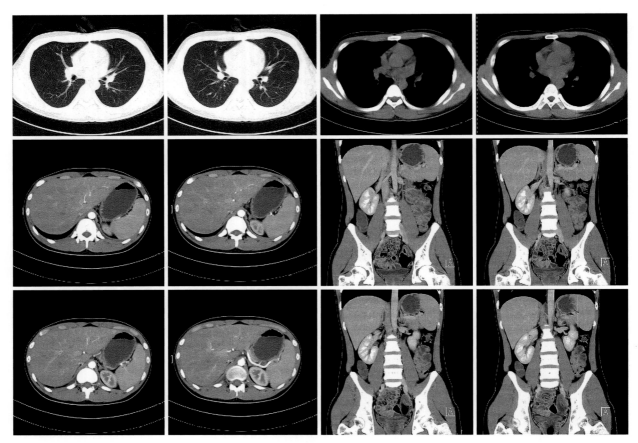

图 5-4　胸腹部 CT 平扫＋增强
结果示左下肺前内基底段少许纤维灶，脾大

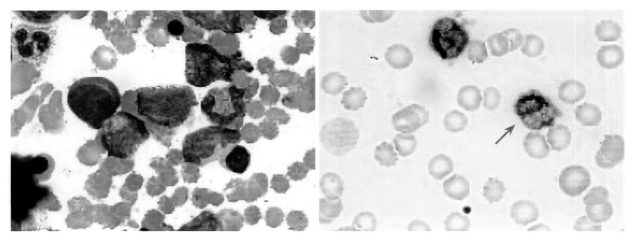

图 5-5　第一次骨髓涂片
部分粒细胞空泡样改变（箭头）

二、初步诊断

发热查因：脓毒血症？

三、诊疗经过

青年男性，急性病程，反复出现寒颤、高热，入院查白细胞、PCT 明显升高，肝功能受损，目前诊断脓毒血症可能性大。予"美罗培南 + 万古霉素"抗感染，护肝、护胃、退热、营养对症支持治疗。继续完善相关检查如病原学检查、骨髓检查、胸腹部 CT 及心脏超声等。

第一阶段小结

患者经上述治疗后仍反复出现高热，热型以弛张热为主，发热前伴寒颤，全身酸痛。并于 D4 颈、胸背部出现皮疹。无咳嗽、头痛、腹痛。D1、D3 血培养回复结果为阴性，痰培养阴性。在"美罗培南 + 万古霉素"如此强的抗菌力度下，患者仍出现寒颤、高热，我们不禁提出疑问：①患者的发热是感染性发热吗？考虑感染部位在哪里，需完善何种检查？②是抗感染无效吗？还是另有原因？

专家点评

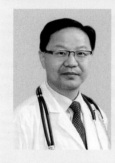

左六二　南方医科大学顺德医院重症医学科主任、ECMO 培训基地负责人
中国医师协会体外生命支持专业委员会委员
中国非公立医疗机构协会体外生命支持专业委员会常务委员
中国心胸血管麻醉学会体外生命支持分会委员
广东省生物医学工程学会体外循环与体外生命支持分会副主任委员
广东省临床医学学会体外生命支持专业委员会副主任委员

该患者持续发热 2 周以上，为弛张热，虽然白细胞、PCT 高，但感染中毒症状不重，未发现明确感染灶及病原学结果，经广谱抗生素治疗效果不明显，故感染性疾病诊断依据不足。

初步诊断成人斯蒂尔病，依据有：①本病例为年轻男性，持续发热伴有肌痛、一过性皮疹、肝功能损害、脾大、心包积液，白细胞或中性粒细胞高。②两次血培养阴性、骨髓 NAP 阴性、无感染灶、广谱抗生素治疗无效；RF、抗核抗体谱阴性；影像学检查未发现病灶和肿大淋巴结，感染性骨髓象。

下一步处理：①完善 ESR、血清铁蛋白、糖化铁蛋白等指标检查；②PPD 检查，排除结核；③完善 ANCA 检查，排除血管炎；④试用激素有效，有助于诊断。

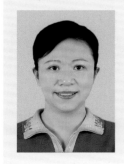

詹　红　中山大学附属第一医院急诊科主任
中国医师协会急诊医师分会委员
中国研究型医院学会急救医学专业委员会常务委员
国家卫生健康委能力建设和继续教育中心急诊学专家委员会委员
中国医师协会住院医师规范化培训急诊专业委员会委员
广东省健康管理学会急诊与灾难医学专科联盟专业委员会主任委员
广东省医学会急诊医学分会副主任委员

总结患者临床特点：18 岁男性，早期出现典型的弛张热，且发热≥39℃并持续 1 周以上，出现颈胸背部皮疹，伴全身肌肉酸痛，外周血 WBC≥15×10⁹/L，肝功能异常，血培养阴性，血清 RF 及 ANA 阴性，脾大，心包积液，多种抗生素治疗无效，应高度怀疑成人斯蒂尔病（AOSD）。

需完善检查：①血清铁蛋白（SF）和糖化铁蛋白，SF 升高和糖化铁蛋白比值下降对诊断 AOSD 有重要意义；②完善血沉（ESR）检查，几乎 100% 的患者的 ESR 增快；③多次骨髓穿刺和淋巴结活检，以减少误诊和漏诊白血病和淋巴瘤的可能性。

本病病因尚不清楚，临床特征为发热、关节痛和/或关节炎、皮疹、中性粒细胞增多，严重者可伴系统损害。由于无特异性的诊断方法和标准，诊断及鉴别诊断较为困难。诸多资料证明某些疾病的早期阶段，如肿瘤、感染性疾病、类风湿关节炎、强直性脊柱炎、系统性红斑狼疮、皮肌炎／多肌炎、干燥综合征等风湿性疾病，酷似 AOSD 样的特征，需排除肿瘤、感染以及其他结缔组织病后才考虑其诊断。某些患者即便诊断为 AOSD，也需在治疗中密切随诊，以进一步除外上述疾病。

入院 D4～D9 天辅助检查回报：

呼吸道病毒、真菌、隐球菌、血传播检测（－）；支原体抗体：1∶40。

肺肿瘤指标：神经元特异性烯醇化酶 33.73ng/mL，糖类抗原 153 26.48U/mL，铁蛋白＞2 000ng/mL，D-二聚体＞10 000.00ng/mL。

D6 骨髓涂片：粒系增生度较前减轻，未见异常细胞。骨髓培养阴性（图 5-6）。

D8 患者诉发热伴肩关节及骨盆疼痛，体查：轻压痛，叩击痛（＋），行 MR 检查（图 5-7），PET-CT 检查（图 5-8）。

D9 结合患者骨盆 MR 及 PET-CT 提示骨髓异常表现，行胸、腰椎 MR 检查（图 5-9）。

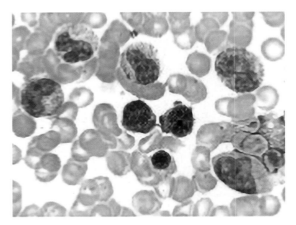

图 5-6 第二次骨髓涂片

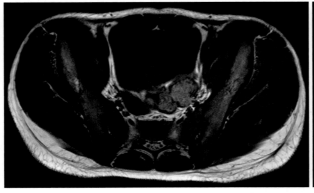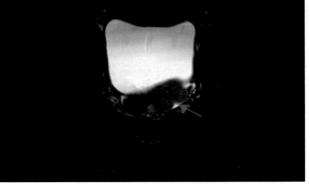

图 5-7 D8 骨盆 MR
两侧髂骨多发斑片状异常信号，拟骨髓水肿（感染性病变？血液系统病变？）；
两侧骶髂骨信号不均，考虑黄髓化过程所致

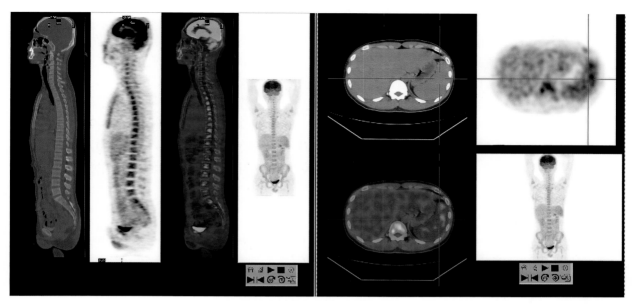

图5-8　D8 全身 PET-CT
全身骨髓糖代谢不均匀增高；脾大、糖代谢不均匀增高，考虑感染性病变可能性大，建议活检；
左肺下叶前内基底段少许纤维灶；全身其余部位未见异常糖代谢增高灶

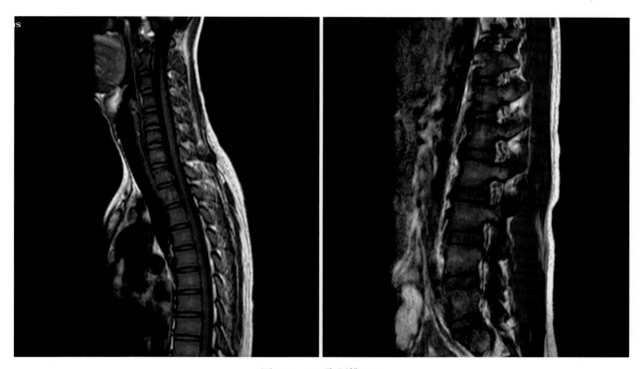

图5-9　D9 胸腰椎 MR
T_1WI 信号轻度不均匀减低，考虑感染性病变或血液系统疾病可能性大

第二阶段小结

患者经抗感染治疗9天仍持续出现高热，伴皮疹及骨痛，行 MR 及 PET-CT 检查提示全身多处骨髓信号/糖代谢不均匀，倾向血液疾病及感染性疾病相关。请多科会诊，意见如下。

血液科：患者行多次骨髓涂片均未见异常，全身淋巴结未见肿大，暂不考虑血液系统疾病，必要时可行腹腔淋巴结活检，排除未特异性淋巴瘤可能。

感染科：诊断脓毒血症，建议继续积极抗感染，明确感染灶。

皮肤科：下颌、颈背部丘疹，镜检见糠秕马拉色菌（＋），局部皮肤真菌感染。

骨科：全身无明显骨压痛、窦道，骨髓炎不明确，全身性骨髓感染罕见。

ICU：骨髓感染未控制，骨髓内抗菌素浓度不足，应提高万古霉素浓度。

风湿科：成人斯蒂尔病，建议激素冲击治疗。

至此，患者虽然完善了相关的多项临床检查，亦经过了多学科专家会诊，但对于目前诊断仍停留在感染及非感染这一对立矛盾中。目前患者抗感染疗效不佳，抗感染方案如何调整或另有整治方案，请您赐教。

专家点评

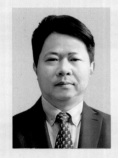

李树生　华中科技大学同济医学院附属同济医院急诊医学科和重症医学科主任，博士研究生导师

中国医师协会重症医师分会常务委员

湖北省病理生理学会危重病专业委员会主任委员

湖北省医学会急诊医学分会副主任委员

湖北省医学会重症医学分会副主任委员

武汉医学会急诊医学分会副主任委员

湖北省重症医学质量控制中心主任

　　该患者目前首先考虑感染性发热，年轻患者，弛张热，入院查：WBC、PCT、中性粒细胞比例增高，骨髓涂片：粒系反应性增生，最为重要的是骨髓培养（＋），经抗感染治疗后，骨髓涂片粒系增生程度减轻，同时要注意患者是否存在基础血液病（如慢性髓系白血病加速期、淋巴瘤、多发性骨髓瘤）合并感染。根据上述分析目前在处理上：①寻找病原体，积极控制感染，行血、骨髓培养，抗感染治疗；②外周血、骨髓寻找幼稚细胞，监测血尿酸水平，乳酸脱氢酶水平，有条件可行细胞遗传及分子生物学检测（Ph+）；③寻找肿大淋巴结，必要时取活检。

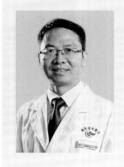

丁邦晗　广东省中医院急诊大科主任、博士研究生导师

广东省政协委员

中国中西医结合学会急救医学专业委员会副主任委员

广东省中医药学会急诊医学专业委员会主任委员

广东省医学会急诊医学分会副主任委员

广东省医师协会急诊医师分会副主任委员

　　本病例为青年男性，有高热、骨痛、皮疹等临床表现，发病至入院3周余，无明显定位感染症状，实验室检查血象、PCT、CRP升高、肝功与凝血功能异常、心包少量积液、骨髓异常信号，结合患者入院后多种抗感染治疗无效，影像学及骨穿均未发现肿瘤性病变，临床高度怀疑成人斯蒂尔病。但仍需完善检查，排除系统性感染疾病如伤寒、布鲁菌病、结核等，需再次行骨髓培养、肥达试验及外斐试验，送标本 CDC 排除布鲁菌病，T-SPOT 排查结核。同意风湿科会诊意见，可予激素冲击治疗。

干扰本病例诊断的重要因素是明显升高的 PCT。目前临床医生普遍将 PCT 作为一个灵敏度和特异度良好的感染性疾病诊断指标,亦将其动态变化用于指导感染性疾病抗生素的调整应用及疾病的预后评价。但既往已有研究表明,即使无感染因素,成人斯蒂尔病在发热高峰的 PCT 水平仍可显著升高,部分病例甚至可升高达 11.9~71ng/mL。可行血清铁蛋白检查,并动态观察发热与不发热时 PCT 检测结果。

该患者住院期间抗生素用药方案见表 5-1。

表 5-1　住院期间抗感染方案

D1~D3	D4~D6	D7~D13	D14~D16	D16~D20
美罗培南 1g q.8h.		美罗培南 1g q.8h.		
	万古霉素 1g q.12h.			
				克林霉素磷酸酯 0.6g q.8h.

在 D17 和 D19,分别予患者甲强龙 40mg q.d. 治疗,发热情况均得到较好的控制,感染指标亦明显下降(图 5-10~图 5-12),在 D20 诊断为成人斯蒂尔病,转至风湿科继续治疗。

患者转科后继续予甲强龙 40mg q.d. 治疗 1 周后,改为甲泼尼龙 20mg q.d. 并逐步减量至 4mg q.d.,期间未再出现发热,复查铁蛋白仍>2 000ng/mL,住院 D42 带药出院,并持续服用甲泼尼龙 4mg q.d.。

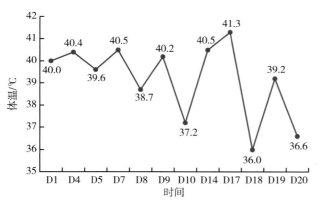

图 5-10　体温变化趋势图(D1~D20)

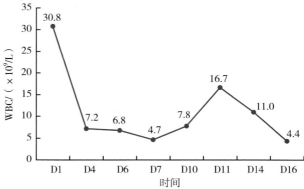

图 5-11　白细胞计数变化趋势图(D1~D16)

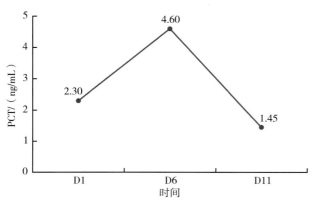

图 5-12　PCT 变化趋势图(D1~D11)

四、病例随访

1 个月后患者再次因发热、咳嗽返院,体温大于 38.5℃,铁蛋白 350ng/mL,诊断上呼吸道感染,予头孢他啶静脉治疗 3 天热退,5 天后出院并医嘱长期服用非甾体抗炎药(NSAID)治疗,3~6 个月后返院复查。

学习心得

发热查因在急诊临床工作是最为常见的一个诊断，但就其疾病的种类来分可多达上百种，如何能准确地作出判断常常困扰着临床大夫们。就以此病例为例，长期的发热深深地折磨着我们的患者；不典型的临床表现，非特异性的体征，似是而非的实验室及影像学检查又让我们举步维艰，备受折磨；甚至热心帮助的兄弟科室亦因临床疗效不佳、检查及治疗风险而万分纠结。对不同感染部位的判断，各专业见解的不同，影响着急诊医生的决策。

纵然如此，本病例立足于明确感染或非感染，在充分完善相关检查，排除多种疾病后，确诊成人斯蒂尔病。这份难得的经历，再次引起了我们对成人斯蒂尔病的重新认识与重视。

成人斯蒂尔病是一种病因未明的以长期间歇性发热、一过性多形皮疹、关节炎或关节痛、咽痛为主要临床表现，并伴有外周白细胞总数、粒细胞增高，以及肺、肝脏等系统受累的临床综合征。发热是本病最常见、最早出现的症状，80% 以上的患者呈典型的弛张热，体温常达 39℃ 以上。实验室检查：①血常规及血沉：疾病活动期约 80% 患者的 $WBC \geqslant 15 \times 10^9/L$、90% 以上中性粒细胞比例升高、约 50% 血小板升高、正细胞正色素性贫血、100% 会有血沉升高。②部分肝酶升高。③血液细菌培养（－）。④ RF、ANA（－）/低滴度（＋）。⑤血清铁蛋白（SF）升高对诊断成人斯蒂尔病有重要意义，SF 对于本病诊断、判断病情是否活动及评价治疗效果有一定意义。诊断标准仍然是 Yamaguchi 诊断标准。主要条件：①发热 $\geqslant 39℃$ 并持续 1 周以上；②关节痛持续 2 周以上；③典型皮疹；④白细胞 $\geqslant 10 \times 10^9/L$。次要条件：①咽痛；②淋巴结和/或脾肿大；③肝功能异常；④类风湿因子和抗核抗体阴性。以上条件符合 $\geqslant 5$ 项（至少 2 项主要条件，同时需排除：感染性疾病、恶性肿瘤及其他风湿病）。因该诊断为排他性诊断，有报道其误诊率达 48%，误诊病种达 10 余种，误诊时间多在 3 个月以上。治疗主要以 NSAID、激素、细胞毒性药物、生物制剂四类为主，初发型单用 NSAID 疗效可。

在临床工作中，患者反复出现发热，规律使用广谱抗生素无效，同时又无明确感染定位症状，多次病原学检查无阳性发现，在诊断方面应考虑成人斯蒂尔病。而诊断的关键在于完善的鉴别诊断，如特殊病原菌感染（结核、布鲁氏菌、伤寒）、结缔组织病（系统性红斑狼疮、血管炎、皮肌炎）、肿瘤（淋巴瘤、多发性骨髓瘤、白血病）等，必要时使用小剂量激素，亦对诊断有所裨益。

最后通过对该病例的回顾，不得不对我们目前惯有的思维提出警示，不能再以白细胞升高、中性粒比例升高作为明确感染的依据。而目前学界重视的 PCT，亦受到感染严重程度、感染部位和病原类型等多种因素干扰而出现异常波动，甚至多次影像学倾向感染的诊断，在本病例中也成为了影响最后诊断的疑雾。如何拨开云雾见青天，挣脱惯性思维的桎梏，更多地在于加强临床基础知识的学习，拓展对不同疾病的认识，不断完善知识库及临床经验，重视总结、提炼。同时，不断加深多学科间联系，相互交流学习，为共同提高急诊诊疗水平作坚实的保证。

（黄君庭　梁子敬）

特别鸣谢

南方医科大学顺德医院	左六二
中山大学附属第一医院	詹　红
华中科技大学同济医学院附属同济医院	李树生
广东省中医院	丁邦晗

病例6 表与里

患者张××，女性，42岁，因"失语12小时伴抽搐2次"收入我院急诊科。

一、病史特点

1. 中年女性，急性病程。既往体健，无高血压病史，无外伤史。

2. 患者于入院前一天无明显诱因感全身不适，傍晚右侧肢体抽搐一次，不能言语，后昏睡，能唤醒，左侧肢体能按指令准确动作。当地医院头颅CT示"左侧颞叶占位并出血"，随即右侧肢体再次抽搐，予对症支持治疗（具体不详），症状明显缓解。起病第2天16时36分转至我院急诊科。

3. 入院体格检查　T 36.8℃，P 66次/min，R 20次/min，BP 126/84mmHg。心、肺、腹部检查无阳性体征。神清，左侧肢体能按指令动作，偏瘫体位，双眼球左侧凝视。双瞳孔等圆等大，对光反射存在。颈无抵抗，脑膜刺激征（−）。左侧肌力5级，肌张力正常，右侧肌力3级，肌张力下降，双侧痛温觉存在。左侧病理征（−），右侧Chaddock征（＋）。

4. 辅助检查　血常规：WBC $16.62 \times 10^9/L$；NEUT% 84.4%；凝血指标、生化正常；外院头颅CT提示：左侧颞叶占位并出血（图6-1）。

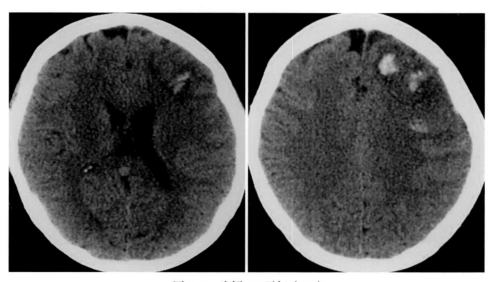

图6-1　头颅CT平扫（D1）

二、初步诊断

头痛查因：左侧颞叶肿瘤并出血？

三、诊疗经过

起病 D2 ~ D6 天：收入院后，予脱水、地西泮联合丙戊酸钠（德巴金）抗癫痫、维护内环境稳定、液体负平衡及对症支持等综合治疗，并行头颅 MRI 检查，提示：左侧额 - 颞 - 顶叶出血性脑梗死（图 6-2）。

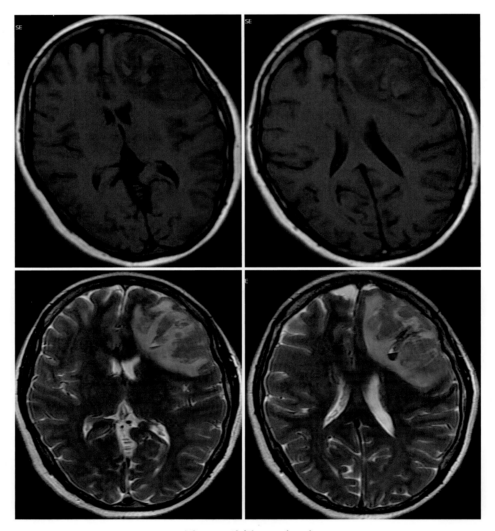

图 6-2 头颅 MRI（D3）

经上述处理，患者病情仍呈缓慢进行性加重，D4、D5 多次发生抽搐，起病 D6 神志从嗜睡变为昏迷，同日右侧肢体肌力下降为 1 级，左侧瞳孔散大，呼吸节律不齐，予以气管插管、机械通气处理。复查头颅 MRI，提示：病灶范围较 D3 扩大，左侧海马沟回疝形成（图 6-3）。

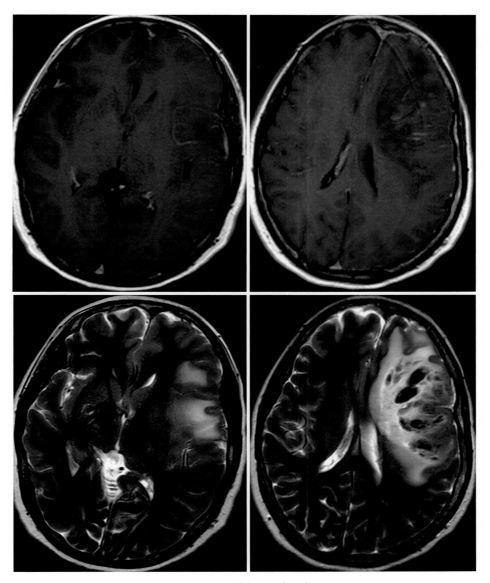

图 6-3　头颅 MRI（D7）

第一阶段小结

　　患者为中年女性，既往体健，无高血压、外伤病史。因"失语 12 小时伴抽搐 2 次"入院，起病时神志清醒，之后病情进行性加重，进入昏迷状态，左侧瞳孔散大，脑疝形成，需气管插管、机械通气。

　　目前患者病情危重，且诊断未明，有专家认为患者是颅内肿瘤合并出血，有些则认为是脑出血等，大家意见不一，请您在现有资料的基础上，就诊断方面给出一些指导性意见，特别是接下来该做些什么检查？应对策略如何？

专家点评

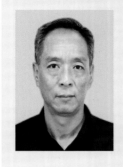

刘　志　　中国医科大学附属第一医院原急诊科主任，博士研究生导师

中国医科大学急诊医学学科带头人

中华医学会急诊医学分会常务委员

中国毒理学会中毒与救治专业委员会副主任委员

海峡两岸医药卫生交流协会急诊医学分会副主任委员

辽宁省急诊医疗质量控制中心主任

　　本例患者为中年女性，以失语、右侧偏瘫和频发抽搐为主要临床表现，救治过程中逐渐出现意识不清，最后因脑疝需要机械通气，患者头颅 MRI 提示左侧额 - 颞 - 顶叶楔形病灶，基本符合左侧大脑前动脉供血区域。综合分析患者临床资料，考虑诊断为出血性脑梗死可能性大。该患者发病第 2 天头颅 CT 可见额叶出血灶，非临床常见的典型出血部位，在患者病情相对稳定期间如果进行颅脑血管 3D-CTA 或者增强 MRI 检查，能够鉴别是否存在脑血管破裂或颅内肿瘤以明确出血原因。本例患者在救治过程中病情进行性加重，起病第 6 天出现左侧海马沟回疝，考虑可能与脱水治疗不充分有关，在救治过程中如果能够监测颅内压力并指导临床及时调整治疗方案，适当降低颅内压，可保证脑灌注压同时预防脑疝形成。目前患者生命体征不平稳，积极进行去骨瓣减压术有可能挽救生命，但是风险大。

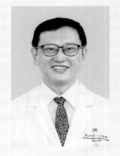

周立新　　佛山市第一人民医院重症医学科主任

中华医学会重症医学分会第三届委员

中国医师协会重症医学医师分会第二届委员会委员

中国病理生理学会危重病医学专业委员会第四届委员

广东省医学会重症医学分会第三届副主任委员

广东省医院协会医院重症医学管理专业委员会第一届副主任委员

广东省医师协会危重病医学工作委员会第二届常务委员

广东省卫生健康委员会 ICU 医疗质量控制中心专家

　　患者已经出现脑疝，首先要解决颅内高压的问题，可开颅行减压手术治疗。根据患者的病史及体征、头颅 CT、MRI 表现，"急性脑出血"诊断成立。但患者无高血压病史，发病时血压不高，无头痛、呕吐等颅压增高表现，头颅 CT 血肿形状散在分布的特点也不支持高血压性脑出血，属于继发脑出血。且患者逐渐出现意识障碍加重到脑疝形成，根据头颅 MRI 表现排除脑出血量增加所致。脑出血的原因可从梗死后脑出血、脑寄生虫病、瘤卒中、脑血管淀粉样变性出血、脑血管畸形出血等多方面分析，可行 DSA 造影或 CTA、MRA 等鉴别诊断。

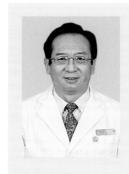

丁　宁　首都医科大学附属北京同仁医院原急诊科主任

海峡两岸医药卫生交流协会急诊医学分会副主任委员

中国医师协会急救复苏和灾难医学专业委员会委员

中国卒中学会理事

北京整合医学学会急诊医学分会会长

北京医师协会急诊专科医师分会副会长

北京医学会灾难医学分会与心肺复苏分会常务委员

患者诊断左额颞顶叶脑血管畸形合并出血可能性大，合并症状性癫痫，左海马钩回疝形成。有典型的脑血管病的发病特点，且以失语、癫痫发作为首发症状，病变在脑叶，颅脑 MRI：T_1、T_2 加权像可见血液流空征象，均符合脑血管畸形的特征。

补充检查：应行全脑 DSA 检查，明确诊断。

治疗：在现有治疗的基础上，根据血管造影的情况转神经外科进一步治疗。

根据头颅 MRI 检查结果提示的线索，高度怀疑静脉窦血栓形成，予 MRV 检查，提示：上矢状窦血栓形成（图 6-4）。

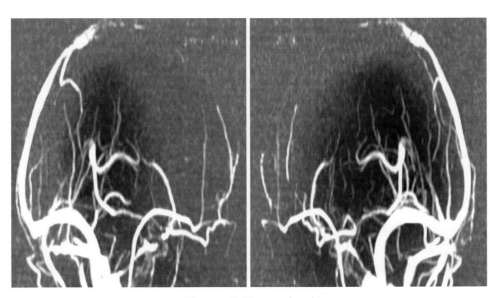

图 6-4　头颅 MRV（D7）

D7：患者仍昏迷。体格检查：T 37.8℃，P 92 次/min，左侧肢体在强刺激下可有活动，左侧病理征阴性，右侧 Chaddock 征（＋）。全麻下行全脑血管造影及颅内静脉窦血栓取栓并溶栓（图 6-5），术后继续予低分子肝素钙 0.6mL 皮下注射 q.12h. 抗凝；加强脱水、保护脑细胞、物理降温等治疗；予气管切开，继续行机械通气治疗。

D8～D11：经上述治疗后患者意识状态逐渐好转，无抽搐、呕吐，偶见左侧肢体活动。体查：生命体征平稳，强刺激左侧肢体能抬离床面，余基本同前。D8 复查头颅 CT，提示：左侧额颞顶叶出血性脑梗死，病灶范围明显扩大（图 6-6），继续低分子肝素钙 0.6mL 皮下注射 q.12h. 抗凝、脱水、维持内环境稳定等治疗。

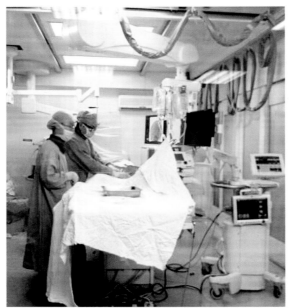

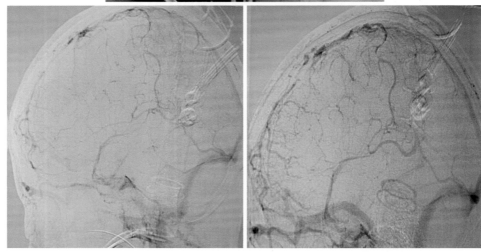

图 6-5 全麻下行全脑血管造影及颅内静脉窦血栓取栓及溶栓

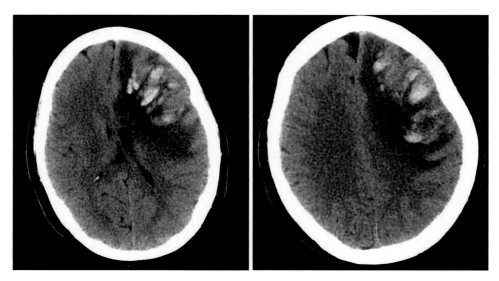

图 6-6 头颅 CT（D8）

D12：病情不断好转，神志由昏睡变为清醒。体查：生命体征平稳，左侧肢体能自主活动，右侧肢体肌力逐渐恢复，肌力约 4～5 级，左侧病理征阴性，右侧 Chaddock 征（＋）。起病 D18 复查 MR，提示：①左侧额顶叶出血性脑梗死；②上矢状窦血栓形成（图 6-7、图 6-8）。白细胞计数变化趋势见图 6-9。

治疗方案同前。

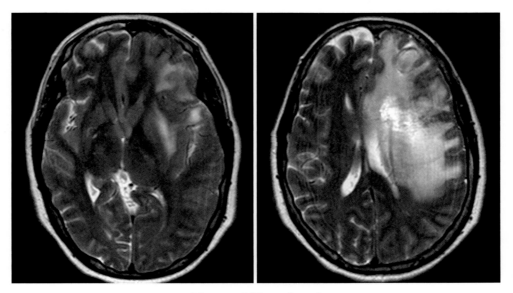

图 6-7　头颅 MR（D18）

D35 转神经内科进一步康复治疗，期间复查 MR，提示：①左侧额顶叶出血性脑梗死，出血范围略有缩小；②考虑上矢状窦血栓形成（图 6-8）。

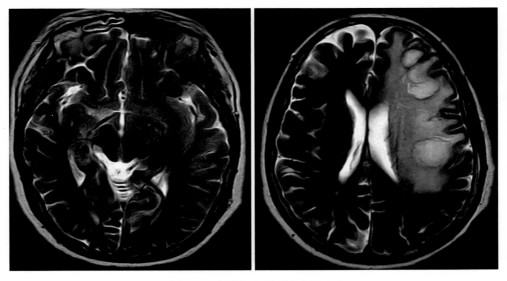

图 6-8　起病 1 个月后头颅 MRI

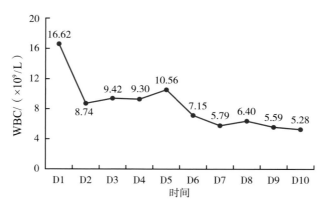

图6-9 白细胞计数变化趋势图（D1~D10）

四、出院诊断

1. 上矢状窦血栓形成。
2. 左侧额颞叶出血性脑血栓、脑疝形成。
3. 双侧筛窦与右额窦炎、右侧乳突炎。

第二阶段小结

经过多科合作，该病例终于抢救成功，患者四肢肌力最后基本恢复正常，可正常行走。但回顾整个诊疗过程，亦非十全十美。请您在百忙中给我们提出一些宝贵的批评与指导意见，以便我们今后在此类病例的诊断与治疗中能做得更好。此外，确诊上矢状窦血栓形成后，由于存在脑出血，大家对是否应该进行抗凝及溶栓治疗亦存在分歧，恳请您不吝赐教。

专家点评

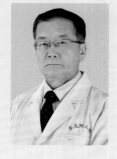

刘励军 苏州大学附属第二医院原急-重症医学科主任，博士研究生导师
海峡两岸医药卫生交流协会急诊医学分会副主任委员
江苏省医学会中毒学分会副主任委员
江苏省医学会重症医学分会常务委员
《中国急诊医学杂志》编委
《中国急救医学杂志》编委

一、病史的进一步完善

积极寻找引起上矢状窦血栓的因素：①非感染性因素：有无服用避孕药、止血药的病史，或其他诱发静脉窦血栓的因素。②感染性因素：上矢状窦周围组织的感染是否存在？这对于后期预防再次发生具有重要意义。

二、入院的初步诊断缺乏依据

从初次CT影像学表现而言，肿瘤合并出血的表现不典型。一般而言，脑肿瘤周围的水肿常较明显，而合并出血较少，尤其是多处出血。另外，根据发病急、进展快的特点，脑梗死后伴出血的可能性也不大。故此，此类患者静脉血栓形成应该考虑。

三、上矢状窦血栓伴单侧病变的原因

上矢状窦血栓仅引起左侧颞叶、顶叶和额叶的出血和水肿，是否存在大脑大静脉本身或其吻合支缺陷的问题，遂导致左侧静脉回流不能代偿而发生脑损伤。应观察血栓部位与左侧大脑大静脉的关系，以便解释单侧病变的原因。

四、其他治疗

①手术前的脱水治疗是否妥当，或本身效果有限？资料没有提供，难以评估。②溶栓或抗凝：不建议溶栓，但应积极抗凝治疗。

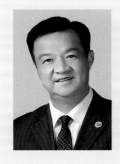

方邦江　上海中医药大学附属龙华医院急诊科主任，博士研究生导师
国家中医药领军人才"岐黄学者"
国家教育部"长江学者"
国务院政府特殊津贴专家
上海市领军人才
世界中医药学会联合会急症专业委员会会长
中国中医急诊专科医联体主席
中华中医药学会急诊危重症分会副主任委员

上矢状窦血栓形成是一种少见的脑血管疾病，尤其是出血性的静脉窦血栓更是少见，一般情况下难以判断，很容易误诊误治，颅内出血后止血治疗只会加重病情，所以不明原因的出血，伴有难以解释的颅内压增高，想到静脉窦血栓，急诊全脑血管造影，做好术中动脉溶栓的准备，术后抗凝治疗，同时监测出凝血时间，防止颅内出血和再次血栓形成。

本例患者的成功救治，得益于早期的判断和及时的脑血管造影、动脉取栓及溶栓，以及术后的细心处理，预防各种并发症，才会在短时间内得以完全康复，没有留下任何后遗症。本例患者动脉取栓及抗凝、溶栓是及时而必要的，也是本次救治的关键，虽然存在脑出血，但应看到脑出血是由于上矢状窦血栓造成的，而且出血的量不至于危及生命，但血栓不解除，出血就难以控制，在凝血功能正常的情况下，溶栓药可能促使静脉再通和改善临床预后。

五、病例随访

患者出院后精神状态良好，除偶有口吃外，余均正常，行走自如，尚服用抗癫痫药维持。起病后1个月、3个月、6个月头颅 MR（图 6-10）。

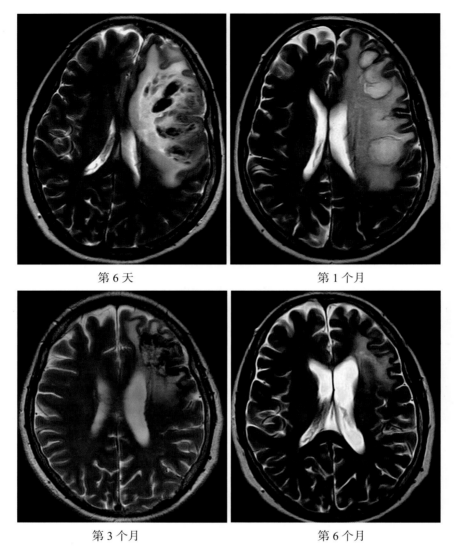

第6天   第1个月

第3个月   第6个月

图 6-10　头颅 MR

起病 6 个月后，患者步行前来院复查头颅 MRV，提示：①左侧额叶陈旧性出血性脑梗死，与起病第 3 个月对比，血肿基本吸收；②上矢状窦血栓较前明显减少（图 6-11）。

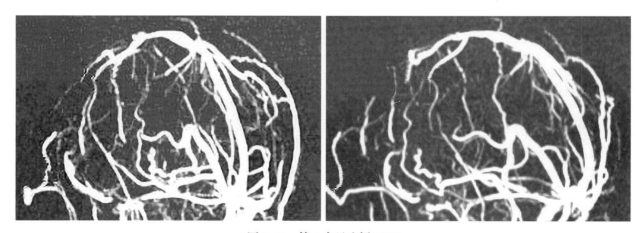

图 6-11　第 6 个月头颅 MRV

学习心得

本例"脑出血"患者，初期影像学表现与普通脑出血很相像，但本质上的病理机制不同，处理原则亦各异，应考虑抗凝或溶栓治疗。可见，症状与初期检查往往是一个深坑，一不留神可能就会坠入误诊误治的深渊。我们应客观看待表象，逐步逼近本质；切忌只见树木，不见森林。

上矢状窦血栓形成（SSST）作为一种特殊类型的脑血管疾病，发病率约每年 15/10 万人，任何年龄均可发病，但多见于产褥期妇女和老年人，多因误诊漏诊而引起严重并发症甚至死亡。其病因可分为感染性和非感染性两大类：①感染性因素：以金黄色葡萄球菌最常见。②非感染性因素：服用避孕药或其他药物、自身免疫疾病或全身系统疾病、血液疾病、遗传因素、血流动力学紊乱、手术、外伤或局部压迫等。此外，约有 1/3 的上矢状窦血栓形成患者找不到确切病因或危险因素。

本例最后确诊为 SSST，随访复查半年仍未找到确切病因。上矢状窦是脑静脉血栓形成的最常见发生部位。SSST 发病形式多样，可呈急性、亚急性和慢性起病，临床表现与血栓形成部位、范围、梗阻程度及血栓进程和静脉侧支循环情况有关，血栓局限于上矢状窦前段时，可无明显症状及体征；血栓位于上矢状窦后方者，颅内压增高症状明显，可伴双下肢瘫痪、局限性下肢抽搐或全身抽搐、嗜睡乃至昏迷。SSST 累及单侧横窦时主要表现为良性颅内压增高，而当血栓范围广泛，超过上矢状窦 2/3 以上时，常早期出现颅内压增高。头颅 CT 平扫或增强扫描可显示对 SSST 有诊断意义的征象，包括"条索征""高密度三角征"和增强扫描后"Delta 征"或"空三角征"等。抗凝治疗可明显改善血流供应，使闭塞的静脉窦部分或完全再通，并预防血栓扩展，促进侧支循环建立，是治疗 SSST 的有效方法之一。

我们在临床实际中应拓宽思路，透过纷繁复杂的现象分析疾病本质，不拘泥于局部症状、体征，更不应满足于常见疾病的诊断，特别是在遇到难以解释的失语、偏瘫、抽搐，常规治疗无法改善或原因不明的颅内压增高及意识障碍时，应注意头颅影像学的病灶分布是否与脑动脉供血区域相符合，警惕 SSST 的可能性，并行 MRV 等相关检查，以明确诊断。

（朱高峰　钟文宏）

特别鸣谢

中国医科大学附属第一医院　　　　　　　刘　志

佛山市第一人民医院　　　　　　　　　　周立新

首都医科大学附属北京同仁医院　　　　　丁　宁

苏州大学附属第二医院　　　　　　　　　刘励军

上海中医药大学附属龙华医院　　　　　　方邦江

病例7 感染与卒中

患者男性，46岁，主因"发热、头痛3天，记忆力下降半天"于2015年4月就诊于我院急诊科。

一、病史特点

1. 患者为中年男性，急性病程。既往体健，无高血压、糖尿病史；否认食物、药物过敏史；无吸烟、酗酒及吸毒史。

2. 患者来院前3天出现发热，最高体温达38.5℃，伴剧烈头痛，无其他不适，曾于外院就诊，化验示血象高，考虑"上呼吸道感染"，予"左氧氟沙星"静脉滴注，病情无好转。半天前出现记忆力下降，并伴胡言乱语、反应迟钝，无明显肢体活动障碍及抽搐，随后转入我院急诊科。

3. 入院查体　T 38.0℃，P 100次/min，R 26次/min，BP 144/76mmHg。谵妄，胡言乱语，双侧瞳孔等大等圆，直径约3.0mm，对光反射灵敏。颅神经查体大致正常，四肢肌力5级，双侧病理征阴性，共济运动正常。颈软，脑膜刺激征阴性。心肺腹查体未见明显异常。全身皮肤未见皮疹及出血点。

4. 辅助检查　血常规示白细胞 $12.5 \times 10^9/L$，中性粒细胞百分比87.6%，C反应蛋白56mg/L，PCT 2.8ng/mL。生化全项、传染病筛查、凝血指标、心肌损伤标记物均大致正常。胸片、心电图未见明显异常。头颅CT检查示左侧裂池弧形高密度影：左侧大脑中动脉血栓？左侧颞叶缺血灶（图7-1）。

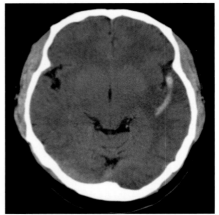

图7-1　入院前头部CT平扫
左侧裂池弧形高密度影

二、初步诊断

急性脑梗死，颅内感染不除外。

三、诊疗经过

急诊给予拜阿司匹林抗血小板聚集、阿托伐他汀调脂稳定斑块、头孢呋辛和阿昔洛韦抗感染治疗。

患者入院2小时后出现意识障碍加重。查体：昏睡，失语，双侧瞳孔等大等圆，直径约3.0mm，对光反射灵敏，右侧鼻唇沟浅，压眶右侧肢体不动，左侧肢体可动，右侧病理征阳性，左侧病理征阴性，立即准备完善头颅MRI检查。患者在等待MRI检查过程中出现意识障碍进一步加重，浅昏迷，伴肢体抽搐，双眼向左凝视，双瞳等大等圆，直径2.0mm，对光反射消失，给予咪达唑仑抗癫痫、甘露醇脱水降颅内压治疗。患者肢体抽搐停止后复查头CT示：左侧裂池弧形高密度影，左侧颞岛叶大片低密度影，内见大量高密度影，部分脑沟裂池密度高，左侧脑室受压变形，中线右偏（图7-2）。考虑患者出现脑梗死出血性转化（hemorrhagic transformation，HT），收入急诊监护室（EICU）进一步诊治。

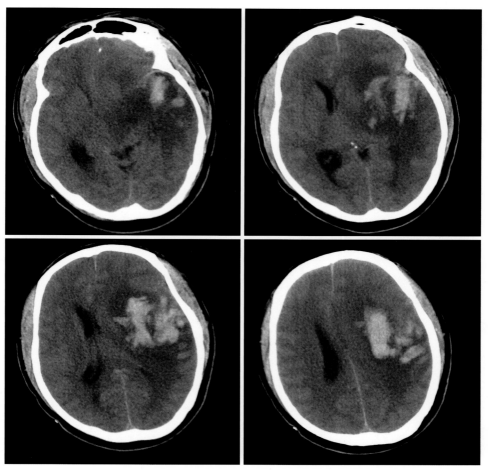

图 7-2　头部 CT 平扫（D1）
脑梗死出血性转化

第一阶段小结

　　患者为中年男性，急性病程。因"发热、头痛 3 天，记忆力下降半天"就诊，意识障碍进行性加重，目前患者病情危重，CT 提示脑梗死出血性转化。请您在现有资料的基础上，就诊断方面给出一些指导性意见，接下来该做些什么检查？应如何治疗？

专家点评

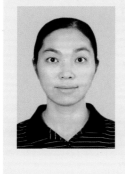

王灿敏　广东省第二人民医院急危重症医学部副主任兼呼吸与危重症医学科副主任
广东省医学会重症医学分会委员
广东省医院协会医院重症医学管理专业委员会委员
广东省临床医学学会临床重症医学专业委员会副主任委员
广东省临床医学学会重症创伤专业委员会常务委员
广东省医学教育协会重症医学专业委员会常务委员

根据患者病史及辅助检查，目前"急性脑梗死自发性出血转化"诊断明确。建议立即行气管插管、呼吸机支持呼吸，完善头颅CTA检查明确有无颅内血管畸形破裂出血（患者已有脑梗死出血转化，不建议行脑血管造影检查了解血管情况，因造影检查过程耗时较多且使用抗凝药物会导致出血增多）；头颅CT提示中线移位明显，可请神经外科会诊行手术治疗、清除血肿、降低颅内压。

脑梗死出血转化发生率为8.5%～30%，有症状的为1.5%～5%，其中心源性脑栓塞、大面积脑梗死、年龄大于70岁、应用抗栓药物或溶栓药物等会增加出血转化风险。该患者46岁，起病前有发热病史，血常规提示白细胞高，PCT升高明显，第一次头颅CT检查提示左侧裂池弧形高密度影：左侧大脑中动脉分支血栓，应高度怀疑心源性脑栓塞可能，需尽快完善血培养（可重复、必要时行二代测序检查）、心脏超声（重点关注有无瓣膜赘生物）等检查，颅内高压解除后完善脑脊液常规、生化、细菌培养等检查。查体时需注意皮肤、口腔、牙齿等部位卫生情况，找出细菌可能入血的途径。治疗上建议立即给予抗生素静脉滴注，因葡萄球菌是感染性心内膜炎的常见致病菌，需考虑覆盖MRSA的抗感染药物使用。

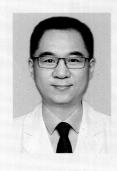

吕　波　广东省人民医院全科医学科副主任
广东省中西医结合学会急救医学专业委员会委员
广东省医学会全科医学分会常务委员
广东省医师协会全科医师分会青年医师专业组委员
广东省医院协会全科医学管理专业委员会常务委员
广东省基层医药学会全科医学专业委员会副主任委员

患者因感染性原因起病，3天后出现意识障碍，首次CT提示左侧颞叶早期脑梗死征象，24小时内迅速恶化，复查CT提示左侧大面积脑梗死，伴梗死内出血，脑疝形成。据此，大面积脑梗死伴出血诊断明确，根据脑梗死后进展快、出血快的特点，考虑脑栓塞可能性大，栓子的来源可能与感染相关，常见于感染性心内膜炎。诊断：①大面积脑梗死伴出血；②脑栓塞，菌栓？③感染性心内膜炎？④颅内感染？

为了进一步明确诊断，建议：①进一步完善体格检查：查看口腔、皮肤是否有感染灶，四肢是否有针眼等。②病原学检测：血培养、痰培养、尿培养，如对患者行手术治疗，建议取脑脊液行细菌学培养并取脑组织行病理学检查。③完善心脏超声检查，必要时进行经食管超声心动图检查，排查是否有心内膜炎。④完善颈部血管超声，了解颈动脉血管情况。

治疗方案：①建议尽快手术治疗，去骨瓣减压术或血肿清除术，缓解颅内高压；②予呼吸支持并做好气道管理；③加强抗感染治疗，重点抗球菌；④脱水剂治疗，减轻脑水肿；⑤脑保护治疗，如亚低温治疗；⑥调控血压；⑦抗癫痫治疗；⑧营养支持、维持水电解质平衡。

患者入院18小时后出现意识障碍进一步加重，中昏迷，并出现高热（39.9℃），双瞳左：右＝5.0mm：3.0mm，对光反射消失。右侧肢体肌张力增高，双侧病理征阳性。复查头CT示出血量扩大、脑疝征象明显。神经外科紧急为患者行左额颞开颅颅内血肿清除＋去骨瓣减压术。术中所见：左颞脑组织色暗红，有蛛网膜下腔出血（SAH），自左颞脑沟皮层造瘘约0.2cm，可见脑内紫红色凝血块，混杂周围挫伤脑组织，血肿腔内可见粗大栓塞血管，清除血肿及挫伤脑组织量约10mL，部分送病理检查。病理回报：脑组织出血、水肿、炎性改变，血管壁及周围中性粒细胞浸润，小血管内可见脓性血栓形成（图7-3、图7-4）。

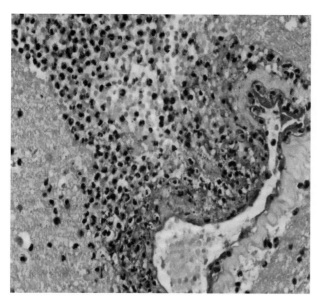

图7-3　脑组织病理检查提示血管炎及周围炎性渗出（200倍）

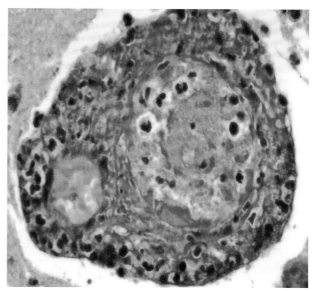

图7-4　脑组织病理检查提示脓栓（400倍）

术后转入神经重症监护病房继续治疗。其间肺炎衣原体、支原体、流感、结核、TORCH、乙肝、丙肝、梅毒及艾滋病抗体检查均阴性；痰培养阴性，血培养提示金黄色葡萄球菌；胸片、腹部超声未见异常；2次超声心动图结果均正常，未发现瓣膜功能不良及赘生物。经万古霉素抗感染及相关对症支持治疗2个月后，患者意识逐渐好转，神志嗜睡，无发热，未再发作肢体抽搐，血象、CRP及PCT等化验指标恢复正常，多次血培养阴性，转入康复科行康复治疗。

四、出院诊断

1. 感染性脑卒中。
2. 大面积脑梗死伴出血转化（左侧颈内动脉系统，炎性血栓）。
3. 金黄色葡萄球菌脓毒症。
4. 症状性癫痫。

第二阶段小结

本例患者为中年男性，急性起病，既往体健，无明确卒中相关危险因素。依据入院后头部CT检查考虑诊断为脑梗死，并出现出血转化，开颅手术后病理检查结果提示脑梗死为炎性血栓所致。经过多科合作，该病例终于抢救成功。但回顾整个诊疗过程，亦非十全十美，请您提出一些宝贵的批评与指导意见，以便我们今后在此类病例的诊断与治疗中能做得更好。

专家点评

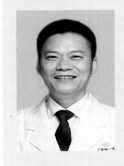

梁子敬　广州医科大学附属第一医院原党委副书记兼纪委书记，博士研究生导师
广州医科大学附属第一医院急诊科及全科医学科学科带头人
广东省全科医学领军人才
中华医学会灾难医学分会委员
中华医学会急诊医学分会中毒学组委员
广东省中西医结合学会蛇伤急救专业委员会主任委员
广东省医学会应急（灾难）医学分会副主任委员
广东省医师协会急诊医师分会副主任委员

　　患者起病急，到急诊科后病情变化更快而且凶险。在近乎完美的处理后，使患者有机会去康复科进行康复治疗。总体处理十分不错，可以作为急诊科和其他学科合作抢救患者的典范。

　　建议：患者在第一次头颅CT发现患者出现脑梗死出血性转化征象时，考虑手术治疗是否会更好？另外，血培养提示金黄色葡萄球菌感染，但病例中没有交代检测的次数，所以不能排除污染。

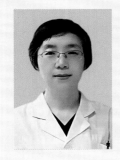

邓　颖　哈尔滨医科大学附属第二医院急诊科主任，博士研究生导师
中国医师协会急诊医师分会副会长
中国急诊专科医联体副主席
中华医学会急诊医学分会委员
中华医学会急诊医学分会老年病组副组长
黑龙江省医学会急诊医学分会主任委员
黑龙江省住院医师规范化培训委员会急危重症组主任委员

　　此病例属少见病例，诊断难度较高，进展较快，病情凶险，患者无家族史，既往健康，患者的体征和进展的速度如果细细观察与通常的脑血管病不相符合，由金黄色葡萄球菌脓毒血症引发颅内感染实属罕见，难以诊断。如果手术过程之中做组织培养是否可以更快验证是金黄色葡萄球菌感染？但是非常不容易。化脓性颅内感染临床还是比较少见，容易忽略。

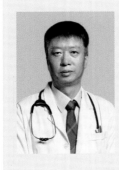

彭　鹏　新疆医科大学第一附属医院急救创伤中心主任，博士研究生导师
中华医学会急诊医学分会常务委员
中国医师协会急诊医师分会常务委员
新疆医学会急诊医学专业委员会主任委员
中华医学会急诊医学分会急性卒中学组组长
海峡两岸医药卫生交流协会急诊医学分会副主任委员

　　此病例为临床较少见病例，患者病情重、进展迅速，经过诊治最终考虑诊断为感染性脑卒中，大面积脑梗死伴出血转化（左侧颈内动脉系统，炎性血栓），金黄色葡萄球菌脓毒血症，症状性癫痫。整个救治过程也是比较成功的，患者最后好转出院。但诊断中不确定的是感染的来

源，患者为脑血管的脓栓，这种栓子理论上多来自于心脏的栓子，最常见的是细菌性心内膜炎，而细菌性心内膜炎多发生于有基础疾病或者有药物成瘾者，此患者无基础疾病，所以需要再反复询问有无药瘾病史，且虽经胸超声心动图未见异常，仍有必要行经食管超声心动图检查排除有无心脏瓣膜赘生物，经胸超声的灵敏度仅有 40%～60%，而经食管超声可达到 90%～100%。这也可以有助于进一步判断有无复发及再感染的可能性。同时也有必要进行全身检查确定有无其他潜在的感染灶，比如皮肤、关节、咽后壁及牙龈等金黄色葡萄球菌易感染部位，帮助进一步了解细菌来源。此外，患者早期头颅 CT 显示大脑中动脉高密度影，已经提示大面积脑梗死的可能性大，也能助力医师对治疗及病情进展作出更好的判断。

总体来说，患者的救治还是全面成功的，这样的一个临床少见病例也值得大家讨论和学习。

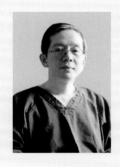

陈仲清　南方医科大学南方医院重症医学科主任，博士研究生导师
中国医学救援协会重症医学分会副理事长
广东省肝脏病学会重症医学专业委员会主任委员
广东省临床医学学会临床重症医学专业委员会副主任委员
广东省医学教育协会重症医学专业委员会副主任委员
广东省脑损害评估质量控制中心副主任
中国病理生理学会休克专业委员会委员

该例患者病情发展迅速，诊断治疗处理基本正确。脑缺血卒中有 3 种类型：血栓形成、栓塞、系统性低灌注，从病史及临床表现考虑前两者可能性更大。患者同时有发热时应怀疑感染性心内膜炎及其导致的栓塞性脑卒中，感染能激活急性期血液反应物，加快血栓形成。因此超声及血培养筛查感染性心内膜炎十分必要，同时需检查身体其他部位有无栓塞的症状、体征及检验、影像等表现，如脾、肾、皮肤等。另外，细菌性脑膜炎也可并发血栓形成，需要排除。该患者病情发展极快并继发出血与细菌性血栓有关。若能在 CT 之后立即行脑血管造影取栓，结果可能更完美。

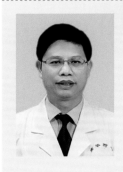

卿国忠　南华大学附属第一医院原急诊部主任
中华医学会急诊医学分会委员
中国医师协会急诊医师分会急诊危重症专业委员会委员
湖南省医学会急诊医学专业委员会副主任委员
湖南省中医药和中西医结合学会急诊医学专业委员会副主任委员
湖南省病理生理学会危重病专业委员会副主任委员

根据患者发热、头痛起病，炎症指标升高，先后 3 次 CT 的动态变化，结合手术所见、血培养及病理检查结果，诊断为"感染性脑卒中，大面积脑梗死伴出血转化，金黄色葡萄球菌脓毒症，症状性癫痫"是没有问题的，但应与颅内感染性动脉瘤破裂致蛛网膜下腔出血、脑组织内出血相鉴别。

感染性心内膜炎是感染性脑卒中的一个重要病因，本例虽然做了 2 次经胸超声心动图检查，但仍不能排除感染性心内膜炎，应做经食管超声心动图检查予以明确。

患者入院时发热、剧烈头痛，炎症指标升高，提示为感染性疾病，并且高度指向颅内感染，如果及早做脑脊液检查，在第一时间内给予抗感染治疗，可能有利于本例患者的早期诊断和治疗。

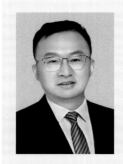

邓医宇 广东省人民医院重症监护一科主任，博士研究生导师
美国哈佛大学医学院附属波士顿儿童医院博士后
国务院政府特殊津贴专家 / 广东省杰出青年医学人才
中华医学会急诊医学分会第九届委员会危重病学组委员
中国研究型医院学会神经再生与修复专业委员会心脏重症脑保护学组
常务委员
广东省医疗安全协会重症医学分会主任委员
广东省医学会应急（灾难）医学分会副主任委员
广东省肝脏病学会重症医学专业委员会副主任委员
广东省中医药学会热病专业委员会副主任委员

患者急性起病，出现发热、头痛、记忆力下降、胡言乱语、反应迟钝等症状，很显然要考虑颅内感染的可能。因此，患者需要接受腰椎穿刺检查，测颅内压，检测脑脊液生化及常规。入院时患者很快接受头颅 CT 检查示左侧裂池弧形高密度影，提示：左侧大脑中动脉血栓？左侧颞叶缺血灶。患者病情加重后再次复查头颅 CT 考虑出现脑梗死出血性转化。从头颅 CT 片结果分析符合梗死性脑出血特征，不是高血压性脑出血表现，因此需要与脑静脉窦血栓形成颅内高压导致脑静脉性出血相鉴别，患者需要进一步进行头颅 MRI+MRV 检查进行鉴别诊断。

该患者最终诊断为梗死性脑出血，脑梗死是炎性血栓所致，其重要依据是手术后病理报告及血培养结果。但是值得思考的是，患者血培养提示金黄色葡萄球菌感染，脑部手术后是否对脑组织进行了细菌培养？如果也培养出金黄色葡萄球菌则更加确切地诊断为金黄色葡萄球菌脓栓导致脑梗死。另外，一般情况下如存在由金黄色葡萄球菌脓栓导致脑梗死的情况时，多有身体其他部位感染病灶存在或患者免疫力低下，例如肺部、皮肤软组织感染灶、感染性心内膜炎伴附壁脓栓，所以应该进一步完善相关检查如经食管超声心动图、肺部 CT 等，以便排除是否存在其他部位感染导致脑内脓栓性脑梗死。虽然患者接受 2 次超声心动图结果均正常，未发现瓣膜功能不良及赘生物，但没有接受经食管超声心动图检查以便进一步排除心内瓣膜脓性赘生物。同时需要检测患者免疫功能指标，以便排除免疫功能低下导致的感染。

学习心得

脑卒中是全球范围内的首要死亡和致残原因，脑卒中通常具有明确的危险因素，IN TER STROKE 研究表明，大约 90% 的脑卒中发病与高血压、吸烟、心脏疾病及糖尿病等 10 项危险因素有关。除此之外，一些感染性因素也可能通过增加易感性或直接作用引发脑卒中。

本例患者为中年男性，急性起病，既往体健，无明确卒中相关危险因素。依据入院后头部 CT 检查考虑诊断为脑梗死，并出现出血转化，开颅手术后病理检查结果提示脑梗死为炎性血栓所致。此外，患者有发热、呼吸急促及意识障碍等症状，化验示血象、CRP 及 PCT 升高，血培养为金黄色葡萄球菌，经万古霉素治疗有效，故考虑金黄色葡萄球菌感染所致脓毒症。

尽管脑卒中存在明确的危险因素，然而这些危险因素并不能解释所有患者的发病。许多脑卒中患者并不存在任何危险因素，近 1/3 的脑卒中病例无明确病因。多项研究结果提示，全身性感染与脑卒中发病之间可能存在联系。相关病例对照研究的结果均显示全身性感染与脑卒中之间存在相关性，在脑卒中患者中，前驱感染的比值比（odds ratio）范围为 2 ~ 14.5。研究发现，与脑卒中风险增高相关的病原体广泛，包括：病毒、细菌、真菌及寄生虫。目前研究最多的病原体的包括幽门螺杆菌、肺炎衣原体、肺炎支原体、流感嗜血杆菌、EB 病毒、单纯疱疹病毒 HSV-1、HSV-2 和巨细胞病毒。

感染引发脑卒中的机制虽尚未完全明确，但是炎症反应刺激被认为是感染引发脑卒中的主要机制。感染时病原体可直接入侵血管壁，伴平滑肌细胞增殖或炎性因子产生增加。另一方面，感染可能对远离原发感染灶的区域产生影响，这种继发性损伤也可导致动脉管壁受损。此外，感染引发的炎症反应可促使血小板活化聚集增强和血管扩张功能异常。有文献报道血液中的高敏 C 反应蛋白可能是缺血性脑卒中的独立预测因子，但其确切的相关性尚不清楚。

结合病史、查体、化验、影像和病理学检查结果，本例患者脑卒中的发病原因考虑为全身性的金黄色葡萄球菌感染产生的脓毒性栓子随血液循环移行至左侧颈内动脉系统，从而引发栓塞性脑卒中，进而出现出血转化。金黄色葡萄球菌是急性感染性心内膜炎的常见致病菌之一，而感染性心内膜炎是引起心源性栓塞性卒中（cardioembolic stroke）的重要原因。因此，我们最初高度怀疑患者的脑卒中是感染性心内膜炎引起的心源性栓塞所致。虽然，患者 2 次超声心动图检查结果及临床表现均不支持该感染性心内膜炎诊断，但是，正如多位专家提到的，没有给患者进行经食管超声心动图检查，确实遗憾，另外，术后病理虽提示脑组织炎性改变伴脓性血栓形成，但很遗憾我们也未对开颅手术获得的局部脑组织进行细菌性培养。如果该培养与血培养的结果系同一菌株，本例患者的病原学诊断将更加确定。

正确的病因判断对于脑卒中的治疗至关重要。临床工作中，对于缺乏传统卒中危险因素，并且存在感染征象的患者，应警惕感染性因素引发卒中的可能性。此类患者的治疗需在常规脑卒中治疗的基础上，进行有针对性的抗感染治疗。此外，与预防脑卒中的传统危险因素相似，对一些感染进行预防也有望降低部分脑卒中的发生率。

（徐 玢 郭 伟）

特别鸣谢

广东省第二人民医院	王灿敏
广东省人民医院	吕 波
广州医科大学附属第一医院	梁子敬
哈尔滨医科大学附属第二医院	邓 颖
新疆医科大学第一附属医院	彭 鹏
南方医科大学南方医院	陈仲清
南华大学附属第一医院	卿国忠
广东省人民医院	邓医宇

病例 8 "心痛" 还是 "胸痛"

患者赵××，男性，73岁，因"反复胸痛6天"于2014年11月13日外院就诊。

一、病史特点

1. 老年男性，急性病程。既往体健，无高血压病史，无外伤史。

2. 患者6天前出现胸部疼痛，为刺痛，无放射痛，阵发性发作可自行缓解，伴头晕、乏力，无胸闷、心悸、气促。门诊行心电图提示 $V_3 \sim V_6$ T波低平（图8-1），动态监测肌钙蛋白 I 最高升至 0.12ng/mL（正常：0~0.04ng/mL），D-二聚体 1 313ng/mL（正常：0~230ng/mL），超声心动图提示二尖瓣、三尖瓣及主动脉瓣轻度反流，肺动脉正常，未见室壁运动异常，升主动脉及主动脉窦直径均为38mm（图8-2），考虑不稳定型心绞痛，予阿司匹林及氯吡格雷抗血小板、调脂及稳定斑块治疗，症状反复，收入院治疗。

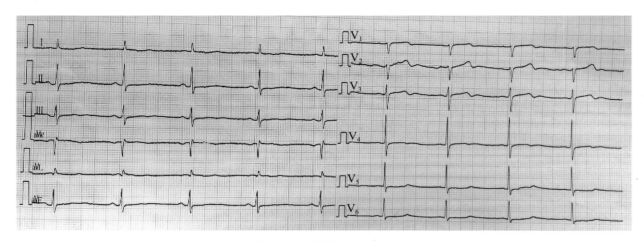

图 8-1　起病第 1 天心电图

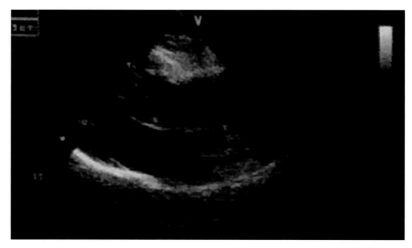

图 8-2　起病第 1 天超声心动显示主动脉直径 38mm

3．入院查体　T 36℃，P 80 次/min，R 20 次/min，BP 120/80mmHg。神清，急性面容。双侧瞳孔等大等圆，对光反射灵敏。双肺呼吸音粗，未闻及明显干湿性啰音。心律齐，各瓣膜听诊区未闻及杂音。腹平坦，腹软，肝脾肋下未及，肠鸣音 3 次/min。双下肢无肿胀。

4．辅助检查

（1）血常规：WBC 8.05×10^9/L；NEUT% 82.1%，Hb 109g/L，PLT 219×10^9/L。

（2）D-二聚体：1 313ng/mL；肾功能：未见异常。

（3）动脉血气分析：pH 7.384，PCO_2 40.4mmHg，PO_2 96.4mmHg，SPO_2 97.7%，Lac 0.7mmol/L，BE -0.1mmol/L，HCO_3^- 24.3mmol/L。

二、初步诊断

不稳定型心绞痛。

三、诊疗经过

入院 1～2 天予单硝酸异山梨酯扩冠、阿司匹林及氯吡格雷双重抗血小板、立普妥调脂、泮托拉唑抑酸及对症支持治疗，于入院第 3 天行冠脉造影检查。

冠脉造影结果：冠脉呈右优势型，可见明显钙化影，左主干未见明显狭窄，血流通畅，前降支不规则，血流 TIMI 3 级，回旋支管壁不规则，血流 TIMI 3 级，右冠管壁不光滑，散在斑块，血流 TIMI 3 级。影像诊断：冠状动脉粥样硬化症。

住院期间患者未再诉胸痛，生命体征平稳，术后 2 天患者返家，继续应用双联抗血小板治疗。

第一阶段小结

患者为老年男性，既往体健，无高血压、外伤病史。主因"反复胸痛 6 天"入院，入院心电图提示 $V_3 \sim V_6$ T 波低平，动态监测超敏肌钙蛋白 I 最高升至 0.12ng/mL，初步诊断考虑不稳定型心绞痛，冠脉造影提示冠状动脉粥样硬化症，三支主要血管均未见狭窄，血流通畅。其胸痛症状是否可用不稳定型心绞痛来解释？是否还有其他考虑呢？尚需完善哪些检查以明确？

专家点评

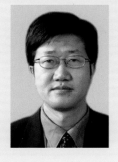

常　平　南方医科大学珠江医院原重症医学科主任，博士研究生导师

广东省医学会重症医学分会副主任委员

广东省医院协会医院重症医学管理专业委员会副主任委员

广东省健康管理学会重症医学专业委员会副主任委员

引起胸痛的病因很多，而胸痛又伴有肌钙蛋白升高则把范围缩窄到心血管系统为主的疾病上。不稳定型心绞痛并不能完全解释患者的临床表现，冠脉造影阴性以及心电图非特异性的表现

让我们把心肌损害原因转移到冠脉血栓栓塞以外的因素上。引起肌钙蛋白升高的常见原因可有急性心梗、肺栓塞、心衰、心肌炎、终末期肾病、心肌的钝性损伤、剧烈运动、心肌病及主动脉夹层等疾病。

冠脉造影基本可以排除冠脉血栓栓塞所致的心肌梗死；急性肺栓塞也可引起肌钙蛋白的升高，同时D-二聚体也明显升高，怀疑肺栓塞是有根据的，但如果是急性肺动脉主干的栓塞，超声应该有右心室增大，本病例未见上述表现，胸部CTA扫描可甄别。病毒性心肌炎是另一个引起肌钙蛋白升高的常见病因，临床心肌炎一般先有病毒感染的病史，然后出现心肌损害，心率明显增快、心肌普遍收缩力减弱是其较为特征的表现，但本病例心脏超声提示室壁运动正常不符合重症心肌炎表现。另外，心肌炎时炎症指标如C反应蛋白、血沉等增高的相应表现，复查上述指标，追问病毒感染病史可以排除该病。终末期肾病可引起肌钙蛋白升高，但本病例肾功能相对正常基本可排除该病。心肌钝性损伤、剧烈运动病史未提及，应该可排除这两种情况。

患者突发起病，以胸痛为主要表现，超声提示主动脉增宽，不得不使我们考虑一种常见的心血管急症——主动脉夹层，主动脉夹层可以引起肌钙蛋白升高，主动脉夹层Standford A型常累及主动脉瓣或冠状动脉开口，引起急性心肌梗死等急症，本病例需高度考虑该病，介入造影能诊断该病，但病例中没提供，MRI或主动脉CTA可确诊。

其次，需要考虑有无严重心律失常、冠脉痉挛等情况导致心肌缺血损伤，应做相关检查鉴别。D-二聚体明显升高，提示有血栓形成、继发纤溶存在，也应考虑是否存在临床血栓形成的其他一些疾病，如深静脉血栓形成（DVT）等。还需提及的是患者胸痛还需排除胃部疾病，头晕行头颅CT检查，以免漏诊一些相关性不强的疾病。

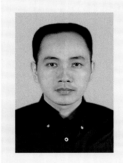

廖清高　汕头市中心医院原急诊科副主任
广东省医院协会医院重症医学管理专业委员会常务委员
广东省医学会重症医学分会委员
广东省医师协会重症医学医师分会委员

目前患者胸痛尚不能确诊不稳定型心绞痛，应从以下方面进一步处理：①追问病史，明确胸痛的性质，主要从胸痛的位置、诱发因素、持续时间、缓解因素、伴发症状了解，明确是否典型心绞痛症状；②胸痛时予心电图检查，明确心电图有无动态改变，胸痛时心电图有无ST段抬高及压低改变；③行运动平板心电图检查；④心肌核素扫描明确是否有局部心肌缺血改变；⑤患者主动脉直径38mm，较正常稍增大，需注意主动脉疾患，可行CTA检查；⑥排除其他常见胸痛疾病，建议行胸部CT、D-二聚体等检查，如果前面所有检查均未见异常，尚需行胃镜检查排除消化道疾患；⑦评估心血管病风险，注意存在高血压、高血糖、高血脂、高尿酸、吸烟等危险因素，并完善超敏C反应蛋白等相关检查。

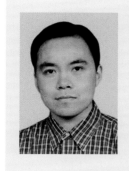

徐 仲　广州医科大学附属第三医院老年医学科主任
广东省老年保健协会精准医学专业委员会委员
广东省临床医学学会临床重症医学专业委员会常务委员
《实用医学》杂志特约审稿专家

　　目前资料只有心肌损伤标记物 TnI（＋）、ECG 和冠脉造影均阴性，所以可排除急性心肌梗死；但由于年龄因素与心电图提示"$V_3 \sim V_6$ T 波低平"，所以治疗上按不稳定型心绞痛处理，加用强化他汀类药物治疗和冠心病的二级预防用药。同时应该完善疾病的鉴别诊断：夹层动脉瘤（CT、彩超）；肺栓塞（CTA、双下肢 DVT）；胸膜炎、气胸、胸腔积液（胸片）；胆囊炎（肝胆 B 超）；反流性食管炎（胃镜）；肋间神经痛。

　　出院第 2 天，患者晨起 7：00 饮水时突发晕厥，15 分钟后自行缓解，呼叫 120 于 7：39 转入急救中心，予吸氧，心电监护示 HR 80 次/min，血压 65/39mmHg，心电图未见明显异常（图 8-3）。予多巴胺升压治疗，诊治过程中再次突发晕厥，心率降至 58 次/min，予阿托品 0.5mg 静推后患者神志逐渐清醒，再次行心电图提示，胸前导联较前明显压低（图 8-4），为进一步诊治于 9：50 转入我院急诊抢救室。

　　入院查体：HR 80 次/min，BP 80/60mmHg，R 20 次/min，SPO_2 98%，神志清楚，心肺腹查体未见明显异常。双下肢不肿。完善血常规提示 WBC 10.51×10^9/L；NEUT% 89.8%，Hb 60g/L，PLT 160×10^9/L；生化：Alb 18g/L，BUN 10.04 mmol/L，Scr 117μmol/L，心梗五项示 TnI、CKMB、MYO 正常，D-二聚体 3 590ng/mL，血气分析未见异常，ECG 见图 8-5。

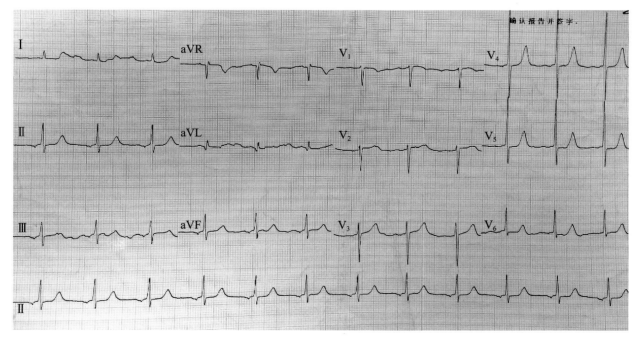

图 8-3　入 120 急救中心 ECG

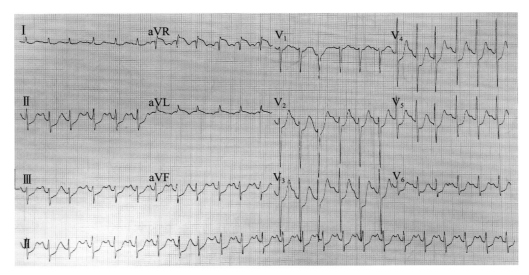

图 8-4　在 120 急救中心晕厥时 ECG

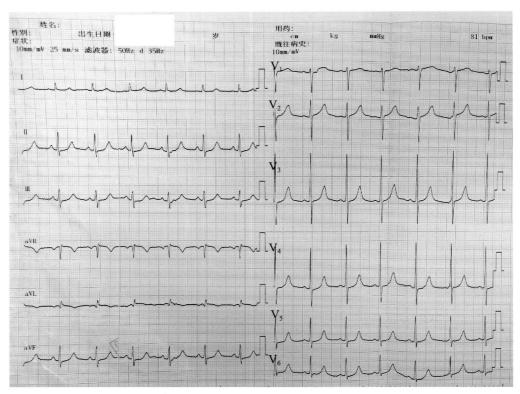

图 8-5　入我院急诊抢救室后 ECG
胸前导联 ST 段回至基线

初步分析化验检查结果，患者血红蛋白水平较 6 天前明显降低，无黑便、呕血及咯血、鼻衄等临床表现，考虑不除外内出血导致失血性休克可能。予对症升压、补液及输血治疗，治疗过程中再次出现 2 次晕厥，伴意识丧失，1~2 分钟自行恢复，复查 ECG 较前有动态变化（图 8-6）。紧急联系床旁 B 超提示"肝周、脾周及腹腔积液，厚度 4.0cm"，并于右下腹行 B 超引导下诊断性腹腔穿刺抽出不凝血，证实内出血诊断。急请普外科会诊协助下一步治疗，普外科建议完善腹盆腔增强 CT 检查明确出血部位，必要时急诊手术。

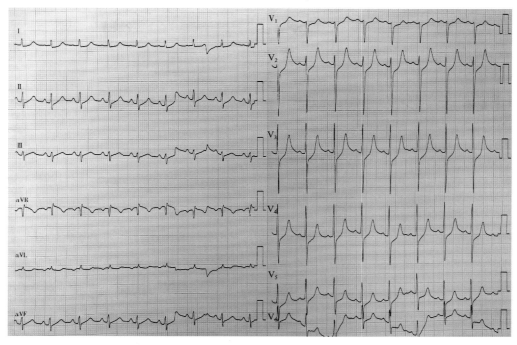

图 8-6　晕厥发作时 ECG 提示 $V_2 \sim V_6$ ST 段压低

第二阶段小结

　　结合目前化验检查结果，内出血诊断已得到证实，但内出血的原因尚待明确，此时患者已反复出现 3 次晕厥，且血流动力学不稳定，需血管活性药物维持血压。转运途中风险极大，作为急诊科大夫，我们是否应该遵照普外科意见去完善腹盆腔增强 CT 检查呢？且腹部增强 CT 是否能完全明确出血部位和原因？

专家点评

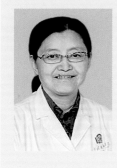

陈旭岩　　清华大学附属北京清华长庚医院副院长，急重症部部长
中国医师协会急诊医师分会常务委员
中华医学会急诊医学分会感染学组副组长
国家卫生健康委员会全国基层医疗机构抗菌药物合理使用项目组核心专家
中国研究型医院学会急救医学专业委员会副主任委员
中国医学救援协会急诊分会常务委员

　　该病例有内出血，失血性休克基本可以确定，但很难推断其出血部位，尽管可以认为双联抗血小板治疗是最可能的诱因。是否按照普外科医生的建议先做腹部增强 CT？我个人的建议是，进一步的诊断来尽可能明确出血部位是必要的。此时外科医生根据一个血红蛋白、血压和腹部 B 超就直接开刀进腹，有相当的盲目性。当然进一步检查的前提是该患者初步评估后我认为还有机会在输血、补液及严密监测的情况下完成一些关键检查。检查项目并不优先推荐腹部增强 CT，

血管造影并同时准备血管栓塞为治疗首选。

在急诊处理类似病例时，医师做出临床决策的第一考虑当然是患者利益，但医生在实践这一真理性的"教条"时，医方、患方、科学、人文加之急诊、专科、医技多方协调配合等等，权衡利弊及"迁就"各方之后，临床决策变得复杂、朦胧或争议不休。这是临床常态而且或许是永久性的，无论您喜欢还是排斥。急诊医师可以做些什么带来改变呢？至少三点：①不断修炼自己，尤其是跨学科的知识和技能，从而有自己的判断和定力；②对于专科医师，多做换位思考，少说"不"，信任其医术，体谅其顾虑，尤其在如此严峻的医患人文环境中；③理解"医学哲学"的概念，很多临床决策的属性并非"黑白分明"。我们日夜走在辩证求真的路上，只求每天进步一点点。

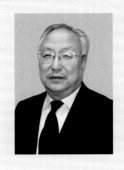

李春盛　首都医科大学附属北京友谊医院急诊科博士研究生导师

中华医学会急诊医学分会第六、七届主任委员

海峡两岸医药卫生交流协会急诊医学分会第一、二届主任委员

中国毒理学会中毒与救治专业委员会副主任委员

国务院政府特殊津贴专家

首都医科大学附属北京友谊医院急危重症中心专家指导委员会主任委员

北京市心肺脑复苏重点实验室主任

患者老年男性、胸痛 6 天、心电图胸前导联 ST 段低、心肌标志物 TnI 0.14ng/mL，D-二聚体 1 313ng/mL。冠脉造影示：TIMI 3 级，超声心动图提示未见室壁运动异常，升主动脉及主动脉窦直径均为 38mm；第二天突发晕厥血压 65/39mmHg，予多巴胺升压治疗，诊治过程中再次突发晕厥，心率降至 58 次/min，胸前导联较前明显压低，Hb 60g/L，床旁 B 超提示"肝周、脾周及腹腔积液，厚度 4.0cm"，并于右下腹行 B 超引导下诊断性腹腔穿刺抽出不凝血，证实内出血诊断。

根据以上证据可以考虑为动脉瘤破裂出血，关于 CT 检查，要根据患者血流动力学是否稳定及 CT 室距离急诊室的远近，配血等支持情况而定，应考虑做血管造影的同时填塞止血，并与外科团队一起作战。

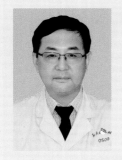

欧阳军　石河子大学医学院第一附属医院急诊医学中心主任，学科带头人

中国急诊专科医联体副主席

新疆创伤救治联盟副主席

中华医学会急诊医学分会委员

中国医师协会急诊医师分会委员

新疆生产建设兵团医学会急诊医学分会主任委员

中华医学会新疆灾难医学分会副主任委员

中华医学会新疆急诊医学分会副主任委员

患者腹腔内出血诊断明确，血流动力学不稳定，需靠血管活性药物维持血压，可明确患者已进入失血性休克失代偿期，患者腹腔穿刺抽出不凝血，剖腹探查指征明确，根据上述情况治疗原则是积极扩容抗休克同时争分夺秒急诊行剖腹探查术，并积极做好急诊手术前准备。作为急诊科

大夫不应该遵照普外科会诊意见完善腹盆腔增强 CT 检查，因为行盆腔增强 CT 检查需搬动及转运患者，会造成腹腔内出血增快，进一步加重失血性休克，同时延误急诊手术的时间。

本例患者盆腔增强 CT 检查可能无法明确出血部位及原因。患者腹腔内出血但无外伤病史，属于自发性腹腔内出血，病因复杂，定位诊断较为困难，国内外报道术前确诊率小于 10%，CT、MRI 及血管造影检查在定位诊断方面有一定作用，适用于病情稳定患者。

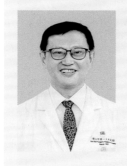

周立新　佛山市第一人民医院重症医学科主任
中华医学会重症医学分会第三届委员
中国医师协会重症医学医师分会第二届委员会委员
中国病理生理学会危重病医学专业委员会第四届委员
广东省医学会重症医学分会第三届副主任委员
广东省医院协会医院重症医学管理专业委员会第一届副主任委员
广东省医师协会危重病医学工作委员会第二届常务委员
广东省卫生健康委员会 ICU 医疗质量控制中心专家

外出检查涉及危重症患者转运风险评估与检查的必要性问题。患者检查的风险主要包括：①诱发心脏并发症，从患者心电图表现，患者对低血压及贫血耐受力低，易出现明显心肌缺血，若转运过程大出血，易出现心率减慢或心脏骤停危险；②延误抗休克治疗，未充分液体复苏即进行检查，可能加重器官缺血；③患者已出现急性肾损伤表现，若使用造影剂，可能加重肾损害。故在未充分液体复苏、血流动力学未稳定或无完善转运设备前，暂不适宜进行腹盆腔增强 CT 检查。

患者腹腔内出血是明确的，出血部位、原因包括：①腹腔内血管自发性破裂（腹卒中综合征），常见于高血压、动脉硬化、腹腔血管发育异常，如主动脉瘤、动脉夹层等病变大的血管畸形可在增强 CT 中发现，但小血管的异常，出血后自行闭合或出血量小，即使 CTA 检查也未必发现异常，还有患者曾行 CAG，应排动脉穿刺误伤。故腹盆腔增强 CT 未必能完全明确出血部位和原因。②实质脏器破裂出血，常见有肝、脾外伤性破裂，本例患者注意晕厥过程有无跌倒致伤，或肝癌破裂等自身疾病因素，增强 CT 一般能发现病灶。③建议积极液体复苏，抗休克治疗，急诊行超声心动图检查，了解主动脉直径变化；待血流动力学稳定后，行胸、腹盆腔增强 CTA 检查。

仔细追问病史，患者近期一直有背部不适，但可忍受，并未在意，再次翻阅病例资料，患者之前超声心动提示升主动脉及主动脉窦直径均为 38mm，较正常轻度增宽。床旁腹部 B 超未提示肝、脾、肾等实质脏器破裂出血表现，目前不能排除主动脉相关的疾病。经过对症支持治疗，患者生命体征尚且平稳。为明确诊断，向患者家属详细交代病情及转运风险，完善 CTA 检查（图 8-7）。

血管外科会诊考虑穿透性粥样硬化性主动脉溃疡破裂，行急诊手术。术中腹主动脉造影（图 8-7），可见肠系膜上动脉小分支出血，予胸主动脉及右髂外动脉分别植入两枚主动脉覆膜支架，予行肠系膜上动脉分支栓塞术。行腹腔积血清除及置管引流术，术中清除大量凝血块，总量共计 6 000~7 000mL，输血 4 000mL。术后诊断考虑"穿透性粥样硬化性主动脉溃疡，主动脉壁间血肿，肠系膜上动脉分支破裂出血"，术后患者收入 ICU 病房。术后第二天顺利撤机拔管，于术后第 15 天好转返家。

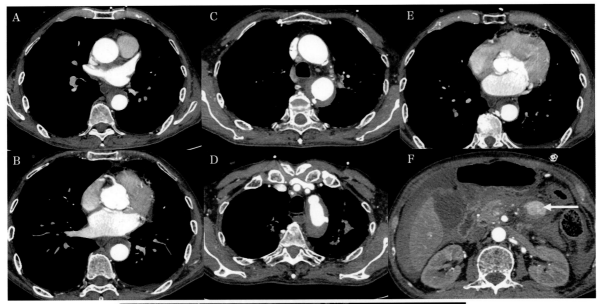

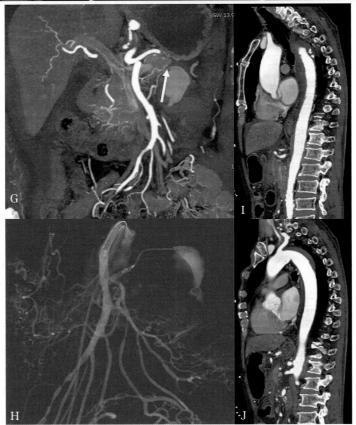

图 8-7 胸腹主动脉 CTA，可见多发主动脉溃疡

A、B. 显示主动脉及主动脉窦增宽；C~E. 显示升主动脉及主动脉弓斑块形成，胸降主动脉至腹主动脉近端管壁
增厚，多处可见龛影及粥样硬化性表现；F、G. 可见腹腔积液，箭头所指为造影剂外溢；H. 造影证实为肠系膜上
动脉分支出血；I、J 为矢状位重组图

经过多科合作，该患者终于明确诊断为"主动脉穿透性溃疡合并肠系膜上动脉分支破裂出血"，
导致失血性休克，并行介入手术治疗，抢救成功，顺利出院。

四、病例随访

患者出院后精神状态良好,生活可自理,未再有胸痛胸闷等不适主诉,未再至医院复诊。

学习心得

本例患者以胸痛起病,且出现肌钙蛋白的升高,故首先考虑急性冠脉综合征(ACS)的可能性,进行了冠状动脉造影的筛查,证实存在冠状动脉粥样硬化,但三支血管血流正常,无明显狭窄病变,故用冠状动脉病变不能解释患者胸痛的原因。

我们知道,引起胸痛的原因很多,其治疗也不尽相同,ACS 和肺栓塞的治疗是抗凝抗血小板,而主动脉综合征的治疗是控制血压控制心率,必要时外科介入,抗凝抗血小板治疗甚至是有害的,所以应监测患者的病情变化,并进一步寻找可能的病因。作为急诊科大夫,无疑我们应该首先考虑引起胸痛的四大常见疾病:ACS、肺栓塞、主动脉综合征、张力性气胸,目前 ACS 我们已经排除,初次住院时超声心动图未提示明确的右心室高压的征象,且患者没有明确的下肢静脉血栓的危险因素,所以急性肺栓塞的可能性不大;而张力性气胸通过查体和胸部影像可以很快排除;因此是否是主动脉综合征就成为优先考虑的问题。主动脉病变可累及冠脉血管出现心电图的改变,结合患者晕厥入院,血色素明显降低,腹腔抽出不凝血,故而首先考虑主动脉病损破裂的可能性,需要分秒必争地去完善胸腹主动脉 CTA 检查,也感谢家属的理解与配合,使得我们最终证实了自己的推断并明确诊断为"主动脉穿透性溃疡合并肠系膜上动脉分支破裂出血",也为患者尽快进行手术治疗争取了时间,预后良好。

主动脉穿透性溃疡(PAU)由 Stanson 于 1986 年首先描述,由于主动脉粥样硬化病变处内膜溃疡穿透内膜及中层至外膜,影像学表现为类似于消化道溃疡样龛影突出于主动脉壁外,超过90% 的病例发生在降主动脉,患者年龄多大于 65 岁,有高血压和严重的动脉粥样硬化。本例患者术中进行大量输血并联合普外科大夫行腹腔内血凝块清除术,发现其出血量大于 6 000mL,查阅文献由于肠系膜上动脉分支出血导致如此大的出血量比较罕见。有文献报道,严重的动脉粥样硬化也可能是导致动脉破裂出血的直接原因,且在这种血管条件下,介入手术比外科开放手术更有益。

我们在临床实际中应拓宽思路,透过纷繁复杂的现象分析疾病本质,不拘泥于局部症状、体征,更不应满足于常见疾病的诊断,特别是在遇到难以解释的胸痛患者时,应考虑到主动脉综合征的可能性,并尽快完善超声心动图、D-二聚体检查进行初步的筛查,以尽快明确诊断,降低病死率。

(张素巧 曾红科)

特别鸣谢

南方医科大学珠江医院	常 平
汕头市中心医院	廖清高
广州医科大学附属第三医院	徐 仲
清华大学附属北京清华长庚医院	陈旭岩
首都医科大学附属北京友谊医院	李春盛
石河子大学医学院第一附属医院	欧阳军
佛山市第一人民医院	周立新

病例9 惊险的肿瘤治疗之路

患者女性，50岁，因"右乳破溃3个月，发热、胸闷、肢体无力3天"，于2023年4月6日（D1）入急诊。

一、病史特点

1. 中年女性，急性起病。

2. 入院前3个月因"乳腺肿物"于中医诊所行银针穿刺，并注入砒霜（持续治疗2个月，共6次注射），注射后出现局部皮肤破溃，未诊治。入院前3日出现发热，T_{max} 39.2℃，伴畏寒、寒战，伴胸闷、咳嗽，伴肢体无力，初为双下肢，逐渐累及双上肢，表现为不能活动，伴麻木，进行性加重，床上活动不能。就诊于哈尔滨医科大学附属第一医院，查血常规：WBC 3.53×10^9/L，NEUT% 83.6%，Hb 78g/L，PLT 58×10^9/L。CT：双肺渗出、胸腔积液，右肺中上叶结节，右侧乳腺局部坏死及液体形成。经局部引流、抗感染治疗后无好转。转至我院急诊。

3. 既往史 发现乳腺肿物5年，未规律诊治，2022年2月超声示双乳结节，不除外恶性。家族史：其母及2妹患乳腺癌，母亲因乳腺癌去世，2妹妹均已行乳腺癌手术。

4. 查体 T 39.1℃，P 130次/min，R 19次/min，BP 148/87mmHg，SpO_2 82%。神清，急性面容。双肺呼吸音粗，双肺可闻及湿啰音。心律齐，未闻及病理性杂音。腹软，肝脾肋下未触及。右乳破溃（图9-1），可见脓性分泌物，可闻及恶臭味。双手、双足可见皮肤角化（图9-2、图9-3）。四肢肌力 Ⅰ～Ⅱ级，感觉异常。

5. 辅助检查 入院急查血常规：WBC 4.44×10^9/L，NEUT% 81.8%，Hb 76g/L，PLT 146×10^9/L；生化：ALT 104U/L，Cr 42μmol/L；炎症指标：hsCRP 53mg/L，PCT 0.09ng/mL。

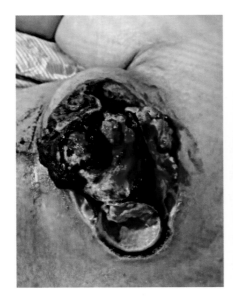

图9-1 乳腺形态

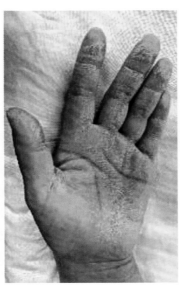

图9-2 手部皮肤角化

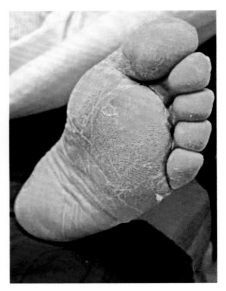

图9-3 足部皮肤角化

二、初步诊断

1. 右乳破溃合并感染。
2. 肺部感染。
3. 肝功能异常。

三、诊疗经过

入院 D1 增强 CT 提示：右乳混杂密度影，内伴积气，感染可能，不除外合并血肿可能，病变与内侧胸壁肌肉分界不清，双侧腋窝多发淋巴结；双肺多发淡片、磨玻璃影、实变及索条影，感染可能，双侧胸腔积液（图 9-4）。

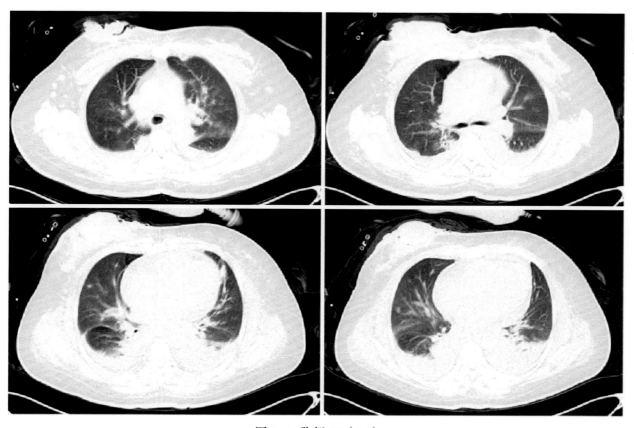

图 9-4　胸部 CT（D1）

第一阶段小结

患者中年女性，乳腺结节注射砒霜后急性起病，以局部皮肤破溃为首发表现，后出现发热、胸闷、肢体无力，进行性加重。查体示高热、低氧、心率快，双肺湿啰音，乳腺破溃、恶臭，手足皮肤角化，四肢肌力显著下降伴感觉异常。辅助检查示炎症指标升高，hsCRP 53mg/L，PCT 0.09ng/mL。肝功能异常（ALT 104U/L）。胸部 CT 可见右乳混杂密度影，内伴积气，与内侧胸壁肌肉分界不清，双肺多发淡片、磨玻璃影、实变及索条影。

目前患者右乳破溃伴感染、肺部感染诊断基本明确，请问：导致患者目前病况的原因可能是什么？下一步建议采取哪些诊疗措施？

专家点评

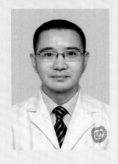

曹春水　南昌大学第一附属医院急诊 ICU 主任、急诊科副主任
中华医学会急诊医学分会第七、八届青年委员会委员
中华医学会急诊医学分会急性感染学组委员
中国医师协会急诊医师分会重症医学组、循环与血流动力学学组委员
中国医师协会胸痛专业委员会委员
中国医师协会急救复苏和灾难医学专业委员会休克与感染学组委员
江西省医学会急诊医学分会主任委员

下一步建议诊疗措施：

1. 诊断右乳破溃伴感染、肺部感染基本明确，可进行右乳腺部位的清创及抗感染治疗（重点覆盖厌氧菌和阳性菌）。

2. 患者有"砒霜"注射史，有典型神经系统症状及皮肤角化、肝功能损害等表现，诊断不能排外急、慢性砷中毒，需进一步测毛发、尿液及血液中砷浓度，如血、尿砷浓度高，给予二巯丙磺酸钠和/或硫代硫酸钠治疗，同时给予大剂量 B、C 族维生素对症支持治疗。

3. 感染易诱发吉兰-巴雷综合征，患者存在四肢肌力减退症状，要鉴别吉兰-巴雷综合征，行腰椎穿刺检查脑脊液，看是否存在脑脊液蛋白细胞分离现象。

4. 患者有"乳腺癌"家族史，CT 提示双侧腋窝多发淋巴结，患者下一步需完善头颅、腹部的影像学检查，排除肿瘤转移。

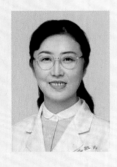

马　渝　重庆市急救医疗中心党委书记，博士研究生导师
国务院政府特殊津贴专家
中华医学会急诊医学分会常务委员
中国医师协会重症医学医师分会委员
中国医院协会急救中心（站）分会副主任委员
重庆市医学会急诊医学分会第七、八届主任委员
重庆英才·创新领军人才

结合患者病史中的药物暴露史和症状出现的时间顺序，考虑如下：

1. 砷中毒　患者有明确砷化合物注射史，随后出现局部皮肤改变伴四肢肌力进行性减退、感觉异常和手足皮肤角化、肝功受损等典型慢性砷中毒表现，确诊需行尿砷和毛发砷含量测定；同时因患者有神经炎表现，可进一步完善肌电图、肌肉活检等检查辅助诊断并与其他原因外周神经病变相鉴别。若确诊砷中毒则需给予解毒剂排砷治疗；硫代硫酸钠在慢性砷中毒中可以辅助排砷，密切观察患者尿量、肾功变化，必要时行血液净化治疗。

2. 右乳破溃伴感染　现全身感染症状控制中，创面大且累及肌肉层面，需考虑外科团队清创及综合治疗。同时皮肤改变也需警惕砷性皮肤原位癌可能，可考虑手术切除并完善病理检查。

3. 原发病的治疗　患者乳腺癌家族史，此次入院前一年发现双乳结节，需完善乳腺癌相关检查，并据检查结果制订合理治疗方案。

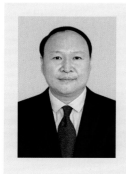

朱长举　郑州大学第一附属医院副院长，博士研究生导师

河南省急诊与创伤研究医学重点实验室主任

河南省急诊与创伤工程研究中心主任

中国医师协会急诊医师分会副会长

中华医学会急诊医学分会委员会委员

中国医师协会创伤外科医师分会常务委员

河南省医学会急诊医学专业委员会主任委员

患者老年女性，急性发病，明确乳腺癌家族史，乳腺肿块局部穿刺注射砒霜治疗后坏死感染，临床主要为三部分表现，感染（乳腺、肺）、神经功能缺损症状（四肢肌力下降及感觉减退）及原发病（乳腺癌合并淋巴结转移可能），目前突出问题及治疗为：

1. 感染（乳腺局部、肺）　患者乳腺肿块，处于低免疫力状态，现存在全身炎症反应，感染指标稍增高，CT 提示右乳内混杂密度影伴积气，考虑砒霜局部注射致软组织坏死合并感染以及侵袭肺部感染，治疗：①引流－乳腺局部彻底清创，分泌物送检（培养/mNGS），痰培养查找病原菌；②抗生素：乳腺坏死并感染，手术后皮肤/伤口感染，常见病原体为金黄色葡萄球菌（不除外 MRSA）、链球菌属、梭菌属，慢性病程多合并 G^- 菌，推荐抗生素为万古霉素 15～20mg/kg（实际体重），静脉滴注 q.8h.～q.12h.、达到目标谷浓度 15～20μg/mL+β-内酰胺类/β-内酰胺酶抑制剂：厄他培南或哌拉西林钠他唑巴坦钠；肺部感染——社区获得性肺炎（CAP），氧合下降，重症，常见病原菌为肺炎链球菌、非典型病原体，但结合病史，考虑为乳腺坏死感染来源可能，应首先考虑术后伤口感染常见菌。

2. 神经功能（砒霜中毒）　患者四肢皮肤角化、四肢肌力及感觉功能减退均与感染及肿瘤原发病不符合，查阅文献符合砷中毒临床表现。三氧化二砷无臭无味，外观为白色霜状粉末，故称砒霜，属高毒类物质，主要通过吸入或食入侵入机体。成人中毒量为 5～50mg，致死量为 100～300mg。三氧化二砷为三价砷，现已证实三价砷毒性最大。砷进入机体后迅速与血红蛋白中的珠蛋白结合，分布于心、肝、肺、肾、胃肠道壁及骨组织中，导致多脏器损害，能强烈刺激胃肠黏膜，使黏膜溃烂、出血，还可直接损伤毛细血管，使毛细血管通透性增加，严重者会因呼吸和循环衰竭而死。多篇文献证实，可在急性砷中毒的 1～3 周，甚至 4 周后发生周围神经病，同时慢性中毒可出现肝功能损伤、皮肤受损（色素沉着、角化过度或疣状增生）以及多发性周围神经炎（多表现为头晕头痛、四肢乏力、感觉减退、全身酸痛、肌肉痉挛等症状，肌电图多为神经传导速度降低及潜伏期延长为主）。

本例患者出现肝功能障碍、皮肤毒性及四肢无力符合砷中毒表现，建议立即行全血砷、神经肌电图等检查，行驱砷治疗，必要时行血液净化治疗。

3. 原发病（乳腺癌诊断及治疗）　患者乳腺肿块、明确乳腺癌家族史，待控制感染后，可参照 NCCN 指南，根据病理结果进行诊断，规范诊治。

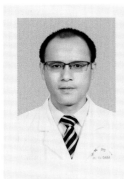

王桥生　南华大学附属第一医院重症医学科主任
英国西苏格兰大学访问学者
伊丽莎白女王大学医院访问学者
湖南省衡阳市重症医学质量控制中心副主任委员
湖南省衡阳市复苏中心副主任委员
湖南省医学会衡阳市感染病学会委员
湖南省衡阳市第一批次高层次人才

　　结合患者病史特点、临床表现及相关检验检查结果，导致患者目前病况的原因：①右乳感染伴迁徙性感染（肺部、脊髓）：除了右乳局部感染表现外，肺部多发病变，四肢肌无力。②三氧化二砷慢性中毒：慢性砷中毒可表现皮肤角化、周围神经损伤致四肢无力，伴肢体麻木，需要考虑。③乳腺恶性肿瘤转移（肺、脊髓）：患者有乳腺癌家族史，外院超声示双乳结节，不除外恶性，并发现双侧腋窝淋巴结肿大，肺部结节，患者乳腺肿块经引流、抗感染未见好转，需进一步明确乳腺肿块性质。④感染中毒继发吉兰-巴雷综合征。

　　下一步诊疗措施：①右乳软组织病检及腋窝淋巴结病检；②右乳及血液三氧化二砷毒物浓度检测；③完善脊柱 MRI 及增强 MRI 检查；④腰椎穿刺抽取脑脊液，进行常规生化、染色、培养；⑤血培养，右乳坏死组织、分泌物培养；⑥肌电图检查。

　　治疗措施：①氧疗；②经验性抗感染；③伤口换药，必要时清创引流；④护肝、营养神经等对症支持治疗。

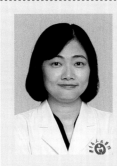

邓宇珺　广东省人民医院重症医学科主任医师
广东省老年保健协会重症医学专业委员会委员

　　该患者有可疑恶性乳腺肿瘤，在穿刺治疗后感染，经过切开引流、抗感染效果不理想，并出现肌无力、皮肤角化。考虑患者女性、壮年，要高度警惕风湿免疫性疾病，如皮肌炎。皮肌炎典型的症状就是皮肤损害和肌无力，主要累及横纹肌，可伴有皮肤损害及伴发内脏损害。皮肌炎可以出现 Gottron 征、技工手，后者是指像技术工人的手一样，非常粗糙、即皮肤出现角化过度皮损；其他还有皮肤的异色病、指腹可以出现丘疹，甲周可以出现红斑等。皮肌炎的发病可与感染、恶性肿瘤等相关。该患者肌无力为双侧，符合皮肌炎的对称性。皮肌炎可伴有淋巴结肿大、发热，可伴有血清肌酶升高。

　　对于该患者，下一步可行血清肌酶检查、肌红蛋白检查、自身抗体检查、肿瘤血清学检查，MRI 评估大范围的肌肉病变，可行皮肤或肌肉活检、肌电图检查等。

患者入院后送检全血重金属检测结果显示：砷 98.2μg/L。予"美罗培南 1g q.8h.＋万古霉素 1g q.12h."抗感染，同时完善病原学筛查及专科会诊。予二巯丙磺酸钠 300U q.12h.（每疗程为一周，休息 2～3 天后开始下一疗程）解毒，甲泼尼龙 40mg q.12h. 抗炎，行床旁血液灌流（D1）及单膜血浆置换（D3）。专科会诊：（乳腺、整形外科）考虑乳腺恶性肿瘤可能，建议控制感染，明确病理。

D4 患者体温恢复正常，氧合不吸氧状态下 95% 以上，患者四肢肌力恢复至 Ⅱ⁺ 级，感觉减退无明显变化。D5 乳腺破溃病原学：ESBL（－），肺炎克雷伯菌＋阴沟肠杆菌。

从感染及毒物清创角度，再次组织多学科会诊（包括神经科、感染科、整形科、乳腺外科）。外科意见：依然考虑恶性肿瘤可能，不除外远处转移，从肿瘤治疗角度非手术时机，清创手术可造成肿瘤播散，创面难以愈合，不适宜行急诊手术治疗。神经科：考虑患者肌力下降及感觉异常与砷中毒相关，建议加用弥可保 0.5mg q.d. 肌肉注射，同时口服维生素 B_1、B_6、叶酸等营养神经。感染内科：根据药敏结果抗感染方案调整为"头孢吡肟 2g q.12h.＋莫西沙星 0.4g q.d."。

D8 肌电图：上下肢周围神经损害。

第二阶段小结

患者经过驱砷和抗生素治疗后，体温正常，肌力较前改善，氧合明显好转。结合患者乳腺癌家族史，患者乳腺肿物依然考虑恶性肿瘤可能性大，且根据肺部影像学特征，肺转移不能除外。

请问：①根据前一阶段的治疗情况及疗效，下一步应该如何诊疗？②乳腺手术是否要做？

专家点评

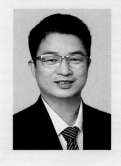

温妙云　广东省人民医院医务处副处长（主持工作），博士研究生导师
哈佛大学医学院访问学者
广东省杰出青年医学人才
中华医学会急诊医学分会危重病质量管理学组成员
中国医师协会急诊医师分会急诊中毒学组委员
中国医师协会急诊医师分会急诊危重病学组委员
中国中西医结合学会第四届重症医学专业委员会常务委员
广东省医院协会医院重症医学管理专业委员会副主任委员兼青年委员主任委员
广东省医学会重症医学分会第五届委员会委员

患者诊断明确，经过驱砷和抗生素治疗后，体温正常，肌力较前改善，氧合明显好转。下一步诊疗包括：①驱砷过程中，动态监测血砷浓度直至正常水平；②患者感觉异常，肌力较前改善可继续营养神经及康复治疗；③患者右乳破溃合并感染及肺部感染，目前抗生素治疗后体温正常，可继续抗感染同时行右乳肿物病理检测，并行 PET-CT 检查，明确有无肿瘤转移；④目前乳腺暂不适合手术，需明确病理分型、有无远处转移决定是否先行化疗、靶向治疗或内分泌治疗等。

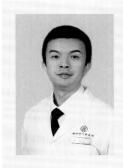

潘挺军 梅州市人民医院重症医学四科主任医师
广东省医院协会医院重症医学管理专业委员会委员
广东省健康管理学会重症医学专业委员会委员
广东省生物医学工程学会重症医学工程分会委员
梅州市医学会急危重症医学分会委员

　　患者诊断考虑为乳腺恶性肿瘤，右乳破溃合并感染，肺部感染。目前原发感染病灶为右乳破溃合并感染所致，治疗上建议根据药敏调整抗感染治疗方案，监测血砷浓度，可继续予解毒、血液净化治疗等处理，同时完善乳腺恶性肿瘤等检查，如骨髓穿刺、培养、头颅及脊髓磁共振、PET-CT等检查，评估肺部、淋巴结或者其他位置是否合并有转移病灶。

　　患者右乳存在混杂密度影，内伴积气，感染可能，感染病灶仍存在，从肿瘤治疗角度非手术时机，不适宜行急诊手术治疗，但可再次评估可行穿刺引流、局部清创等处理，待感染控制、评估了其他脏器情况后再决定下一步治疗方案。

　　D10 PET-CT：①右侧乳腺表面皮肤不连续，见代谢增高团块伴气体影，结合病史考虑感染可能，但不除外其中有恶性病变；双腋下数个小淋巴结，代谢不高，良性可能，建议随诊。②左肺上叶代谢不高斑片结节，右肺无代谢活性微结节，建议随诊；右肺中叶钙化灶；双肺多发淡片索条及磨玻璃影，部分代谢增高，考虑为炎性病变可能性大。

　　PET-CT回报后再次请乳腺外科会诊评估手术指征。

　　D19乳腺外科行右乳腺单侧切除＋前哨淋巴结切除活检术。术中病理：未见瘤细胞。术中两份组织砷浓度，分别为44.56μg/kg和77.11μg/kg。

　　胸部CT变化（图9-5）、术前术后乳腺形态（图9-6）、解毒前后手部及足部皮肤情况比较（图9-7）、Hb变化趋势图（图9-8）、砷浓度变化（图9-9）。

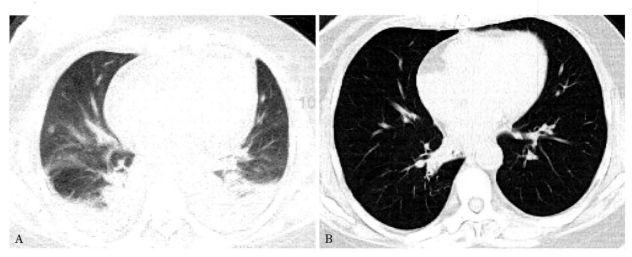

图9-5　D1与D17胸部CT比较
A. D1入室CT；B. D17复查CT；双肺病灶明显吸收

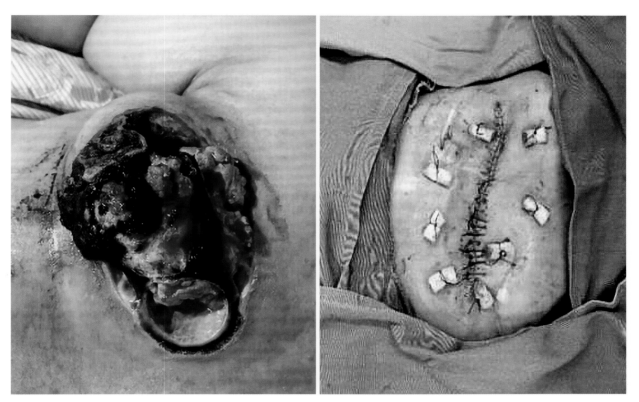

图 9-6　术前、术后乳腺形态

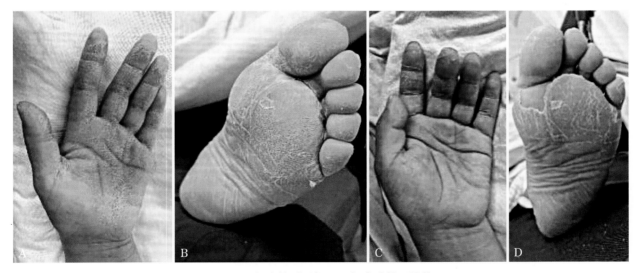

图 9-7　解毒前后手部、足部皮肤情况比较
A. 手部皮肤角化；B. 足部皮肤角化；C. 解毒后手部皮肤脱落；D. 解毒后手部皮肤脱落

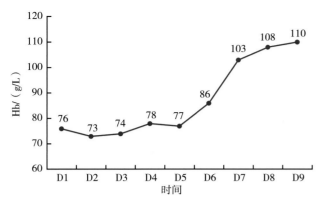

图 9-8　Hb 变化趋势图（D1～D9）

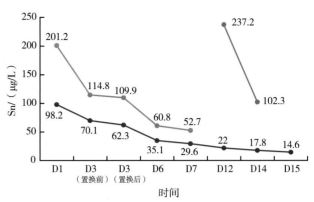

图 9-9　患者 D1～D15 全血、红细胞及尿砷（Sn）
浓度变化

D1 行血液灌流，D3 行单膜血浆置换（置换量 1 900mL
血浆）；蓝色线为全血 Sn 浓度，红色线为红细胞 Sn
浓度，绿色线为尿 Sn 浓度

四、病例追踪

患者术后转回急诊科病房，继续行二巯丙磺钠驱砷治疗。停用静脉抗生素。胸部 CT 示双肺胸腔积液及渗出明显吸收。四肢肌Ⅳ级，可自行坐起，感觉减退较前明显好转。

学习心得

复习病史，该患者中年女性，乳腺结节注射砒霜后急性起病，以局部皮肤破溃为首发表现，后出现发热、胸闷、肢体无力，进行性加重。查体示高热、低氧、心率快，双肺湿啰音，乳腺破溃、恶臭，手足皮肤角化，四肢肌力显著下降伴感觉异常。辅助检查示炎症指标升高，血砷浓度明显升高。胸部 CT 可见右乳混杂密度影，内伴积气，与内侧胸壁肌肉分界不清，双肺多发淡片、磨玻璃影、实变及索条影。乳腺注射砒霜是患者此次起病的明确诱因，是导致砷中毒和乳腺坏死感染的关键因素，而砷中毒后的神经损伤导致患者卧床是引起患者肺部感染的原因之一。

虽经驱砷治疗后患者症状好转，然乳腺局部感染的侵袭以及毒物的不断释放均是影响患者预后的决定因素，乳腺切除似乎是对患者最优的治疗方案。但患者乳腺肿瘤病程较长，局部胸壁侵袭、远处转移均不能除外，从乳腺肿瘤治疗方面考虑，手术存在禁忌，且术后伤口愈合不良的风险极高。在完善 PET-CT 等乳腺肿瘤评估后，经急诊科、乳腺外科、整形外科、感染科、神经内科、重症医学科经多科讨论，最终决定行乳腺肿物切除手术，术后患者恢复良好。

临床上，砷中毒有急性砷中毒和慢性砷中毒，急性砷中毒多为误服或者自杀，吞服可溶性的砷化物引起的。一般 10～60 分钟内即可出现中毒症状，主要表现为急性胃肠炎，如恶心、呕吐、腹痛、腹泻，以及神经系统的异常，重者可出现烦躁不安、谵妄、四肢肌肉痉挛，以及意识模糊，乃至昏迷和中枢麻痹而死亡；其他的中毒损害可产生中毒性肝炎、心肌损害、肾损害和贫血，此外还有眼睛和呼吸道刺激症状。慢性砷中毒除了神经衰弱之外，最突出的表现是多样性皮肤损害和多发性神经炎，可导致失水、电解质紊乱、肾前性肾功能不全以及循环衰竭。

砷中毒发病初期应与急性胃肠炎、胃肠道传染病、食物中毒等鉴别，出现多发性神经病变的中毒者则应与吉兰 - 巴雷综合征及其他病因所致的多发性神经病患者相鉴别。由于这些疾病与砷中毒仅在临床表现上有一定的相似性，通过实验室检查可供鉴别。

　　对于砷中毒的治疗，停止毒物接触是关键，本例病例中，患者乳腺局部注射砒霜，局部残留毒物入血是需要解决的源头。此外，砷中毒治疗以清除毒物、解毒治疗为主，及时治疗对预后影响重大。

　　砷中毒急性期需快速清除毒物，对于经口中毒者，应立即进行催吐、洗胃以及导泻，同时应尽早应用特效解毒药以及对症支持治疗。常用解毒剂包括：二巯丙磺酸钠、二巯丁二钠等。对于重症患者，可考虑血液净化治疗，砷为高蛋白结合性毒物，血液净化首选单膜血浆置换。

（李　妍　朱华栋）

特别鸣谢

南昌大学第一附属医院	曹春水
重庆市急救医疗中心	马　渝
郑州大学第一附属医院	朱长举
南华大学附属第一医院	王桥生
广东省人民医院	邓宇珺
广东省人民医院	温妙云
梅州市人民医院	潘挺军

病例 10　原形毕露

患者黄×，男性，41岁，公司职员，因"发热4天"，于2012年7月10日第1次入院。

一、病史特点

1. 中年男性，41岁，急性起病，2个月前患"左侧慢性化脓性中耳炎"，并行"左耳改良乳突根治术"，无其他器质性病变和传染病史。

2. 起病无诱因，体温波动在38～39℃，发热以午后和夜间为主，伴头痛、流涕、涕中带血丝，偶有咳嗽、咳白色黏液性痰。无胸痛，无消瘦，无盗汗等，大小便正常。体格检查：T 37.5℃，P 105次/min，R 20次/min，BP 129/83mmHg，体重95kg。皮肤黏膜无异常，浅淋巴结未及肿大。双侧乳突有压痛，听力粗测正常。双肺呼吸音粗。心律齐，各瓣膜听诊区无杂音。肝脾无肿大，下肢无浮肿。

3. 辅助检查　白细胞计数 $12.58 \times 10^9/L$，中性粒细胞百分比80.7%，血沉69mm/h；尿常规正常，肝肾功能等检查均正常。胸腹部CT：右肺下叶背段、中叶外侧段及双侧下叶后、内基底段小斑片状、条状密度增高影，考虑炎症；脂肪肝（图10-1）。

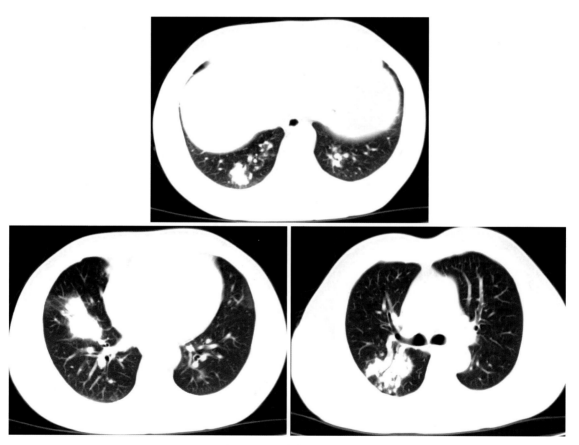

图 10-1　入院当天胸部CT
右肺下叶背段、中叶外侧段及双肺下叶后、内基底段炎症

112

二、初步诊断

1. 双侧肺炎。
2. 脂肪肝。

三、诊疗经过

入院后给予头孢孟多酯钠 + 左氧氟沙星抗感染 4 天，亚胺培南西司他丁钠 + 万古霉素抗感染 3 天，随后更换方案为：伏立康唑抗真菌 + 莫西沙星抗细菌治疗，但病情无好转，仍持续发热（图 10-2）。

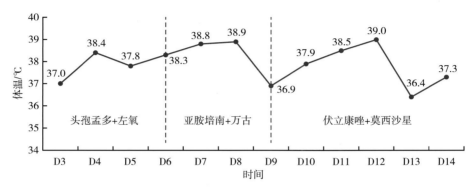

图 10-2　体温变化趋势图（D3～D14）

第一阶段小结

患者因"发热 4 天"入院，起病急，体温波动在 38～39℃，发热以午后和夜间为主，伴头痛、流涕、涕中带血丝，偶有咳嗽、咳白色黏液性痰。体检无特殊。查白细胞计数 $12.58 \times 10^9/L$，中性粒细胞百分比 80.7%，血沉 69mm/h；其余肝肾功能等检查均正常。胸腹部 CT：双肺炎症；脂肪肝。既往有"左侧慢性化脓性中耳炎"手术史。先后给予头孢孟多酯钠 + 左氧氟沙星、亚胺培南西司他丁钠 + 万古霉素、伏立康唑 + 莫西沙星抗感染治疗近 10 天，病情无好转，发热持续。

患者治疗效果不佳，请您在现有资料的基础上，就治疗不佳的原因、诊断与鉴别诊断方面给出一些指导性意见，特别是接下来该做些什么检查？应对策略如何？

专家点评

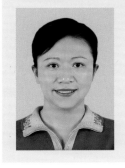

詹　红　中山大学附属第一医院急诊科主任
中国医师协会急诊医师分会委员
中国研究型医院学会急救医学专业委员会常务委员
国家卫生健康委能力建设和继续教育中心急诊学专家委员会委员
中国医师协会住院医师规范化培训急诊专业委员会委员
广东省健康管理学会急诊与灾难医学专科联盟专业委员会主任委员
广东省医学会急诊医学分会副主任委员

患者短期内使用多种广谱的抗菌药物治疗后肺部感染仍未能控制，应考虑是否存在如下原因：

1. 结核杆菌等特殊病原体感染　患者反复午后发热，伴血沉增快，应警惕结核杆菌感染的可能，可行痰培养 + 药敏、痰涂片找抗酸杆菌、PPD 试验、结核杆菌 IgG 抗体等检查进行协诊。

2. 存在肺外感染灶

（1）中耳炎术后继发感染积脓：患者发热伴乳突压痛，应与化脓性中耳炎鉴别。中耳炎行改良乳突根治手术容易继发感染，且术后可能因外耳道口较小，导致脓液不易引流而积存。单纯的内科治疗往往不能控制感染，需同时行脓液引流。可行中耳 CT 进行排查。

（2）中耳炎并发颅内感染：中耳乳突胆脂瘤破坏邻近骨质致细菌容易直接侵犯颅内导致脑脓肿。患者可能因使用过多种抗生素，临床表现可不典型，仅表现为发热、头痛，无其他神经系统症状，可行头部 CT 进行协诊。如为颅内感染，目前使用的广谱抗菌素因血脑屏障的通透性低而使感染难以控制。

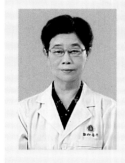

韩继嫒　华中科技大学同济医学院附属协和医院原急诊科主任
《临床急诊杂志》副主编

该病例主要问题在于抗生素的合理选择和使用。由患者的体温曲线变化，我们可以清楚地看到在使用亚胺培南西司他丁钠 + 万古霉素的 3 天后，患者体温在入院第 9 日下降明显，可是医生并没有继续足疗程使用下去，而是紧跟着更换抗生素为伏立康唑 + 莫西沙星，很明显，患者体温又逐渐升高。

治疗不佳的原因：①抗生素没有使用足够疗程；②患者没有明显的真菌感染的依据，使用伏立康唑依据不足。

诊断主要考虑：肺炎。

鉴别诊断：需要考虑慢性化脓性中耳炎复发感染的可能，此外虽然由于患者肺部病变主要局限在下肺，肺部结核感染可能性不大，但是建议还是常规做 PPD 等实验进行排查。

建议做的检查：痰培养、咽拭子培养、耳鼻喉科专科检查包括耳部 CT 扫描、PPD 实验、结核抗体等。

应对策略：可以考虑在伏立康唑 + 莫西沙星的基础上，加强抗革兰氏阳性球菌用药，例如替考拉宁，联用抗生素一周左右时间观察体温变化，同时等待检查结果再进一步调整用药。

由于患者发热持续不退，抗感染治疗无效，同时具有鼻、肺部病变，并可排除其他感染性疾病，考虑非感染性疾病可能性大，应行病理活检。经反复多次鼻、纤支镜下肺活检及 CT 引导下肺穿刺病理活检，病理结果提示：右肺炎性病变，肉芽肿形成，不能排除韦格纳肉芽肿病（图 10-3）。

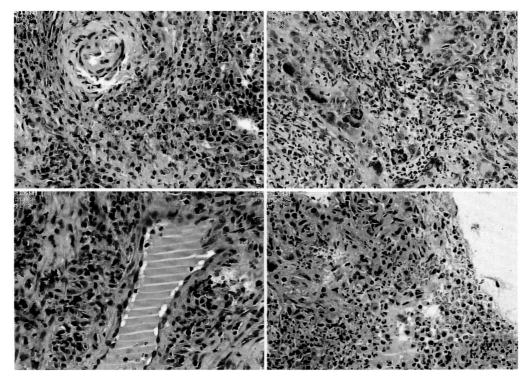

图 10-3　肺穿刺病理活检
血管炎及肉芽肿形成，淋巴细胞、浆细胞浸润明显，符合韦格纳肉芽肿病改变

复查血沉 90mm/h，进一步针对性检查：IgE 671KIU/L（正常值 0～100），CRP 141mg/L（正常值 0～3），cANCA 1：100 阳性，ANA 阳性，结合临床表现，确定诊断为：组织坏死性肉芽肿性血管炎（韦格纳肉芽肿病）。入院第 9 天起予甲强龙 500mg×3 天，40mg×3 天，24mg 口服 + 硫酸羟氯喹片 0.2g，b.i.d. 维持；环磷酰胺（CTX）1g 静脉滴注 +1g/月维持，大剂量丙种球蛋白冲击 3 天。治疗后，发热消退，症状缓解，复查 CT 提示双下肺病灶大部分吸收，右肺中叶病灶明显缩小（图 10-4、图 10-5），予以出院。

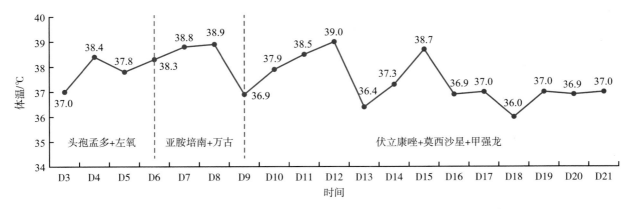

图 10-4　加用甲强龙等免疫抑制剂治疗后体温变化趋势图（D3～D21）

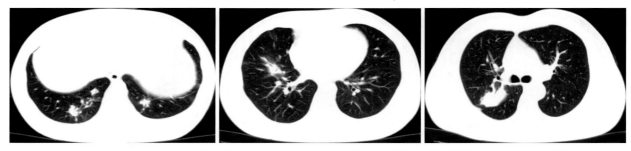

图 10-5　治疗后两肺病变范围较前缩小，边缘较前清楚

2013 年 1 月 5 日（D180），因"头痛 7 天，吞咽困难 5 天"第 2 次入院，入住神经内科。此次起病伴有声音嘶哑、饮水呛咳、耳鸣、涕中带血等症状；胸部 CT 提示双肺病灶增多，出现多个空洞样病变；头颅 MRI 和 MRA 未见异常，腰椎穿刺提示颅内压高：235mmH$_2$O，脑脊液蛋白高：648.1mg/L，右下肢体感诱发电位、左侧听觉诱发电位异常，诊断韦格纳肉芽肿病神经系统浸润。入院第 6 天起，予甲强龙 240mg×3 天，120mg×3 天，80mg×3 天，20mg/d 口服维持；环孢素 50mg b.i.d.，硫酸羟氯喹 0.2g b.i.d.，CTX 0.4g×2 次，甲氨蝶呤（MTX）10mg 鞘内注射；复查 CT 病灶缩小，空洞液体减少（图 10-6、图 10-7）。

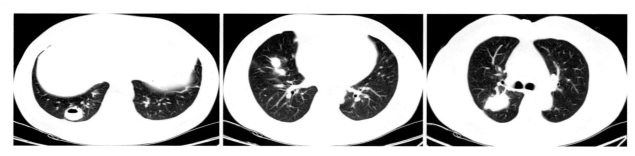

图 10-6　双下肺病变增大、见多个空洞样病变

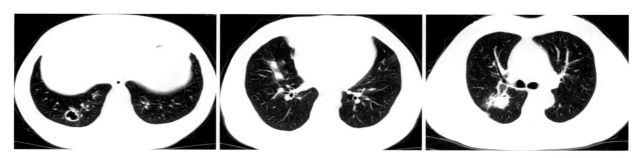

图 10-7　治疗后两肺病变较前缩小，空洞内液体减少

出院后多次因激素减量出现发热、头痛，2013 年 4 月 29 日（D294），因"间断发热、咳嗽、脓涕、头痛 1 年，再发 1 天"第 3 次入院。此前 CTX 总量已达 11.0g。予甲强龙 500mg 再冲击 2 天无好转，出现肺部机会性感染（图 10-8、图 10-9）。

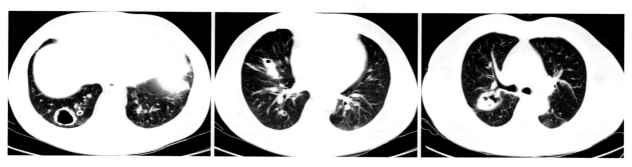

图 10-8　两肺病变及空洞较前增大

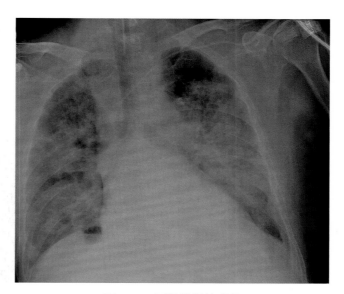

图 10-9　两肺弥漫性病变

四、目前诊断

1. 弥漫性肺部感染。
2. 急性呼吸衰竭。
3. 韦格纳肉芽肿病。
4. 脂肪肝。

第二阶段小结

　　患者发热持续不退，抗感染治疗无效，因同时具有上气道病变，故不能排除非感染性疾病。经多次组织活检，病理提示右肺炎性病变，肉芽肿形成，不能排除韦格纳肉芽肿病（图 10-3），查 cANCA 等指标 1∶100 阳性，ANA 阳性，结合临床表现，确定为组织坏死性肉芽肿性血管炎（韦格纳肉芽肿病）。经免疫抑制治疗，病情好转，双肺病灶大部分吸收。但患者激素依赖，减量即出现发热，肺部病变增多，并发韦格纳肉芽肿病神经系统浸润，长期需要大剂量激素和 CTX 治疗，CTX 总量达 11.0g，最终出现肺部机会性感染。

疾病的诊治时间较长，效果不好，关于此病例的诊断过程以及治疗方法，请问您有什么看法或者好的建议？请不吝赐教。

专家点评

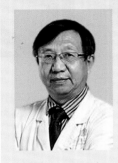

王 仲　清华大学附属北京清华长庚医院全科医学科主任，博士研究生导师
中国医促会急诊急救分会会长
中国医师协会全科医师分会委员
中华医学会全科医学分会慢病学组委员
海峡两岸医药卫生交流协会全科医学分会副主任委员
中国医促会全科医学分会副主任委员
北京医学会急诊医学分会常务委员

患者诊断考虑组织坏死性肉芽肿性血管炎（韦格纳肉芽肿病），经激素和免疫抑制剂治疗后疾病有所控制，但在激素减量过程中出现肺部病变进展并合并神经系统受累表现，增加激素用量和免疫抑制剂效果欠佳，对于诊断过程和治疗方法上有如下建议：

1. 开始诊断考虑组织坏死性肉芽肿性血管炎（韦格纳肉芽肿病）主要有赖于 c-ANCA 阳性和病理诊断，但患者无肾脏受累，即使是韦格纳肉芽肿病也考虑为局限性，应注意在后续治疗中是否出现肾脏受累。

2. 对于疾病反复考虑激素减量过快导致，一般足量激素（1mg/kg）需要至少维持 1 个月再逐渐减量至维持量，这样可以减少激素减量复发的机会。

3. 韦格纳肉芽肿病神经系统受累主要以外周神经病变最常见，多发性单神经炎是主要的病变类型，临床表现为对称性的末梢神经病变。肌电图以及神经传导检查有助于外周神经病变的诊断。患者后来肺部病变加重并合并中枢神经系统受累，腰椎穿刺后发现颅内压增高和脑脊液蛋白升高，对于激素和免疫抑制剂效果不佳，需要注意脑脊液常规和生化结果，并进行病原学检查，关注颅内继发感染的问题，特别注意除外结核感染。

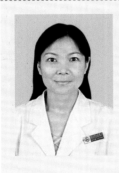

刘雪燕　深圳市人民医院重症医学科主任，博士研究生导师
深圳市重症感染防治重点实验室主任
中国医师协会重症医学医师分会委员
中国病理生理学会危重病医学专业委员会委员
中国老年医学学会重症医学分会委员
中国科技产业化促进会精准医学专业委员会常务委员
广东省医学教育协会重症医学专业委员会副会长
广东省医学会重症医学分会常务委员

韦格纳肉芽肿病（Wegener granulomatosis，WG）临床表现复杂多样，缺乏特异性。诊断主要依据美国风湿病学会 1990 年提出的 WG 的分类标准，符合 4 项标准中的 2 项或 2 项以上时可诊断为 WG。cANCA 阳性对 WG 肉芽肿诊断的特异性达 95%~98%。容易被误诊为慢性鼻炎、鼻窦炎、突发性耳聋、乳突炎、眼眶炎性假瘤、麦粒肿、视神经炎、海绵窦血栓、肺结核、肺癌、淋巴瘤等。该患者 2 月前耳道的感染，考虑为 WG 的首发症状之一。

WG 易复发，治疗周期较长，治疗药物为细胞毒药物（首选 CTX）合用糖皮质激素，给予 CTX 1.0g 冲击治疗，每 3～4 周一次，同时给予每天口服 CTX 100mg。CTX 在病情缓解后服用 1 年，所有器官无活动性病变时停用。CTX 剂量不足或减量过快，易导致复发，同时也要注意肾损害。还可以选用一些低毒性替代药物和预防复发的药物治疗。患者第一次住院治疗成功是勿庸置疑的，但出院后患者用药情况不详，是否有停药及减药过快的情况。第二次住院诊断韦格纳肉芽肿病神经系统浸润，考虑有耳、鼻部的肉芽肿性病变扩展浸润侵犯脑及脑神经。

由于患者长期、大量使用激素及免疫抑制剂治疗，处于继发性免疫抑制状态，会掩盖部分病情，起病隐匿，因而出现机会性感染时大多已病情危重。因此应及早应用抗菌药物以防感染，警惕非细菌性如结核、真菌等感染。患者第三次入院前多次因激素减量出现发热、头痛，说明 WG 病情控制不佳，同时有合并机会性感染的可能，预后极差。

五、病例随访

患者因肺部机会性感染（侵袭性肺曲霉病）治疗无效死亡。

学习心得

韦格纳肉芽肿病是一种全身血管炎性坏死性肉芽肿病，临床表现为全身多组织、多脏器受损的综合征，鼻、肺、肾受损者多见，三者同时受损者，谓之典型的韦格纳肉芽肿病三联征。有资料显示，肺受损达 75%～95%。

韦格纳肉芽肿影像学表现：病变部位多发，可单侧、双侧，双侧多见；病变形态多样，可呈大小不等（0.3～6cm）的结节状影，并可形成厚壁或薄壁空洞，亦可呈渗出性斑片状改变，形态与肺脓肿、肺结核、肺炎、肺癌等相似，无特异性，临床症状与其他肺部疾病亦无特异性区别。

韦格纳肉芽肿病的最终确诊有赖于病理组织形态学诊断。鉴于活检部位局限、取材组织小、人为致组织变态等诸多因素，单部位、单次、单处的活检可导致阴性病理结果。因此，单一部位的 1 次病理检查结果阴性不足以否定韦格纳肉芽肿病的诊断；应多病变部位、多次、多处组织活检，以明确诊断。

激素和免疫抑制剂治疗韦格纳肉芽肿病有效，但患者出现激素依赖，减量即出现发热，肺部病变增多，并发韦格纳肉芽肿病神经系统浸润，长期需要大剂量激素和 CTX 治疗，CTX 总量达 11.0g，最终出现肺部机会性感染。因此，既要达到治疗效果，又要预防并发症出现，需要临床医师细心去权衡和把握。

（常　平　黄林强）

特别鸣谢

中山大学附属第一医院　　　　　　　　　　　　詹　红
华中科技大学同济医学院附属协和医院　　　　　韩继媛
清华大学附属北京清华长庚医院　　　　　　　　王　仲
深圳市人民医院　　　　　　　　　　　　　　　刘雪燕

病例 11　似是而非

患者王××，男性，24岁。因"反复恶心、呕吐4天"于2016年3月23日（D1）收我院急诊科。

一、病史特点

1. 患者青年男性，急性起病，既往体健，从事挖掘机驾驶工作约9年。

2. 入院前4天受凉后出现寒战伴发热，体温最高39.5℃，之后开始出现恶心、呕吐，呕吐物为胃内容物，含胆汁，非喷射性，伴头晕、头痛。就诊我院，遂收入院。

3. 入院查体　BP 90/66mmHg，P 72次/min，T 38.6℃，R 18次/min；神清，颈软；双瞳孔等大等圆，对光反射灵敏。HR 72次/min，律齐，未闻及杂音。双肺呼吸音粗，未闻及明显干湿啰音。腹软无压痛，肝脾肋下未及，肠鸣音正常。双下肢无浮肿。四肢肌力、肌张力正常，病理征（－）。

4. 辅助检查　PCT 5.11ng/mL；CK 88.90ng/mL，CK-MB 2.3ng/mL，TNT 0.031ng/mL；心电图：正常心电图；粪隐血弱阳性；血常规：WBC 5.78×10^9/L，NEUT% 75.5%，Hb 109g/L，头颅CT无特殊。

二、初步诊断

恶心、呕吐待查（急性胃肠炎？）。

三、诊疗经过

入院后予以抗感染（左氧氟沙星、头孢吡肟）及对症支持治疗。患者反复恶心、呕吐，伴头晕。予以奥美拉唑静脉推注、铝碳酸镁口服无好转。D2晨，患者复又恶心、呕吐，伴右上腹疼痛，查体：T 37.3℃，HR 78次/min，R 20次/min。神清，痛苦面容，腹软，右上腹压痛。急查血气示pH 7.29，PCO_2 37.5mmHg，LAC 7.60mmol/L，PO_2 33.75mmHg，HCO_3^- 17.60mmol/L，BE－8.2mmol/l。腹部CT（图11-1）提示大量腹腔积液，脾肿大。

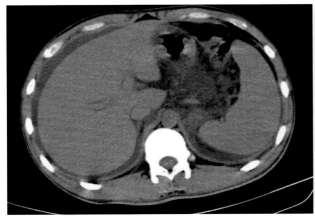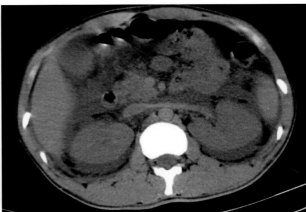

图 11-1　腹部CT（D1）

考虑病情危重，于 D2 晨转入 ICU 继续治疗。入 ICU 后，患者仍有恶心呕吐。查体：T 38.0℃，神清，烦躁，气促，双瞳孔等大等圆，对光反射灵敏，心律齐，未闻及杂音。两肺呼吸音粗，未闻及明显干湿啰音。中下腹压痛，无明显反跳痛，轻度肌紧张，肝脾肋下未及，肠鸣音正常。双下肢无浮肿。四肢肌力、肌张力正常，病理征（－）。心电监护：HR 150～180 次/min（窦律），BP 70～80/40～60mmHg，R 25 次/min，SaO₂ 100%，CVP 2cmH₂O，入院后尿量共 1 000mL；抽血检查示：WBC 23.1×10⁹/L，NEUT% 57.1%，L% 19.1%，Hb 203g/L，PLT 14×10⁹/L，PT 18.1s，APTT 71.5s，FIB 1.06g/mL，D-二聚体 1.59mg/L，抗凝血酶活性 6，ALT 441U/L，AST 912U/L，TBIL 15.9 μmol/L，DBIL5.8μmol/L，ALB 30.2g/L，血 Cr 36 μmol/L，CK 1 499U/L，CKMB 67U/L，PCT 11.28 ng/mL，CRP 20mg/L，铁蛋白 40 600μg/L，β₂ 微球蛋白 9.18 mg/L。予以液体复苏及血管活性药物（羟乙基淀粉、白蛋白、去甲肾上腺素），抗炎（甲强龙、丙种球蛋白），改善凝血功能（输血浆），抗感染（美罗培南），禁食，胃肠减压，保肝、制酸护胃、抑酶等治疗；同时予诊断性腹腔穿刺进一步明确病因，患者血象异常请血液科会诊协助诊疗。

腹腔穿刺结果：

引流液呈黄色，李凡他试验（＋），WBC 130×10⁹/L，腺苷脱氨酶 9U/L，蛋白定量 29.1g/L，葡萄糖 5.81mmol/L，氯化物 102mmol/L。

D2 下午复查抽血示：WBC 40.7×10⁹/L，NEUT% 50.4%，L% 24.5%，Hb 157g/L，PLT 16×10⁹/L，ALT 1 301U/L，AST 2 955U/L，TBIL 23.7μmol/L，DBIL 15.9μmol/L，ALB 27.1g/L，血 Cr 157μmol/L，CK 2 971U/L CKMB 151U/L。

血液科会诊考虑诊断：血小板降低，肾功能异常，凝血异常（DIC 待排）。

建议：①患者目前血小板降低，DIC 不能排除；②建议完善骨髓穿刺，排除血液系统疾病；③完善风湿免疫指标、肿瘤指标等寻找继发因素；④完善网织红细胞计数、铁蛋白含量及 Coomb's 试验等检查；⑤建议补充纤维蛋白原、凝血因子、血浆及血小板等予以支持治疗；⑥动态密切监测血常规、凝血功能、肝肾功能。继续同前治疗。

第一阶段小结

患者青年男性，急性起病，因"恶心、呕吐 4 天"就诊，入院后考虑脓毒症休克，予以抗感染、扩容后至入院第二天下午，休克基本得到纠正。该患者症状表现为感染性疾病，结合血小板极低、肝功能、肾功能异常，考虑感染源和感染部位何在？诊断思路如何？

专家点评

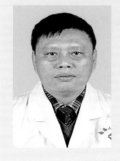

梁福攸　佛山市南海区人民医院急危重症大科主任
南海区名西医
广东省医学会重症医学分会委员
广东省医师协会重症医学医师分会委员
广东省临床医学学会临床重症医学专业委员会常务委员
佛山市医学会重症医学分会副主任委员
南海医学会重症医学分会主任委员

支持脓毒血症，应考虑胃肠道感染或腹腔感染。病原体考虑病毒感染、特殊病原体感染或严重细菌感染导致免疫抑制。注意以下疾病的鉴别：

1. 伤寒，典型的临床表现包括持续高热，全身中毒性症状与消化道症状、相对缓脉、玫瑰疹、肝脾肿大、白细胞减少。肠出血、肠穿孔是可能发生的最主要的严重并发症。

2. 腹腔感染导致门静脉血栓形成。门静脉血栓形成，急性型，发病突起，有剧烈腹痛、腹胀和呕吐，主要因胃肠淤血所致；若血栓繁衍至肠系膜上静脉，则可有腹膜炎或麻痹性肠梗阻的表现；若血栓蔓延至门静脉主干及肝内分支则可出现大量腹腔积液。

3. 特殊病原体感染导致全身多器官功能受损。

4. 患者多器官功能受损出现较早，注意了解发病时天气及工作环境情况，排除严重中暑可能。

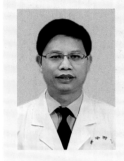

卿国忠　南华大学附属第一医院原急诊部主任
中华医学会急诊医学分会委员
中国医师协会急诊医师分会急诊危重症专业委员会委员
湖南省医学会急诊医学专业委员会副主任委员
湖南省中医药和中西医结合学会急诊医学专业委员会副主任委员
湖南省病理生理学会危重病专业委员会副主任委员

考虑重症感染、脓毒症休克、多器官功能障碍综合征（MODS）、乳酸酸中毒等。

引起感染的原因首先考虑急性化脓性胆管炎或门静脉炎，但影像学不支持。其次考虑重症急性胰腺炎、化脓性阑尾炎，但缺少淀粉酶和B超结果。当然也可能是全身性感染疾病所致，如伤寒、疟疾、恙虫病等。患者发热、脾大、腹腔积液、铁蛋白和D-二聚体增高也要考虑非感染性疾病，如恶性淋巴瘤、肠系膜动脉栓塞、血栓性血小板减少性紫癜（TTP）、POMES综合征、Evans综合征、中毒等，但目前依据不足。

因此建议仔细询问病史及体查，重点检查有无皮肤改变（如色素沉着、焦痂、溃疡），进一步完善血培养、胸腹部增强CT、胆道MRCP、肠系膜CTA、血尿淀粉酶、尿本周蛋白、溶血全套、骨髓检查、DIC全套、Coomb's试验、$CD4^+/CD8^+$、vWF-CP和ADAMTS13测定、肥达反应、肿瘤标志物等以协助诊断。

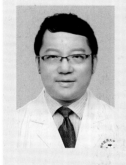

林新锋　广州中医药大学第一附属医院重症医学科主任
中国中西医结合学会重症医学专业委员会常务委员
广东省中医药学会重症医学专业委员会主任委员
广东省中西医结合学会重症医学专业委员会副主任委员
广东省肝脏病学会重症医学专业委员会副主任委员
广东省临床医学学会临床重症医学专业委员会副主任委员
广东省医学教育协会重症医学专业委员会副主任委员

从提供的有限资料分析，患者由于严重感染导致脓毒性休克的诊断是成立的，感染部位首先考虑消化系统，尤其不能排除胆道感染的可能。

接下来的检查必须围绕着消化系统特别是肝胆方面来进行，建议行全腹增强CT，由于白细胞升高太快，要注意排除有没有胆道寄生虫、胆道穿孔及化脓性胆囊炎的可能。在抗生素选择方面，建议使用在胆汁中分布浓度更高的药物如泰能等，建议在加强有效抗感染的基础上使用抗炎药物如乌司他丁及加强免疫支持。

D3 查血常规示：血红蛋白下降和淋巴细胞升高，予以输血浆支持治疗，余治疗同前。考虑患者白细胞异常升高，血红蛋白、血小板下降明显，胸腔、腹腔大量积液，M3 型白血病不能排除，结合骨髓穿刺报告：①分布：各细胞系比例有异常；粒细胞比例偏低；淋巴细胞比例偏高。②表型：细胞比例约为 1.0%，主要表达髓系细胞标志；淋巴细胞比例偏高，其中 B 细胞比例 9.5%，T 细胞比例 85.6%，T 细胞主要表达为 CD7$^+$、cCD3$^+$、CD3$^+$、CD8$^+$、CD2$^+$ 及 CD5$^+$。③异常表型：无。④考虑诊断：请结合临床、形态学、细胞遗传学等综合判断。骨髓涂片示：①骨髓增生明显活跃，粒红比例增高，巨系增生呈成熟延迟；②涂片可见 7% 异常淋巴细胞，建议密切随访。再次请血液科会诊。

血液科会诊意见：结合骨髓穿刺报告不考虑 M3 型白血病。患者以发热、呕吐、腹泻入院，出现血细胞减少，凝血异常，肝功能、肾功能损害，铁蛋白升高，白细胞介素-2 受体显著增高，经抗生素及激素治疗后好转（图 11-2、图 11-3）。CT 示脾大。骨髓增生活跃，见 7% 异常淋巴细胞。皮肤黏膜仍可见多处淤斑，巩膜轻度黄染，颈部可触及多个小淋巴结。肝脾肋下未触及。诊断：感染性休克（恢复期），EBV 感染相关嗜血综合征待排。建议完善 EBV 相关检测，自身抗体检测；继续抗感染治疗，继续使用激素治疗。

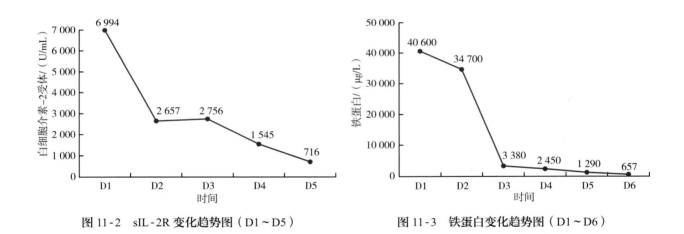

图 11-2　sIL-2R 变化趋势图（D1～D5）　　　　图 11-3　铁蛋白变化趋势图（D1～D6）

完善病毒全套检测，结果提示 EBV-DNA 458U/mL（+），EBV-DNA 扩增阳性，故考虑 EB 病毒感染。结合患者骨髓报告特点、发热超过 1 周且热峰大于 38.5℃、脾肿大、血细胞两系减少、低纤维蛋白原血症等考虑患者噬血细胞综合征诊断成立。

第二阶段小结

患者考虑 EB 病毒感染、EB 病毒感染性噬血细胞综合征，予以激素治疗：地塞米松 10mg q.12h.、丙种球蛋白 20g（D5 起），监测铁蛋白及 IL-2，逐步、谨慎减少激素及丙种球蛋白用量。经治疗后，患者各项指标均见好转，皮肤黏膜淤斑消退。EB 病毒感染能否解释患者症状、体征及检验异常？

专家点评

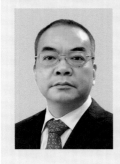

张永标 中山大学中山医学院急诊医学系副主任
中山大学附属第三医院急诊科主任
中山大学附属第三医院粤东医院急诊科双聘学科带头人
中国医师协会急诊医师分会委员
中华医学会急诊医学分会抗感染学组委员
广东省医学会急诊医学分会副主任委员
广东省医师协会急诊医师分会副主任委员

噬血细胞综合征（HPS）又称噬血细胞性淋巴组织细胞增生症（HLH），可分为原发性和继发性。前者原发于基因缺陷，后者继发于感染（尤其是EBV）、自身免疫性疾病和肿瘤。根据现时临床采用的2004年国际组织细胞协会制定的HLH诊断标准，该病例HLH诊断成立，且EBV-DNA血清阳性，考虑为EBV感染相关性HLH。由于成人EBV感染相关性HLH常同时合并有淋巴瘤，因此该患者不排除同时存在恶性肿瘤尤其是淋巴瘤可能，建议对患者进行颈部淋巴结活检、鼻内镜和全身PET-CT扫描检查。EBV感染的靶细胞为B细胞、T细胞、NK细胞和上皮细胞，呈复制性感染和潜伏性感染两种方式。在病毒活动性复制过程中可累及全身各系统和脏器，临床表现复杂多样，缺乏特异性。EBV感染相关性HLH基本可解释患者的发热、消化道症状、胸腹腔积液、肝肾功能及凝血功能异常、贫血、脾大、高铁蛋白血症、D-二聚体及β_2微球蛋白升高等表现，但患者在入院后出现WBC、PCT明显升高和休克表现，因而不排除混合细菌感染可能，建议行血培养和胸部CT扫描。

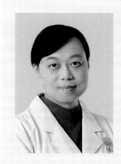

林珮仪 广州医科大学附属第二医院原急诊科主任
中华医学会急诊医学分会青年委员
广东省医学会急诊医学分会常务委员
广东省医师协会急诊医师分会副主任委员
广州市医学会急诊医学分会副主任委员
广州市急诊医学医疗质量控制中心副主任
广州市院前急救管理专家委员会委员

患者噬血细胞综合征诊断不成立，EB病毒感染不能解释患者症状、体征及检验异常，理由如下：①如果从未有血细胞减少，则考虑传染性单核细胞增多症，如有血细胞减少（两系或三系），骨髓、脑脊液、渗出液有噬血细胞现象，才考虑噬血综合征（HPS或HLH），两者均与EB病毒感染有关，但都需进一步观察，必要时行淋巴结活检，排除非霍奇金淋巴瘤（NHL）；②至于M3，从血象特点、自然病程、临床表现（出血不明显）不支持，如果骨髓PML/RARa阴性基本可排除；③如果诊断HPS，则需早期足量使用依托泊苷，当然可联合环孢素A及地塞米松；如EB病毒相关的HPS，早期用依托泊苷尤为重要，难治性的有时需行异基因移植以达到长期缓解，甚至治愈。

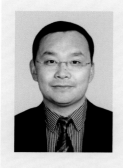

宋振举　复旦大学附属中山医院副院长、急诊科副主任，博士研究生导师
国家重点研发计划首席科学家
上海市公共卫生优秀学科带头人
上海市急危重症临床医学研究中心主任
复旦大学应急救援与急危重症研究所所长
中华医学会急诊医学分会第九届青年委员会副主任委员
中国医药教育协会急诊医学专业委员会副主任委员

　　首先考虑感染性发热。患者有大量腹腔积液，腹腔积液常规 WBC 明显升高、肝酶和胆红素升高，提示存在腹腔感染、急性腹膜炎，但感染部位和病原体不明确（胰腺炎要排除）。同时患者出现明显的血压下降、血液浓缩、乳酸升高、CVP 明显降低、尿量减少等表现，考虑存在混合型休克（低血容量和脓毒性休克），并合并多脏器功能不全（肝损、凝血异常、横纹肌溶解等）。另外，患者出现明显的消化道症状、肝功能损伤、凝血功能异常、横纹肌溶解、休克，要考虑到急性中毒的可能。可以根据病史以及相关毒物的检测进行鉴别。

　　要考虑 EB 病毒感染可能，但很难用 EB 病毒感染解释患者最初的临床表现。EB 病毒感染与患者的免疫功能下降相关，该患者存在休克、MODS、免疫功能下降，易罹患 EB 感染。因此，EB 病毒感染考虑为继发感染可能。

　　根据患者的初步诊断，给予积极的液体复苏、抗感染治疗以及输注血浆、补充纤维蛋白原等对症支持治疗是恰当的。抗炎治疗（如丙种球蛋白）的应用值得商榷，丙种球蛋白对于免疫性血小板降低效果明显，对于消耗性血小板减少无效。病程中红细胞直线下降，若能排除失血性贫血，要考虑是否存在溶血的可能，但缺乏相应的实验室检查来进一步佐证。

　　患者尿量持续偏多，4 000 ~ 12 000mL/d，约持续 10 天（D5 ~ D15 左右），肾内科会诊考虑尿崩症（原因待查，肾性尿崩可能），因患者有急性肾损伤，可酌情予以氢氯塞嗪 25mg b.i.d. 纠正。其后经对症支持治疗，入院 D15 起尿量逐渐减少，入院 D19 起尿量基本正常（2 000 ~ 3 000mL/d）。

　　其他相关检查指标见图 11-4 ~ 图 11-10。

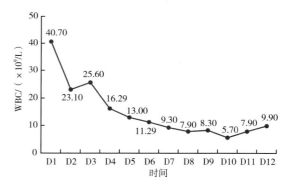

图 11-4　白细胞计数变化趋势图（D1 ~ D12）

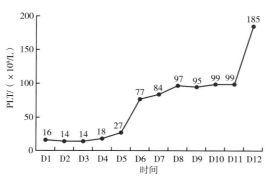

图 11-5　PLT 变化趋势图（D1 ~ D12）

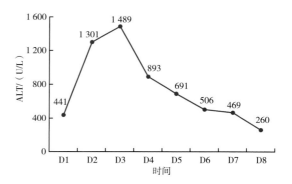

图 11-6　ALT 变化趋势图（D1 ~ D8）

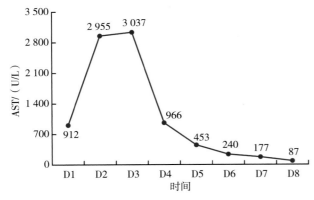

图 11-7　AST 变化趋势图（D1～D8）

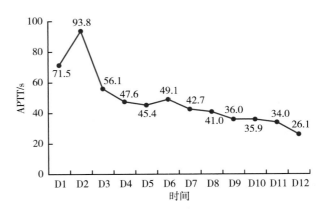

图 11-8　APTT 变化趋势图（D1～D12）

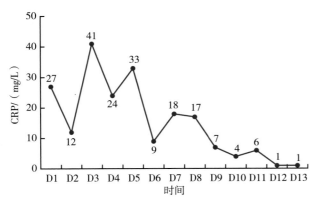

图 11-9　CRP 变化趋势图（D1～D13）

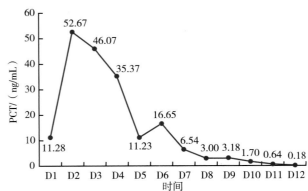

图 11-10　PCT 变化趋势图（D1～D12）

第三阶段小结

　　患者病情稳定后转入普通病房，复查骨髓穿刺（−）；外送汉坦病毒检测阳性，结合患者病史，考虑肾综合征出血热。后患者一般情况可，各项指标好转至正常，于 D22 出院。出 ICU 诊断：EB 病毒感染？ EB 病毒感染相关性噬血细胞综合征与 EB 病毒感染和汉坦病毒感染的关系如何？您认为的最终诊断？谢谢！

专家点评

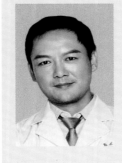

方　明　中山市第五人民医院院长，博士研究生导师

中华医学会急诊医学分会心脑血管病学组委员

广东省健康教育协会副会长

广东省医学教育协会重症医学专业委员会副主任委员

广东省基层医药学会急诊医学专业委员会副主任委员

广东省基层医药学会县区医院分会副主任委员

广东省基层医药学会医院医务管理专业委员会副主任委员

广东省医师协会急诊医师分会常务委员

广东省医院协会医院行政管理专业委员会常务委员

　　患者汉坦病毒阳性，是流行性出血热的特异病毒；根据对症状的描述及实验室检查的结果，如白细胞增高，异性淋巴细胞增多，血小板下降，凝血改变，纤维蛋白原下降，肝损，肾功能损害，尿量演变特点等，均可不同程度由该诊断解释。病历资料中欠缺尿常规检查，无典型"三红、三痛、皮疹"等症状体征描述，以及近 1~2 周病史挖掘呼应，但病程演变符合流行性出血热的规律，尤其是转归良好，故倾向该诊断。

　　EB 病毒为 95% 以上成人携带，由其感染引发的噬血细胞综合征多发生在小儿或免疫缺陷患者，患者青壮年，无特殊疾病史，且 EBV-DNA 水平不甚高，个人不建议过多考虑 EB 病毒相关疾病。

学习心得

　　这是一例以持续高烧 4 天伴胃肠道症状从外院转至我院急诊的年轻男性，平时身体健康，唯一与发病相关的病史就是从事在郊区开挖土机的工作。病情变化出现在 D2，表现为脓毒性休克的症状，但感染源不明，经积极复苏抗休克治疗后当天下午患者的病情就有所好转，该患者在病程中出现了两个比较特殊的事件，一是在早期就出现了两系明显下降（血红蛋白降至 120g/L 突然降至 60g/L，血小板低于 2 万），另一是在病程后期出现尿崩症。对于该患者的诊断也是一波三折，最初的诊断考虑"脓毒性休克"，但是感染源无法明确，当患者出现两系明显下降，结合高铁蛋白升高、纤维蛋白下降、可溶性 CD25 增高等检测考虑 EB 病毒感染引起的噬血细胞综合征，给予激素治疗，当患者出现尿崩并且汉坦病毒阳性时最终诊断"肾综合征出血热"。

　　回顾复习该患者的病史和体检，发现患者入院时有头痛、腹痛，面部和胸部有许多出血点（当时考虑血小板低造成），又在郊区从事挖土机的工作，所以在采集病史时不能忽视与疾病可能相关的个人史和生活史，也不能轻视体格检查中的每个细节；不能只停留在"脓毒性休克"和"嗜血综合征"的病理生理诊断，应挖掘其根本的病因诊断；虽然大城市的传染性疾病发生率不高，急诊科医生仍需掌握常见传染病的诊治流程。结合该病例的诊治，深有体会。

（吴增斌　潘曙明）

特别鸣谢

佛山市南海区人民医院　　　　梁福攸

南华大学附属第一医院　　　　卿国忠

广州中医药大学第一附属医院　林新锋

中山大学附属第三医院　　　　张永标

广州医科大学附属第二医院　　林珮仪

复旦大学附属中山医院　　　　宋振举

中山市第五人民医院　　　　　方　明

病例 12　守得云开见月明

患者黄××，女性，25岁，因"发现尿蛋白阳性5年，胸闷气促2周"，于2022年10月9日（D1）入住我院风湿免疫科。

一、病史特点

1. 青年女性，急性病程。
2. 患者5年前体检发现"尿蛋白＋＋"，后经肾穿刺检查确诊"系统性红斑狼疮（SLE）、狼疮型肾炎（Ⅳ型＋Ⅴ型）"，先后断续服用泼尼松、他克莫司等治疗。2周前，患者咽痛后开始出现胸闷、气促，伴全身乏力，症状持续不缓解并逐渐加重，当地医院查胸部CT示"双肺散在多发斑片状、云絮状密度增高影，考虑双肺散在多发间质性炎症，尚不除外合并病毒性肺炎可能"，为进一步诊治来我院就诊。
3. 既往史　高血压病史，规律服用硝苯地平控释片（30mg q.d.）；余无特殊既往史。
4. 入院体检　T 37.8℃，P 121次/min，R 34次/min，BP 110/71mmHg。神志清楚，双肺呼吸音粗，双肺底闻及散在湿啰音。心音正常，心率120次/min，心律齐，未闻及心包摩擦音。腹部柔软，轻压痛，无反跳痛，未触及包块。
5. 辅助检查
血常规：WBC $9.22 \times 10^9/L$，NEUT $7.82 \times 10^9/L$，PLT $228 \times 10^9/L$，Hb 99g/L。
感染指标：CRP 169.61mg/L，PCT 0.81ng/mL，IL-6 346pg/mL，真菌-D-葡聚糖 197.4pg/mL。
肝功能：TBIL 7.7μmol/L，DBIL 1.5μmol/L，AST 9U/L，ALT 30U/L。
肾功能：血Cr 148.65μmol/L，BUN 9.84mmol/L。
凝血指标：INR 1.12，PT 14.1s，FIB 7.45g/L，APTT 39.8s，D-二聚体 3 090ng/mL。
心功酶：CK 343U/L，CK-MB 13.5U/L，NT-proBNP 4 709pg/mL，TNT-HS 133pg/mL。

二、初步诊断

1. 系统性红斑狼疮。
2. 肺部感染。
3. 狼疮性肾炎（Ⅳ型＋Ⅴ型）。

三、诊疗经过

患者SLE病史，2周前出现胸闷气促，外院查CT提示双肺多发间质性炎症，结合长期使用免疫抑制剂病史，存在真菌或病毒感染可能，予"美罗培南（1g q.8h.）＋卡泊芬净（50mg q.d.，首剂70mg）＋复方磺胺甲噁唑（960mg q.6h.）＋更昔洛韦（150mg q.d.）"抗感染、泼尼松（25mg q.d.）＋静脉用人免疫球蛋白（5g q.d.）控制SLE、储氧面罩吸氧等对症支持治疗（表12-1）。

D1～D3患者反复发热，体温最高38.9℃，伴有呼吸急促，改用高流量湿化治疗仪给氧，查胸片提示双肺炎症渗出（图12-1），为明确肺部感染病原学，完善血培养、支气管肺泡灌洗液（BALF）

培养、血 EB 病毒、CMV 病毒、结核抗体、支原体抗体均回报阴性，并进一步完善 BALF-mNGS。D3 停用口服泼尼松改为静脉滴注甲强龙 40mg q.d. 控制原发病。

表 12-1 抗生素、激素方案（D1~D4）

D1~D2	D3	D4
美罗培南 1g q.8h.		
卡泊芬净 50mg q.d.，首剂 70mg		
复方磺胺甲噁唑 960mg q.6h.		1 440mg q.6h.
		利奈唑胺 0.6g q.d.
更昔洛韦 150mg q.d.		
泼尼松 25mg q.d.	甲强龙 40mg q.d.	

患者气促、胸闷持续存在，D4 复查胸片（图 12-1）提示双肺广泛渗出，双侧少量胸腔积液，肺部感染进展，同日 BALF-mNGS（表 12-3）回报：耶氏肺孢子菌（序列数 1 898 322）、金黄色葡萄球菌（3 313），因此，复方磺胺甲噁唑的剂量由 960mg q.6h. 针对性调整为 1 440mg q.6h.，同时加用利奈唑胺 0.6g q.d. 抗球菌治疗。

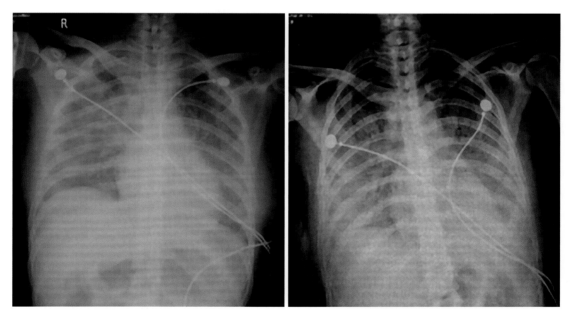

图 12-1 我院胸部正位片（D2、D4）

D2：双肺纹理增粗、模糊，见散在小斑片状淡薄阴影，提示双肺炎症渗出。

D4：双肺纹理增粗、模糊，双肺见散在斑片状阴影，提示双肺广泛渗出，双侧少量胸腔积液。

D5：患者逐渐进展为呼吸困难，SpO_2 进行性下降至 34%，予床边气管插管、呼吸球囊辅助通气后转重症监护室（ICU）治疗。

ICU 予呼吸机辅助通气，吸氧浓度 100% 条件下，血氧饱和度 95%，血气提示 pH 7.194，PO_2 118mmHg，PCO_2 53.4mmHg，氧合指数为 118mmHg，完善胸部 CT（图 12-2）提示双肺弥漫性间质病变，已进展为重症肺炎、急性呼吸窘迫综合征，为改善患者氧合，进行俯卧位通气。

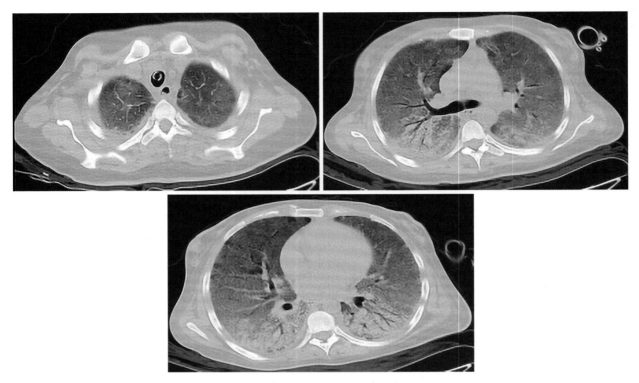

图 12-2　胸部 CT 平扫（D5）
双肺弥漫性磨玻璃影及斑片状实变影，另见散在小叶间隔增厚

　　患者呼吸机辅助通气下（P-SIMV，FIO$_2$ 100%，R 20 次/min，PEEP 8cmH$_2$O，PS 18cmH$_2$O），行俯卧位通气后复查血气提示 pH 7.246，PO$_2$ 86.3mmHg，PCO$_2$ 51.1mmHg，氧合指数为 86.3mmHg，BE −5mmol/L，乳酸 1.8mmol/L，病情进一步恶化，考虑到目前呼吸支持条件高，D6 14：00 经家属同意开始行 VV-ECMO 治疗。

　　同时患者每小时尿量只有 20～30mL，肌酐 124.94μmol/L，考虑存在急性肾损伤可能，D7 启动 CRRT 治疗。

　　转入 ICU 后，患者仍有低热，体温最高 37.3℃，WBC 3.64×10^9/L，PCT 2.45ng/mL，CRP 207mg/L，IL-6>5 000pg/mL，血 mNGS（表 12-3）提示耶氏肺孢子菌（1 492）、病毒感染，为加强覆盖血源性感染及病毒感染，D7 停用利奈唑胺，改用万古霉素（1g q.12h.）及阿昔洛韦（300mg q.12h.）。抗生素、激素用药方案见表 12-2。

表 12-2　抗生素、激素方案（D5～D26）

D5～D6	D7～D13	D14～D24	D25～D26
	美罗培南 1g q.8h.		
	卡泊芬净 50mg q.d.		
	复方磺胺甲噁唑 1 440mg q.6h.		1 440mg q.8h.
	更昔洛韦 300mg q.12h.		
利奈唑胺 0.6g q.d.			
	万古霉素 1g q.12h.		
	泼尼松 15mg q.d.		

　　D7～D23 患者 WBC、PCT、CRP、IL-6 逐渐下降至稳定，血及 BALF-mNGS 的耶氏肺孢子菌序列数明显下降（表 12-3），反复痰培养阴性，D23 复查胸部 CT 提示肺部磨玻璃影较前明显吸收（图 12-3），提示肺部感染明显改善，D24 体外膜氧合（ECMO）流量 3L/min，ECMO 氧浓度 30%，血气提示 pH 7.323，PO_2 185mmHg，PCO_2 44.3mmHg，氧合指数为 462.5mmHg，予撤除 ECMO。为方便继续 CRRT 治疗，仍留置左股静脉血透管。

　　撤除 ECMO 后，患者突发高热，体温最高 40℃，感染指标较前升高：PCT 1.11ng/mL，CRP 108.2mg/L，IL-6 216.6pg/mL，不排除肺部感染加重，但 D26 复查胸部 CT 见双肺渗出较前吸收（图 12-3）。

表 12-3　血及 BALF-mNGS 结果（序列数，D1～D26）

标本	日期	耶氏肺孢子菌	金黄色葡萄球菌	阴沟肠杆菌复合群	细环病毒	人类疱疹病毒4型	人类疱疹病毒5型	人类疱疹病毒6B型	人类疱疹病毒7型	SEN病毒
BALF	D3	1 898 322	3 313	32	12 130		2 327	821	2 304	
	D12	4 702			6 621	904				
血液	D7	1 492				1				9
	D12	14 232			9 360	214				
	D14	3 590			12 590	59				
	D22	143			14 060	29				

注：日期为 mNGS 报告日期。

D11

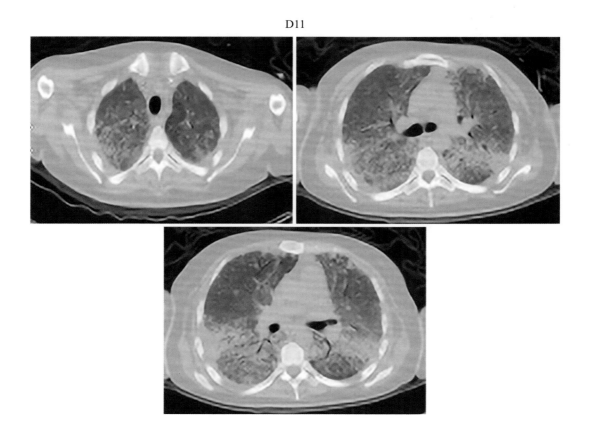

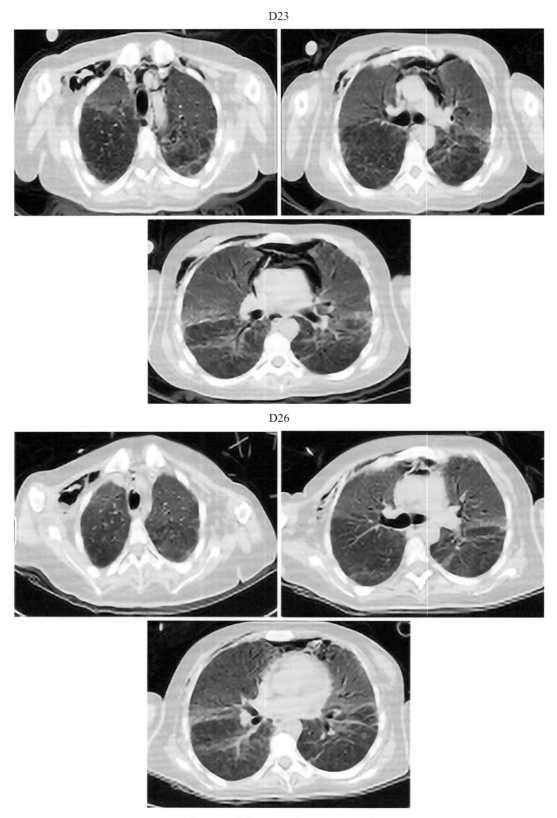

图 12-3　胸部 CT 影像（D11～D26）

D11：双肺弥漫性磨玻璃影及斑片状实变影；小叶间隔弥漫增厚，呈网格状改变，较前进展；D23：双肺弥漫性磨玻璃影及斑片状实变影，较前稍吸收。前纵隔、颈部、右侧胸壁皮下及肌间隙见多发积气影；D26：双肺弥漫性磨玻璃影及斑片状实变影，较前吸收。小叶间隔弥漫增厚，呈网格状改变患者 D1 ~ D26 体温、感染及氧合指数见图 12-4 ~ 图 12-10。

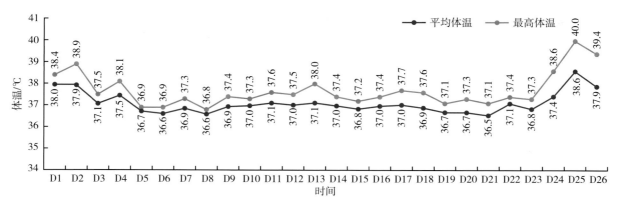

图 12-4 体温变化趋势图（D1 ~ D26）
平均体温为每天 24 次（每小时测一次）体温的平均值

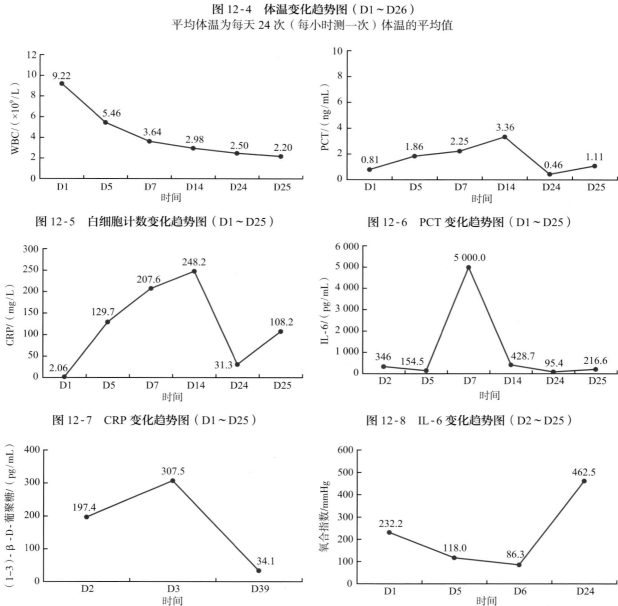

图 12-5 白细胞计数变化趋势图（D1 ~ D25）

图 12-6 PCT 变化趋势图（D1 ~ D25）

图 12-7 CRP 变化趋势图（D1 ~ D25）

图 12-8 IL-6 变化趋势图（D2 ~ D25）

图 12-9 真菌 D 葡聚糖变化趋势图（D2 ~ D39）

图 12-10 氧合指数变化趋势图（D1 ~ D24）

第一阶段小结

患者青年女性，急性起病，以胸闷、气促为首发表现，CT提示双肺弥漫性磨玻璃影及斑片状实变影，血及肺泡灌洗液mNGS均提示耶氏肺孢子菌感染，本阶段予ECMO、机械通气、CRRT支持以及抗感染、激素、抗凝等积极治疗后病情好转，并于D24撤除ECMO。

撤除ECMO后次日，患者突发高热，体温最高40℃，感染指标较前升高：PCT 1.11ng/mL，CRP 108.2mg/L，IL-6 216.6pg/mL，不排除肺部感染加重，但D26复查CT见双肺渗出较前吸收。请教：

综合上述诊疗过程，D25~D26再次高热的原因考虑为感染性还是非感染性？下一步建议采取哪些诊疗措施？

专家点评

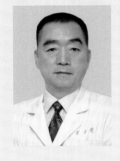

秦历杰　河南省人民医院急危重症党总支书记/急诊医学科主任
中华医学会急诊医学分会第十届委员会委员
中国医师协会急诊医师分会常务委员
北京急诊医学学会中国急诊专科医联体副主席
中国医疗保健国际交流促进会急诊医学分会副主任委员
河南省医学会急诊医学专业委员会第七届主任委员
河南省急诊医疗质量控制中心主任委员

患者女性，25岁，SLE病史。长期服用泼尼松、他克莫司，肺部感染住院。诊断、治疗正确，病情好转稳定，D25~D26出现高热，降钙素原、C反应蛋白均有升高。考虑感染可能，不排除临床其他因素引起的发热。

治疗上，建议针对耐碳青霉烯类的肠杆菌，如：肺炎克雷伯菌、肠埃希菌、鲍曼不动杆菌等给予相应抗感染治疗，建议治疗三天后根据病原学调整抗生素。如无病原学依据可考虑非感染相关发热可能，根据临床症状体征变化综合判断。

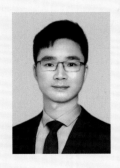

黄伟平　广东省人民医院重症监护一科主任医师
中华医学会急诊医学分会抗感染学组委员
广州市医学会重症医学分会委员
美国VCU Weil重症医学研究所访问学者
华南理工大学医学院兼职教师

青年女性，既往SLE病史，此次以"胸闷、气促"为主诉入院，经检查明确存在耶氏肺孢子菌、金黄色葡萄球菌及病毒感染，积极抢救治疗后，病情明显改善，撤除ECMO后出现高热，同时炎性指标也升高，考虑患者此时再次出现高热的原因为感染加重可能性大。接下来需积极寻找感染部位及病原微生物。

感染部位：依患者病情，目前感染部位主要考虑肺部、血液、导管相关性及尿路。继续送痰、尿、血培养，随访胸部影像学。患者留置管道较多，导管相关性感染风险大，建议做好三管评估，尽早拔除不必要的导管同时送检培养。

病原微生物：患者长期使用免疫抑制剂，免疫力低下，结合患者白细胞持续偏低，病毒和真菌感染的风险大。在目前广覆盖抗感染方案下，患者仍有发热，真菌 G 试验偏高，建议再送 mNGS 检查，明确有无新发病原微生物感染。

同时要完善风湿免疫相关指标，警惕狼疮活动性发热的可能。当然，也存在 ECMO 治疗时对体温的干预作用，从而掩盖了患者的真实体温，撤离 ECMO 后患者的高热就显现出来了。

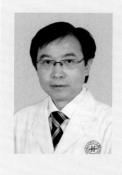

乐　胜　惠州市中心人民医院急诊科副主任，EICU 主任
广东省医学会应急（灾难）医学分会常务委员
广东省医院协会医院重症医学管理专业委员会委员

患者主要诊断为"SLE、重症肺炎（耶氏肺孢子菌感染）、重症 ARDS"等，经积极治疗后症状好转并顺利撤除 ECMO，撤除 ECMO 次日出现高热，复查炎症指标升高，此次高热原因需考虑：

1. 感染性因素　这是此次高热首要考虑原因，因患者肺部氧合明显改善、炎症渗出病灶进一步吸收，高热原因不考虑肺部感染病灶反复或加重相关。需注意并发血流感染，尤其是导管相关性血流感染。患者在给予卡泊芬净治疗过程中，真菌 D 葡聚糖再次升高，需考虑卡泊芬净不敏感的侵袭性曲霉或毛霉菌感染，建议血培养、复查 G 试验和 GM 试验。拔除留置的股静脉透析管路并行导管尖端培养，明确是否合并导管相关性血流感染。

2. 非感染因素　患者有 SLE，严重感染，治疗期间粒细胞进行性下降，需注意排除合并继发性噬血细胞综合征，可以完善骨髓穿刺活检，NK 细胞活性及可溶性 CD25 测定等检查来明确。此外，也需注意 SLE 急性发作或并发狼疮危象，建议复查 dsDNA、补体、ANA、抗 ENA 抗体谱。

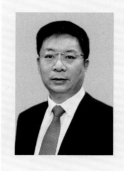

孙同文　郑州大学第一附属医院急诊党支部书记、综合 ICU 主任
国务院政府特殊津贴专家、河南省优秀专家、中原领军人才
Intensive Care Research 主编
中国研究型医院学会危重医学专业委员会主任委员
中国医药教育协会重症医学专业委员会副主任委员
国家卫健委医院感染控制标准委员会委员
《中华卫生应急电子》副总编辑
《中华急诊医学杂志》编委、WJEM 编委

患者撤除 ECMO 后连续 2 天出现发热，最高体温高达 40℃，首先考虑非感染因素，患者基础疾病是 SLE，活动性 SLE 会出现高烧，前期行 ECMO 和 CRRT 治疗本身有物理降温的作用，

所以没有出现发热，撤除 ECMO 患者出现高热是 SLE 活动的结果，建议复查 SLE 相关指标，明确是否狼疮活动。

感染因素也有可能，患者应用激素、广谱抗生素（美罗培南＋万古霉素），且有侵入性的操作治疗 ECMO 和 CRRT，有发生耐碳青霉烯革兰氏阴性杆菌或耐万古霉素肠球菌血流感染的风险，且有感染指标的升高，应即刻双管双处抽 2 次血培养并血 mNGS 监测。在结果回示前，不建议经验性地增加抗菌药物。

D27 患者复查 WBC 3.18×10^9/L，PCT 4.51ng/mL，CRP 70.1mg/L，IL-6 125.2pg/mL，D26 复查的 CT 未见肺部感染明显进展（图 12-11），但反复高热，体温最高 40℃，经科室讨论不排除药物热或革兰氏阴性菌感染，改用阿米卡星 600mg q.d.，复方磺胺甲噁唑的剂量由 1 440mg q.8h. 调整为 1 440mg q.6h.。

更改抗生素方案后，D28～D29 患者 PCT 曾一度上升至 7.36ng/mL，但 CRP、IL-6 下降，且热峰明显下降；之后在 PCT、CRP、IL-6 逐渐回落的情况下，但 D30 热峰再次上升，考虑存在新发感染可能，为覆盖革兰氏阳性菌及真菌，改用头孢哌酮钠舒巴坦钠（3g q.8h.）＋替考拉宁（600mg q.d.）＋卡泊芬净（50mg q.d.），复方磺胺甲噁唑剂量由 1 440mg q.6h. 减少至 1 440mg q.8h.（表 12-4）。

同时考虑存在感染来源不排除导管相关感染，予拔除中心静脉置管和血透管，行导管物培养，回报培养结果阴性。为评估发热是否来源于 SLE，复查 ds-DNA 98.4IU/mL，抗核抗体阳性，也不支持 SLE 活动。

D26

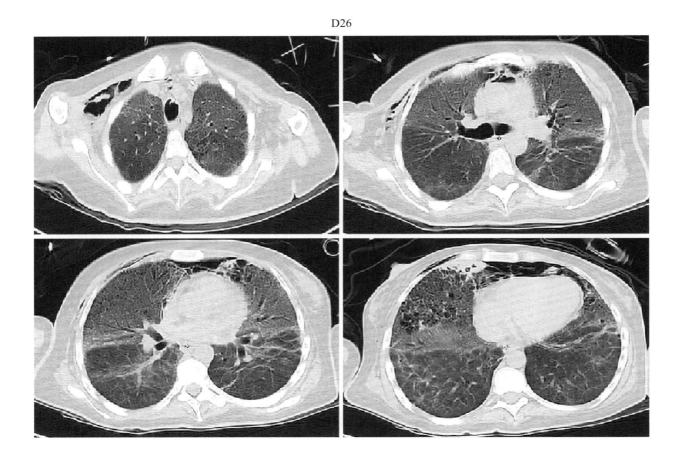

D37

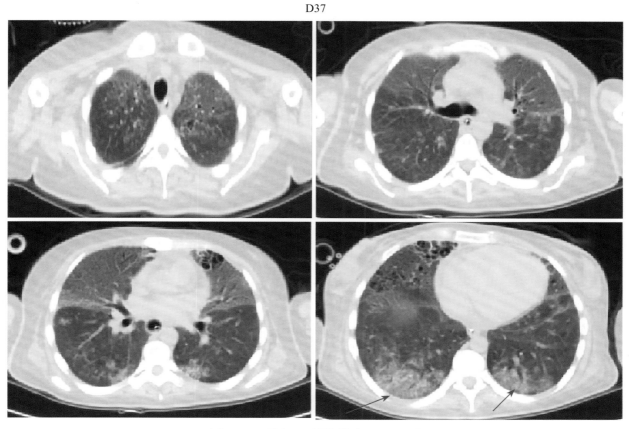

图 12-11　胸部 CT 影像学（D26～D37）

与 D26 比较，D37 胸部 CT 示双肺下叶新增斑片状磨玻璃影，双肺上叶及右肺中叶见蜂窝状改变（箭头）

表 12-4　抗生素、激素方案（D27～D40）

D25～D26	D27～D30	D31～D40
美罗培南 1g q.8h.		
卡泊芬净 50mg q.d.		卡泊芬净 50mg q.d.，首剂 70mg
1 440mg q.8h.	复方磺胺甲噁唑 1 440mg q.6h.	1 440mg q.8h.
		头孢哌酮钠舒巴坦钠 3g q.8h.
		替考拉宁 600mg q.d.
	阿米卡星 600mg q.d.	
万古霉素 1g q.12h.		
	泼尼松 15mg q.d.	

　　为明确感染来源，D37 完善胸部 CT（图 12-11）提示新增斑片状磨玻璃影，考虑肺部感染加重，不排除新发感染，D37 行 BALF-mNGS，D40（表 12-5）回报提示耶氏肺孢子菌（297 880）、铜绿假单胞菌（291）、珊瑚虫毛孢子菌（10 172）、阿萨希丝孢酵母（6 405）。

表 12-5　血及 BALF-mNGS 结果（序列数，D27~D40）

标本	日期	PCP	PA	TC	TA	TTV	HHA-1 型	HHA-4 型	HHA-5 型	唾液 uu
BALF	D40	297 880	291	10 172	6 405	32 330	4 362		277	1 576
血液	D27	2				36		1		
	D39	20				15 420		79		

注：日期为 mNGS 报告日期；PCP. 耶氏肺孢子菌；PA. 铜绿假单胞菌；TC. 珊瑚虫毛孢子菌；TA. 阿萨希丝孢酵母；TTV. 细环病毒；HHV. 人类疱疹病毒；uu. 支原体。

患者体温变化曲线见图 12-12，D27~D40 感染指标见图 12-13~图 12-17。

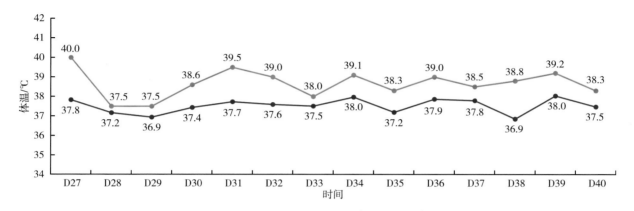

图 12-12　体温变化趋势图（D27~D40）

平均体温为每天 24 次（每小时测一次）体温的平均值；蓝色线为平均体温，红色线为最高体温

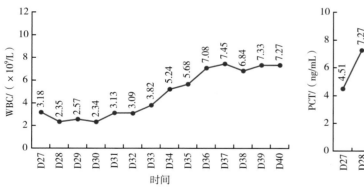

图 12-13　白细胞计数变化趋势图（D27~D40）

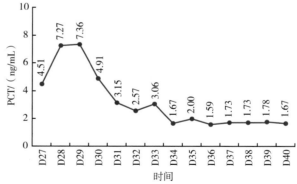

图 12-14　PCT 变化趋势图（D27~D40）

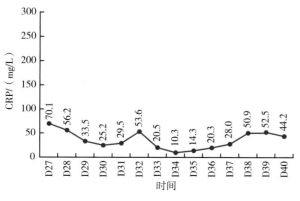

图 12-15　CRP 变化趋势图（D27~D40）

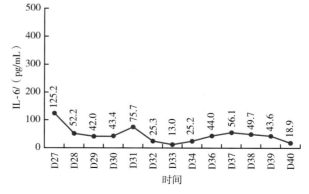

图 12-16　IL-6 变化趋势图（D27~D40）

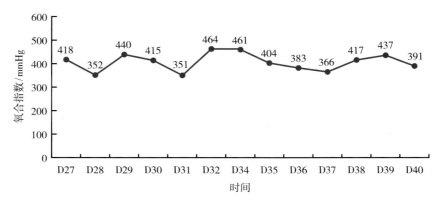

图 12-17 氧合指数变化趋势图（D27~D40）

第二阶段小结

D25~D26 在四联抗感染治疗（美罗培南＋万古霉素＋复方磺胺甲噁唑＋卡泊芬净）的情况下，患者仍高热，究其原因可能是：①药物热？②革兰氏阴性菌感染？于是停用美罗培南、万古霉素、卡泊芬净，只保留复方磺胺甲噁唑治疗耶氏肺孢子菌，并加用阿米卡星重点加强革兰氏阴性菌的治疗。执行该抗生素方案后，D28~D29 患者体温热峰下降。

随后患者再次出现明显高热，考虑存在：①SLE 活动？②导管相关性感染？予拔除导管，风湿指标稳定不支持 SLE 活动，而体温未见明显下降。

D37 复查胸部 CT 提示肺部新发病灶，取病灶 BALF 行 mNGS 检查，提示耶氏肺孢子菌序列数上升，新出现革兰氏阴性菌和真菌。

思考：

综合上述诊疗及病程经过，患者 D27~D40 反复发热最可能是的原因：①合并细菌感染？②耶氏肺孢子菌感染未能有效控制？③其他？

专家点评

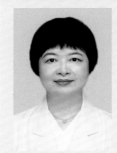

欧阳艳红　海南省人民医院急诊科主任
海南省医学会急诊医学分会主任委员
海南省医师协会急诊科医师分会会长
海南省医学会灾难医学分会副主任委员
海南省医学会变态反应学分会副主任委员
海南省急诊专科医联体副主席
海南省心肺复苏培训专家委员会主任委员

系一例复杂的感染病例，患者为非 HIV 的肺孢子菌（PJP）感染患者，合并自身免疫性疾病，长期使用激素，治疗过程中存在多种侵入性治疗，目前仍存在反复发热的原因，考虑感染控制不佳可能性大，建议继续完善病原学监测，尤其应注意导管的更换及检查，注意尿道及胃肠道是否存在菌群的移位与定植，注意胃肠道菌群分布情况。需注意一些潜在感染部位的筛查，如心脏瓣膜赘生物等等。

考虑 BALF-mNGS 中 PJP 序列数再次升高，结合影像学，提示 PJP 仍未控制，目前抗感染仍以治疗 PJP 为主，定期了解 BALF 的 mNGS 情况指导抗生素，目前复方磺胺甲噁唑联合卡泊芬净方案尚有效，必要时可考虑联用克林霉素或伯氨喹等抗生素。注意肺部真菌感染情况，可加用两性霉素 B 雾化或静脉滴注，余抗 G^+ 与 G^- 方案暂不变，动态通过病原学指标调整。

系自身免疫性疾病患者，其免疫失衡明显，淋巴细胞与巨噬细胞水平对 PJP 治疗尤为重要，注意血常规中淋巴细胞及单核细胞情况，建议监测 T 细胞亚群及体液免疫相关检查，加强细胞免疫及体液免疫等治疗。

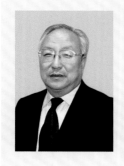

李春盛 首都医科大学附属北京友谊医院急诊科，博士研究生导师
中华医学会急诊医学分会第六、七届主任委员
海峡两岸医药卫生交流协会急诊医学分会第一、二届主任委员
中国毒理学会中毒与救治专业委员会副主任委员
国务院政府特殊津贴专家
首都医科大学附属北京友谊医院急危重症中心专家指导委员会主任委员
北京市心肺脑复苏重点实验室主任

25 岁女性蛋白尿 5 年诊断为 SLE、狼疮肾，长期用激素及免疫抑制剂。此次发病胸闷气短，肺 CT 有间质改变，肺泡灌洗液及血 mNGS 均提示存在耶氏肺孢子菌，结合病史，使用药物，临床发病特征、CT 及生化、血象、血气、mNGS 证明符合免疫功能低下合并肺孢子菌感染为主要诊断的特点，伴有杂菌感染。尽管以磺胺及卡泊芬净为主治疗方案，同时也用其他抗生素，但病情控制并不满意，迁延达 40 天。主要原因是没有注意全身免疫功能问题，或注意不够。丙种球蛋白仅用 5g q.d.，且时间短，仅 3 天。

此次再次发热，肺新病灶、mNGS 均提示耶氏肺孢子菌及铜绿假单胞菌等出现，即所谓旧病未除，新病又起。建议治疗方案：①继续应用磺胺 + 卡泊芬净治疗耶氏肺孢子菌；②多黏菌素 B+ 替加环素治疗铜绿假单胞菌等杂菌；③增加免疫功能，丙种球蛋白 20g 静脉连用 5 天；④适当应用地塞米松 10mg，b.i.d.，三天；⑤补充大量维生素 B、维生素 C、蛋白质和电解质。

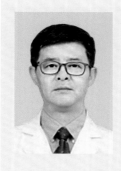

侯 明 青海大学附属医院急救中心主任
国务院政府特殊津贴专家
青海省医师协会急诊医师分会主任委员
青海省医学会医院感染分会主任委员
青海省病理生理协会危重病专业委员会主任委员
青海省医学会重症医学分会副主任委员

患者有系统性红斑狼疮病史且长期使用泼尼松、他克莫司，入院 2 周前出现胸闷、气促，查 CT 提示双肺多发间质性炎症，患者入院后查 CRP 169.61mg/L，PCT 0.81ng/mL，IL-6 346pg/mL，真菌-D-葡聚糖 197.4pg/mL。BALF-mNGS 回报耶氏肺孢子菌（序列数 1 898 322）、金黄色葡萄球菌（3 313），遂调整为复方磺胺甲噁唑联合万古霉素、美罗培南、卡泊芬净及更昔洛韦抗感染治疗，患者病情逐渐好转，感染得到控制。患者早期耶氏肺孢子菌肺炎诊断明确，且患者因免疫力低下，肺部感染为混合感染，与患者病情病史相符。至第二阶段患者反复发热，且患者第二

阶段病情变化过程中排除了导管相关血流感染及狼疮活动的情况。

针对患者第二阶段反复发热的原因：患者第二阶段首次发热前 2 天并未更换新的药物，药物发热可能性较小，且患者更换药物后发热情况并未得到控制及改善。于 D27～D30 调整抗感染治疗方案的同时也对复方磺胺甲噁唑剂量进行了调整，D28～D29 患者体温热峰下降。随后患者再次出现明显高热，而此时患者抗感染治疗方案再次进行调整，并降低了复方磺胺甲噁唑剂量。此后患者持续发热，并于 D37 复查胸部 CT 提示肺部新发病灶，取病灶 BALF 行 mNGS 检查，提示耶氏肺孢子菌序列数上升，新出现革兰氏阴性菌和真菌。结合这一过程，考虑患者在抗耶氏肺孢子菌疗程中反复调整复方磺胺甲噁唑剂量，而患者病情也随着其药物剂量的调整发生变化，最后 1 次的 mNGS 检查提示耶氏肺孢子菌序列数上升，也是患者耶氏肺孢子菌未得到控制的有力证明。

其次，患者是否在第二阶段合并有其他细菌感染：结合患者第二阶段病情，患者在治疗过程中反复进行 mNGS 检测，在检测中患者反复出现细环病毒序列数较高。目前研究表明，人类细环病毒在两个领域被证明有利用价值：识别人为污染和评估免疫状态。该患者几次 mNGS 检测均显示在患者病情加重时该病毒列数升高趋势，提示病情加重时该患者免疫力低下，免疫力低下时患者易合并新的细菌感染，且患者肺部病变存在新增斑片状磨玻璃影，考虑患者合并新的细菌感染。

针对患者难以控制的发热，以及根据 BALF-mNGS 结果：耶氏肺孢子菌序列数升高，新出现铜绿假单胞菌、珊瑚虫毛孢子菌（TC）、阿萨希丝孢酵母（TA）。D41 改用"美罗培南（1g q.8h.）+ 两性霉素 B（首日 15mg，次日 25mg，随后 35mg q.d.）"治疗，同时增加复方磺胺甲噁唑剂量至 1 440mg q.6h. 进一步加强抗感染，特别是针对真菌（TC、TA）的治疗（表 12-6）。

表 12-6　抗生素、激素方案（D41～D51）

D41～D51
美罗培南 1g q.8h.
复方磺胺甲噁唑 1 440mg q.6h.
两性霉素 B 35mg q.d.
泼尼松 15mg q.d.

D41 调整抗生素方案后，患者热峰明显下降（图 12-18），感染指标持续好转。D44 患者复查 CT 提示气胸，予胸腔闭式引流。D45 血气提示氧合良好（pH 7.413，PO_2 161mmHg，PCO_2 38.7mmHg，氧合指数为 402mmHg），予拔除气管插管。D51 再次评估患者肺部 CT 提示肺部渗出吸收，气胸后肺已复张，皮下气肿吸收（图 12-19），循环稳定，顺利转出 ICU。

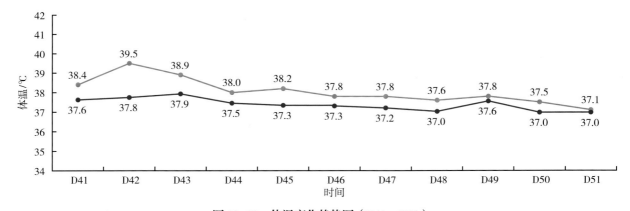

图 12-18　体温变化趋势图（D41～D51）
平均体温为每天 24 次（每小时测一次）体温的平均值；蓝色线为平均体温，红色线为最高体温

D37

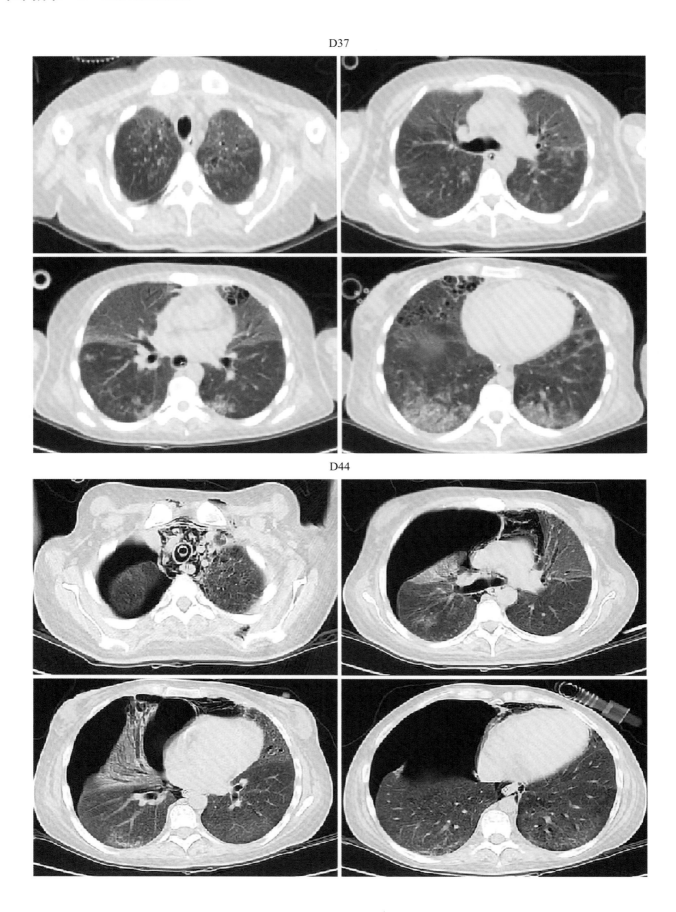

D44

D51

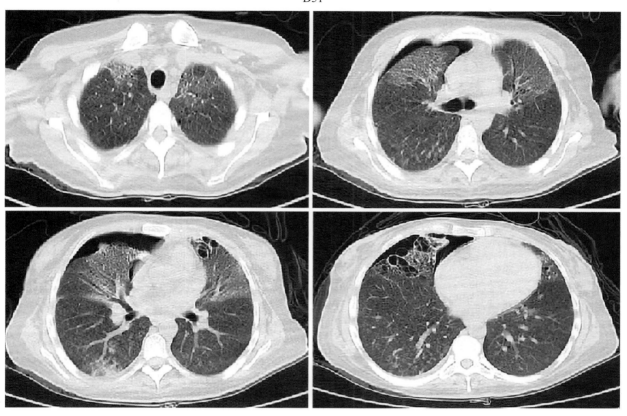

图 12-19　胸部 CT 影像学（D37～D51）

与 D37 相比，D44 双肺渗出较前减轻；新出现右侧胸腔、颈部间隙、颈背部皮下及纵隔散在积气，右肺及心脏受压，
纵隔左移；D51 右侧肺复张，双肺渗出较前吸收

患者 D41～D51 感染指标见图 12-20～图 12-23。

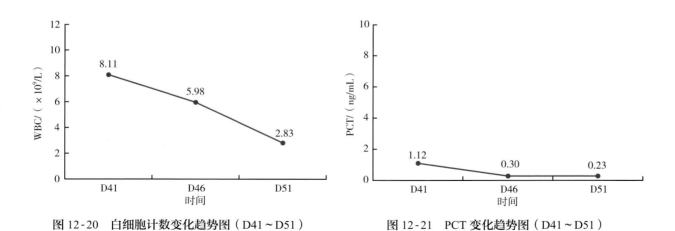

图 12-20　白细胞计数变化趋势图（D41～D51）　　　　**图 12-21　PCT 变化趋势图（D41～D51）**

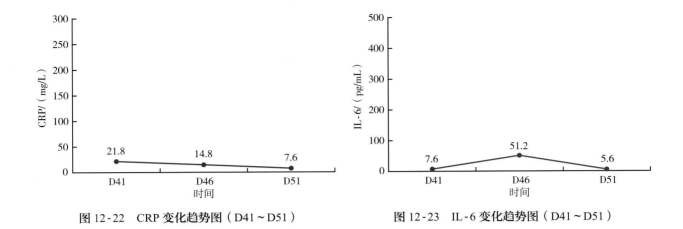

图 12-22　CRP 变化趋势图（D41～D51）　　　　图 12-23　IL-6 变化趋势图（D41～D51）

四、病例追踪

　　患者 D51 转入风湿免疫科，继续予"美罗培南 + 复方磺胺甲噁唑 + 两性霉素 B"抗感染，泼尼松控制原发病，患者体温稳定，无发热，WBC、PCT、CRP、IL-6、真菌 D 葡聚糖下降至正常值。D74 办理出院。D167 回院复查，目前 SLE 病情稳定。

学习心得

　　本例是一年轻女性 SLE 患者，长期服用激素及免疫抑制药物，以胸闷、气促为首发症状，前期呼吸功能急剧恶化，予抗感染、呼吸机辅助通气、ECMO 等治疗，病情逐渐稳定，后期反复高热，反复检测肺泡灌洗液 mNGS 提示耶氏孢子菌感染未有效控制，经积极抗真菌治疗后病情好转，转出 ICU。在本病案中，我们认为发热难以控制是多因素的，主要因素是感染，其中耶氏肺孢子菌未有效控制扮演了重要角色。停用 ECMO 之前患者没有出现高热，可能是被 ECMO 和 CRRT 的降温作用掩盖了实际病情，随后撤除 ECMO 出现高热，最终经积极的抗真菌和抗细菌治疗，体温逐渐稳定至正常。因此，有效地监测病原学变化及积极的抗感染是此类患者治疗成功的关键。

　　1942 年，肺孢子菌首次在人体被发现，之后 1952 年才被确认可导致间质性肺炎。2001 年第七届机会性原生生物国际研讨会正式将人源性肺孢子菌命名为耶氏肺孢子菌，与鼠源性的卡氏肺孢子菌区分开。

　　免疫抑制是由各种原发性和/或继发性病因所导致的机体免疫低反应状态，以后者更为常见，耶氏肺孢子菌是免疫抑制状态下最常见的机会性感染病原体之一。近年来由于抗逆转录病毒治疗和预防治疗的介入，HIV 感染患者耶氏肺孢子菌肺炎（pneumocystis jiroveci pneumonia，PJP）的发病率和致死率获得明显下降，然而在非 HIV 感染的免疫缺陷患者中 PJP 的发病率却在逐渐增加。

　　PJP 起病隐匿，且进展迅速，往往导致发热、呼吸困难、干咳和严重低氧血症等临床症状，其在体外不易生长，通过镜检或 mNGS 检验可确诊，此外（1-3）-β-D-葡聚糖（即真菌 G 试验）亦可作为诊断参考依据。

　　其典型影像学表现为两肺以肺门周围为中心的弥漫性磨玻璃影，常见以正常肺组织与病变组织间形成补丁样或马赛克样分布改变；可在磨玻璃影的基础上并发小叶间隔增厚或斑点状实变影。其他的影像学特征包括肺气囊、自发性气胸、胸腔积液、肺间质纤维化、纵隔及肺门淋巴结肿大等。

PJP 治疗首选复方磺胺甲噁唑（SMZ/TMP），其他药物可选择伯氨喹 + 克林霉素、喷他脒、阿托伐醌、棘白菌素类药物等。其中 PJP 治疗中应重视血药浓度的监测，SMZ 与 TMP 的药物监测参考浓度范围分别为血药峰浓度 $100 \sim 150\mu g/mL$ 和 $3 \sim 8\mu g/mL$。PJP 的标准药物治疗疗程为：轻症感染的疗程至少 2 周。在临床症状无明显改善的情况下，未经修改的治疗应至少持续 3 周。

免疫抑制患者不但存在 PJP 感染，往往同时合并其他病原体感染，包括金黄色葡萄球菌、革兰氏阴性细菌、TC、TA 或巨细胞病毒（CMV）等，往往导致患者病情慢性迁延不愈，故此类患者治疗 PJP 的同时应注重上述病原学的监测，及时调整抗菌方案。

结合本个案，我们收益良多：①ECMO 联合 CRRT 具有显著降温作用，在疾病早期可能掩盖患者真实的体温，影响我们对患者病情的评估；②PJP 起病隐匿，进展迅速，尽早干预可改善患者预后，而 PJP 合并毛霉感染的患者足量应用 SMZ/TMP 联合两性霉素 B 是优选方案之一。

（钟文宏　朱高峰）

特别鸣谢

河南省人民医院	秦历杰
广东省人民医院	黄伟平
惠州市中心人民医院	乐　胜
郑州大学第一附属医院	孙同文
海南省人民医院	欧阳艳红
首都医科大学附属北京友谊医院	李春盛
青海大学附属医院	侯　明

病例 13 恶如虎

患者黎××，男性，42岁，因"咳嗽、咳痰20天，上腹痛2周"于2017年10月24日（D1）收入我院急诊综合病区。

一、病史特点

1. 青年男性，亚急性病程，既往体健，否认慢性病、传染病病史。

2. 患者于20天前无明显诱因出现咳嗽、咳痰，干咳为主，当时程度较轻，未引起重视，未就诊。2周前饮酒后出现上腹胀痛，伴有恶心、呕吐，呕吐物为胃内容物，于外院门诊用药治疗后无明显好转。腹痛渐加重，反复恶心、呕吐，遂来我院就诊，急诊查胸部CT示："双肺渗出性病变，双肺下叶膨胀不全；双侧胸腔积液，右侧为著；少量心包积液"。予抗感染，对症支持治疗后收住我科。患者自起病以来精神、睡眠一般，胃纳差，二便正常。

3. 入院查体　T 36.7℃，P 112次/min，R 20次/min，BP 141/99mmHg，体重77kg。心尖搏动在第5肋间左锁骨中线内0.5cm，心界不大，心音正常，各瓣膜听诊区未闻及杂音，心率112次/min，心律齐，未闻及心包摩擦音。双肺呼吸音清，未闻及干、湿啰音，未闻及胸膜摩擦音。腹平软，右上腹中度压痛，全腹无反跳痛，未触及包块，无液波震颤，肝脾肋下无触及，胆囊肋下无触及，Murphy征阴性，双侧输尿管无压痛。移动性浊音阴性，双侧肾区无叩痛，膀胱无叩痛。肠鸣音4次/min，无气过水声。

4. 辅助检查

实验室检验结果（PD1）：

全血常规：WBC $11.26×10^9$/L，RBC $5.89×10^{12}$/L，PLT $199×10^9$/L，中性粒细胞比值0.817，淋巴细胞比值0.113，单核细胞比值0.065。

血生化：Glu 7.13mmol/L，BUN 10.07mmol/L，Cr 146.29μmol/L，ALT 45U/L，AST 46U/L，钠137.1mmol/L，钾4.01mmol/L，钙2.30mmol/L，脂肪酶29.0U/L，TBIL 32.2μmol/L，DBIL 7.7μmol/L，淀粉酶38U/L。

超声结果：胆囊壁增厚；双侧胸腔积液；肝、脾、胰未见明显异常；双肾、前列腺未见明显异常（图13-1）。

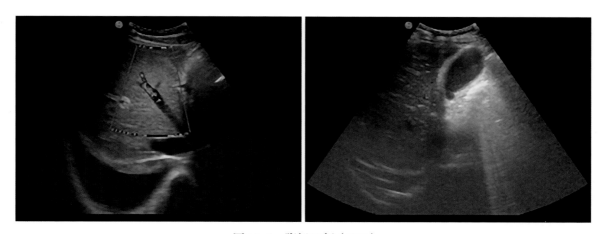

图13-1　腹部B超（PD1）

胸部 CT：双肺渗出性病变，双肺下叶膨胀不全；双侧胸腔积液，右侧为著；少量心包积液（图 13-2）。

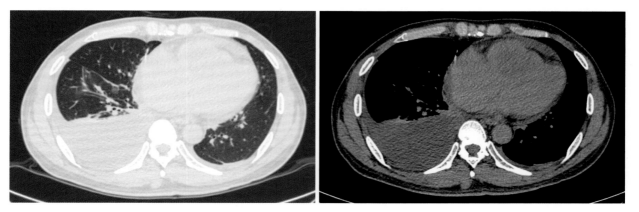

图 13-2　胸部 CT（PD1）

肿瘤指标：CA19-9 5.52U/mL；CA242 4.1U/mL。

乳酸＋β-羟丁酸：乳酸 3.58mmol/L，β-羟丁酸 0.930mmol/L。

D-二聚体 7 500ng/mL。

二、初步诊断

1. 恶心和呕吐查因（胆囊炎？胃肠炎？）。
2. 肺部感染。

三、诊疗经过

入院后予"头孢噻肟钠舒巴坦钠 6g q.8h. 静脉滴注"抗感染，同时予护胃护肝、改善微循环、营养支持等治疗。入院后相关检查结果：

实验室检验结果（D1）：

全血常规：WBC 10.46×10^9/L，RBC 5.86×10^{12}/L，Hb 174g/L，PLT 141×10^9/L，中性粒细胞比值 0.787，淋巴细胞比值 0.155。CRP 15.00mg/L。

血生化：葡萄糖 5.74mmol/L，尿素氮 9.95mmol/L，肌酐 142.08μmol/L，ALT 73U/L，AST 68U/L，胆碱酯酶 6 371U/L，TBIL 43.9μmol/L，DBIL 15.3μmol/L，钠 137.2mmol/L，钾 3.51mmol/L，LDH 542U/L，CK 71U/L，CK-MB 7.5U/L，淀粉酶 44U/L，血氨 71.0μmol/L。

甲状腺三项：游离 T_3 3.32pmol/L，游离 T_4 14.31pmol/L，促甲状腺素 1.160μIU/mL。

心肌二项：高敏肌钙蛋白 T 35.3pg/mL，脑利钠肽前体 3 260.0pg/mL。

肿瘤指标：AFP 3.24ng/mL，CEA 0.45ng/mL。CA12-5 234.60U/mL，CA15-3 9.44U/mL，CA19-9 5.70U/mL，CA72-4 0.52U/mL，非小细胞肺癌相关抗原 0.85ng/mL，神经特异性烯醇化酶 41.19ng/mL。

乳酸＋β-羟丁酸：乳酸 3.27mmol/L，β-羟丁酸 0.220mmol/L。

凝血指标：INR 1.56，PT 18.60s，APTT 38.1s，FIB 2.89g/L，TT 18.8s，D-二聚体 10 280ng/mL。

乙肝六项，肝炎标志（甲/丙/丁/戊）：乙型肝炎表面抗体阳性，乙型肝炎核心抗体阳性，戊肝病毒抗体-IgG 阳性。

心电图（图 13-3），胃镜（图 13-4）。

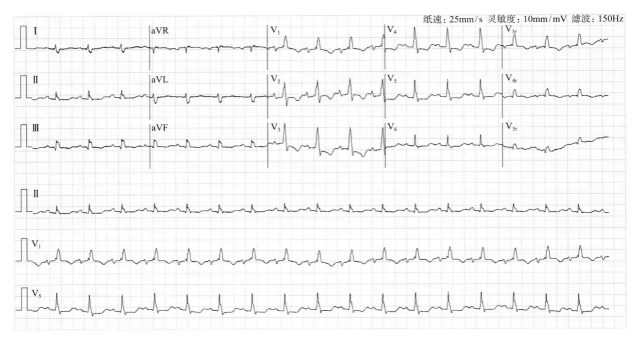

图 13-3 心电图（D2）
窦性心动过速，不完全性右束支阻滞，T 波改变，Ⅱ、Ⅲ、aVF 导联异常 q 波意义待查

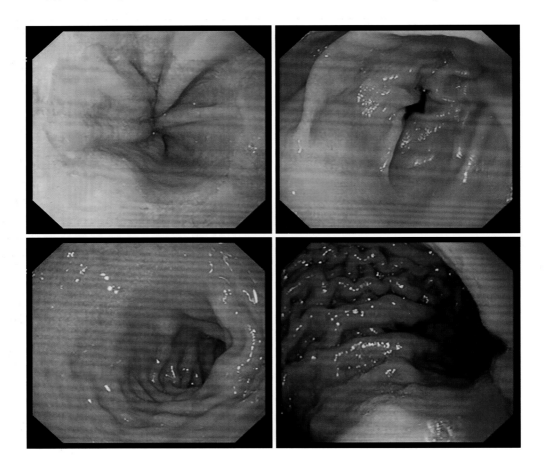

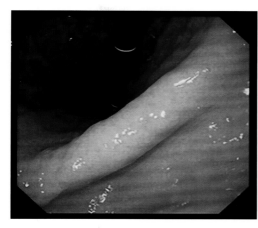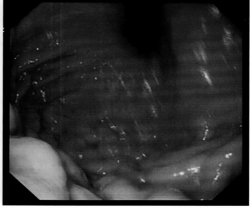

图 13-4 胃镜（D2）
慢性浅表性胃炎；Hp 阴性

第一阶段小结

患者为中年男性，亚急性病程，既往体健，因"咳嗽、咳痰 20 天，上腹痛 2 周"入院，腹痛以持续性胀痛为主，伴恶心、呕吐，无钻顶样疼痛，无呕血、黑便，无肛门停止排气，无身目黄染、白陶土便，无发热、呼出烂苹果气味等特殊症状。体查：右上腹中度压痛，余无特殊，实验室检查示血淀粉酶、心肌酶谱、酮体、电解质、心电图等未见明显异常。肌酐、D-二聚体、转氨酶、胆红素、血氨升高，腹部 B 超提示胆囊壁增厚，肿瘤指标有升高，胃镜提示慢性浅表性胃炎，暂考虑"慢性胃炎、慢性胆囊炎"可能，予抗感染、护胃护肝等治疗后，患者症状无缓解。

依据现有资料，您考虑哪些诊断可能性大？下一步需要继续完善哪些检查？

专家点评

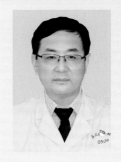

欧阳军　石河子大学医学院第一附属医院急诊医学中心主任，学科带头人
中国急诊专科医联体副主席
新疆创伤救治联盟副主席
中华医学会急诊医学分会委员
中国医师协会急诊医师分会委员
新疆生产建设兵团医学会急诊医学分会主任委员
中华医学会新疆灾难医学分会副主任委员
中华医学会新疆急诊医学分会副主任委员

初步诊断：①肺部感染；②肺不张：肺癌？肺栓塞？③胸腔积液；④感染性胸膜炎；⑤急性胃炎；⑥慢性胆囊炎；⑦肝功能异常：药物性？酒精性？

建议完善检查：①肺部增强 CT，明确肺不张原因，明确是否有肺栓塞；②行胸腔穿刺抽液，胸腔积液常规＋生化，胸腔积液细菌培养＋药敏检查。

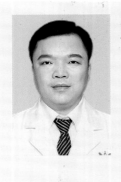

胡 北 *广东省人民医院急诊科副主任（主持工作），博士研究生导师*
国家自然科学基金评审专家/广东省杰出青年医学人才
中华医学会急诊医学分会青年委员/临床研究学组委员
中华医学会灾难医学分会青年委员
中国医师协会急诊医师分会国际交流学组委员
中华急诊医学教育学院广东分院院长
广东省基层医药学会急诊医学专业委员会主任委员
广东省医学会急诊医学分会青年委员会副主任委员
广东省医师协会急诊医师分会委员

初步印象患者病变累及脏器较多，临床表现不典型。结合病史、体征和辅助检查，可能的诊断如下：

1. 肺部感染？ 支持点包括咳嗽、咳痰症状，CT示肺部渗出，胸腔积液；不支持点包括无发热、气道分泌物不多。建议明确病原学检查，特别是非典型病原体。

2. 心功能不全？ 支持点包括咳嗽、咳痰的症状，CT示肺部渗出，胸腔积液（右侧为主），心包积液，proBNP升高明显，需完善心脏彩超以明确心脏收缩、舒张功能及有无结构性异常等。

3. 胆囊炎？ 患者有上腹部疼痛，B超示胆囊壁增厚，血象升高，但无典型的症状，体查亦无阳性发现，必要时需行腹部CT检查。

4. 肿瘤性疾病？ 患者亚急性病程，主诉为一些非特异性症状，且症状进展缓慢，检查示肿瘤指标升高，不能排除肿瘤性疾病可能。而且，患者入院前后血乳酸水平持续增高，而无组织灌注不足的问题，考虑为B型乳酸酸中毒可能，亦需重点排查肿瘤性疾病。B超示胆囊壁增厚，CT示心包积液、胸腔积液，需重点排查上述部位的病变，必要时需行PET-CT扫描检查。

5. 血栓性疾病？ 患者D-二聚体显著增高，CT示心包积液、胸腔积液，proBNP上升明显，不能除外肺栓塞可能，必要时可行肺动脉CTA、下肢血管超声等检查。

6. 结缔组织病？ 病变累及脏器较多，存在心包、胸腔积液，肝肾功能损伤等，亦不能除外系统性疾病可能，建议完善风湿免疫相关指标等。

考虑患者目前诊断尚不明确，予尽快完善胸腹部增强CT，明确腹部病变情况；另考虑患者胸部CT提示双侧胸腔积液，少量心包积液，脑利钠肽前体3 260.0pg/mL，目前不能排除患者心功能不全导致肝淤血和胃肠道淤血，予尽快完善心脏B超，明确心脏结构和功能情况。治疗上，考虑患者生命体征尚平稳，继续当前治疗方案。下附胸腹部增强CT结果（图13-5）和心脏B超结果（图13-6）。

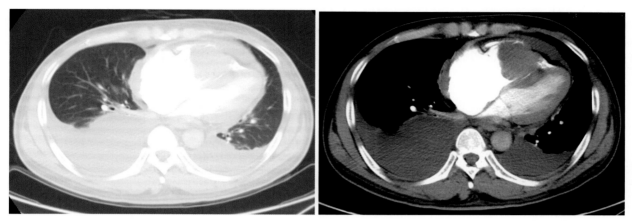

图 13-5　胸腹部增强 CT（D5）
双肺渗出性病变，双肺下叶膨胀不全，对比入院前 D1 CT，左肺下叶背段炎症较前严重；
双侧胸腔积液较前增多，右侧为著；少量心包积液同前。右心室病灶，考虑恶性肿瘤可能性大

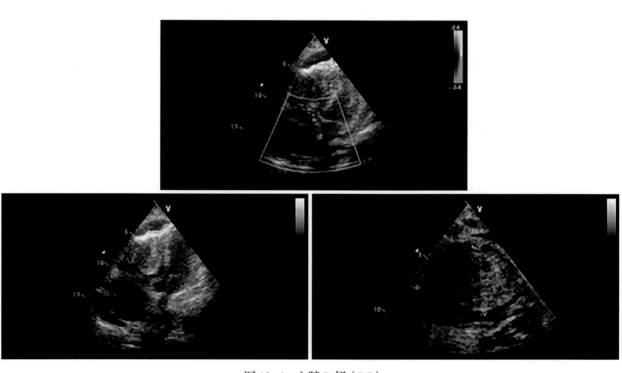

图 13-6　心脏 B 超（D7）
LVEF 66%，右心室实性占位，性质待定；右心室流入流出道梗阻；中度三尖瓣反流；少 - 中量心包积液

第二阶段小结

　　患者行胸腹部增强 CT 和心脏 B 超后，心脏肿物诊断明确，右心室病灶造成右心室流入道梗阻，中度三尖瓣反流，从而引起肝脏及胃肠道淤血，出现消化道症状，依据患者相关症状极易遗漏心脏方面疾病，造成漏诊误诊。现患者肿物性质仍不明确，下一步建议行内科保守治疗还是外科手术治疗？尚需继续完善何种检查进一步明确诊断？

专家点评

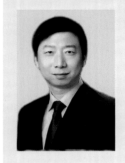

潘曙明　上海市普陀区中心医院院长，博士研究生导师
中华医学会急诊医学分会委员兼秘书长
中华医学会急诊医学分会复苏学组副组长
中国医师学会急诊医师分会常务委员
中国医师协会胸痛专业委员会副主任委员
上海市医学会急诊医学专科分会主任委员
上海市医师协会医学科学与普及分会会长
上海中西医结合学会急救医学专业委员会副主任委员

　　右心室腔内占位需考虑原发性肿瘤（黏液瘤、脂肪瘤、纤维瘤、横纹肌瘤、肉瘤等）、转移性肿瘤（肺癌、乳腺癌、黑色素瘤、淋巴瘤、白血病等转移）、血栓形成或其他原因（如异位甲状腺等）。可进一步行经食管超声、心脏 MRI 或 PET-CT 等检查区别是肿瘤性还是血栓性可能性更大，冠状动脉造影检查对明确肿瘤血供也有帮助。若考虑肿瘤可能性大，建议手术治疗，既可明确诊断，又可解除流出道梗阻、缓解右心衰症状和防止栓塞并发症。若考虑血栓可能性大，需进一步检查明确引起血栓的病因（心肌梗死、白塞病、致心律失常性右心室心肌病等）和抗凝治疗。

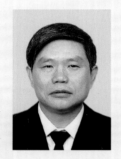

杨光田　华中科技大学同济医学院附属同济医院急诊科博士研究生导师
中国研究型医院学会急救医学专业委员会常务委员
中华医学会急诊医学分会委员
湖北省医学会急诊医学分会名誉主任委员
国家自然科学基金评审专家

　　根据临床表现、病情进展速度以及影像学检查结果，考虑恶性肿瘤的可能性大，可能为转移性心脏肿瘤或原位心脏恶性肿瘤（多为肉瘤）。为明确诊断，可以完善以下检查：①纤维支气管镜气道检查；②心脏动态 CT 增强；③心脏超声造影对鉴别诊断有所帮助；④开胸手术探查＋活检，病变局限可切除；⑤肿瘤大只能做心脏移植手术。内科尚无有效的治疗方法，只能对症支持治疗，患者预后很差。

　　治疗上予加强利尿、营养心肌，其余治疗同前。PET-CT 结果回报（D8）：右心室内异常高代谢强化软组织肿块，考虑有心室内恶性肿瘤性病变，肉瘤可能性大。肿块与室间隔关系密切，疑肿瘤起源于室间隔右心室面，向右心室内生长。同时行双侧胸腔穿刺术持续胸腔积液引流，并留取胸腔积液标本行细胞病理学检查。

　　下附胸腔积液细胞病理学报告（图 13-7）。

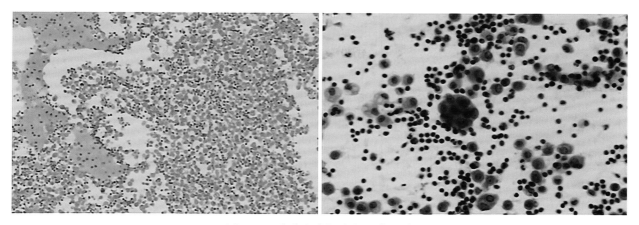

图 13-7　胸腔积液细胞病理（D22）
注：胸腔积液见大量反应性增生的间皮细胞及淋巴细胞，未见肿瘤细胞

　　心外科会诊意见：考虑心脏肿瘤手术难度极大，建议心脏移植。D24 转心外科继续治疗，D32 行心脏移植术，下附术后心脏肿物病理结果（图 13-8）。

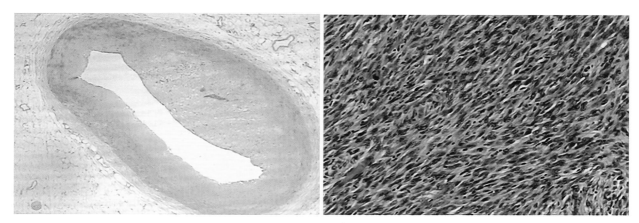

图 13-8　心脏肿物病理（D35）
右心室高级别肉瘤，免疫表型结果支持为平滑肌肉瘤。肿瘤最大径约 5.0cm；肿瘤主要为外生性生长，
蒂部侵犯右心室壁及室间隔

四、病例追踪

　　患者术后转入心外 ICU 治疗，术后 D14 转回普通病房并可下地行走。术后 D23 出现血压下降、呼吸促，血培养检查发现泛耐药鲍曼不动杆菌，考虑感染性休克，予积极抗感染、抗休克、机械通气、CRRT、IABP 等全力抢救无效，于术后 D24 宣告临床死亡。

> **学习心得**

　　原发性心脏肿瘤是较少见的肿瘤，发病率 0.002%～0.3%，其中大部分为良性（黏液瘤占一半），恶性肿瘤极少见，而原发性心脏平滑肌肉瘤在心脏恶性肿瘤中的比例更是不到 1%。心脏肿瘤的常见临床表现包括不明原因的胸闷气促、恶心呕吐、肝大、腹腔积液、心包积液等，其主要机制是心脏肿物阻塞心脏内的血流或干扰瓣膜功能，导致心脏血流动力学改变。这些症状和体征一般不具有特异性，临床上极易造成漏诊和误诊，延误患者治疗时机。

诊断方面，一般采取影像学检查，其中心脏 B 超最灵敏且简便易行，还可评价心脏血流动力学情况，已作为首选的检查方法，不足之处是难以确定肿瘤良恶性；CT 和 MRI 能较好地显示心脏肿瘤的形态、大小、位置，而且能显示心脏、心包及其与周围结构的关系，与心脏 B 超具有互补性。本例患者首诊时 D-二聚体高达 7 500ng/mL，在排除创伤、感染、栓塞性疾病后，D-二聚体升高是引导我们考虑肿瘤性疾病的一个重要线索，从而进行了胸腹部增强 CT 检查明确诊断。

治疗方面，原发性心脏恶性肿瘤往往进展速度快，浸润性强，累及正常心肌，引起血流动力学梗阻，患者生存期短且预后不良，多数学者仍认为外科手术是原发性心脏恶性肿瘤患者主要的治疗方法，切除肿瘤组织的同时可解除肿瘤所引起的临床症状，为进一步开展联合治疗提供机会。然而不管采用何种治疗方式，患者平均生存时间仅半年左右，预后极差。

（杨仁强　温妙云）

特别鸣谢

石河子大学医学院第一附属医院　　　　欧阳军
广东省人民医院　　　　　　　　　　　　胡　北
上海市普陀区中心医院　　　　　　　　　潘曙明
华中科技大学同济医学院附属同济医院　　杨光田

病例 14 柳暗花明又一村

患者杨××，男性，35岁，因"胸痛伴呼吸困难、发热1天"于2013年7月25日（D1）收入我院急诊科。

一、病史特点

1. 青年男性，急性病程，既往体健。

2. 患者入院前1天无明显诱因突发左侧胸部锐性疼痛，伴呼吸困难、胸闷、心悸，伴寒战、发热，体温最高39℃，伴咳嗽，咳少量白色泡沫样痰。

3. 入院查体　T 39℃，P 140次/min，R 45次/min，BP 85/65mmHg，急性痛苦面容，张口呼吸，口唇发绀，周身皮肤可见花斑（图14-1），左侧呼吸动度减弱，触觉语颤增强，叩诊浊音，右侧叩诊清音，左肺呼吸音减弱，可闻及少量湿啰音，右肺呼吸音清。腹软，上腹轻压痛，无反跳痛，移动性浊音（−），肠鸣音7次/min。

4. 辅助检查　血常规：WBC $35×10^9$/L；NEUT% 91.7%；Hb 84g/L；PLT $490×10^9$/L。凝血指标、生化正常，CRP：152.21mg/L。血气分析：pH 7.47，PO_2 58mmHg，PCO_2 24mmHg，HCO_3^- 17.2mmol/L，BE −5.3mmol/L，Lac 7mmol/L。

心电图：窦性心动过速。

胸片：左侧大量胸腔积液，纵隔及气管右移（图14-2）。

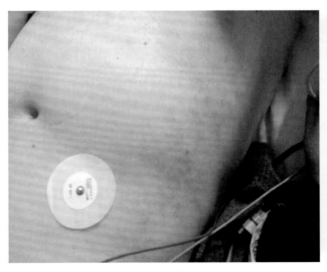

图14-1　皮肤花斑（D1）

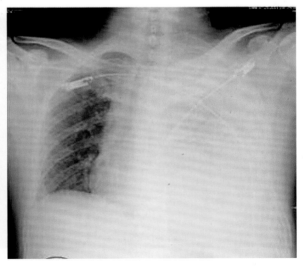

图14-2　胸片（D1）

二、初步诊断

脓毒症休克、左侧胸腔积液、重症肺炎?

三、诊疗经过

立即收入急诊抢救室：予心电监护、吸氧、深静脉穿刺（CVP 5cmH$_2$O）、液体复苏、去甲肾上腺素 0.2μg/（kg·min）升压等治疗。1 小时后血压升至 90/60mmHg，HR 129 次/min，复测 CVP 8.5cmH$_2$O。床旁 B 超引导下行左侧胸腔穿刺引流术，引出淡黄色脓性液体 500mL（图 14-3）。同时予以亚胺培南西司他丁钠联合万方霉素抗感染治疗。

经上述处理，患者至次日 6：30am（24 小时）共补液 7 164mL，尿量 600mL。T 37.6℃，HR 114 次/min，R 24 次/min，BP 106/65mmHg，进一步查胸腹 CT（图 14-4）。

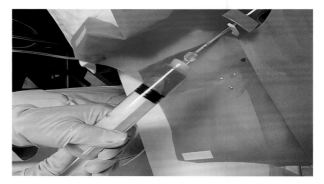

图 14-3　左侧胸腔穿刺液

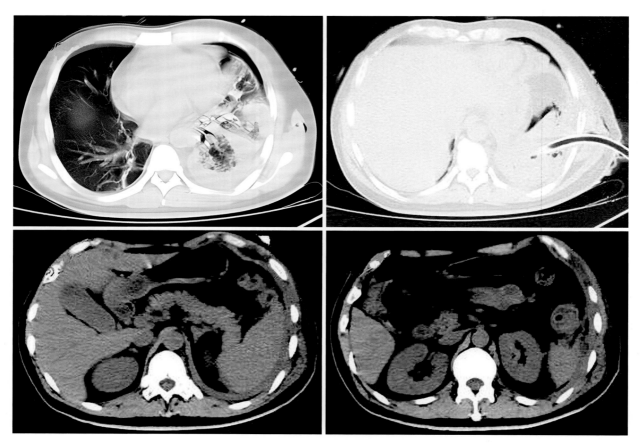

图 14-4　胸腹 CT

第一阶段小结

患者为青年男性，既往体健。因"胸痛伴呼吸困难、发热 1 天"入院，起病急，表现为脓毒症休克，左侧大量胸腔积液，液体复苏、胸腔引流及抗感染治疗后病情较前缓解，目前初步考虑患者感染源在肺部。

请您在现有资料的基础上，就诊断方面给出一些指导性意见，特别是接下来该做些什么检查？应对策略如何？

专家点评

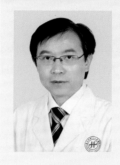

乐　胜　惠州市中心人民医院急诊科副主任，EICU主任

广东省医学会应急（灾难）医学分会常务委员

广东省医院协会医院重症医学管理专业委员会委员

根据现有资料，患者漏出性或恶性胸腔积液基本可排除，考虑类肺炎性胸腔积液可能性大。此疾病多继发肺炎、肺脓肿、支气管扩张、邻近器官的化脓性感染，常见病原菌有肺炎链球菌、金黄色葡萄球菌、肺炎克雷伯菌等，常见于老年人或免疫功能低下的患者，因此需注意患者有无合并糖尿病、艾滋病等可能。

应与以下疾病鉴别：①结核：结核性胸膜炎是青年人胸腔积液最常见的原因，可急性起病，伴发热、胸痛，胸腔积液常为淡黄色，但患者平素无结核中毒症状，影像学检查也不支持，建议进一步行痰抗酸杆菌、痰TB-DNA、PPD等检查来排除。②结缔组织疾病：类风湿性关节炎、SLE等结缔组织病可并发胸膜炎，但常累及双侧，单侧少见，如累及肺部常有双侧肺部病灶，有多器官的损害，建议完善ENA多肽抗体谱等检查。③特殊病原菌感染：如肺放线菌病、白色念珠菌病、阿米巴、吸虫、恙虫病等，此类疾病病程长、有慢性基础疾病史，或前期有相应疾病的临床表现，常规抗感染治疗效果差时需注意此类疾病可能。

患者经过初期处理后症状明显改善，建议维持目前抗感染治疗策略，继续行液体复苏直至CVP、MAP、尿量、血乳酸水平正常。完善血培养、胸腔积液及病原微生物检查及相应的鉴别诊断检查，注意邻近组织器官有无病灶，注意复查肺部增强CT。

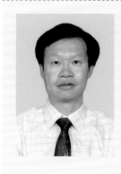

卢建华　广州市第一人民医院原急诊科主任

中国医师协会急诊医师分会委员

广东省医学会急诊医学分会副主任委员

本病例急诊早期的初步诊断：脓毒症休克，左侧胸腔积液，重症肺炎是正确的；在早期阶段，按照危重病的处理原则，行液体复苏，胸腔引流，抗菌治疗符合急诊处理原则；上述治疗后，病情有所缓解。

下一步的诊疗原则：①判断休克是否已纠正；②监测是否存在呼吸衰竭；③监测和维护其他重要器官的功能；④对胸积液进行鉴别诊断，根据胸腔积液常规、生化结果判断是漏出液还是渗出液；⑤监测血常规、血小板的动态变化；⑥行胸腔积液、血的细菌培养；⑦行相关呼吸道病毒，如甲型流感、禽流感、MERS 的检测；⑧注意其他器官有否感染的情况，动态观察胸 CT，观察肺部的病灶改变，除外肺脓肿；⑨具体治疗方案根据病情的变化及时确定和更改。

胸腔积液化验汇报：

胸腔积液常规：黎氏试验（＋），比重 1.026，细胞总数大量，有核细胞数 48 000mm³，单核 10%，多核 90%。胸腔积液生化：TP 6g/L，糖 0.26mmol/L，氯化物 114mmol/L，ADA 21U/L，LDH 3 164U/L。胸腔积液细胞学见大量退化坏死的粒细胞和碎片，并可见大量细菌。胸腔积液细菌培养（3 天后）：大肠埃希菌及屎肠球菌（D 群）生长。

患者 3 天共引流胸腔积液 1 500mL。

进一步化验，PCT 35.14ng/mL，ESR 45mm/h；术前检查阴性；肺癌组合阴性；PPD 弱阳性、抗结核抗体阴性；G 试验阴性；TB - spot 阴性；超声心动：心脏结构及功能未见明显异常。

患者生命体征平稳后转入急诊观察室，继续同前抗感染治疗，PCT、体温及血象变化如图 14-5～图 14-9。

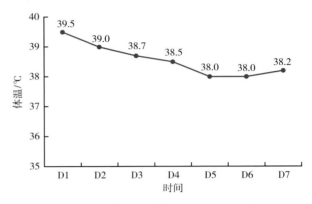

图 14-5　体温变化趋势图（D1～D7）

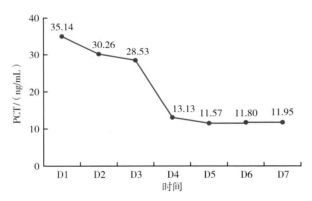

图 14-6　PCT 变化趋势图（D1～D7）

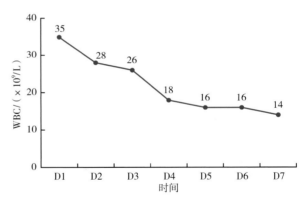

图 14-7　白细胞计数变化趋势图（D1～D7）

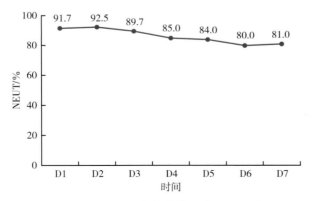

图 14-8　NEUT% 变化趋势图（D1～D7）

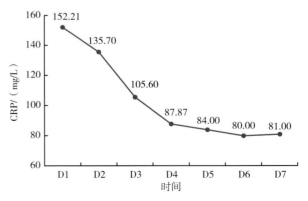

图 14-9　CRP 变化趋势图（D1～D7）

第二阶段小结

根据胸腔积液化验结果，该患者目前考虑急性脓胸诊断成立，一般来说脓胸的病因及主要来源为：①直接由化脓病灶侵入或破入胸膜腔，或因外伤、手术污染胸膜腔；②经淋巴途径，如膈下脓肿、肝脓肿、纵隔脓肿、化脓性心包炎等，通过淋巴管侵犯胸膜腔；③血源性播散：在全身败血症或脓毒血症时，致病菌可经血液循环进入胸膜腔。该患者胸腔积液培养出屎肠球菌，这是一种常见于胃肠道的细菌，胸腔积液培养结果引起了我们的注意，促使我们进一步思考该患者的脓胸来源。

请您在现有资料的基础上，就下一步诊断方面给出一些指导性意见，特别是接下来该做些什么检查？应对策略如何？

专家点评

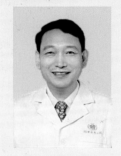

田英平　河北医科大学第二医院急诊科主任，博士研究生导师
中国医师协会急诊医师分会副会长
中华医学会急诊医学分会常务委员
河北省医学会急诊医学分会候任主任委员
河北省医师协会急诊医师分会主任委员

患者，青年男性，突然发病，左侧脓胸诊断明确，根据胸腔脓液细菌培养，考虑肠道内容物释放入胸腔，尤其富含微生物的结肠内容物进入胸腔，反应剧烈。而淋巴途径和血液播散要相对缓和，两种细菌同时在血液繁殖然后播散，机会较少。结合现有临床资料，注意消化道空腔脏器破裂内容物进入左侧胸腔，如食管破裂、食管裂孔疝空腔脏器嵌顿穿孔，尤其结肠病变如恶性肿瘤等与左侧膈肌粘连侵蚀穿孔导致。寻找原因，重在探寻腹腔器官病变，通过病史寻找踪迹。可行口服（胃管注入）美兰，或口服泛影葡胺后行胸腹 CT，如高度怀疑结肠病变，内镜检查是可行的选择。

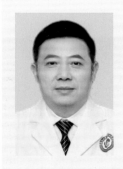

黄　亮　南昌大学第一附属医院急诊科首席专家，博士研究生导师
中华医学会急诊医学分会第六、七、八、九届委员
中国医师协会急诊医师分会常务委员
中国急诊专科医联体副主席
江西省急诊质控中心主任
江西省医学会急诊医学分会第五、六、七届主任委员

依据病史资料及辅助检查，患者目前诊断考虑脓毒症休克、左侧急性脓胸存在，下一步应：①立即行痰培养、血培养、尿培养，必要时骨髓培养，与胸腔积液细菌培养比照；②胸腔引流后复查胸部 CT，胸腔内注射美兰观察痰液性状，明确肺部病变情况，鉴于 PPD 弱阳性，再行痰涂片抗酸染色检查；③腹部 CT 增强扫描，以期查找肠道病变、膈下脓肿；④ Hb 84g/L，虽然超声心脏结构未见明显异常，但未提供心脏体征及有否吸毒史，应加行免疫学及贫血查因相关检查。

目前主要应对策略为继续结合药敏给予强力抗感染治疗，胸腔引流，必要时膈下脓肿引流等局部治疗。

　　虽然该患者目前无明显消化系统症状，我们还是进一步实施了一些检查。腹部 B 超：未见明显积液，余未见异常。胃镜检查：反流性食管炎。

　　患者体温始终未降至正常，于 6 天后复查胸部 CT（图 14-10）示：左侧胸部包裹性胸腔积液，较前增多。

　　8 月 3 日（D8）全麻下行左侧脓胸廓清，胸膜活检术。术中探查见左侧胸腔内广泛粘连包裹，包裹内多为清亮液体，伴少许脓液，胸腔内满布大量坏死物及纤维素，肺表面及壁层胸膜未见明显占位。手术清除胸腔积液及坏死物质，使左肺充分膨胀。术后壁层胸膜活检一块送病理，结果回报胸膜炎性肉芽组织。术后胸痛、胸闷症状逐渐消失，复查胸部 CT（图 14-11）。

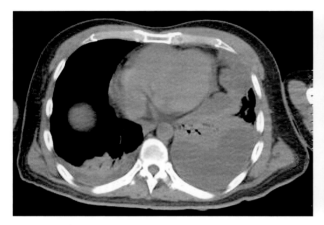

图 14-10　胸部 CT（D6）

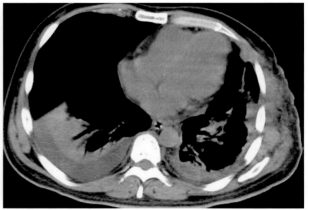

图 14-11　胸部 CT（D8）

　　术后 2 周患者开始出现腹胀、腹痛症状，呈阵发性绞痛，伴肛门停止排气、排便，体温再次升高，最高达 39℃。血常规：WBC 26×10^9/L，NEUT% 93.9%。腹部立位 X 线示腹腔内多发气液平面，诊为急性肠梗阻（图 14-12）。腹部 CT 示局部肠壁增厚，肠腔狭窄，近端肠管明显扩张（图 14-13）。

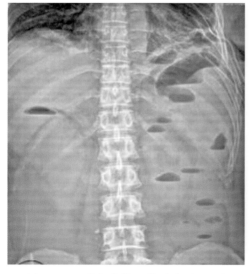

图 14-12　腹部立位 X 线（术后 2 周）

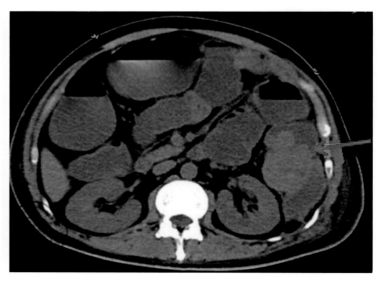

图 14-13　腹部 CT（术后 2 周）

进一步行肠镜检查：结肠距肛门 30cm 处见直径约 2.5cm 息肉样隆起病变，表面分叶，活检病理报绒毛管状腺瘤伴重度非典型增生。给予禁食水、胃肠减压、胃管间断灌注石蜡油、灌肠、抗感染及营养支持等保守治疗后患者腹胀症状仍呈进行性加重，无排气、排便。

8 月 25 日（D30）行开腹探查术，术中见结肠脾曲环周菜花样肿物，大小 8cm×6cm，考虑结肠脾曲癌可能性较大，行姑息性左半结肠切除术，左侧膈肌及壁层腹膜部分切除，横结肠造瘘术，术中减压肠内容物量约 5 000mL。术后标本病理：结肠脾曲中低分化腺癌，累及肠管全周，侵透肌层（图 14-14）。术后患者横结肠造瘘口排气、排便通畅，体温及白细胞逐渐降至正常，术后 3 天即恢复半流质饮食，3 周后拔除全部胸、腹腔引流管，顺利出院。

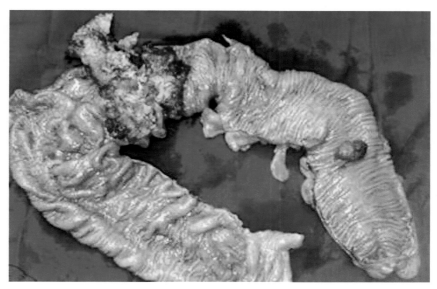

图 14-14　术后标本

四、出院诊断

1. 结肠癌。
2. 左侧脓胸。

五、病例追踪

患者定期化疗，未见复发。在进一步询问患者家族史后了解到，其表哥和堂姐分别在 29 岁和 36 岁时死于结肠癌，母亲和妹妹均曾行结直肠腺瘤切除术。按照中国人遗传性非息肉病性结直肠癌（HNPCC）家系标准，该患者属于典型的 HNPCC 家系，目前我们正在积极联系检测相关基因中。

学习心得

本例患者以左侧脓胸为首发症状就诊，入院后首先按照脓胸的处理原则先后给予胸腔闭式引流及手术廓清等治疗，脓胸症状逐渐得到控制。术后 2 周患者因发生急性肠梗阻，在进一步寻找梗阻原因的过程中，结肠镜检查发现降结肠及乙状结肠占位病变，考虑结肠肿瘤阻塞肠腔造成梗阻，遂转入普外科继续治疗。后经开腹探查证实为结肠脾曲癌侵犯膈肌，并由于结肠肿瘤穿孔导致左侧脓胸形成，同时伴有乙状结肠腺瘤癌变。

回顾患者整个治疗过程，在患者最初诊断为脓胸时，其形成原因一直难以明确，胸腔积液细菌培养结果可见大肠埃希菌及屎肠球菌生长，但细菌感染从何而来曾经一度困扰着我们。在治疗选择上，我们首先解决了严重威胁患者生命的脓胸问题，在患者恢复过程中由于肠梗阻的出现，最终才使我们明确了脓胸的来源，进而去处理导致患者脓胸及肠梗阻的真正原因——结肠脾曲肿瘤。

结合患者病史，既往身体健康，无明显腹痛、腹胀、便血等消化道症状，仅伴食欲减退 1 个月余，同时由于左侧脓胸发病突然，症状危重，进一步掩盖了腹部症状和体征，为诊疗带来巨大的困难。本病例提醒我们对于原因不明的脓胸患者，当致病菌为大肠埃希菌及屎肠球菌等肠道细菌时，不能忽视腹腔的检查，以便及时发现可能存在的消化道肿瘤、腹腔感染、膈下脓肿等病因。

（练　睿　钟文宏）

特别鸣谢

惠州市中心人民医院	乐　胜
广州市第一人民医院	卢建华
河北医科大学第二医院	田英平
南昌大学第一附属医院	黄　亮

病例 15　移形换影

患者陈××，男性，65岁，因"咳嗽伴血丝痰1个月，胸痛1天"入院。

一、病史特点

1. 老年男性，慢性病程，急性加重。

2. 患者于1个月前出现刺激性咳嗽伴痰中带血丝，至当地医院行CT（图15-1）检查提示右下肺肿物。半月前至我院门诊行PET-CT（图15-2）检查提示右肺下叶软组织肿块影，局部糖代谢增高，考虑恶性肿瘤可能性大，区域多发稍肿大淋巴结影，考虑转移性淋巴结可能，气管镜刷检提示不排除恶性肿瘤可能（图15-3）。1天前出现右侧胸痛，非压榨样，无气促、发热不适。为进一步治疗入住我院肺科。

3. 既往有"阑尾切除术"病史。否认"高血压""冠心病""COPD"等病史。

4. 体查　T 36.4℃，P 82次/min，R 20次/min，BP 118/72mmHg。神志清晰，双肺呼吸音清，双肺未闻干、湿性啰音。心率82次/min，律齐。腹软，肝脾肋下未触及，无明确压痛、反跳痛，腹腔积液征阴性，肠鸣音4次/min。

5. 辅助检查

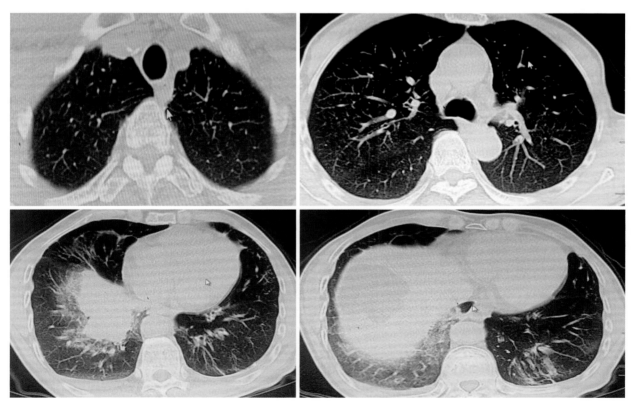

图15-1　外院胸部CT
右下肺肿物

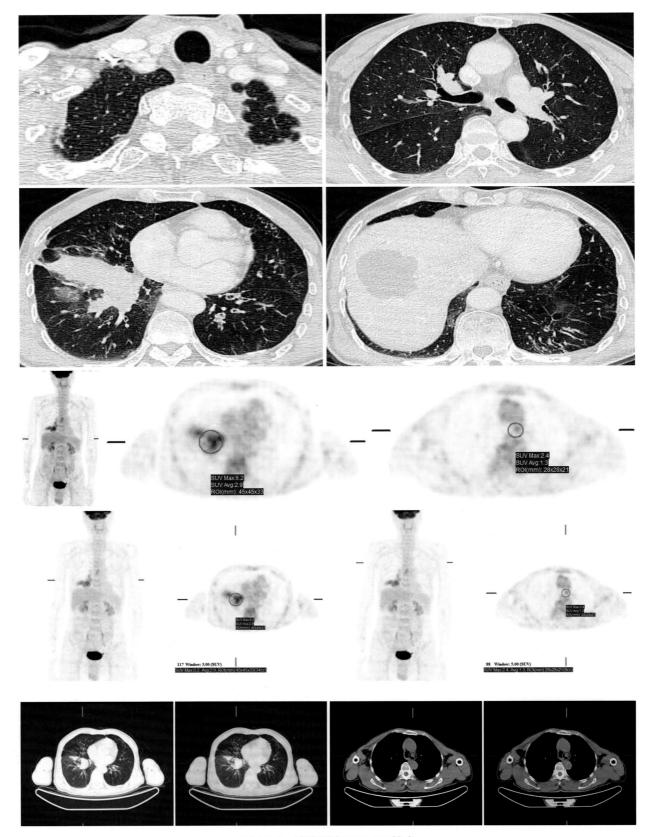

图 15-2 我院门诊 PET-CT 检查

提示右肺下叶软组织肿块影，局部糖代谢增高，考虑恶性肿瘤可能性大，区域多发肿大淋巴结影，
局部糖代谢增高，考虑转移性淋巴结可能

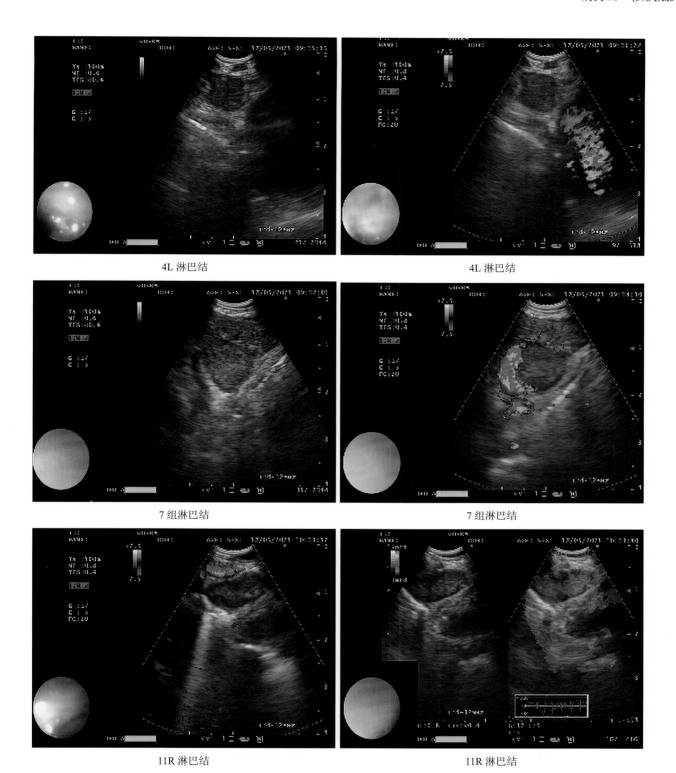

4L 淋巴结

4L 淋巴结

7 组淋巴结

7 组淋巴结

11R 淋巴结

11R 淋巴结

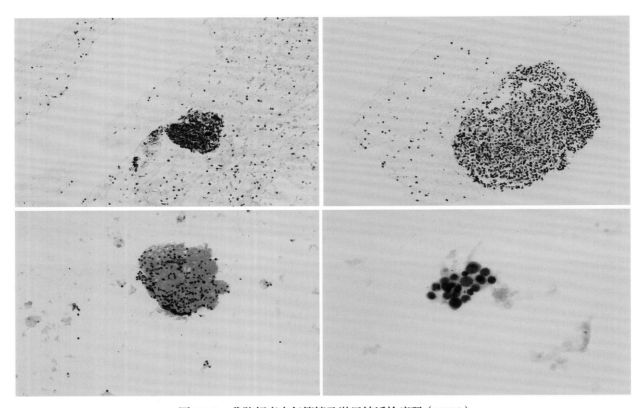

图 15-3 我院超声支气管镜及淋巴结活检病理（PD10）
少许穿刺组织，渗出物背景中见数个淋巴细胞及个别挤压变形的小蓝细胞团，
需鉴别肿瘤细胞与挤压变形的淋巴细胞

二、初步诊断

肺肿物。

三、诊疗经过

患者入院后完善相关检查，于 D2 在全麻下行胸腔镜下右下肺肿物切除术，术程顺利，术后脱机拔管转回肺科。D3 复查胸片（图 15-4）见右下肺渗出，少量气胸，予克林霉素抗感染，低分子肝素预防深静脉血栓形成，营养支持等治疗。D6 复查胸片（图 15-5）与前片（图 15-4）大致相仿，于当天拔除胸腔引流管。期间，患者无发热，间有少量咳嗽伴少许血丝痰，无胸痛、气促等不适。

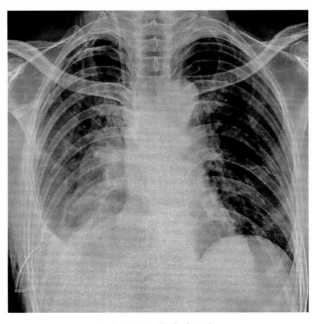

图 15-4 胸片（D3）
右下肺渗出，少量气胸

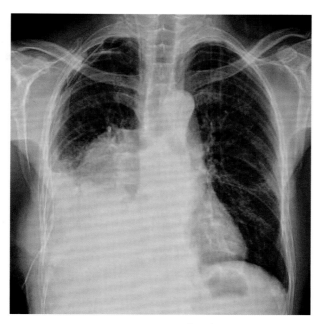

图 15-5　胸片（D6）
右侧少许气胸，少量积液

D8 晚患者出现腹痛，于剑突下明显，无呕吐、腹泻，查血常规提示白细胞正常，复查胸片，D8 较 D7 有进展（图 15-6、图 15-7），胰腺二项、床旁心电图（图 15-8）正常。D9 上午患者腹痛加重，伴有腹胀，胸闷、气促、呼吸困难，予加温加湿氧疗仪通气（吸氧浓度 30%）后患者经皮血氧饱和度维持在 97% 以上，上述症状有明显好转，同时加用左氧氟沙星抗感染。行纤维支气管镜检查（图 15-9）提示气管及右侧支气管较多脓痰，右下肺未见瘘口。D9 上午开始闻及患者呼出气体有粪臭味，且其味道逐渐加重。D9 下午患者又出现气促，伴有经皮血氧饱和度下降，上调吸氧浓度至 80%，患者经皮血氧饱和度维持在 91%～93%。急查动脉血气分析：pH 7.38，PCO_2 47.4mmHg，PO_2

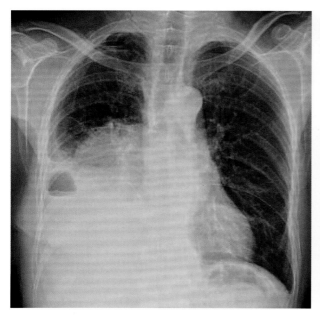

图 15-6　胸片（D7）
右侧少许气胸

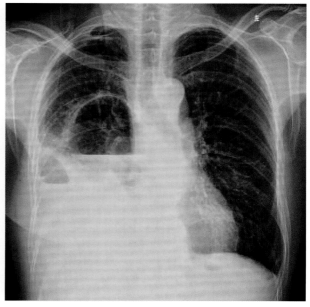

图 15-7　胸片（D8）
右侧少许气胸，右侧多发包裹性液气胸

81.2mmHg。复查CT（图15-10）：双肺感染性病变，合并右肺阻塞性肺炎，右侧胸腔积液合并少许积气。其他相关指标变化趋势见图15-11~图15-16。考虑患者病情危重且进展迅速，转入ICU进一步监护治疗。转出诊断：①肺部感染；②呼吸衰竭；③腹痛查因。

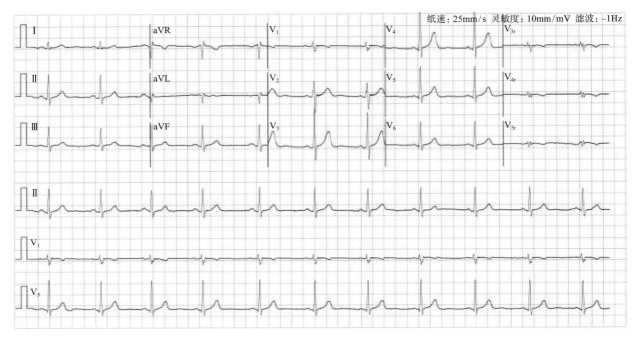

图15-8　心电图未见明显异常

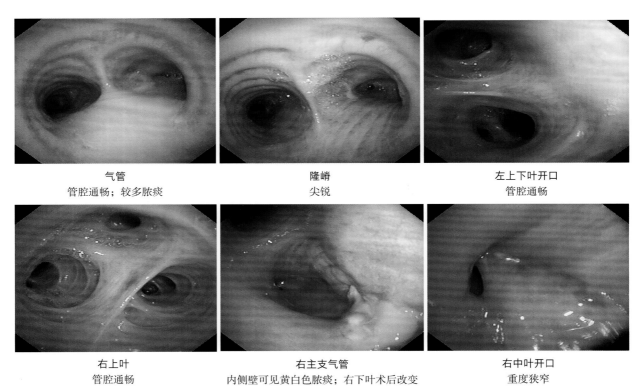

气管
管腔通畅；较多脓痰

隆嵴
尖锐

左上下叶开口
管腔通畅

右上叶
管腔通畅

右主支气管
内侧壁可见黄白色脓痰；右下叶术后改变

右中叶开口
重度狭窄

图15-9　纤维支气管镜（D8）
气管及右侧支气管较多脓痰，右下肺未见瘘口

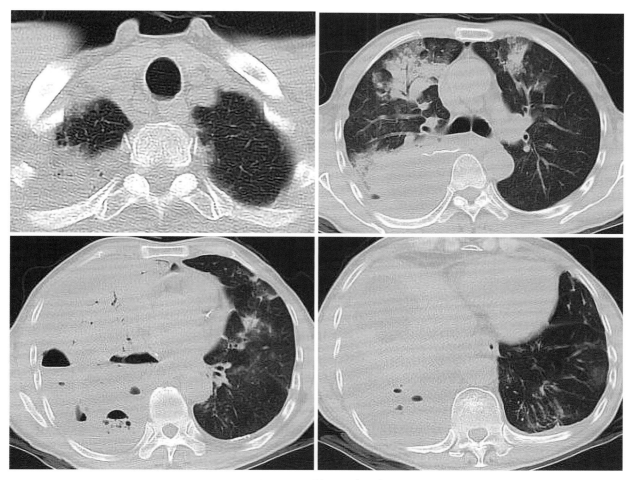

图 15-10 肺部 CT（D9）
双肺感染性病变，合并右肺阻塞性肺炎，右侧胸腔积液合并少许积气

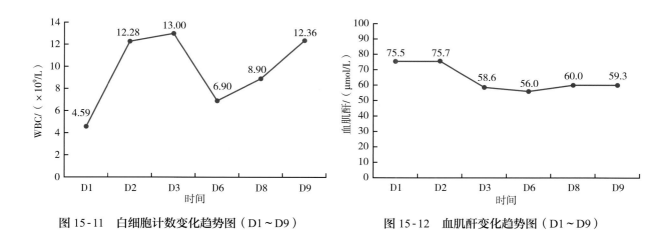

图 15-11 白细胞计数变化趋势图（D1～D9）　　图 15-12 血肌酐变化趋势图（D1～D9）

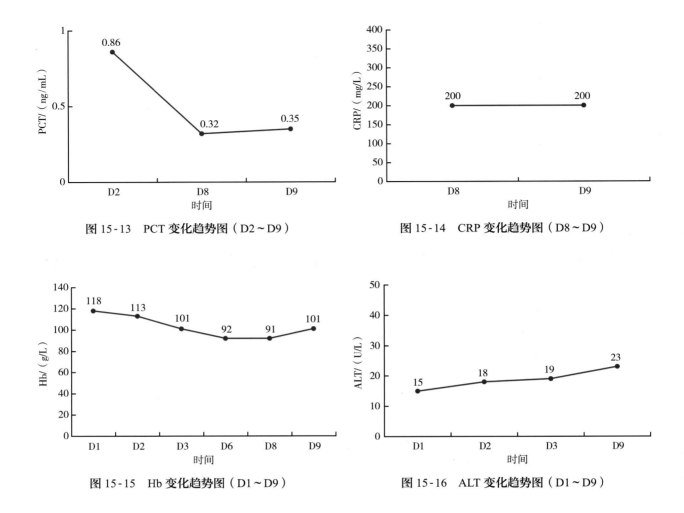

图 15-13 PCT 变化趋势图（D2～D9）

图 15-14 CRP 变化趋势图（D8～D9）

图 15-15 Hb 变化趋势图（D1～D9）

图 15-16 ALT 变化趋势图（D1～D9）

第一阶段小结（D1～D9）

患者因咳嗽、胸痛来诊，外院增强 CT、我院门诊 PET-CT 均提示肺恶性肿瘤，入院后已行手术治疗。术后一周出现肺部感染，且病情加重当天患者呼出气体有粪臭味。请教各位专家：其致病菌来源？需进一步完善哪些检查？治疗方面有何建议？

专家点评

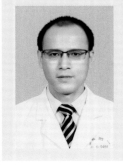

王桥生 南华大学附属第一医院重症医学科主任

英国西苏格兰大学访问学者

伊丽莎白女王大学医院访问学者

湖南省衡阳市重症医学质量控制中心副主任委员

湖南省衡阳市复苏中心副主任委员

湖南省医学会衡阳市感染病学会委员

湖南省衡阳市第一批次高层次人才

患者为老年男性，因咳嗽伴血丝痰 1 个月，胸痛 1 天入院，诊断为肺肿物。结合 PET-CT 及支气管超声内镜活检考虑恶性肿瘤可能性大。入院第 2 天即在胸腔镜下行右下肺肿物切除术，术后出现气促、经皮血氧饱和度下降，血象升高、PCT 增高，结合支气管镜下改变及肺部影像学改变，肺部感染、急性呼吸衰竭诊断明确。术后患者继发肺部感染，考虑医院获得性肺炎。痰液性状为粪臭味脓性分泌物，CT 可见右下肺多发肺脓肿样改变、右侧胸腔积液并少许积气。致病菌来源考虑误吸可能性大，原因有几点：①全麻气管插管下行手术治疗，围手术期可能存在隐匿性误吸；②术后出现腹痛、腹胀，呈进展性，可能存在术后肠功能障碍，继发误吸。同时需进一步排除支气管胸膜瘘。致病菌包括厌氧菌、大肠埃希菌、肺炎克雷伯菌等。建议完善支气管镜下痰液及灌洗液痰细菌及真菌培养、痰液革兰氏染色、灌洗液 GM 试验及肺泡灌洗液 mNGS 检查；床旁超声定位胸腔抽液行细菌及真菌培养、染色及常规生化检查；完善血培养；血液 G 试验及 GM 试验；完善腹部 CT、动态复查胸部 CT 明确膈肌和腹部情况。

治疗方面：①目前考虑院内获得性感染，病情进展迅速，可经验性加强抗感染，覆盖耐药 G$^-$ 菌及 G$^+$ 菌，可使用碳青霉烯类抗生素 + 利奈唑胺；②加强痰液引流，超声明确胸腔积液情况，必要时置管引流；③酌情俯卧位通气治疗。

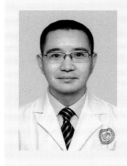

曹春水　南昌大学第一附属医院急诊 ICU 主任、急诊科副主任

中华医学会急诊医学分会第七、八届全国青委

中华医学会急诊医学分会急性感染学组委员

中国医师协会急诊医师分会重症医学组、循环与血流动力学学组委员

中国医师协会胸痛专业委员会委员

中国医师协会急救复苏和灾难医学专业委员会休克与感染学组委员

江西省医学会急诊医学分会主任委员

患者呼出气体有粪臭味，可能的病原菌为肠杆菌（大肠埃希菌）或厌氧菌，所以最大的可能来源为胃肠道，可以送支气管肺泡灌洗液培养或 mNGS 明确病原菌。患者为肺恶性肿瘤术后，术后神志清楚，无误吸，可能性比较大的原因：①支气管胸膜瘘并发脓胸，可从胸腔引流管注入美蓝，如痰液蓝染可以确诊；②食管气管瘘，虽然气管镜未见瘘口，但还是建议行胸部 CT 检查及气管食管重建进行排除，如条件允许可行床旁胃镜检查（风险较大）；③D8 晚患者出现腹痛，于剑突下明显，无呕吐、腹泻，D9 上午患者腹痛加重，伴有腹胀、胸闷、气促、呼吸困难，从 D7 及 D8 的胸片观察，右侧膈肌明显抬高，有可疑液气平面的肠管，不能排外并发膈疝肠管坏死的可能性，需进一步行胸腹部 CT 检查明确，钡餐检查对诊断也有一定帮助。在治疗方面：加强抗感染治疗，选择覆盖肠杆菌和厌氧菌的广谱抗生素。等进一步检查明确诊断后，有手术适应证需积极外科手术。

D10 患者转入 ICU 时神清，气促明显，呼吸频率约 35 次 /min，高流量吸氧状态下经皮血氧饱和度约 93%，心率 122 次 /min，血压 112/60mmHg，听诊右中下肺呼吸音消失，余肺野可闻及湿啰音。急行床旁胸片（图 15-17）提示右侧中量胸腔积液。即行纤支镜检查，支气管内见少许黄脓痰，右中肺开口重度狭窄，右下肺术后改变，取肺泡灌洗液行涂片、培养、mNGS 等病原学检测。D10 晚床旁 B 超见右侧胸腔少量胸腔积液，行左侧卧位拟行胸腔穿刺时患者突然咳出大量粪臭味黄脓痰，后患者气促加重，伴经皮血氧饱和度降至 80% 左右，即予气管插管，呼吸机辅助通气，但在呼吸机高参数支持、纯氧通气下患者经皮血氧饱和度也仅能维持在 90% 左右。后患者出现血压下降，予去甲肾上腺素联合间羟胺维持。查床旁心电图（图 15-18）提示窦性心动过速，床旁心彩超估测 LVEF 约 53%。转入后即予停用克林霉素及左氧氟沙星（可乐必妥），升级为碳青霉烯类联合替考拉宁加强抗感染治疗，同时辅予化痰、补充白蛋白、补液等治疗。患者氧合始终未能改善，D11 中午复查血气提示：PCO_2 36.8mmHg，PO_2 67.3mmHg，pH 7.48。复查床边胸片（图 15-19）提示左肺大片渗出，感染较前加重，右肺渗出较前明显减少。其他相关指标变化趋势见图 15-20～图 15-25。

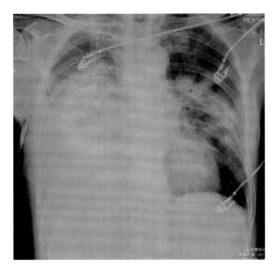

图 15-17　胸片（D10 23：18）
右侧中量胸腔积液

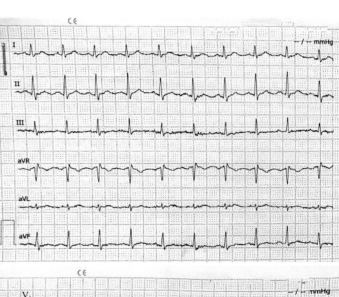

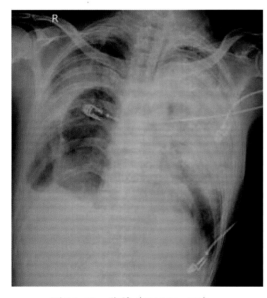

图 15-19　胸片（D11 11：25）
左肺大量渗出，右肺渗出减少

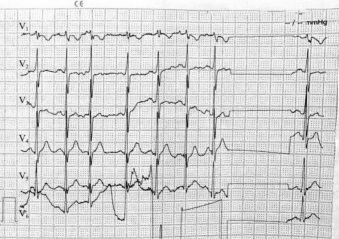

图 15-18　心电图提示窦性心动过速

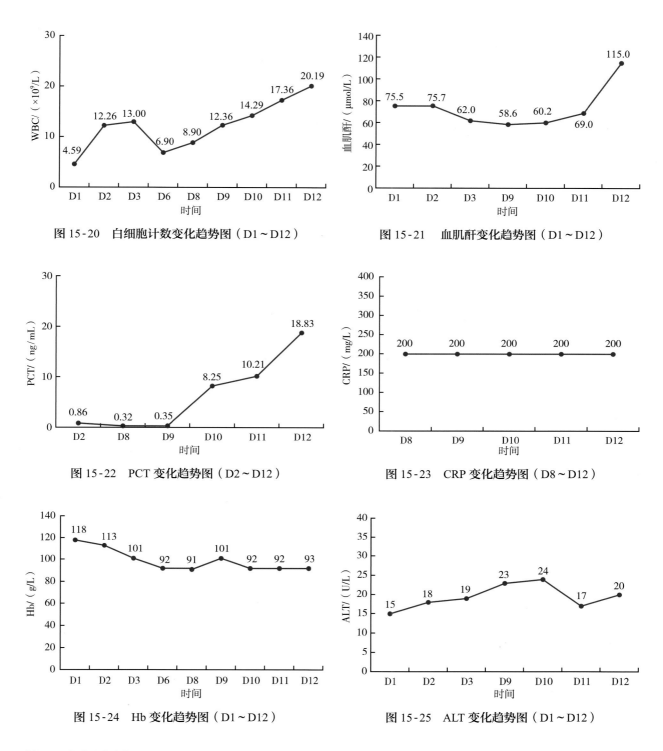

图 15-20　白细胞计数变化趋势图（D1～D12）

图 15-21　血肌酐变化趋势图（D1～D12）

图 15-22　PCT 变化趋势图（D2～D12）

图 15-23　CRP 变化趋势图（D8～D12）

图 15-24　Hb 变化趋势图（D1～D12）

图 15-25　ALT 变化趋势图（D1～D12）

第二阶段小结

　　患者至此诊断考虑：重症肺炎、ARDS、感染性休克。请教各位专家：在病原学未回、mNGS 测序未回报的情况下，针对本例患者，抗生素方面该如何调整？如何解读患者肺部影像学在短短（D10～D11）12 个小时之内出现如此大的差异（详见图 15-17 和图 15-19）？

专家点评

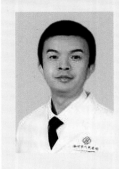

潘挺军　　梅州市人民医院重症医学四科主任医师

广东省医院协会医院重症医学管理专业委员会委员

广东省健康管理学会重症医学专业委员会委员

广东省医学工程学会重症医学分会委员

梅州市医学会急危重症医学分会委员

　　患者目前诊断考虑：重症肺炎、ARDS、感染性休克、右下肺肿物切除术后。有大量粪臭味黄脓痰，可能合并有革兰氏阳性菌、克雷伯菌、铜绿假单胞菌以及厌氧菌混合感染可能，不排除有术后存在有残余瘘、肺脓肿可能，碳青霉烯类联合替考拉宁抗感染均能覆盖以上菌群，抗生素方面暂不予调整，待相关病原学检查及 mNGS 回报后视情况调整。

　　患者在短时间内影像学出现如此大的差异，考虑可能与感染未能有效控制、患者体位改变（左侧卧位）、痰液引流不通畅有关，建议明确病原菌，继续积极抗感染治疗，加强痰液引流，定期行纤支镜检查，必要时看是否可行 ECMO 治疗。

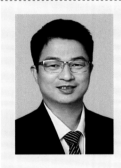

温妙云　　广东省人民医院医务处副处长（主持工作），博士研究生导师

哈佛大学医学院访问学者

广东省杰出青年医学人才

中华医学会急诊医学分会危重病质量管理学组成员

中国医师协会急诊医师分会急诊中毒学组委员

中国医师协会急诊医师分会急诊危重病学组委员

中国中西医结合学会第四届重症医学专业委员会常务委员

广东省医院协会医院重症医学管理专业委员会副主任委员兼青年委员主任委员

广东省医学会重症医学分会第五届委员会委员

　　老年男性，右肺肿物切除术后第6天出现气促、呼吸困难，呼出气体有粪臭味，纤支镜检查（图15-9）提示气管及右侧支气管较多脓痰，查CT（图15-10）：双肺感染性病变，右肺实变影提示存在阻塞性肺炎的可能，直至D9天，患者PCT升高不明显，CRP＞200mg/L，结合有手术气管插管史，首先要考虑链球菌感染的可能。D10天随着右胸腔积液排出，左肺感染加重，血常规WBC、PCT持续上升，不排除合并革兰氏阴性菌感染的可能。因此，目前使用碳青霉烯类联合替考拉宁可暂不更换，待病原学结果再作调整。

　　患者肺部影像学在短短（D10～D11）12个小时之内出现如此大的差异考虑与患者左侧卧位时，右侧痰液引出误吸至左肺所引起的炎症反应有关。

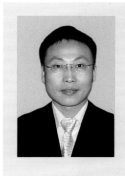

曾 军　广州市第一人民医院重症医学科主任
广东省医学会感染预防与控制分会副主任委员
广东省医学会重症医学分会常务委员
广东省医学会内科学分会常务委员
广东省药学会重症医学用药专业委员会副主任委员
广东省药学会呼吸用药专业委员会副主任委员
广东省医学教育协会重症医学专业委员会副主任委员

首先，患者 D2 行右下肺肿物切除术，病例资料未见患者术中快速病理初步结果，后续也未见确切的病理报告，患者恶性肿瘤诊断未能明确，另外病例未提及患者是否有糖尿病及入院后血糖情况或者糖化血红蛋白结果，难以评估患者基础免疫状况。

其次，患者行肺部肿物切除，术后使用克林霉素抗感染可能欠妥当（克林霉素可覆盖一般的革兰氏阳性菌及厌氧菌，但对院内肺部获得性常规病原菌如革兰氏阴性菌效果可能较差），患者术后早期出现肺部并发症，此时建议使用二代或者三代头孢菌素甚至酶抑制剂进行抗感染治疗。

患者 D8 晚出现腹痛后病情开始转差，纤支镜见右肺中叶开口重度狭窄，结合患者影像学检查考虑肺脓气胸压迫所致，气道引流欠佳。而患者肺部影像学在短短的 12 个小时之内出现了如此大的差异，考虑跟患者的体位改变有密切关系。原本患者主要的病灶，包括积液以及渗出性病变都主要集中在右肺，但是在患者左侧卧位后短时间内出现了病情恶化，然后复查影像学提示左肺大量渗出而右肺渗出反而明显减少，考虑右肺的分泌物由于体位变化的原因灌流进入了左肺。结合患者 CT 提示肝脏有大片的液化灶，住院过程中有腹痛的症状，不能排除肝脏的液化灶破溃突破胸腔。

患者在 D9 出现腹痛，呼出气有粪臭味，考虑存在革兰氏阴性菌如大肠埃希菌或者厌氧菌可能，之后患者病情迅速转差而转入 ICU 抢救治疗。另外，假设病原菌来源于肝脏液化灶破溃入胸腔，那么常见病原体考虑如下：革兰氏阴性菌，包括肠杆菌科细菌（克雷伯菌属、埃希菌属等）、变性杆菌属及假单胞菌属；革兰氏阳性菌包括葡萄球菌属、链球菌及肠球菌属，而真菌、阿米巴较为少见。患者目前病情极其危重，白细胞及降钙素原等感染指标明显升高，血肌酐提示肾功能转差，为争取后续宝贵的抢救时间，结合药物在组织浓度的分布，建议予碳青霉烯类联合利奈唑胺及甲硝唑抗感染，另外迅速完善阿米巴血清学检查或抗原检测，明确是否存在阿米巴感染。

患者病情危重，建议在继续稳定呼吸、循环情况的前提下，积极完善床旁 B 超了解肝脏液化灶的变化，如排除阿米巴及临床情况允许应行肝脓肿引流；另外应积极行纤维支气管镜每日多次进行气道引流；还需紧密联系细菌室追踪患者肺泡灌洗液的涂片结果（涂片一般当天会有结果），明确是阳性菌、阴性菌或真菌，为抗生素优化调整提供临床依据。

D11 下午再次行纤支镜检查，发现右下肺支气管手术吻合口处有一活瓣样瘘口，随呼吸运动打开和关闭（图 15-26），考虑患者当时拟行胸穿左侧卧位时右胸腔内容物通过该瘘口倒灌至左肺引起左肺严重渗出可能性大。D11 下午患者肺泡灌洗液及外周血 mNGS 结果回报见图 15-27、图 15-28，我院胸腔积液及痰培养均培养出咽峡炎链球菌。但目前所用抗生素已能覆盖该菌群，故未做抗生素调整。追踪患者手术病理发现，术中所见肺组织（图 15-29）及术后病理（图 15-30）提示：肺部占位为良性病变。随后患者氧合始终未能改善，拟予 ECMO 辅助治疗，患者家属考虑自身经济因素，放弃继续治疗，签字出院。随访其家属告知患者出院当天即离世。

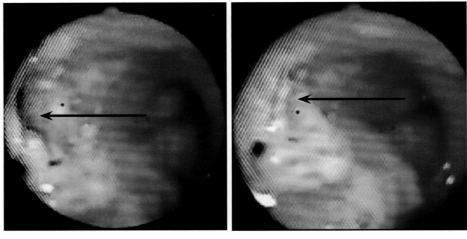

图 15-26　纤维支气管镜检查
如箭头所示：瘘口随呼吸运动而开合（蓝色线为吻合口缝线，瘘口在其下方）

1. 细菌列表

类型	属			种		
	属名	相对丰度	序列数	种名	鉴定置信度	序列数
G⁺	链球菌属 *Streptococcus*	7.7%	21 144	咽峡炎链球菌 *Streptococcus anginosus*	99%	7 438
				星座链球菌 *Streptococcus constellatus*	99%	2 188

图 15-27　肺泡灌洗液 mNGS 结果
提示链球菌感染

1. 细菌列表

未发现

2. 真菌列表

未发现

图 15-28　血 mNGS 结果
未见细菌、真菌感染

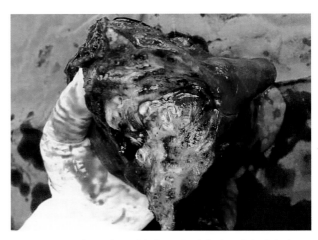

图 15-29　切下右下肺组织，主要为肺不张机化组织

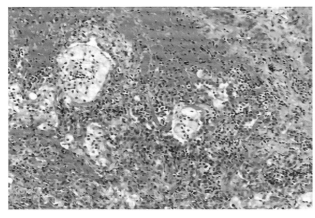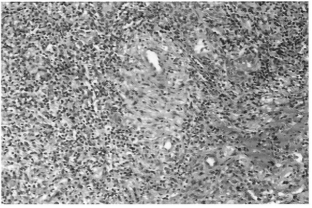

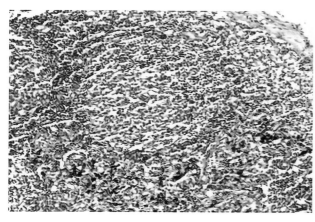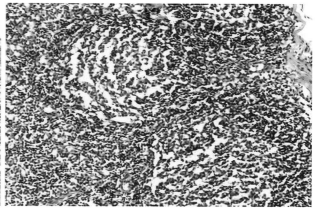

图 15-30　病理结果
肺组织及淋巴结未见恶性肿瘤征象，肺间质见大量淋巴细胞、中性粒细胞等炎症细胞浸润

学习心得

　　咽峡炎链球菌属米勒链球菌群，该菌群包括中间链球菌、星座链球菌。米勒链球菌群可在身体多处被分离，咽峡炎链球菌在 1906 年由 Andrewes 和 Horder 首次报告，该细菌在有机体的口腔、咽喉部、排泄物及阴道中都曾被分离出来，是人体的正常菌群。随着广谱抗生素、免疫抑制剂以及介入治疗在临床的广泛应用，人体的微生态环境受到破坏，使米勒链球菌成为临床致病菌，常引起各器官、组织的脓肿及其他部位的化脓性感染。国外有病例报道咽峡炎链球菌感染，如产后感染、肝脓肿、颈部脓肿、眼眶脓肿等等，但多为术后感染或免疫缺陷感染，最近也有报道称既往体健者继发咽峡炎链球菌所致脾脓肿与脑脓肿。咽峡炎链球菌与一些脓肿形成及化脓性感染有关，感染部位多为肝脏、脑、脾脏及口腔，同时也可能形成肺部脓肿。大部分对 β-内酰胺类敏感，首选药物是头孢曲松。

　　病史回溯：患者家属诉患者于 8 年前开始就有不明原因的低热、咳嗽，且间断会咳恶臭味脓痰，自行至诊所予"消炎"治疗后可缓解，但从未至医院系统诊治。本次起病同样为咳嗽、咳痰，在增强 CT 及 PET-CT 均提示为恶性肿瘤的前提下，外科医师选择手术治疗无可厚非。但术后病理提醒我们临床医师，一些血供丰富的炎症或再生组织也可以有类似的恶性肿瘤影像学表现，在解读影像学检查时需多留心眼，吃一堑长一智。

（曾举浩　文　茵）

特别鸣谢

南华大学附属第一医院	王桥生
南昌大学第一附属医院	曹春水
梅州市人民医院	潘挺军
广东省人民医院	温妙云
广州市第一人民医院	曾　军

病例 16　坚定的选择

患者张××，男性，39岁，以"纳差、乏力15天"收入我科。

一、病史特点

1. 青年男性，急性起病，既往有"2型糖尿病"史，一直服用"二甲双胍"，血糖控制欠佳。

2. 患者于入院前15天开始出现纳差、乏力，当地医院诊断为"糖尿病酮症酸中毒"，予补液、纠酸、胰岛素治疗过程中，出现"急性肾功能不全、急性左心衰竭、泌尿系感染"，为进一步治疗转入本院。自起病以来，精神欠佳，食欲不振；四肢浮肿及腹部膨隆，体重明显增加；小便量多，大便如常。

3. 入院查体　T 37℃，P 122次/min，R 19次/min，BP 122/80mmHg；神志清晰，精神尚可，对答切题，自主体位；体型偏胖；巩膜无黄染；浅表淋巴结未触及肿大；双肺呼吸音稍粗，未闻及明显干湿啰音；心率122次/min，律齐，未闻及明显瓣膜区杂音及心包摩擦音；腹部稍膨隆，无压痛、反跳痛，移动性浊音（−），肠鸣音3次/min；阴囊轻度水肿；双下肢轻度水肿；生理反射存在，病理征未引出。

4. 辅助检查（我院急诊）

血常规：白细胞 19.61×10^9/L；中性粒细胞比值0.93；血小板 236.6×10^9/L。

生化：钾4.32mmol/L；钠132.6mmol/L；氯107.2mmol/L；肌酐428μmol/L；尿素氮34.97mmol/L；葡萄糖12.04mmol/L；二氧化碳结合力14.9mmol/L。

降钙素原检测（PCT）：1.74ng/mL。

胸部CT（图16-1）：

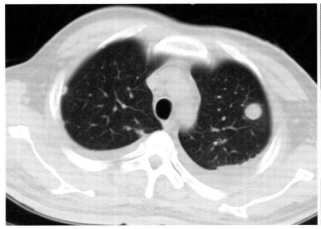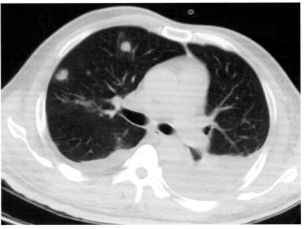

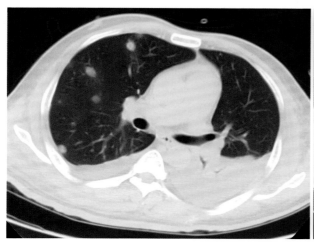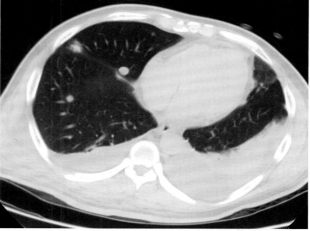

图 16-1　胸部 CT（PD2）
肿瘤？肺部转移瘤；肺部感染

二、初步诊断

1．肺部占位查因。
2．2 型糖尿病并酮症酸中毒。
3．急性肾功能不全。

第一阶段小结

依据患者简要的临床病史，目前患者出现如图 16-1 所示的影像学改变，就针对患者的胸部 CT 表现，结合现有资料，患者肺部病变的诊断该如何考虑？下一步的诊疗措施？

专家点评

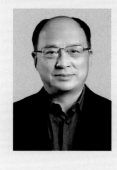

张国强　中日友好医院急诊科主任，博士研究生导师
中华医学会急诊医学分会候任主任委员
海峡两岸医药卫生交流协会急诊医学分会主任委员
中国医药卫生文化协会急诊急救分会主任委员
《中华急诊医学杂志》副总编辑
《中华危重病急救医学》副总编辑

目前提供的资料比较有限，CT 表现提示左侧肺容积缩小，纵隔左移，双侧可见边缘清晰的多发团块影，双侧胸腔积液？结合现有资料首先要明确团块影的性质，应完善以下几个方面的检查：

1．血液方面　主要包括肿瘤标记物，考虑患者有糖尿病史，抵抗力弱，应排查感染因素，特别是 TB。必要时要完善血液和免疫系统相关检查。

2．影像方面　可选择高分辨 CT 和增强 CT，能提高对团块影的性质的分辨。有条件的话应尽早行 PET-CT 检查，不仅有助于判断团块影的性质，还可以明确原发病灶。

3. 病理和病原学方面　病理和病原学检查是直接证据，如痰液检查，胸腔积液检查；也可通过支气管镜＋肺泡灌洗；必要时可行 CT 引导下穿刺，但该患者的病灶大小和部位有一定难度。另外，也可根据 PET-CT 和肿瘤标记物的结果，寻找肺外病灶。

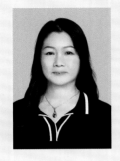

张金娥　广东省人民医院影像医学部主任医师
广东省临床医学学会免疫缺陷与感染防治专业委员会副主任委员
广东省基层医药学会呼吸病专业委员会常务委员
广东省健康管理学会放射学专业委员会首届常务委员
广东省放射学会乳腺组首届副组长
广东省医师协会放射科医师分会委员兼呼吸疾病组秘书

双肺多发结节特征：大小不等，大的结节位于上肺野；形态不均一，圆形、类三角形、扁丘状；密度不均匀，部分结节中央密度偏低，提示中央有坏死；边缘部分清晰，部分毛糙，见长毛刺，部分近胸膜的结节见胸膜牵拉。结节分布：双侧胸膜下多见，大的结节位于上肺野。右上肺索条影：提示有纤维灶病理改变。部分结节周围和肺内见斑片状模糊影，提示有渗出性病理改变。双侧胸腔少量积液，左侧稍多。心影增大。背部皮下水肿。

影像分析：本例 CT 表现以双肺多发结节为主要征象，常见于以下几种疾病：肺转移瘤、金黄色葡萄球菌感染和真菌感染。本例多发结节合并肺内散在渗出灶和少量纤维灶，提示患者应考虑感染性病变；而肺转移瘤诸多征象不支持，转移结节多为圆形而该患者结节多形态，转移结节边缘多光滑，该患者部分结节见毛刺、胸膜牵拉；转移结节为血行转移，常先转移到下肺野后逐渐向上肺野发展，且大结节多位于下肺野，而该患者正好相反；肺内出现斑片模糊影和索条影也不支持肺转移瘤诊断。

总的来说，从第一次 CT 肺窗所示图像结合临床有糖尿病基础、中性粒细胞和白细胞增高，考虑感染性病变：金黄色葡萄球菌感染？真菌感染？此外，患者双侧胸腔积液，心脏增大，背部皮下水肿，提示有心功能不全。

目前诊断：①双肺感染：真菌感染？金黄色葡萄球菌肺炎？②心功能不全。

三、诊疗经过

入院 D2 ~ D6：患者纳差乏力进行性加重，伴有咳嗽咳痰，为黄色黏液痰，伴有呼吸急促，双下肢水肿加重，遂予"莫西沙星＋哌拉西林钠他唑巴坦钠"抗感染治疗、利尿、止咳平喘等对症支持治疗后，同时留存病原学检查，治疗效果不佳，出现高热、水肿加重，心率加快达 135 次 /min，双肺呼吸音粗，可闻及明显湿啰音及痰鸣音，四肢中度凹陷性浮肿，阴囊中度水肿。复查血象示 WBC 11.11×10^9 /L，NEUT% 94.4%，PCT 5.9ng/mL，复查胸部 CT（图 16-2）见肺部大片斑片状渗出较前明显加重，后出现气促加重、血氧饱和度及血压进行性下降，予气管插管，呼吸机辅助通气。

入院 D6 ~ D9：患者呼吸机辅助通气，镇静状态，仍有发热，持续降温机降温治疗，双肺可闻及明显湿啰音，双下肺呼吸音减弱，四肢中度凹陷性浮肿，阴囊水肿明显，调整抗生素方案为"亚胺培南西司他丁钠＋利奈唑胺针"（表 16-1），监测患者血常规及 PCT 等（图 16-3、图 16-4），进行多次 G 试验及 GM 试验（表 16-2），第 11 天复查 CT（图 16-5）。用药情况如下：

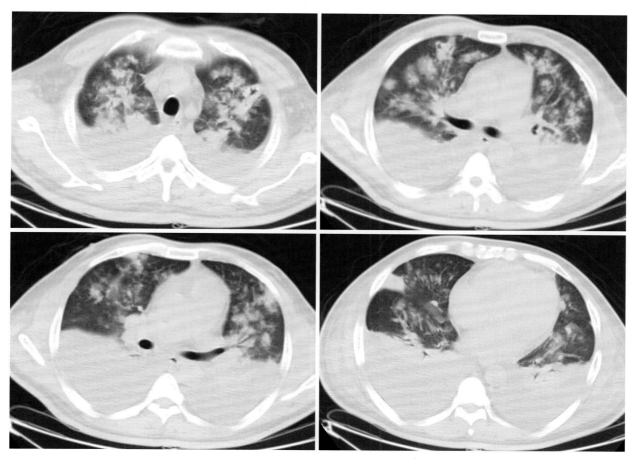

图 16-2　胸部 CT（D6）
肺部感染病灶增多，胸腔积液

表 16-1　抗生素方案（D1～D9）

D1	D2	D3	D4	D5	D6	D7	D8	D9
	哌拉西林钠他唑巴坦钠 4.5g q.8h.					亚胺培南西司他丁钠 0.5g q.8h.		
	莫西沙星针 0.4g q.d.					利奈唑胺针 600mg q.12h.		

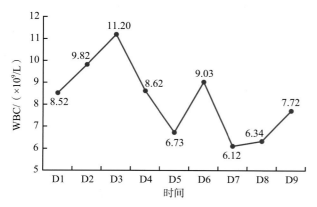

图 16-3　白细胞计数变化趋势图（D1～D9）

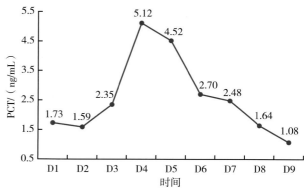

图 16-4　PCT 变化趋势图（D1～D9）

表 16-2　真菌三项检查

项目	D6	D8	D10
G 试验 /pg·mL⁻¹	29.82	16.22	13.3
GM 试验	阴性	阴性	阴性
隐球菌抗原试验	阴性	阴性	阴性

注：G 试验值小于 60 为正常。

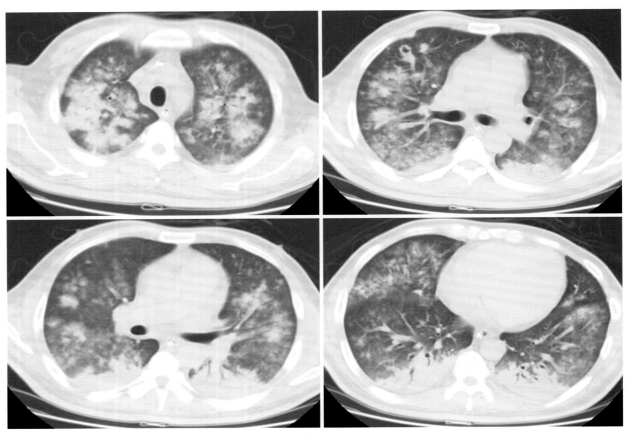

图 16-5　胸部 CT（D11）
肺部感染加重，出现空洞

第二阶段小结

　　患者为感染性疾病，经过积极强有力的抗细菌治疗，效果不佳，WBC 在正常范围，PCT 从 5.12ng/mL 降至 1.08ng/mL，入院第 6、8、10 天 3 次检查 G 试验、隐球菌抗原试验和 GM 试验均阴性，但临床症状进行性加重，影像学 CT 亦在加重。病原学方面考虑：细菌？真菌？还是病毒？抗菌药疗效不好的原因？针对患者此时情况，您将如何应对？

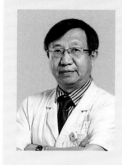

王　仲　　清华大学附属北京清华长庚医院全科医学科主任，博士研究生导师
中国医促会急诊急救分会会长
中国医师协会全科医师分会委员
中华医学会全科医学分会慢病学组委员
海峡两岸医药卫生交流协会全科医学分会副主任委员
中国医促会全科医学分会副主任委员
北京医学会急诊医学分会常务委员

　　患者中年男性，既往糖尿病病史，血糖控制欠佳，此次急性起病，合并肾功能不全和肺部弥漫浸润影，病原学诊断不明，常规抗感染治疗效果不佳，需要考虑：

一、诊断

　　1. 肺出血 - 肾炎综合征，建议进一步完善抗肾小球基底膜（GBM）抗体检查，如有可能完善纤维支气管镜检查，行肺泡灌洗液检查，注意患者是否合并贫血。

　　2. 建议完善免疫相关检查，如 ANA+dsDNA、ENA、ANCA 等，除外结缔组织病。

　　3. 痰病原学检查没有明确结果，从影像学上看需要考虑 G^+ 球菌所致的多发脓肿，但结合病情变化过程以及在使用抗生素的情况下出现病变加重，应当高度怀疑真菌以及不典型致病菌等感染的可能。

二、治疗

　　1. 继续抗感染（包括真菌）治疗，并应该根据肾功能情况调整抗生素用量。

　　2. 注意患者尿量以及肾功能恶化的进展情况，如果少尿或无尿，或肾脏功能恶化较快，应当考虑肾脏替代治疗，以保证药物治疗的可能性。

　　3. 评价患者心功能，注意合并心功能不全。

　　4. 继续呼吸支持。

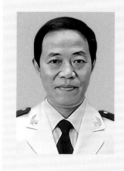

林兆奋　　上海长征医院原急救科主任，博士研究生导师
中华医学会急诊医学分会第八届副主任委员
全军急救医学专业委员会副主任委员
上海市医学会急诊医学专科分会名誉主任委员

一、对初步诊断的看法

　　根据病史、临床表现、体征及辅助检查，该病例初步诊断"糖尿病酮症酸中毒、急性肾功能不全、泌尿系感染"明确，尚需考虑支气管肺炎和心功能不全。在糖尿病酮症酸中毒发病期间，代谢性酸中毒情况下有可能诱发心功能不全，可以在入院时行血浆 NT-proBNP、心脏彩超等检查以进一步明确。

二、对该病例诊治的看法

入院 D2～D6 病情进行性加重，表现为高热、气促，出现心率加快、双肺明显湿啰音和四肢阴囊水肿加重，监测血氧饱和度和血压进行性下降，查血象中性粒细胞比例和 PCT 进行性升高，D6 胸部 CT 提示双肺明显增多的大片斑片样高密度影，胸腔积液量明显增加，诊断考虑"急性呼吸衰竭、重症肺炎、严重脓毒症"，期间采用"莫西沙星＋哌拉西林钠他唑巴坦钠"经验性抗感染效果差，而调整为"亚胺培南西司他丁钠＋利奈唑胺针"抗感染后血白细胞和 PCT 水平逐日下降，但临床症状未见明显好转，影像学提示双肺病灶及渗出未见改善，但双侧胸腔积液明显减少。对此矛盾现象，笔者认为应重点考虑以下问题：

1. 诊断问题　患者确实存在重症肺炎，经调整抗生素治疗方案后脓毒症指标好转，但胸部 CT 提示双肺渗出性病灶无明显吸收，因此，需要考虑"心功能不全"在其中的影响，病程中相关体征不能排除患者存在"急性心力衰竭"，在严重脓毒症影响下更易出现，从而导致"心源性肺水肿"，病历资料中未提及治疗过程中的液体负荷管理情况，也未对患者进行心功能支持的治疗，因此心力衰竭的影响不容忽视。

2. 病原学问题　首先，PCT 的进行性升高可以首先排除病毒感染，至少病原学方面不考虑单纯的病毒感染；其次，患者存在糖尿病基础疾病和长时间广谱抗生素应用等危险因素，在抗细菌治疗效果不佳时应充分考虑真菌二重感染的可能性。但第 6 天起连续三次的真菌 G 试验等相关检查结果均为阴性，又缺乏相关标本真菌涂片和培养的检查，故真菌感染的依据不足，暂不考虑；因此，患者重症肺炎的病原学考虑细菌感染，调整方案加用"利奈唑胺针"抗阳性菌治疗后脓毒症指标好转，胸腔积液减少，提示应重点考虑革兰氏阳性菌感染，应加强病原学检查以证实。

三、下一步应对

1. 完善心功能相关指标的检查，有条件行心脏彩超检查评估左心功能，同时，在维持循环相对稳定的前提下严格液体管理，保持适当的液体负平衡，同时采取适当的强心、扩血管等治疗。

2. 完善病原学检查，尽早过渡到针对性抗感染治疗。调整抗感染方案后脓毒症指标明显下降，胸腔积液减少，因此可暂时继续"亚胺培南西司他丁钠＋利奈唑胺针"方案，同时积极寻找病原学依据以作相应调整。

3. 免疫功能受影响患者重症感染的治疗效果还取决于增强免疫、提高机体抗病能力的支持治疗，包括体液和细胞免疫增强剂的应用、营养代谢的支持和调理等。

4. 抗炎症治疗，清除有害炎症介质和细胞因子。

5. 加强气道管理，采取相应措施防治肺不张，并尽力预防院内感染。

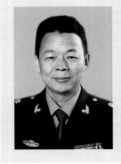

郭振辉　中国人民解放军南部战区总医院原 MICU 主任，博士研究生导师

广东省医院协会医院重症医学管理专业委员会副主任委员

广东省肝脏病学会重症医学专业委员会副主任委员

广州市医师协会第一届急危重症医学医师分会副主任委员

广州市医学会第一届肠外肠内营养学分会副主任委员

我考虑诊断为重症医院内获得性肺炎（HAP）。

诊断依据：①患者急性起病，存在糖尿病、糖尿病酮症酸中毒病史，具备感染高危因素；病程进展快，有呼吸道症状、全身炎症反应表现和影像学变化；且发热、血象升高发生在入院48小时后。②呼吸道症状（咳嗽、咳痰、气促等）、双肺湿啰音及痰鸣音和影像学显示大斑片状渗出、空洞大斑片状渗出、空洞改变。③患者双侧多肺叶受累，出现严重呼吸衰竭需机械通气支持，且合并有血压下降、肾功能衰竭，符合重症肺炎的诊断。

病原分析：病原考虑为混合性感染可能性大，重症HAP病原以革兰氏阴性杆菌最为常见，结合患者肺部CT有渗出、空洞等提示坏死性肺炎；需要考虑霉菌、金黄色葡萄球菌、结核杆菌等病原的感染。但通过目前亚胺培南西司他丁钠＋利奈唑胺针抗感染治疗，基本覆盖了院内感染常见的杆菌、球菌（包括MRSA）、厌氧菌和非发酵菌，治疗后白细胞和PCT均有明显下降，但临床症状仍持续加重，治疗效果欠佳。因此，需高度怀疑合并有侵袭性肺真菌感染，尤其是肺毛霉病，其依据和需要排除的感染性疾病包括：

1. 侵袭性肺曲霉病　患者存在糖尿病、血糖控制欠佳，广谱抗生素应用等易感因素；肺部CT提示坏死性肺炎，且迅速进展呈多形性、空洞改变；应考虑曲霉感染可能。但反复病原检查和G试验、GM试验结果均为阴性，有待进一步行痰涂片、痰培养及肺组织病理学检查加以验证或排除。

2. 侵袭性肺毛霉病　患者具有侵袭性肺真菌感染的特征，但反复G试验、GM试验均为阴性；结合患者存在毛霉感染的高危因素（糖尿病酮症酸中毒），广谱抗生素应用下病情进行性加重，肺部CT由多发结节迅速进展成多形性改变，应警惕肺毛霉感染；必要时应进一步病原学或组织学检查。

3. 金黄色葡萄球菌肺炎　患者存在糖尿病基础疾病属易感人群，肺部CT呈毁损性改变，金黄色葡萄球菌感染不能排除；但金黄色葡萄球菌感染往往有脓肿形成，伴有较重的全身中毒症状，而且目前已给予肺组织浓度较高的利奈唑胺针治疗效果欠佳，诊断不支持。

4. 播散型肺结核　诊断依据不足，可完善痰结核分枝杆菌的检查以鉴别。

同时，需与转移瘤、ANCA相关性血管炎等非感染性疾病鉴别。

鉴于侵袭性真菌感染，尤其是毛霉感染可能性大，需进一步行病原学及其血清学检查。治疗上建议在加强脏器功能支持的基础上加用抗真菌药物治疗，亚胺培南西司他丁钠宜降阶，由于考虑毛霉感染可能，建议选用两性霉素B脂质体或泊沙康唑。

第二阶段影像分析

专家点评

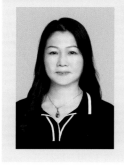

张金娥　广东省人民医院放射科主任医师

广东省临床医学学会免疫缺陷与感染防治专业委员会副主任委员

广东省基层医药学会呼吸病专业委员会常务委员

广东省健康管理学会放射学专业委员会首届常务委员

广东省放射学会乳腺组首届副组长

广东省医师协会放射科医师分会委员兼呼吸疾病组秘书

从入院前两天至入院第 11 天 CT 显示肺内结节逐渐增多、增大，结节内见空洞，未见液平；双肺斑片状渗出灶显著增多，病灶主要分布在双上中肺野的内中带；双侧胸腔积液增多，叶间裂出现积液，邻近的肺内出现带状密实影；双侧胸背部皮下水肿加重。病情发展过程未见明确肺气囊出现，金黄色葡萄球菌肺炎不支持。目前 CT 诊断：①肺部感染：真菌感染可能性大。②左心功能不全。入院 D6 心衰较入院前两天明显加重，入院 D11 较 D6 心衰有所改善。

患者经过积极强有力的抗细菌治疗，治疗效果不佳，病情进行性加重，胸部病灶有进展趋势，并见小空洞，结合患者的基础病史以及胸部 CT 动态变化，我们考虑患者真菌性感染可能性大，停用抗细菌药物治疗，给予"卡泊芬净"联合"伏立康唑"抗真菌治疗，同时营养支持及稳定内环境。抗真菌治疗约 1 周后病情明显好转，成功撤离机械通气，拔除气管插管。

在此阶段抗生素调整的同时（表 16-3）监测影像学及各项检验指标（图 16-6 ~ 图 16-11）。

表 16-3　抗生素调整方案

D1 ~ D5	D6 ~ D9	D10 ~ D21
哌拉西林钠他唑巴坦钠 4.5g q.8h.	亚胺培南西司他丁钠 0.5g q.8h.	
莫西沙星针 0.4g q.d.	利奈唑胺针 600mg q.12h.	
		卡泊芬净 50mg q.d.
		伏立康唑针 200mg q.12h.

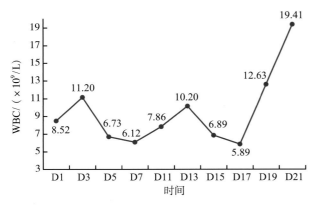

图 16-6　白细胞计数变化趋势图（D1 ~ D21）

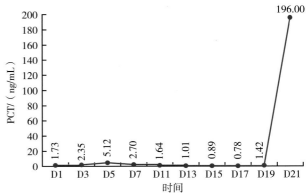

图 16-7　PCT 变化趋势图（D1 ~ D21）

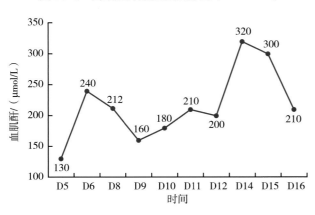

图 16-8　血肌酐变化趋势图（D5 ~ D16）

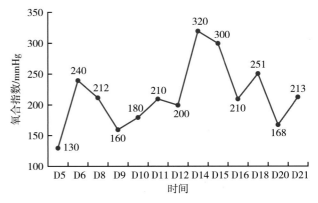

图 16-9　氧合指数变化趋势图（D5 ~ D21）

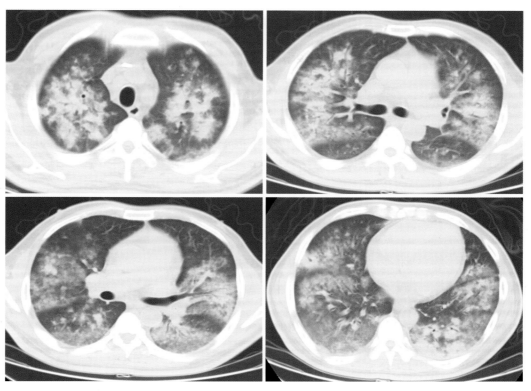

图 16-10　胸部 CT（D17）
病灶有吸收、减少，积液减少

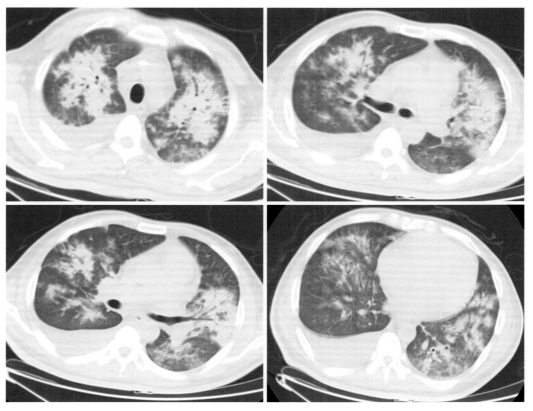

图 16-11　胸部 CT（D21）
右胸积液增多，双上肺野弥漫性斑片状模糊影增多

第三阶段小结

患者经过抗真菌治疗，症状好转，临床体征明显改善，成功撤离呼吸机拔除气管插管，但在入院后 21 天突然再次出现发热、气促，血流动力学不稳定，出现感染性休克，肌酐、WBC、PCT 显著上升，但中等剂量的多巴胺维持下生命体征尚稳定，尿量正常，液体管理无困难。

此时复查胸部 CT 提示：右侧胸腔积液增多，双侧肺部感染病灶变化不大（图 16-11）。患者病情一日千变，需再次使用无创呼吸机通气，导致患者病情突发加重的原因是原发感染的加重还是出现新的继发感染？患者出现感染性休克，PCT 高达 196ng/mL，血肌酐 296μmol/L，但尿量正常，此时是否需要行 CRRT 治疗？

专家点评

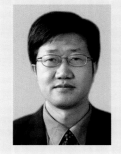

常　平　　南方医科大学珠江医院原重症医学科主任，博士研究生导师
广东省医学会重症医学分会副主任委员
广东省医院协会医院重症医学管理专业委员会副主任委员
广东省健康管理学会重症医学专业委员会副主任委员

肺部侵袭性真菌感染的分级诊断依赖于有无高危因素、临床特征、微生物学检查等，确诊多依赖病理。肺部影像学对诊断侵袭性真菌感染有重要的作用和地位，特征性影像表现包括早期胸膜下密度增高的结节实变影、晕征（halo sign）、新月形空气征（air-crescent sign）和实变区域内出现空腔等；多发团片影对诊断有一定提示意义；胸腔积液、非对称团片影和向心性实变、磨玻璃样浸润等改变不具特征性，但也见于肺部真菌感染。本例患者具有真菌感染的高危因素：持续发热，抗菌药物治疗 72~96 小时无效，合并有糖尿病急性代谢紊乱等基础疾病，胸部 CT 提示早期胸膜下密度增高的结节实变影、非对称团片影、向心性实变和胸腔积液等，支持拟诊肺部真菌感染和早期经验性抗真菌治疗。通过治疗，病情改善，反证肺部真菌感染的诊断。本例患者应重点注意致病性隐球菌、毛霉菌和曲霉病，注意筛查有无鼻窦、中枢神经系统和泌尿道病变，进行病原学检查，必要时行病理活检。

患者在入院后 21 天再次发热、气促，血流动力学不稳定，出现感染性休克，肌酐、WBC、PCT 显著上升，应注意停用抗菌药物后并发混合型感染，或出现血源性感染，可多次反复行血、痰、尿培养等病原学检查，考虑加用广谱抗菌药物。其次，患者病情加重时均伴有肺部渗出增多，胸腔积液和组织水肿明显，若有容量过负荷的问题，则也是病情反复的原因。

脓毒症合并急性肾损伤（AKI）行 CRRT 的指征包括：①少尿（<200mL/12h）或无尿（<50mL/12h）；②代谢性酸中毒（pH<7.1）；③氮质血症（尿素氮>30mmol/L），尤其针对血流动力学不稳定者；④高钾血症（K^+>6.5mmol/L 或血钾水平快速升高），严重的钠失衡；⑤重症感染、脓毒性休克、MODS；⑥顽固性心力衰竭；⑦无法控制的高温（体温>41℃）；⑧严重的、利尿剂无效的器官水肿（尤其是肺部、颅内高压、脑水肿）等。满足 1 条可行 CRRT，满足 2 条推荐行 CRRT，早期 CRRT（<2 天）改善脓毒症患者预后。

特别是容量过负荷（fluid overload，FO）是近年来世界重症医学界关注的热点问题，患者每24小时内液体蓄积 1L，死亡风险增加 20%，FO 是 ICU 患者行 CRRT 的适应证。

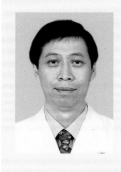

张卫星　北京大学深圳医院重症医学科主任
中华医学会地方病学分会常务委员
中国卫生标准委员会委员
广东省中西医结合学会重症医学专业委员会副主任委员
广东省医院协会医院重症医学管理专业委员会副主任委员
广东省医师协会重症医学医师分会常务委员
广东省医学会重症医学分会委员

1. 原发感染加重还是新的继发感染？

首先分析原发感染的病原菌：根据治疗过程，虽然真菌的血清学检查正常，但真菌感染基本成立，如果痰液或血培养发现真菌则支持力度更大；问题是原发感染有无合并细菌？PCT 升高及抗细菌治疗后 PCT 下降提示有细菌感染可能，但患者给予积极抗细菌治疗，病情进展迅速，并非在病情好转基础上再次恶化（入院 2～6 天即恶化），提示早期（莫西沙星＋哌拉西林钠他唑巴坦钠）包括随后的调整治疗（亚胺培南西司他丁钠＋利奈唑胺）都无效，结合患者入院时 CT 仅示结节影，故真菌感染很可能在入院时就是主要矛盾，当时合并细菌感染的可能性小，即使存在也非主要矛盾。

如今在入院 21 天（抗真菌治疗 11 天，拔管 4 天后），病情再次恶化，考虑如下：根据以上分析，原发感染考虑真菌，因此如果考虑原发感染加重，那就是真菌感染加重，由于卡泊芬净和伏立康唑始终未停药，故不考虑疗程不足引起的感染加重；患者虽有糖尿病，但在医院正规治疗时，血糖应该有控制，病史也未支持有其他免疫缺陷情况（如白细胞下降、HIV、激素或免疫抑制药），故暂也不考虑免疫差所致感染难以控制进而复发；因此，如果要考虑真菌原发感染恶化，要注意患者有无以下感染灶未清除的因素：①中心静脉导管是否拔出；②气管插管拔出后患者痰液引流是否通畅；③患者外院曾诊断过尿路感染，不知尿路有无梗阻因素。如果患者存在上述情况之一，则不能排除原发真菌控制不佳的可能，需相应处理。但是即便怀疑原发真菌控制不佳，由于患者病情危重，出现感染性休克，因此经验性抗细菌感染应该使用，此外 PCT 高达 100ng/mL 以上也强烈支持细菌感染可能，也就是说，无论如何，新的继发感染必须考虑，病原菌要经验覆盖阴性和阳性菌，病毒及非典型病原体暂不考虑，CT 不支持典型结核。

总之，目前病情变化要考虑新的继发细菌感染可能。另外，如果患者存在中心静脉导管未拔出、气管插管拔出后患者排痰困难及患者有尿路梗阻等因素，也有可能原有真菌感染出现加重。

2. 是否行 CRRT 治疗？

CRRT 对脓毒症的治疗目前仍有争议。有研究认为 CRRT 能够清除炎性介质，有利于稳定循环，减少血管活性药物使用，甚至改善生存率。但相反，有研究发现 CRRT 无法有效清除炎性介质，不改善预后，甚至可能加重器官损伤。

因此，个人认为目前可不急于行 CRRT 治疗，理由：①CRRT 的效果不肯定；②患者血压虽使用多巴胺，但仅是中等剂量，非顽固性休克需考虑 CRRT 试验性治疗；③患者虽有急性肾功能不全，但尿量正常，液体管理无困难，无肺水过多表现，肌酐并未太高，内环境失衡尚不严重；④抗真菌感染疗程未够，如果行 CRRT 治疗，留置导管可能不利于抗真菌治疗。当然如果病情发生变化，比如出现少尿、肺水过多、明显酸中毒或内环境明显紊乱，就需要及时 CRRT，但现在可以继续观察，暂缓 CRRT。

第三阶段影像分析

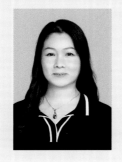

专家点评

张金娥　广东省人民医院影像医学部主任医师
广东省临床医学学会免疫缺陷与感染防治专业委员会副主任委员
广东省基层医药学会呼吸病专业委员会常务委员
广东省健康管理学会放射学专业委员会首届常务委员
广东省放射学会乳腺组首届副组长
广东省医师协会放射科医师分会委员兼呼吸疾病组秘书

入院第 21 天对比第 17 天 CT：双下肺斑片状影明显减少，双侧胸膜下磨玻璃影逐渐消失，提示心衰明显好转。但双上肺野弥漫性斑片状模糊影逐渐增多，提示合并新的感染。双肺见弥漫性大小不等的结节，部分见空洞，部分结节被掩盖显示不清，原感染灶难以评价。

入院第 22～61 天：患者 21 天时出现病情变化，呈感染性休克表现，考虑为继发新的感染，即行血培养，经验性给予"亚胺培南西司他丁钠＋阿米卡星"抗细菌治疗，同时考虑到患者肾功能情况，停"伏立康唑"，继续"卡泊芬净"抗真菌治疗。

调整治疗方案后患者病情逐渐改善，体温逐渐下降，气促缓解，血流动力学较前稳定，但仍有咳嗽、咳痰，为黄色黏液痰，量少，可咳出，双肺呼吸音粗，可闻及较明显湿啰音。监测白细胞水平及 PCT 水平较前下降，定期复查胸部 CT，血培养结果提示：肺炎克雷伯菌，药敏提示"亚胺培南西司他丁钠"及"阿米卡星"敏感（表 16-4），予"卡泊芬净＋亚胺培南西司他丁钠＋阿米卡星"治疗 2 周后停用"亚胺培南西司他丁钠、阿米卡星"，继续"卡泊芬净"治疗，患者肺部实变明显好转，转急诊综合病区继续治疗。

患者白细胞计数、血肌酐和 PCT 变化趋势见图 16-12～图 16-14，影像学（CT）的动态变化与相应的抗菌药使用情况见图 16-15、表 16-5。抗生素调整方案见表 16-6。

表 16-4　血培养结果

菌种鉴定：肺炎克雷伯菌肺炎亚种					
抗生素	最小抑菌浓度	敏感度	抗生素	最小抑菌浓度	敏感度
头孢吡肟	＝1	敏感	环丙沙星	≥4	耐药
氨苄西林钠舒巴坦钠	≥32	耐药	庆大霉素	≤1	敏感
氨苄西林	≥32	耐药	亚胺培南	≤1	敏感
氨曲南	≤1	敏感	左氧氟沙星	≥8	耐药
头孢唑林	≥64	耐药	呋喃妥因	128	耐药

续表

菌种鉴定：肺炎克雷伯菌肺炎亚种					
抗生素	最小抑菌浓度	敏感度	抗生素	最小抑菌浓度	敏感度
阿米卡星	≤2	敏感	哌拉西林钠他唑巴坦钠	≥128	耐药
头孢替坦	≤4	敏感	妥布霉素	≤1	敏感
头孢他啶	16	耐药	复方新诺明	≥320	耐药
头孢曲松	≤1	敏感	厄他培南	≤0.5	敏感

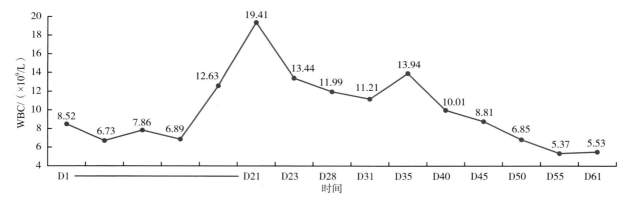

图16-12 白细胞计数变化趋势图（D1～D61）

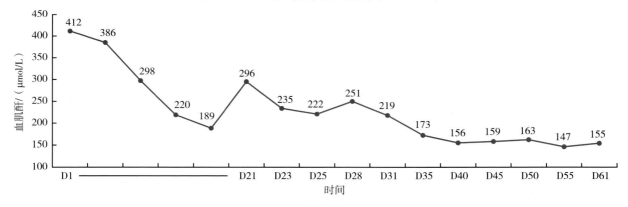

图16-13 血肌酐变化趋势图（D1～D61）

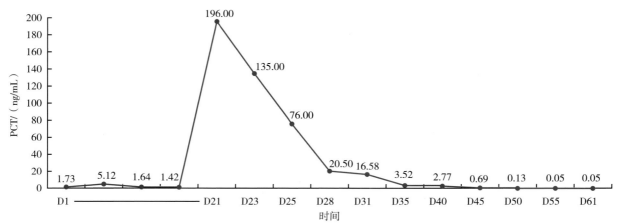

图16-14 血PCT变化趋势图（D1～D61）

表 16-5　真菌三项检查

项目	D25	D28	D31
G 试验 /pg·mL^{-1}	<10	55.02	58.15
GM 试验	阴性	阴性	阴性
隐球菌抗原试验	阴性	阴性	阴性

注：G 试验值小于 60 为正常。

表 16-6　抗生素调整方案

D1　　　D5	D6　　　D9	D10　　　D21	D22　　　D36	D46	D47　　　D61
哌拉西林钠他唑巴坦钠 4.5g q.8h.	亚胺培南西司他丁钠 0.5g q.8h.		亚胺培南西司他丁钠 0.5g q.8h.		
莫西沙星针 0.4g q.d.	利奈唑胺针 0.6g q.12h.		阿米卡星 0.4g q.d.		
		卡泊芬净 50mg q.d.			
		伏立康唑针 200mg q.12h.			伏立康唑片 200mg q.12h.

D29

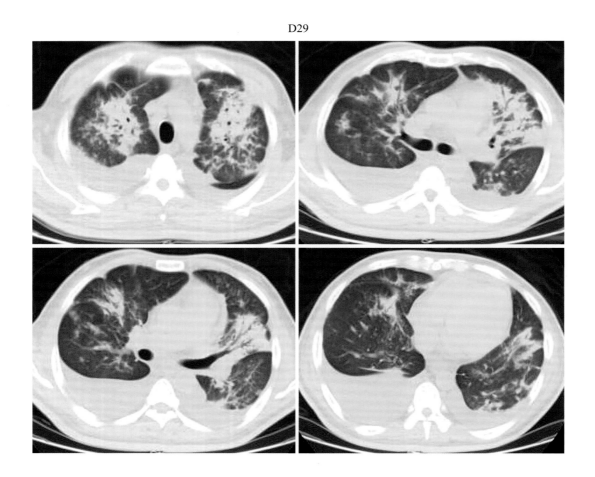

D36

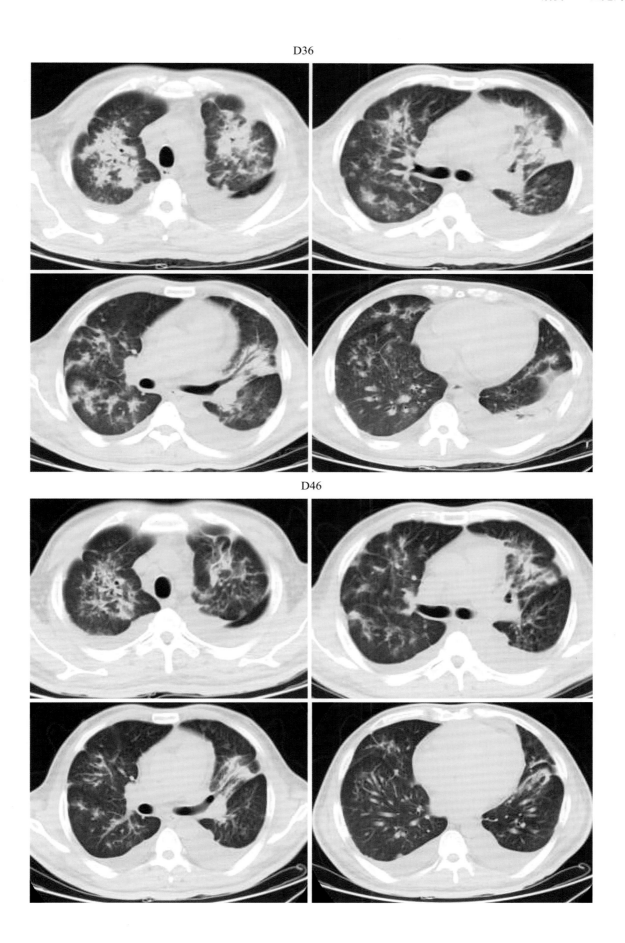

D46

D55

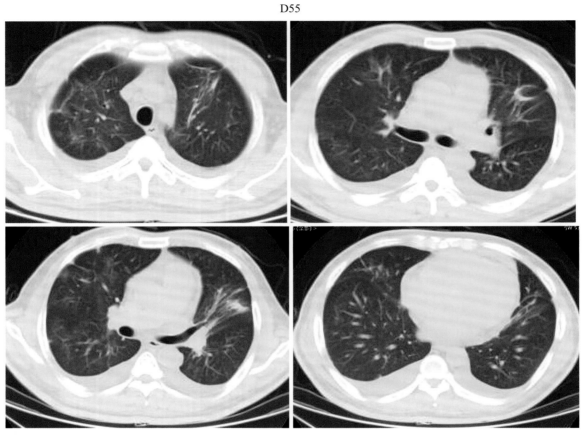

图 16-15　胸部 CT（D29～D55）
D29 病灶有吸收，右侧胸腔中量积液；D36 右侧胸腔积液明显吸收；
D46 双肺实变，渗出灶吸收减少；D55 双肺病灶明显吸收

第四阶段小结

　　患者为既往有糖尿病的青年男性，急性病程，以纳差、乏力为首发症状，后逐渐出现发热、气促等症状，双肺以多发结节状阴影为主要征象，后出现实变、空洞等改变，抗感染治疗一波三折，最终治愈出院。但纵观 61 天的诊治历程，肺部病变是否为真菌感染的疑问一直贯穿整个病程。至此，您认为诊断为侵袭性肺部真菌感染是否成立？若是，又如何解读先后 6 次的 G 试验、GM 试验阴性结果？

专家点评

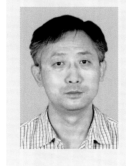

　　邢　锐　　广东省第二人民医院急危重症医学部主任兼重症医学科主任
中国医学救援协会重症医学分会副会长
广东省医院协会医院重症医学管理专业委员会副主任委员
广东省临床医学学会临床重症医学专业委员会副主任委员
广东省医学会重症医学分会常务委员
广州市医师协会急危重症医学医师分会副主任委员
广东省肝脏病学会重症医学专业委员会副主任委员

侵袭性肺部真菌感染临床诊断是成立的。

血液 G 试验、GM 试验临床意义是有限的，有许多因素影响其临床意义。一是真菌细胞壁成分受多个因素影响不一定入血，如局部包裹、网状内皮系统清理和吞噬都有可能形成假阴性；二是检验误差不能小视，为了解决此问题，有些专家提出连续三天检测，只要一次阳性即为有意义但前提是 G 试验阳性值设置合理（各国对 G 试验阳性值设置并不一致，主要问题是设置太低，用药负担重；设置过高，漏诊多）。

该病例其他方面也有启示意义：①真菌影像学并无所谓的特殊表现；②PCT 对细菌感染是否存在及鉴别感染有重要辅助意义；③真菌感染同时并发反复细菌感染并不少见，且有一些指标提示并发细菌感染，如 PCT 变化、白细胞升高以及充分的抗细菌治疗效果不佳均提示有真菌感染可能。

第四阶段影像分析

专家点评

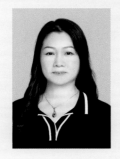

张金娥　广东省人民医院影像医学部主任医师
广东省临床医学学会免疫缺陷与感染防治专业委员会副主任委员
广东省基层医药学会呼吸病专业委员会常务委员
广东省健康管理学会放射学专业委员会首届常务委员
广东省放射学会乳腺组首届副组长
广东省医师协会放射科医师分会委员兼呼吸疾病组秘书

从入院第 29 天至第 55 天 CT：肺内大片状模糊影逐渐吸收好转，第 55 天及外院 CT 见残留少许条索状影，提示部分病灶残留纤维灶。入院所示的肺结节（部分有空洞）部分消失，部分逐渐缩小、空洞消失，最后呈不规则细小结节并见长毛刺，提示病灶呈肉芽肿样愈合。右侧胸腔积液逐渐减少，左侧少量胸腔积液稍吸收，外院复查 CT 双侧胸腔积液完全吸收。

综合患者整个发病过程，从影像学的角度，我认为：

1. 入院前两天 CT 考虑肺部感染（真菌感染可能性大，不除外金黄色葡萄球感染，需结合临床），心功能衰竭。

2. 入院第 6 天 CT 提示心衰较入院前明显加重，而第 11 天较第 6 天心衰有所改善。

3. 第 21 天临床出现病情显著加重，CT 提示心衰好转，但双上肺病灶显著增多提示合并新的感染（细菌感染的可能性大，但影像学不能确定病原）。

4. 第 29 天至出院 CT 提示肺内感染灶逐渐吸收、消失，残留少许纤维灶和炎性肉芽肿，心衰纠正。

四、病例追踪

患者出院后继续口服氟康唑 1 片 q.d. × 2 个月，没有明显不适，体重恢复到起病前水平，半年后复查 CT 病灶基本消失。

学习心得

矛盾无处不在，无时不有！

本病例是以"2 型糖尿病酮症酸中毒"起病，但在病程中肺部病变上升为主要矛盾。糖尿病为慢性疾病，患者抵抗力弱免疫功能低下，在此基础上易合并各种病原体感染，包括细菌、真菌、结核。此外，肿瘤、风湿结缔组织病、病毒感染等亦不能排除。对此，我们在临床实际中应拓宽思路，不应拘泥于定势思维，更不应满足于常见疾病的诊断，否则一不留神就会坠入误诊误治的深渊。

在事物发展的不同过程和同一过程的不同阶段，都有其各自特殊矛盾。在本病例病程的第一、第二阶段，诊断考虑真菌感染，予以"卡泊芬净"联合"伏立康唑"治疗好转，而在第三阶段，则是以革兰氏阴性菌感染为主，对此我们不能刻舟求剑，而应是具体矛盾具体分析，力求通过本质还原真相。

构成事物的多种矛盾在事物发展中的地位和作用是不同的，有主要矛盾和非主要矛盾之分，并且可以相互转化。本病例中除感染外，还存在液体平衡、肾功能、心功能、内环境紊乱等矛盾，相对于感染而言，仍处于次要矛盾，但诸多因素环环相扣，治疗困难重重。因此，如何巧弹钢琴，处理好主、次要矛盾之间的关系是对临床医师处理患者能力的又一考量。

（黄伟平　欧启添）

特别鸣谢

中日友好医院	张国强
广东省人民医院	张金娥
清华大学附属北京清华长庚医院	王　仲
上海长征医院	林兆奋
中国人民解放军南部战区总医院	郭振辉
南方医科大学珠江医院	常　平
北京大学深圳医院	张卫星
广东省第二人民医院	邢　锐

病例 17 阴沟里的那些事

患者费××，男性，31岁，因"吸入毒气和污水致咳嗽、气急16天，加重10天"入我院急救科。

一、病史特点

1. 青年男性，急性起病，既往体健。

2. 患者于入我院16天前在下水管道作业时吸入有毒气体，突然昏迷摔倒，口鼻没入下水道污水中，数分钟后被工友救出，发现患者呼吸急促，剧烈咳嗽，咳出大量污浊液体，无大小便失禁及抽搐。20分钟后送至上海某院，给予气管插管、机械通气、抗感染（二代头孢）、激素冲击、纤维支气管镜灌洗等综合救治。当夜患者神志转清，2天后脱呼吸机，病情曾一度有所好转。但入我院10天前患者出现左眼视物模糊、胀痛，随后开始咳嗽、咳痰加重，并出现持续发热，体温最高达38.9℃。肺部CT（图17-1、图17-2）提示双肺多发散在大小不等的结节样密度增高影，部分融合，大部分结节内有空洞。痰培养提示铜绿假单胞菌、泛耐药的大肠埃希菌和真菌（菌株不明），予以"万古霉素＋头孢哌酮/舒巴坦钠＋伏立康唑"联合抗感染治疗，患者病情无明显好转，复查胸部CT影像学表现无改善（图17-2），遂转入我院。

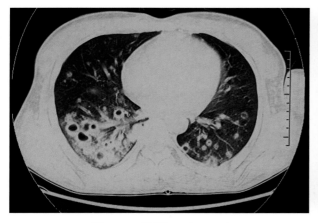
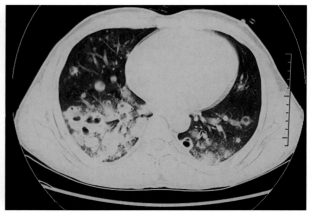

图17-1　肺部CT（PD10）　　　　　　　　　图17-2　肺部CT（PD1）

3. 入院查体　T 38.6℃，神清，双瞳等大等圆，对光反射存在，左眼视力下降，仅模糊可见2m远物体，左眼球结膜充血、水肿，角膜透明，左眼向内、向上运动受限；口唇轻度发绀，浅表淋巴结未扪及肿大；呼吸促，29次/min，双肺呼吸音粗，肺底可闻及少量湿啰音；心、腹、神经系统查体未见异常。

4. 辅助检查（D1）

（1）血常规：WBC 9.0×10^9/L，NEUT% 78.7%；CRP 51mg/L；血沉 73mm/h。

（2）PCT 0.18ng/mL，内毒素 0.208EU/mL。

（3）肝肾功能及凝血指标：AST 74U/L，ALT 104U/L，Alb 30g/L，PT 14s，APTT 48s，余正常。

（4）（1-3）-β-D-葡聚糖（G试验）124.3pg/mL。

（5）痰培养（外院）：铜绿假单胞菌、泛耐药的大肠埃希菌和真菌（菌株不明）。

二、初步诊断

1. 吸入性肺炎。
2. 毒气中毒。
3. 左侧内源性眼内炎？

第一阶段小结

患者为中年男性，既往体健。下水道施工昏倒后吸入污水致咳嗽、呼吸困难，外院给予气管插管、机械通气、抗感染、纤维支气管镜灌洗等处理后，前期救治效果可，当天神志转清，2天后脱呼吸机。但1周后患者咳嗽、咳痰加重，并出现高热，左眼视物模糊、胀痛，胸部CT可见结节影（图17-1），痰培养提示铜绿假单胞菌、泛耐药的大肠埃希菌和真菌（菌株不明），予以"万古霉素 + 头孢哌酮/舒巴坦钠 + 伏立康唑"联合抗感染治疗，效果不佳，复查胸部CT影像学表现无改善（图17-2）。遂于发病16天后转我科。

目前患者病情危重，左眼视力下降原因诊断不明，肺部感染致病微生物尚未完全明确，经验性治疗效果欠佳。请您在现有资料的基础上就诊断方面给出一些指导性意见，接下来该做些什么检查？治疗方面如何改进？谢谢！

专家点评

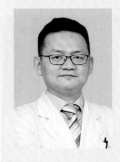

郭力恒　广东省中医院大德路总院重症医学科主任，博士研究生导师
美国马里兰大学医学中心访问学者
中国中西医结合学会重症医学专业委员会主任委员
中国医师协会中西医结合心脏介入专业委员会副主任委员
广东省中西医结合学会重症医学专业委员会主任委员
广东省病理生理学会危重病专业委员会副主任委员
广东省中西医结合学会心血管病康复专业委员会副主任委员

患者31岁，平素体健，合并基础疾病可能性小，但需排除免疫缺陷病。

突然昏迷摔倒，考虑硫化氢中毒。硫化氢是强烈的神经毒素，对黏膜有强烈的刺激作用，对眼、呼吸系统及中枢神经都有影响，可出现流泪、眼痛、视觉模糊、咳嗽、头痛、意识模糊等，重者可出现脑水肿、肺水肿，高浓度接触眼结膜会导致水肿和角膜溃疡。应予以高压氧、糖皮质激素治疗，控制抽搐及防治脑水肿和肺水肿。有眼刺激症状者，立即用清水冲洗，对症处理。应用高铁血红蛋白形成剂的指征和方法等尚无统一意见。

摔倒后吸入污水，一方面，可能有硫化氢等有毒物质作用；另一方面，下水道可能有粪尿细菌、真菌、霉菌等。6天后病情又加重，考虑为继发感染。患者出现眼部情况，考虑为中毒引起的多发性神经炎可能，但不能排除眼内感染。

肺部CT入院第1天与10天前相比情况加重，考虑肺部感染控制不佳。结合病史与影像学资料，仍考虑为真菌、霉菌等，但使用"头孢哌酮/舒巴坦钠 + 万古霉素 + 伏立康唑"无效。

需完善检查：①排查HIV、分枝杆菌，了解CD4、CD8水平；②肺深部痰检查，肺活检；③眼睛检查，明确有无眼球内部感染，动眼神经麻痹可以引起眼球活动障碍，但不能解释仅余模糊光感；④颅脑 MRI，虽然神志清晰，但需排除沿颅底和视神经部分感染可能。

治疗：①目前抗生素已用 10 天，持续发热，要考虑更换。②针对铜绿假单胞菌和泛耐药埃希菌，可将头孢哌酮/舒巴坦钠换为亚胺培南。替加环素对铜绿假单胞菌无效，也不是很适合肺部，暂时不用。③真菌菌株不明，伏立康唑无效要更换。不选氟康唑，因其抗菌谱窄，且目前菌株不明，可能为少见真菌或霉菌。其他唑类与伏立康唑有交叉耐药，也不宜选，可换为卡泊芬净，为不同棘白菌素类药，同样广谱，适用于唑类无效感染。④万古霉素没有依据，可暂停用。⑤眼局部冲洗。

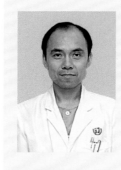

徐 仲　广州医科大学附属第三医院老年医学科主任
广东省老年保健协会精准医学专业委员会委员
广东省临床医学学会临床重症医学专业委员会常务委员
《实用医学》杂志特约审稿专家

眼睛情况

左眼视力下降原因考虑内源性眼内炎，理由：①眼内组织尤其是玻璃体对体内病原微生物的防御功能差，微生物易于定植并繁殖；②患者体内存在感染病灶；③曾经使用过激素；④患者目前存在眼部症状。

建议：①内源性眼内炎一旦发生，很难自行清除病原微生物，必须尽早手术联合药物综合治疗；②眼部手术过程中及时行病原学涂片＋培养；③手术前可以检查眼底明确病情；④药物治疗可采用敏感抗生素局部＋全身用药。

肺部情况

其中肺部的处理建议：①尽快建立人工气道，维持氧供应、引流分泌物及保持肺泡开放；②反复大容量肺泡灌洗，清除可能残留的异物并送培养＋涂片；③抗感染治疗应该加强厌氧菌的覆盖；④必要时请胸外科手术治疗，协助清除坏死的组织。

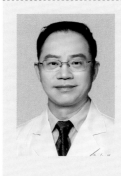

蓝光明　东莞市人民医院原急诊科主任
广东省医学会急诊医学分会常务委员
广东省医师协会急诊医师分会常务委员
广东省中西医结合学会灾害医学专业委员会副主任委员

患者因中毒昏倒于管道污水中，吸入大量污水致病。污水中含有包括革兰氏阳性菌和革兰氏阴性菌、真菌、厌氧菌及寄生虫等各种病原微生物，厌氧菌需特殊培养基培养，厌氧菌肺炎影像学常呈广泛小脓肿样结节坏死病灶，也符合患者胸部 CT 表现。另外，隐球菌肺炎胸部 CT 常为结节或团块状阴影，伴有低密度灶或空洞。目前患者双肺感染很可能为铜绿假单胞菌、泛耐药的大肠埃希菌、厌氧菌和真菌（肺隐球菌可能性大）等病原体混合性感染。

患者神清，未诉明显头痛，双侧瞳孔等大等圆，对光反射存在，所以患者视力下降、视物模糊、左眼向内向上运动受限、球结膜充血水肿等，最可能原因为内源性左眼眶内感染，损伤左眼视后神经和内直肌、上直肌，而非颅内感染、占位性病变所致。

下一步检查包括：颅脑和左眼CT，含厌氧菌在内的血、痰细菌培养，尽快明确真菌菌株等。抗感染治疗方案建议改为：美罗培南+左氧氟沙星+两性霉素B+5-氟尿嘧啶。

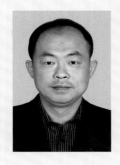

钱　欣　福建省立医院、福建省急救中心急诊科副主任
国家紧急医学救援队（福建）副队长
福建省急诊质量控制中心秘书长
中华预防医学会灾难预防医学分会常务委员
福建省卫健委应急管理专家组专家
福建省海峡医药卫生交流协会急诊医学分会常务理事
福建省海峡医药卫生交流协会灾难医学分会会长

该患者吸入毒气及大量污水，存在多种严重致病菌感染，早期肺部灌洗、机械通气，但抗菌力度不足，且进行激素冲击治疗，虽病情一度好转，但治疗6天后迅速出现脓毒症及急性肺损伤（ALI）表现，并血源感染导致内源性眼内炎。

在入院前10天的治疗过程中，结合肺部感染影像、痰培养、G试验等，考虑侵袭性肺部真菌感染、真菌性眼内炎，真菌以念珠菌及曲霉菌可能性大。

结合痰培养结果（铜绿假单胞菌、泛耐药大肠埃希菌），建议停用万古霉素，因治疗10天抗感染效果不佳，除真菌感染外，考虑停用头孢哌酮/舒巴坦钠，改用碳青霉烯类（亚胺培南或美罗培南）。眼球局部应用激素治疗。

加强抗真菌治疗。患者持续的全身炎症反应，考虑与深部真菌感染密切相关，建议联合伏立康唑及卡泊芬净，该方案同时对真菌性眼内炎有良好效果。

建议进一步检查：气管内吸引物或痰标本细菌及真菌培养，镜检菌丝；支气管肺泡灌洗液细菌及真菌培养或菌丝检查；复查G试验或GM试验；眼内样本真菌和细菌培养。

三、诊治经过

患者入院后给予面罩吸氧、心电监护，减轻肺间质水肿，增强免疫力，保护脏器功能，营养、对症支持及稳定内环境等综合性治疗；同时留取痰、尿、血、纤维支气管镜刷检物、肺穿刺活检物等标本，并借来外院的肺泡灌洗液标本做细菌、真菌培养及真菌分子鉴定等病原学检查。

D5纤维支气管镜检：左主支气管及左下叶支气管黏膜轻度充血，无明显分泌物，右中间支气管开口处黏膜附着少量白色黏液样分泌物，右下叶基底段黏膜充血明显。

病原学检查：起病当天的支气管肺泡灌洗液，入院后D2、D3的痰，入院后D5的纤维支气管镜刷检物等标本均培养出尖端赛多孢子菌。肺穿刺活检物及左侧玻璃体抽取液标本真菌培养阴性。入院后D2、D3、D5、D9等多次痰、血细菌培养均阴性。

入院即予以"两性霉素 B 脂质体＋卡泊芬净＋头孢哌酮/舒巴坦钠"联合抗感染，患者气急、胸闷、咳痰等症状有所减轻，体温降至 38℃ 以下，氧合明显改善，D14 复查 G 试验：13.08pg/mL（较前明显下降），PCT 0.13ng/mL，内毒素 0.090 4EU/mL，肺部 CT 双肺炎症较前有所吸收（图 17-3），于 D15 转出 ICU。

但患者左眼充血及胀痛逐渐加重，且视力持续下降；眼部 B 超可见左眼玻璃体内大量点状、絮状强回声团，提示左玻璃体混浊，部分牵拉性视网膜脱离。经眼科专家会诊，考虑为内源性眼内炎，间断行左眼玻璃体腔注药术治疗（去甲万古霉素 0.8mg/0.1mL，头孢他啶 2.25mg/0.1mL，两性霉素 B 5μg/0.1mL，地塞米松 400μg/0.08mL），患者左眼胀痛好转，视力略有恢复。

D16 纤维支气管镜肺泡灌洗液标本中检出尖端赛多孢子菌，两性霉素 B 对该菌体外耐药，伊曲康唑敏感，遂改为伊曲康唑和卡泊芬净联合抗真菌治疗。D18 患者咳嗽加剧，以干咳为主，体温升至 37.8～38.5℃，且入院第 23 天开始出现剧烈头痛伴恶心、呕吐；急查头颅 CT（图 17-4）见脑内多发片状低密度影，两侧枕叶似见类圆形影，中央密度低，边缘密度高；腰椎穿刺检查：脑脊液无色透明，压力大于 400mmH$_2$O，白细胞计数 25×10^6/L，蛋白 449mg/L，糖 3.9mmol/L，氯化物 122mmol/L，考虑存在颅内真菌感染。

D24 停伊曲康唑改为伏立康唑（能穿透血脑屏障）及卡泊芬净抗真菌，同时采取脱水降颅压、营养神经等治疗，患者病情无明显好转。

D25 头颅 MRI（图 17-5）显示双颞叶、顶叶、额叶、半卵圆区、基底节区、左侧丘脑及小脑多发不规则片状异常信号灶，T$_1$ 为低信号，T$_2$ 为高低混杂信号，周围可见明显水肿，增强见环形强化，最大直径 2cm。

D28 出现气急，查胸部 CT（图 17-6）较前病灶明显增多，右侧胸腔积液。考虑目前抗感染治疗疗效不佳，病情加重。

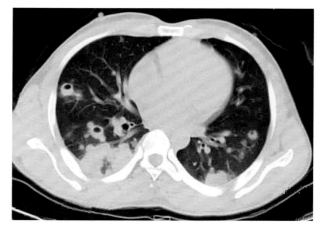

图 17-3　肺部 CT（D14）

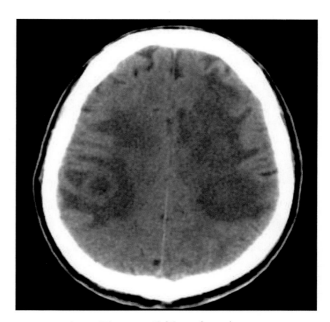

图 17-4　头颅 CT（D23）

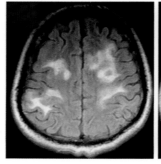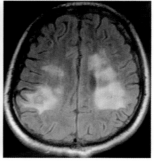

图 17-5　MRI（T$_2$ Flair）（D25）

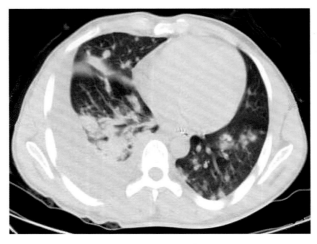

图 17-6　肺部 CT（D28）

第二阶段小结

　　患者入院后经验性给予两性霉素 B 脂质体、卡泊芬净及头孢哌酮/舒巴坦钠联合抗感染等治疗后病情有所好转。D16 病原学结果回报：痰、支气管肺泡灌洗液、纤维支气管镜刷检物真菌培养和分子学鉴定均查见尖端赛多孢子菌，两性霉素 B 耐药，伊曲康唑敏感。遂改为伊曲康唑和卡泊芬净联合抗真菌治疗后病情加重，并出现颅内感染，为何根据药敏更改抗感染治疗后感染反而加重？请您不吝赐教，谢谢！

专家点评

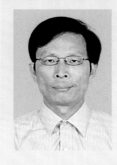

杨镒宇　　广州市妇女儿童医疗中心 PICU 主任
　　　　　　广东省儿童危重病医学分会副主任委员
　　　　　　广东省儿科学会危重病学组副组长

　　首诊首治时脑保护不足、过早撤机（当夜患者神志转清，2 天后脱呼吸机，病情曾一度有所好转）。昏迷早期使用糖皮质激素，可能是增加继发感染的高危因素。吸入毒气和污水可能是继发肺部感染、全身感染启动的另一高危因素。存在多部位（肺、脑、眼睛）、多病原（肺铜绿假单胞菌、泛耐药的大肠埃希菌和尖端赛多孢子菌，脑真菌感染可能性大）的多发性混合感染。"两性霉素 B 脂质体＋卡泊芬净＋头孢哌酮/舒巴坦钠"联合抗感染、综合救治后临床有效，于 D15 好转（转出 ICU）。

　　眼睛感染波动、合理调整联合抗感染，专科意见用糖皮质激素（地塞米松 400μg/0.08mL）改善眼睛炎症，结果是局部症状缓解（患者左眼胀痛好转，视力略有恢复），但再次增加继发感染风险。病情好转后于入院 D18 患者肺感染反跳加重，并继发颅内感染、脓肿、真菌可能性大

（与眼睛感染相表里，真菌感染待排）。

多发性混合感染（先后伴发或并发肺、脑、眼睛等多部位多病原），改善后感染反跳、扩散原因：①肺吸入污水，②多次使用全身糖皮质激素造成免疫混乱；③首诊首治脑保护、肺保护不足等。

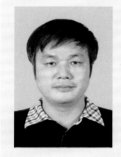

何振扬　海南省人民医院原重症医学科主任
海南省医学会重症医学分会前任主任委员
海南省医院协会重症医学管理专业委员会主任委员
海南省医师协会重症医学医师分会会长

根据患者有污水淹溺史、临床发病特点、影像学特征、G 试验及真菌培养结果，诊断"侵袭性尖端赛多孢子菌感染"依据充足，主要损害部位包括肺部（肺炎）、眼部（眼内炎）和颅内（脑膜脑炎）。

患者入院后经验性联合使用两性霉素 B 脂质体与卡泊芬净抗真菌治疗 2 周，症状、体征、G 试验及影像学表现等确有明显改善，提示该联合用药方案治疗有效，若继续此方案治疗足够疗程，有可能最终控制尖端赛多孢子菌感染。

更换体外试验敏感的伊曲康唑后，病情恶化的主要原因在于体外试验敏感并不等于体内也敏感。虽然体外药敏试验证实多数尖端赛多孢子菌对两性霉素 B 的敏感性较低甚至耐药，但也有单用两性霉素 B 或与其他抗真菌药联合应用成功治疗侵袭性尖端赛多孢子菌感染的报道。因此，更换抗生素（尤其是更换抗真菌药物），既要考虑体外药敏试验结果，更应重视临床治疗效果，如果所用药物已经达到满意的临床效果，即便体外试验不敏感，也无须更换治疗方案。

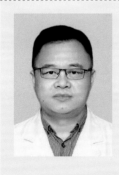

蒋文新　广东省人民医院重症医学科副主任 / 重症监护二科主任
广东省医学会重症医学分会委员兼秘书
广东省医师协会重症医学医师分会常务委员
广东省重症医学质量控制中心副主任
广东省健康管理学会重症医学专业委员会副秘书长
广东省肝脏病学会重症医学专业委员会副主任委员

患者为典型的城市下水管道污水吸入性肺部感染、继发侵袭性真菌病病例。人类致病微生物在地表自然水体、生活饮用水体及地下管道污水中的分布完全不同，但有一定的规律。下水道污水中有大量霉菌和其他条件致病菌共存，人类在作业过程中发生意外，常常吸入大量各种菌体入肺泡，在极端条件下及后续的救治过程中，可能通过肺泡、鼻窦或创伤部位进入血液循环而定植在脑部、眼球、肝脏等深部组织中。

尖端赛多孢子菌在一般人群中并不常见，常规监测空气里的孢子少见，故临床诊断病例较少，但在特殊工种人群中常见。其生物学特性受生存环境中菌种间竞争关系及接触抗生素暴露机会而定，在不同条件下患病后的治疗效果存在明显差异，实验室的误诊和漏诊不少。近几年的临床试验及个案都发现伊曲康唑实验室敏感而临床实践不佳，反而伏立康唑、泊沙康唑疗效较好，与两性霉素 B 具备协同效应。棘白菌素类抗真菌药物对曲霉菌等归类于抑菌剂，对尖端赛多孢子菌疗效并无优势，按照抗真菌药物的 90—60 原则，实验室敏感的药物只有 90% 临床有效，而实验室耐药的药物仍然有 60% 的临床有效率，在众多的抗真菌药物中，两性霉素脂质体 B 的副作用及疗效评价最好，主张在该类患者的救治过程中及早联合治疗。

D29 停卡泊芬净，改为两性霉素 B 脂质体（前治疗有效）及伏立康唑（可透过血脑屏障）联合抗真菌治疗，患者次日体温正常，气急缓解，头痛和咳嗽也开始逐渐好转。D64 胸部 CT 双肺炎症明显吸收（图 17-7），D116 患者无头痛、发热、咳嗽等不适，左眼可见 1m 远的物体，复查胸部 CT（图 17-8）基本吸收，头颅 MRI（图 17-9）颅内病灶较前缩小，周围水肿区明显吸收。遂于次日转回当地医院继续抗真菌治疗。

出院后随访，D205 天头颅 MRI（图 17-10）示脓肿明显吸收好转，1 年后电话随访，患者诉当地复查 MRI 已完全吸收，患者病愈。

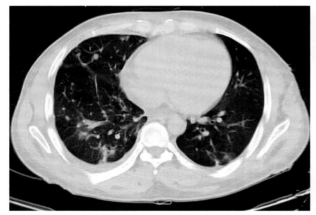

图 17-7　胸部 CT（D64）

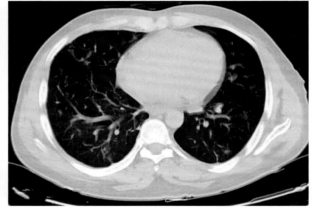

图 17-8　胸部 CT（D116）

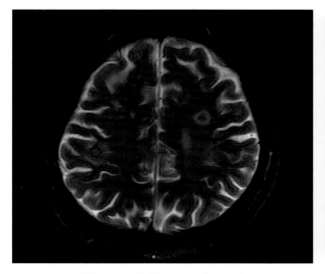

图 17-9　头颅 MRI T$_2$（D116）

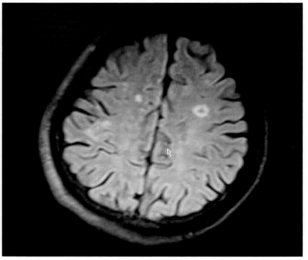

图 17-10　头颅 MRI（D205）

第三阶段小结

经过 4 个多月的救治，该病例终于抢救成功，肺部感染治愈，左眼视力有所改善，颅内感染明显好转，病情好转出院，1 年后患者痊愈。但回顾整个诊治过程，亦非十全十美，病情有反复、加重，出现了颅内感染，左侧内源性眼内炎（外院）未早期诊断、早治疗，造成了左侧视力明显下降，仅能视物 1m 远。

请您给我们提出一些宝贵的批评和指导意见，以便我们今后在此类病例的诊断和治疗能做得更好，谢谢。

专家点评

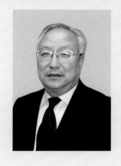

李春盛　首都医科大学附属北京友谊医院急诊科博士研究生导师
中华医学会急诊医学分会第六、七届主任委员
海峡两岸医药卫生交流协会急诊医学分会第一、二届主任委员
中国毒理学会中毒与救治专业委员会副主任委员
国务院政府特殊津贴专家
首都医科大学附属北京友谊医院急危重症中心专家指导委员会主任委员
北京市心肺脑复苏重点实验室主任

患者为青年男性，因污水淹溺致肺吸入，表现为肺感染用抗生素综合治疗后好转，脱呼吸机。再发呼吸困难加重，肺表现为侵入性阴影并有空洞形成，似乎有月晕症现象，白细胞高、PCT 0.1ng/mL，继之左眼看不见。头痛、颅内压高、脑脊液蛋白高、CT 及 MRI 均示有侵入占位影，肺泡灌洗液检查为尖端赛多孢子菌，应用抗真菌药（如两性霉素 B 脂质体、伏立康唑及卡泊芬净等）治疗好转、出院，整个诊疗过程应该是正确的、及时有效的。

尖端赛多孢子菌在临床上不多见，常发生在污水和深层土壤中，易透过血脑屏障，且与其他真菌感染易混淆，造成鉴别困难，因此易于误诊和延误治疗，本例治疗很成功。

不足之处：左眼可能是真菌性眼内炎，应做眼底荧光造影明确诊断；应用激素以增加抗炎，降低颅内压，应用免疫调理制剂增加抗真菌效果。病情控制后要长期服用伏立康唑 0.2g b.i.d.，半年到 1 年，并定期复查。

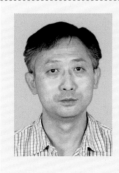

邢　锐　广东省第二人民医院急危重症医学部主任兼重症医学科主任
中国医学救援协会重症医学分会副会长
广东省医院协会医院重症医学管理专业委员会副主任委员
广东省临床医学学会临床重症医学专业委员会副主任委员
广东省医学会重症医学分会常务委员
广州市医师协会急危重症医学医师分会副主任委员
广东省肝脏病学会重症医学专业委员会副主任委员

入院时胸部 CT 示双肺出现伴有空洞的病灶，加上外院培养有铜绿假单胞菌感染，因此，要考虑的细菌应有铜绿假单胞菌，但是真菌感染显然不能排除。

从影像分析，结节融合成的病灶，结节内形成空洞，一定不要排除隐球菌的可能；从呼吸道分泌物培养提示为尖端赛多孢子菌，所以临床诊断为全身尖端赛多孢子菌感染（颅内、双肺等）。

尖端赛多孢子菌对许多抗真菌药物敏感性差，联合抗真菌治疗是正确的；但是，当肺部病灶有好转、脑部症状加重时，应考虑是药物血脑屏障透过较差所致，可鞘内注射，以增加颅内药物浓度。

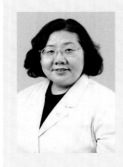

柴艳芬　天津医科大学总医院急诊科主任，博士研究生导师
中华医学会急诊医学分会第八、九届常务委员
中国医师协会急诊医师分会常务委员
中国急诊专科医联体副主席
天津市医师协会急诊医师分会会长
天津市医学会急诊医学分会和灾难医学分会副主任委员

该病总体治疗是成功的，可贵之处在于高度重视病原学的收集和送检，得以在住院后很快获取到病原学证据。但治疗中存在一些问题也给我们启示和教训：

1. 首诊医院对于污水淹溺所致吸入性肺炎病原成分的复杂性认识不足，尤其是忽视了真菌感染的可能。初始治疗只给予针对细菌感染的药物，而未对真菌感染进行覆盖，患者经治疗一过性症状好转后再次加重，并相继出现眼内炎症和颅内感染表现与此不无关系。对本例患者，如能了解污水吸入后尖端赛多孢子菌感染可能，及时选用恰当的抗真菌治疗，则有可能阻止眼内感染和颅内感染的发生。

2. 在疗效与药敏结果之间，天平向药敏结果倾斜。当支气管肺泡灌洗液中再次检出尖端赛多孢子菌，且显示对两性霉素 B 体外耐药时，医生据此停用两性霉素 B，改用体外敏感的伊曲康唑 + 卡泊芬净。决策过程重视实验室检查结果无可厚非，但当临床效果与实验室结果存在矛盾时，医生应予仔细分析评估，不应轻易否定对临床有效的事实。有些时候，疗效应视为"硬道理"。

3. 两性霉素 B 对侵袭性尖端赛多孢子菌感染的治疗起关键作用，长程抗真菌治疗是必要的。

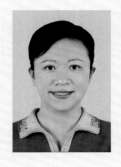

詹 红　中山大学附属第一医院急诊科主任
中国医师协会急诊医师分会委员
中国研究型医院学会急救医学专业委员会常务委员
国家卫生能力建设和继续教育急诊学专家委员会委员
中国医师协会住院医师规范化培训急诊专业委员会委员
广东省健康管理学会急诊与灾难医学专科联盟专业委员会主任委员
广东省医学会急诊医学分会副主任委员

尖端赛多孢子菌，即波氏假阿利什菌的无性型，是一种侵袭性较强的条件致病菌，在土壤、污水、腐物等受污染的环境中广泛存在，最常损害肺部、关节、颅内、眼部、窦及皮下组织等，是一种诊治非常困难的真菌病，培养出尖端赛多孢子菌是可靠的诊断方法。在治疗上，传统的抗真菌药对尖端赛多孢子菌无效或效果差，目前较多推荐使用泊沙康唑或伏立康唑。

虽然体外培养尖端赛多孢子菌对两性霉素 B 具耐药性，对于两性霉素 B 治疗尖端赛多孢子菌的效果存在不同观点：部分研究认为其对尖端赛多孢子菌为低敏感性，也有报道使用两性霉素

B 治疗尖端赛多孢子菌后临床症状改善，所以对药敏试验结果的解释应慎重，应结合临床，且有文献报道，两性霉素 B 联合卡泊芬净对尖端赛多孢子菌具有良好的协同作用。本例患者入院后予"两性霉素 B 脂质体＋卡泊芬净"后患者症状有所好转，可依此方案继续治疗，不应急于根据药敏结果更改抗真菌方案，也许可避免后续出现的颅内尖端赛多孢子菌感染。

患者入院时已怀疑左侧内源性眼内炎，应入院时就应进行相应的眼科检查和治疗，不应等到D15 患者出现视力持续下降才开始重视，在这方面的确有不足，不应仅把治疗重点放在肺真菌感染而忽略了对眼部真菌感染的治疗，特别是眼部具有血 - 视网膜屏障，全身应用抗菌药并不能很好地维持眼内的血药浓度，需要局部注射两性霉素才能获得良好的治疗效果。

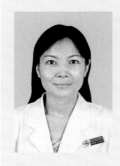

刘雪燕　深圳市人民医院重症医学科主任，博士研究生导师
深圳市重症感染防治重点实验室主任
中国医师协会重症医学医师分会委员
中国病理生理学会危重病医学专业委员会委员
中国老年医学学会重症医学分会委员
中国科技产业化促进会精准医学专业委员会常务委员
广东省医学教育协会重症医学专业委员会副会长
广东省医学会重症医学分会常务委员

该患者有明确的吸入污水，存在尖端赛多孢子菌感染的流行病学史。入院当天 G 试验明显升高，PCT 和内毒素不高。起病当天肺泡灌洗液，D2、D3 痰，D5 刷检物均培养出尖端赛多孢子菌，考虑为真菌，并且明确为尖端赛多孢子菌感染。尖端赛多孢子菌感染最常损害的部位是肺部、关节、颅内、眼部、窦、皮下组织等，眼部受侵主要分为角膜炎和眼内炎，前者是由外伤引起，后者可为侵袭性真菌感染引起，肺部受累时应尽早做胸部高分辨率 CT 检查，但其与肺曲霉病较难区分。

卡泊芬净作用于真菌细胞壁，而伏立康唑、伊曲康唑和两性霉素 B 均作用于真菌细胞膜，研究显示，卡泊芬净与伊曲康唑联合后，协同效果最佳，与两性霉素 B 联合对部分菌株具有协同作用。侵袭性真菌感染多重耐药时，提高患者的免疫力如使用胸腺肽、大蒜素等，对于改善临床预后有很大帮助。

治疗过程中，不断根据培养和药敏结果以及感染部位调整抗真菌治疗方案，肺部 CT 在D116 复查已基本吸收，D205 头颅 MRI 显示明显吸收好转，内源性眼内炎由于在外院未能及时诊断，后给予玻璃体腔内注药。治疗时机偏晚，但总体诊治还是非常积极有效的成功病例。

学习心得

本例为"吸入性肺炎，毒气中毒，侵袭性真菌感染"患者，最主要的感染为尖端赛多孢子菌致肺部感染、脑脓肿、眼内炎。

尖端赛多孢子菌即波氏假阿利什菌的无性型，属半知菌亚门，丝孢菌纲，丝孢菌目，从梗孢科。由于尖端赛多孢子菌在组织病理学上与曲霉菌病、镰刀菌病以及其他相对常见的真菌感染非常相似，因此实验室诊断该菌感染非常困难。本病例在发病早期，外院没能鉴定出真菌的类型，使者病情未能早期得到控制。真菌培养是可靠的鉴定方法，另外，对感染组织行 PCR 检测是快速诊断尖端赛多孢子菌的有用方法，特别是在真菌培养出阳性之前，我院就是通过分子鉴定早期明确诊断的。总之，及时对标本进行分离、培养、分子鉴定和药敏试验，及早进行病原学诊断，正确选用敏感抗菌药物是治疗成功与否的关键。

尖端赛多孢子菌分布于各种自然环境，如土壤、污水、腐物、沼泽、湿地等。尖端赛多孢子菌感染多发生于恶性肿瘤、白血病、淋巴瘤、艾滋病、脏器移植以及长期服用免疫抑制剂或长期应用激素等免疫力低下或缺陷的患者，但也可以发生在免疫功能正常的患者。本例患者就是健康青年，气道大量吸入下水道污水而致病。尖端赛多孢子菌既可引起局部感染，也可以引起深部侵袭性感染，该菌致病力和侵袭力均较强，可导致脑脓肿、眼内炎、角膜炎、皮下软组织感染、肺部感染、关节炎、骨髓炎、心内膜炎甚至播散感染。目前侵袭性尖端赛多孢子菌感染的临床报道不多，尖端赛多孢子菌感染的临床特征与曲霉菌病、镰刀菌属病等非常相似，CT检查肺、脑损害大多为多发性的低密度灶，真菌团块与空腔壁紧密相连，只是尖端赛多孢子菌致死性的感染进展更快速。因此根据患者有无免疫缺陷史或外伤、溺水史，临床发病特点，感染部位，影像学检查，真菌培养等早期正确诊断尤为重要。

尖端赛多孢子菌体外药敏试验显示，对两性霉素B、制霉菌素、氟康唑、5-氟胞嘧啶、特比萘芬和酮康唑等抗真菌药物表现出较低的抗菌活性，伊曲康唑具有一定的抗菌活性，棘白菌素的体外抗菌活性是适中的，伏立康唑对由该菌引起的罕见又很严重的真菌感染具有很好的疗效。虽然尖端赛多孢子菌在体外对两性霉素B有抗药性，但也有报道应用其治疗后临床症状好转。另外，鉴于单个药物的抗菌活性低，一些研究表明，联合应用两性霉素B和伏立康唑表现出最强的协同效应，两性霉素B和棘白菌素类也有较好的协同作用。本例患者就是应用两性霉素B脂质体和通过血脑屏障较好的伏立康唑联合抗真菌治疗，使患者病情好转出院。

尖端赛多孢子菌具有亲神经性，其中枢神经系统感染潜伏期为1~4周，感染症状通常出现比较晚，相对进展缓慢，这与细菌感染不同。本例患者在1周后出现视物模糊，1个月后才出现头痛。颅内感染治疗方面要注意选用血脑屏障透过率高的药物。如果药物不能通过血脑屏障，也可以通过药物间断鞘内注射达到治疗目的。眼内炎要早发现早治疗，早期可以通过玻璃体腔注药术（去甲万古霉素0.8mg/0.1mL，头孢他啶2.25mg/0.1mL，两性霉素B 5μg/0.1mL，地塞米松400μg/0.08mL），该操作简单易行，在一些基层医院就能实行，疗效也不错。本例患者就是没有早治疗，从而失去了最佳治疗时机，最终导致视力下降残疾，差点失明。

总之，尖端赛多孢子菌感染少见，具有侵袭力强、感染部位广泛、临床及实验室诊断困难、治疗时间长且多种药物不敏感、预后差等特点，应加强对其认识及研究，早期诊断、早期敏感抗真菌药物应用是提高治愈率的关键。

（瞿金龙　林兆奋）

特别鸣谢

广东省中医院	郭力恒	广东省人民医院	蒋文新
广州医科大学附属第三医院	徐仲	首都医科大学附属北京友谊医院	李春盛
东莞市人民医院	蓝光明	广东省第二人民医院	邢锐
福建省立医院	钱欣	天津医科大学总医院	柴艳芬
广州市妇女儿童医疗中心	杨镒宇	中山大学附属第一医院	詹红
海南省人民医院	何振扬	深圳市人民医院	刘雪燕

病例 18　老虎现形记

患者王×，女性，24岁，因"头晕、头痛1个月，加重3天"于2013年11月1日（D1）收入我院神经内科。

一、病史特点

1. 青年女性，亚急性起病。既往无慢性病病史，患者于入院前17天（PD17）行无痛人工流产手术；无吸烟饮酒史，无家族遗传病史。

2. 患者1个月前无明显诱因出现头晕、头痛，伴有恶心、呕吐，频繁发作，在当地诊所拟"感冒"治疗，症状无好转，于PD18到东莞市虎门中医院就诊，尿人绒毛膜促性腺激素（HCG）阳性，妇科超声检查示：宫内异常回声，右附件区囊性结构。于PD17行无痛人工流产手术，术后给予抗感染、补液等治疗，近3天头晕、头痛症状加重，为双侧额颞部胀痛，持续性、阵发性加重，伴有恶心、呕吐、低热、四肢乏力，到南方医科大学广济南栅医院行头颅MRI检查示：脑实质内广泛多发病灶性质待定，考虑感染性病变，不除外转移性病变。曾在东莞康华医院住院治疗，诊断为"颅内多发病变查因：感染性？寄生虫？肿瘤？"，不足24小时自动出院，转入我院进一步治疗。起病以来患者精神疲倦，睡眠、胃纳差，大小便正常。

3. 入院体检　T 36.2℃，P 68次/min，R 20次/min，右上肢BP 110/74mmHg。

皮肤巩膜无黄染，甲状腺无肿大，胸廓外形正常，双肺呼吸音清，未闻及干湿啰音。心律齐，心音正常，各瓣膜听诊区未闻及明显病理性杂音。腹软，无压痛及反跳痛，双下肢无水肿。专科检查：神清，精神疲倦，语言流利，理解力、记忆力、计算力、定向力一般。无失语，无失用。双侧瞳孔直径约3.0mm，对光反射灵敏，眼球各向活动充分，未见眼震。双侧额纹对称，鼻唇沟对称，口角无偏斜。伸舌居中，悬雍垂居中，双侧咽反射灵敏。四肢肌力4级，四肢肌张力正常。指鼻试验稳准，跟-膝-胫试验阴性，双侧闭目难立征不合作，四肢无不自主运动。躯干及四肢深浅感觉正常，腱反射存在。颏胸距约3.0cm，克尼格征、布鲁津斯基征阴性。

4. 辅助检查

PD18东莞市虎门中医院：尿HCG阳性，妇科超声检查示宫内异常回声，右附件区囊性结构。

D1南方医科大学广济南栅医院头颅MRI检查示脑实质内广泛多发病灶性质待定，考虑感染性病变，不除外转移性病变（图18-1）。

二、初步诊断

1. 颅内病变查因　①颅内感染？②寄生虫？③颅内占位？
2. 早期人工流产术后。
3. 附件囊肿（右侧）。

三、诊治经过

入院后予以完善炎症指标、血培养、肿瘤指标等检查。考虑覆盖颅内感染常见致病菌，经验上加

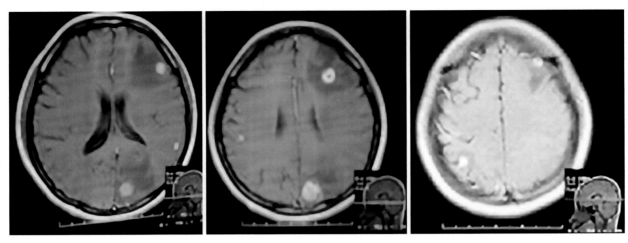

图 18-1　头颅 MRI 检查（D1）

用"头孢曲松钠 2g 静脉滴注 q.12h."；予以脱水降颅压等。住院期间，患者持续发热，并出现反复抽搐。

D6 早上，查房发现患者呼之不应，意识不清，双侧瞳孔直径约 6mm，对光反射消失。心电监护提示心率 140～150 次/min，频发室性早搏，偶见室性心动过速，血氧饱和度 96% 左右，血压 112/72mmHg。在抢救过程中，患者血氧饱和度、血压下降，检查发现患者呼吸停止，立即予心肺复苏、气管插管、脱水、升压等治疗；经过抢救，患者双侧瞳孔缩小至 4mm 左右，对光反射迟钝。肢体有自发活动。转急诊综合病区进一步监护治疗。

转入急诊综合病区后，予以呼吸机辅助呼吸，甘露醇、白蛋白、激素等脱水、减轻脑水肿，行腰椎穿刺（表 18-1）、PCT、血常规和头胸腹部 CT 检查（图 18-2～图 18-5），并予以万古霉素、头孢吡肟等抗感染（表 18-2）。

表 18-1　腰椎穿刺结果

腰椎穿刺结果	D2	D8
颜色	无色澄清	淡黄色澄清
压力（mmH$_2$O）	300	120
白细胞（×10^6/L）	15	5
红细胞（HP）	3	未发现
蛋白（mg/L）	629	1 500
糖（mmol/L）	2.9	3.44
氯（mmol/L）	122.2	137.1
暗视野找隐球菌	未发现	未发现
细菌	未发现	未发现
免疫球蛋白 A（mg/L）	46.9	103
免疫球蛋白 G（mg/L）	111	262

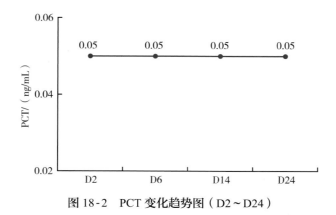

图 18-2　PCT 变化趋势图（D2 ~ D24）

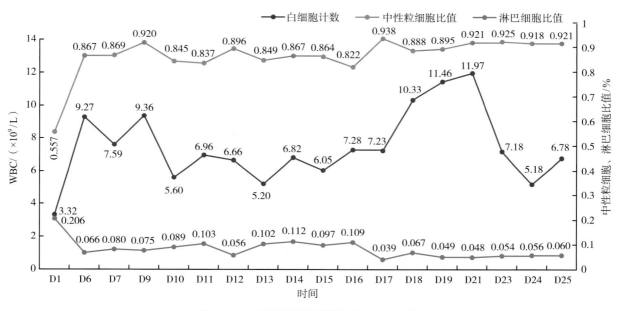

图 18-3　血常规变化趋势图（D1 ~ D25）

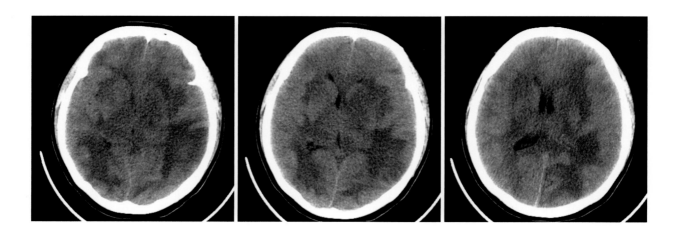

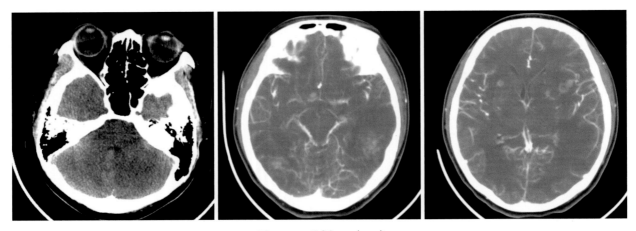

图 18-4　头颅 CT（D6）
提示：双侧大脑半球、小脑半球多发病变，考虑脑脓肿，建议 MRI 增强扫描

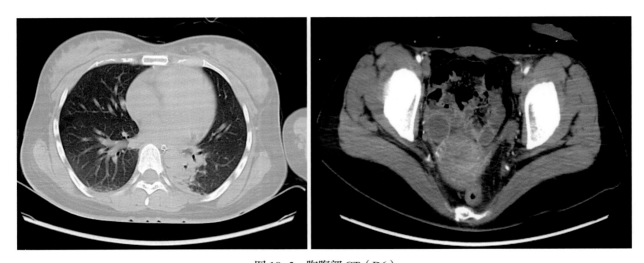

图 18-5　胸腹部 CT（D6）
提示：双肺下叶病变，左肺下叶膨胀不全并双肺下叶感染。子宫增大，建议 MRI 增强进一步扫描

表 18-2　入院后抗生素的使用方案

D2	D3 ~ D15
头孢曲松 2g q.12h.	
	万古霉素 1g q.12h.
	头孢吡肟 2g q.12h.

　　D7，患者意识有好转，呼之能睁眼，呈昏睡状态。患者仍有发热、无抽搐，持续呼吸机辅助呼吸。血管炎及风湿免疫性指标等见表 18-3。

表 18-3　血管炎及风湿免疫性指标等结果

项目	结果	项目	结果
pANCA	阴性	U1RNP	阴性
aANCA	阴性	SM	阴性
MPO-ANCA	2.0	HIS	阴性
PR3-ANCA	2.2	SSA	阴性
抗 GBM	6.5	SSB	阴性
dsDNA	4.3	Jo-1	阴性
ANA1	阴性	Scl-70	阴性

第一阶段小结

患者青年女性，头晕、头痛 1 个月，近期加重 1 周余，伴低至中度发热，入院前 20 余天曾在外院行人工流产手术，术后病理不详，入院前 1 周在外院行头颅 MRI 提示颅内多发病变，今日突发意识不清、无自主呼吸，故转我科。现该患者诊断考虑颅内多发病变查因：

1. 转移瘤　既往有多次流产史，外院 B 超发现宫内异常回声、右附件区囊性结构，入院后查稀释后 β-HCG 明显升高、CA125 升高（表 18-4、表 18-5），颅内多发病灶考虑颅内肿瘤可能性大；不能排除绒毛膜癌导致的颅内转移。

表 18-4　入院查肿瘤标志物结果

	AFP	CEA	CA125/（U/mL）	CA19-9/（U/mL）	NSE/（ng/mL）	CYFRA21-1/（ng/mL）
结果	阴性	阴性	66.26↑	7.83	20.9↑	3.8

表 18-5　入院后查 HCG 结果

	D5	D6	D7	D9	D12	D14	D19
稀释后 β-HCG	2 396	2 333	2 361	1 924	1 459		
总 β-HCG						731.3	190.88

2. 颅内感染　青年女性，近期有人工流产史，反复发热，不能排除颅内感染。据现有的临床和影像学资料，目前诊断考虑什么？下一步考虑哪些针对性检查？请您赐教。

专家点评

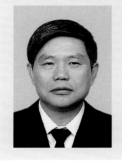

杨光田

华中科技大学同济医学院附属同济医院急诊科博士研究生导师

中国研究型医院学会急救医学专业委员会常务委员

中华医学会急诊医学分会委员

湖北省医学会急诊医学分会名誉主任委员

国家自然科学基金评审专家

诊断与鉴别诊断：

1. 转移性肿瘤，诊断依据　同第一阶段小结。

2. 颅内感染，诊断依据　同第一阶段小结。

不支持点：患者症状先于手术出现；病程中体温波动同影像学检查颅内病变程度不匹配；PCT 不高；腰椎穿刺结果不支持颅内感染改变；抗生素效果不佳。需密切监测腰椎穿刺及微生物学结果以明确诊断。

3. 急性播散性脑脊髓炎，诊断依据　患者为青年女性患者，流产 2 周后出现头痛、发热及意识模糊，病程中伴有痫性发作，CT 显示白质内弥散性多灶性大片病灶。MRI 可见脑白质内散在 T_2 高信号病灶。脑脊液压力正常，蛋白增高，以 IgG 增高为主，需进一步了解近期是否曾接受疫苗接种或病毒性疾病，必要时行脑活检。

4. 脑寄生虫病，诊断依据　患者起病表现为低热，颅内占位性征象，辅助检查示：脑实质内多发病灶；建议追问接触史并进一步完善寄生虫全套等辅助检查。

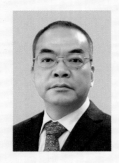

张永标　中山大学中山医学院急诊医学系副主任

中山大学附属第三医院急诊科主任

中山大学附属第三医院粤东医院急诊科双聘学科带头人

中国医师协会急诊医师分会委员

中华医学会急诊医学分会抗感染学组委员

广东省医学会急诊医学分会副主任委员

广东省医师协会急诊医师分会副主任委员

根据现有资料该患者诊断考虑为：

1. 颅内占位病变性质待查：①脑脓肿？②脑转移瘤？③脑寄生虫病？

2. 双肺感染。

3. 卵巢囊肿（右侧）。

4. 人工流产术后。

从南方医科大学广济南栅医院头颅 MRI 结果可见占位病变边界清，周围有水肿，部分占位病变内有透亮区，提示有液化或坏死情况。结合患者发热和脑脊液生化检查结果，应高度怀疑脑脓肿可能。血常规检查淋巴细胞比例减少、嗜酸性粒细胞比例不高，脑寄生虫病的可能性不大。脑转移瘤不能排除，原发肿瘤部位不明。

虽有 HCG 和 CA125 升高，但患者人工流产术后不足 3 周，HCG 尚可高于正常；卵巢囊肿亦可出现 CA125 升高，且患者无不规则阴道流血，无下腹痛和腹胀，B 超和 CT 未见有盆腔积液，胸部未见转移灶等表现，妇科恶性肿瘤可能性不大。

建议复查头颅磁共振平扫＋增强＋磁共振弥散加权成像（DWI）和表观扩散系数（ADC）值测量，以及脑脊液酶学如 LDH、AST 等检查，以资鉴别脑脓肿与坏死性脑转移瘤。检查 CEA 等肿瘤标志物积极寻找原发肿瘤，PET-CT 全身扫描（病情允许时）亦有助于肿瘤的鉴别。

D8，患者呈昏睡状态，呼叫、拍打可睁眼，可按指令握手、松手，四肢可有自主运动，呼吸机辅助呼吸，无躁动、四肢抽搐、牙关紧闭等。我院检查抗 HIV 抗体阳性，已送 CDC 进一步确诊；送检 G 试验、GM 试验、弓形体抗体（表 18-6）等检查。此后，患者仍反复发热，意识状态处于浅昏迷至昏睡之间。

D14，广州市疾病预防控制中心的 HIV 检查结果为"HIV 抗体不确定"；请广州市第八人民医院专科会诊：高度怀疑 HIV 感染，建议抽血送广州市第八人民医院查 HIV-RNA 以进一步确诊，按会诊意见于 D15 开始予以如下抗感染方案："阿奇霉素针 500mg 静脉滴注 q.d.""复方磺胺甲噁唑片 960mg 鼻饲 t.i.d.""氟康唑针 400mg 静脉滴注 q.d.（首日剂量 600mg q.d.）"联合经验性抗感染治疗（表 18-7）。观察体温、血象等变化，追踪 HIV-RNA 检查结果，继续予护胃、营养支持、补充白蛋白等治疗，密切观察病情变化。

表 18-6　入院后弓形体抗体结果

	D11	D20
弓形体抗体（Ig-M）	阴性	阴性

表 18-7　抗生素使用方案（D15～D25）

D15～D21	D22～D25
复方磺胺甲噁唑 960mg t.i.d.	
阿奇霉素 500mg q.d.	
氟康唑 400mg q.d.	

D18，患者意识进一步好转、体温明显下降，呼吸平顺，拔除气管插管，改鼻导管吸氧。D19 行头颅 MR 检查（图 18-6）。

D22，广州市第八人民医院查 HIV-RNA 定量：7.65×10^4copies/mL（参考值＜20copies/mL）。

D25，转广州市第八人民医院感染科继续治疗。CT 和脑脊液检查结果见图 18-7、图 18-8、表 18-8。

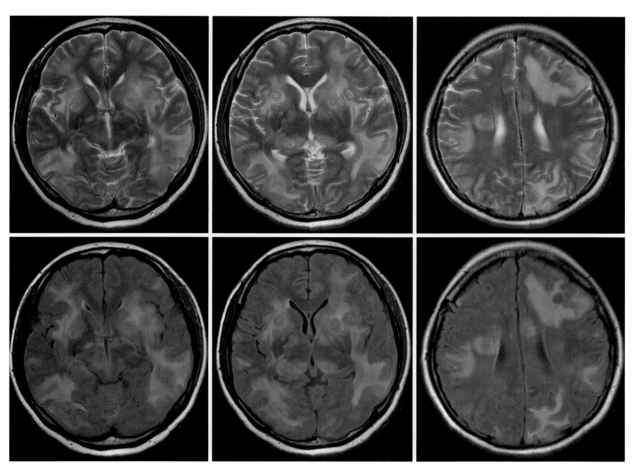

图 18-6　头颅增强＋血管 MR 扫描 _ 磁共振波谱分析 _ 特检 DWI（D19）
提示：1. 颅内多发病灶，考虑多发转移瘤。2. 头颅 MRA、MRV 未见异常。3. 右侧筛窦、蝶窦炎

第二阶段小结

　　患者 HIV 诊断明确，颅内病灶首先考虑感染导致，但始终未找到致病病原体证据。目前存在的问题：①颅内感染的诊断能否明确？弓形体感染可否确诊？②下一步还需要做什么检查？

专家点评

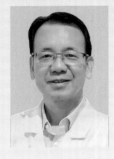

徐招柱　梅州市人民医院原副院长
梅州市急诊医学会前主任委员
梅州东山医院执行院长

　　病史特点：①头痛、发热、癫痫、意识障碍。②体检：脑膜刺激征。③CSF：压力高，WBC高，蛋白高。④MRI：白质、基底节、小脑病灶，伴水肿、强化。其他检查：CRP、ESR 如何？风湿正常。

　　诊断：感染放在首位，以弓形体、隐球菌多见，不能完全排除转移瘤、淋巴瘤等。

　　检查：3 天一次腰椎穿刺复查，多次查隐球菌、寄生虫送检监测，强烈建议尽快立体定向脑活检。

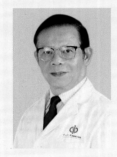

廖晓星　中山大学附属第七医院急诊与灾难医学中心学科带头人，博士研究生导师
中山大学附属第一医院原急诊科主任

　　病史特点：青年女性，有早孕和人工流产史，临床表现以神经系统为主，影像学改变以颅内病变为主；起病急、发展快，病程发展严重致心跳呼吸骤停，经抢救心肺复苏成功；原发性感染证据不多（WBC、中性粒细胞、PCT、胸部 X 线）；发热情况不明（未提供体温曲线），可认为不是主要体征；未做血细菌培养；抗生素使用以经验为主，无明确依据，其作用较难评价。

　　总体印象：如果艾滋病能够确诊，可认为是自身免疫缺陷导致的继发性颅内感染（病原体可能是混合性的）；如果不是艾滋病，则需考虑恶性肿瘤，行 PET-CT 检查；弓形体感染没有依据。

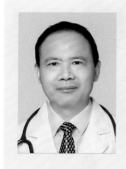

曾文新　广东省人民医院急诊科主任医师
中华医学会急诊医学分会急性抗感染学组委员
中国医师协会急诊医师分会神经急诊专业委员会委员
广东省中西医结合学会高血压专业委员会委员
广东省中西医结合学会灾害医学专业委员会委员
中国研究型医院学会卫生应急医学专业委员会委员

　　病史特点：①患者年轻女性，因头痛、发热、癫痫、意识障碍就诊；②体检：颅高压症状及体征明显；③头颅 CT 及 MRI 提示颅内多发病灶；④脑脊液：压力高，但脑液糖正常；⑤外周血 WBC 不高，PCT 一直不高，经验性抗感染治疗无效；⑥ HIV（＋）。诊断首先考虑颅内感染，虽然一直没有找到病原体，但细菌感染可能性小。而患者 HIV 阳性，HIV 感染引起的神经系统并发症很常见且种类繁多，如弓形体脑病、隐球菌性脑膜炎、类圆线虫感染等。隐球菌性脑膜炎的脑脊液墨汁涂片镜检及脑脊液培养阳性率较高，但患者两次脑脊液培养均阴性，可能性小。而弓形体脑病目前确诊比较困难，即使脑活检阳性率也不高。典型的影像学表现是：头颅 CT 一个或多个低密度病灶，增强扫描呈环状或结节样增强；经验性治疗有效，且影像学改善。

随访：

　　患者转入广州市第八人民医院后，继续予以"复方磺胺甲噁唑 960mg b.i.d.＋阿奇霉素 500mg q.d."抗感染、脱水、营养等支持治疗。患者转入该院后，仍有发热，痰培养发现肺炎克雷伯菌，加用"哌拉西林钠他唑巴坦钠 4.5g q.8h."抗感染；因患者仍反复发热、考虑有肺部真菌感染，加用"伏立康唑"。经过一系列治疗，患者病情好转，D61 在广州市第八人民医院出院。

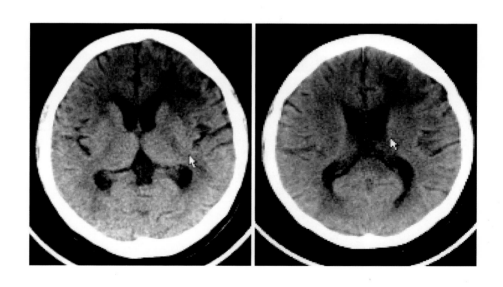

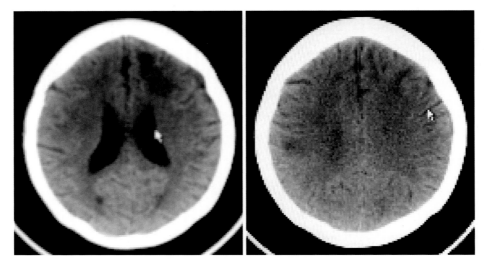

图 18-7 广州市第八人民医院头颅 CT（D28）
提示：颅内多发低密度灶，考虑感染

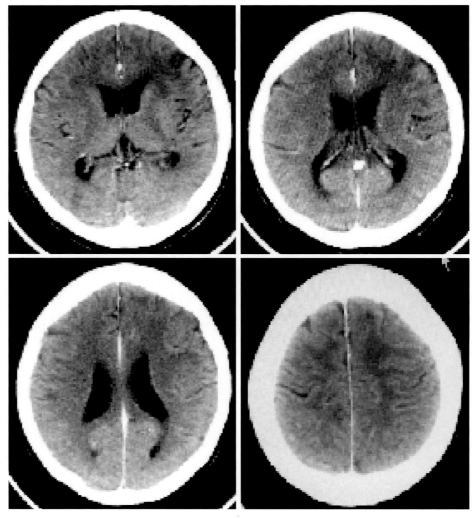

图 18-8 广州市第八人民医院头颅 CT（D41）
提示：颅内多发低密度灶，大部分病灶较前略缩小，考虑为感染可能

表 18-8 广州市第八人民医院脑脊液检测结果

弓形体抗体 IgM	隐球菌	真菌培养	结核 DNA 定量	HIV 病毒载量检测	甘露聚糖	半乳甘露聚糖
阴性	阴性	阴性	<500copies/mL	1.47×10^5copies/mL	阴性	阴性

患者出院 4 个月后返院复查，患者能行动自如、能准确对答，复查头颅 MRI（图 18-9）。

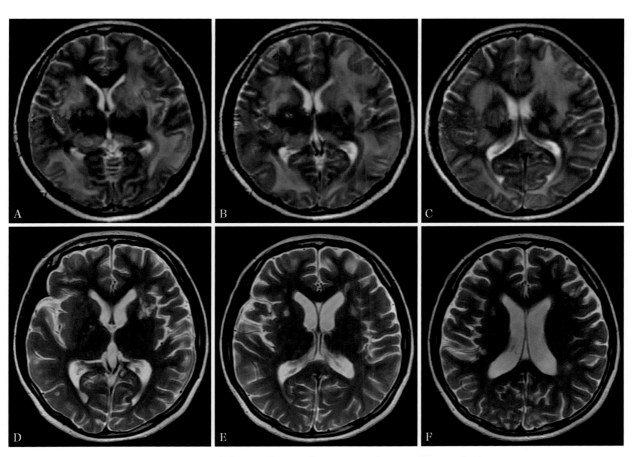

图 18-9 A~C 为 D19 的 MRI 表现。D~F 为 D165 的 MRI 表现，与 D19 相比，病灶明显减少、变小，结合病史考虑感染性病变

学习心得

机会性感染是艾滋病患者发病与死亡的主要原因。中枢神经系统病变是艾滋病晚期最常见的并发症；据报道，70%~90% 的 HIV 感染者因 HIV 本身或机会性感染而出现神经系统病变，约 10% 的艾滋病患者的首发症状为神经系统症状。弓形体脑炎为艾滋病患者晚期的并发症，10%~30% 的艾滋病患者可并发弓形体脑炎，是其死亡的主要原因之一。

然而，临床医生对艾滋病合并弓形体感染的认识不足而造成漏诊或误诊，严重影响艾滋病患者的预后及生存质量。如本例患者为年轻女性，主诉为"头晕、头痛 1 个月，加重 3 天"，以神经系统症状为首发症状，由于患者症状的非特异性，对明确诊断造成困难，导致患者前期治疗的漏诊、误诊。艾滋病合并弓形体感染的临床表现复杂且不具有特异性，诊断需依靠血清学、病原学、影像学及临床治疗效果等综合评估。

弓形体脑炎患者脑脊液检查无特异性，表现为压力正常或增高，球蛋白试验多呈阳性，细胞数稍增高，以淋巴细胞为主，蛋白含量增加，葡萄糖含量正常或下降，氯化物正常。本例患者腰椎穿刺结果提示压力高，球蛋白、蛋白含量增加，脑脊液检查无特异性。

由于艾滋病患者的弓形体病多为潜伏感染复发，患者体内已存在 IgG 抗体，很少出现 IgM 抗体；有研究指出，艾滋病患者合并脑弓形体感染，血清学检查 10% ~ 30% 的患者可为阴性。本例患者就是反复血清学检测 IgM 抗体阴性。

艾滋病合并弓形体感染的 CT 或 MRI 检查可显示颅内多个环形增强病灶。头部 CT 的典型表现为一个或多个低密度病灶，增强扫描呈环状或结节样增强；MRI 表现为颅内单发或多发的结节状、团块状占位伴环化增强，周围有水肿带。本例患者头颅影像学检查符合弓形体感染。艾滋病患者一旦出现神经精神症状，应高度怀疑合并脑弓形体感染，应及早行头颅 CT 检查；而 MRI 比 CT 更敏感，特别是环状及斑片状强化具有特征性。对于 CT 表现正常的患者，MRI 检查可能会发现病灶，建议将 MRI 平扫及增强检查作为本病的首选影像学检查方法。

脑弓形体感染的早期诊断和及时治疗，对艾滋患者的预后有重要意义。艾滋病合并弓形体感染的诊断需依靠血清学、病原学、影像学及临床治疗效果等综合评估。本例患者 HIV 阳性，虽然反复查弓形体抗体阴性，但患者接受抗弓形体治疗有效。结合患者病史、临床表现、影像学资料、治疗效果等，考虑为弓形体感染。

（邓宇珺　曾红科）

特别鸣谢

华中科技大学同济医学院附属同济医院	杨光田
中山大学附属第三医院	张永标
梅州市人民医院	徐招柱
中山大学附属第七医院	廖晓星
广东省人民医院	曾文新

病例 19　病从口入

患者男性，30岁，因"发热、头痛3天，意识障碍1天"入院。

一、病史特点

1. 中年男性，急性起病。既往有糖尿病史。

2. 患者入院前3天（2014年7月18日，PD3）无诱因感觉发热、头痛，当时测体温39℃，无咽痛、咳嗽，无呕吐、腹痛、腹泻等，在当地医院行头颅CT、腹平片检查未异常发现，尿常规示"白细胞高"，诊断尿路感染予环丙沙星静脉滴注抗感染治疗，无显效，高热伴头痛无缓解，PD1出现意识模糊，对答不切题，转入我院急诊留观后次日收住神经内科。

3. 入院查体　患者体温39.5℃，浅昏迷，浅表淋巴结无肿大，咽无充血，扁桃体不大，心肺听诊未见异常，腹软，无压痛、反跳痛。颈项强直，克尼格征（＋），布鲁津斯基征（＋），四肢腱反射减弱。

4. 辅助检查　WBC 17.75×10^9/L；NEUT% 84.3%；CRP 402mg/L；糖化血红蛋白8.5%；血糖13.6mmol/L；β-羟丁酸3 892μmol/L。

二、初步诊断

1. 脑膜炎。
2. 糖尿病酮症。

三、诊治经过

入院后予以补液并控制血糖处理。安排颅脑CT及磁共振并作腰椎穿刺检查。颅脑CT及磁共振报告未见明显异常（图19-1、图19-2），腰椎穿刺提示脑脊液压力38cmH$_2$O，脑脊液白细胞升高。入院后查血常规WBC 17.75×10^9/L，NEUT% 84.3%，Hb 94g/L，PLT 297×10^9/L。

予头孢曲松、甲泼尼龙等药物并脱水、降温等治疗。入院第4天，患者体温降至正常，神志转清，但出现胆红素升高，血红蛋白降至60g/L。复查血常规结果：WBC 31.59×10^9/L，NEUT% 92%，Hb 60g/L，PLT 276×10^9/L。

住院肝肾功能等检查结果见表19-1。腰椎穿刺脑脊液压力及实验结果见表19-2。

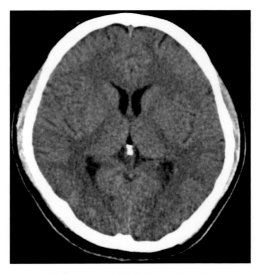

图19-1　入院头颅CT（D1）

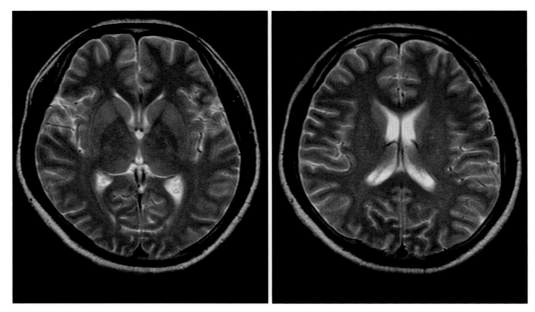

图 19-2 入院头颅 MRI（D1）

表 19-1 肝肾功能结果（D4）

项目	结果
总胆红素	23.3 μmol/L
直接胆红素	8.9μmol/L
白蛋白	39.1g/L
AST	18U/L
ALT	16U/L
尿酸	132μmol/L
尿素氮	7.1mmol/L
肌酐	75mmol/L

表 19-2 腰椎穿刺脑脊液压力及实验结果（D1，D3，D5）

项目	D1	D3	D5
WBC（$\times 10^6$/L）	447	1 095	673
多形核细胞（%）	13	48	57
单核细胞（%）	87	52	43
RBC（$\times 10^6$/L）	0	211	1 280
乳酸脱氢酶（U/L）	300	710	518
蛋白质（g/L）	1.35	2.43	3.14
糖（mmol/L）	6.7	9.9	6.8
氯（mmol/L）	108	116	9.6
脑脊液压力（cmH_2O）	38	22	8

第一阶段小结

患者以发热、头痛、意识障碍为主诉，予以抗感染、激素等治疗，患者体温降至正常，神志转清，但出现胆红素升高，血红蛋白降至 60g/L。贫血原因不明，不排除溶血。针对该病例我们有如下疑问：①患者曾出现意识障碍的原因？②目前应考虑哪些可能诊断？进一步诊疗方案？

专家点评

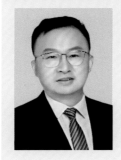

邓医宇　广东省人民医院重症监护一科主任，博士研究生导师

美国哈佛大学医学院附属波士顿儿童医院博士后

国务院政府特殊津贴专家 / 广东省杰出青年医学人才

中华医学会急诊医学分会第九届委员会危重病学组委员

中国研究型医院学会神经再生与修复专业委员会心脏重症脑保护学组常务委员

广东省医疗安全协会重症医学分会主任委员

广东省医学会应急（灾难）医学分会副主任委员

广东省肝脏病学会重症医学专业委员会副主任委员

广东省中医药学会热病专业委员会副主任委员

患者高热，T 39℃，血象升高表明机体可能存在感染。患者既往有糖尿病史，近期血糖一直偏高，入院时 GLU 13.6mmol/L，血酮体升高，综合考虑患者昏迷的原因是感染诱发糖尿病酮症酸中毒，但需要完善相关检查如血气分析、尿常规、血清电解质，进一步证实是否有酸中毒和电解质紊乱。

从目前给予的临床资料来分析考虑的诊断：

1. 颅内感染　①结核性脑膜炎待排；②细菌性脑膜炎待排，建议进一步行脑脊液结核 PCR 和脑脊液细菌培养等检查。

2. 糖尿病酮症　查血气、电解质看有否酸中毒，电解质紊乱。

3. 需要排除血液系统疾病　患者 WBC 持续升高至 31.59×10^9/L，贫血 Hb 60g/L，建议进一步行外周血涂片和骨髓穿刺检查，以排除血液系统肿瘤，进一步明确是否存在溶血性贫血。

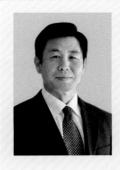

解　建　山东第一医科大学第一附属医院重症医学科主任医师

国务院政府特殊津贴专家

中华医学会重症医学分会第二届、第三届委员会委员

中华医学会急诊医学分会第六届、第七届委员会委员

中国病理生理学会危重病医学专业委员会第三届、第四届委员会常务委员

中国医师协会重症医学医师分会第一届、第二届委员会委员

中国医师协会急诊医师分会第二届、第三届委员会常务委员

患者曾出现意识障碍的原因考虑糖尿病酮症酸中毒（DKA）可能性最大。

依据如下：①患者青年男性，有糖尿病的基础疾病，该人群多为 1 型糖尿病，易继发酮症酸中毒，重者可引起昏迷；②意识障碍后化验血糖高、血酮体高，支持 DKA 的诊断；③意识障碍为可逆性，感染可诱发 DKA，经补液降糖处理，血酮体降至正常后意识恢复。高颅内压：患者意识障碍入院时脑脊液压力显著升高，经脱水治疗后意识转清，伴有颅内压力下降。

该患者诊断考虑急性化脓性脑膜炎，依据如下：①急性起病，以发热、头痛、意识障碍、脑膜刺激征为特征；②周围血血象：白细胞计数明显增高，中性粒细胞占优势；③脑脊液中白细胞多时 $>1\,000\times10^6/L$，早期以单核细胞为主，后以多形核粒细胞增多为主，合并蛋白质升高，氯化物明显降低。

化脓性脑膜炎最常见的致病菌是脑膜炎双球菌、肺炎球菌和 B 型流感嗜血杆菌，治疗首选三代头孢。但是，经头孢曲松抗感染治疗 4~5 天，血象白细胞及中性比继续攀升，脑脊液中多形核细胞及蛋白持续升高、氯化物进行性降低，以上提示目前抗感染方案疗效不佳。

结合病史，该患者发病初期存在尿路感染，考虑患者化脓性脑膜炎为继发性，原发灶可能在泌尿系统，或直接血行感染。随着治疗的进行，逐渐出现急性溶血性贫血，考虑溶血性链球菌感染可能性大。

进一步诊疗方案如下：

1. 积极寻找原发灶并处理　行泌尿系超声或 CT 检查，排除肾盂肾炎尿路感染；行心脏超声检查，排除感染性心内膜炎；详细查体，排除软组织感染。

2. 病原学方面需要进一步明确　对尿液、脑脊液、血液进行涂片革兰氏染色、细菌培养及药物敏感试验。

3. 目前头孢曲松抗感染效果差，考虑与原发灶未清除、剂量疗程不足等有关。

4. 评估病情严重程度　行脑电图检查；复查 CT 或 MRI，警惕相关并发症，如室管膜炎、硬膜下积液及局限性脑脓肿等；行胸片检查，排除肺炎病灶或脓肿。

查葡萄糖-6-磷酸脱氢酶（G-6-PD）3.1U/gHb，补充诊断 G-6-PD 缺乏，急性血管内溶血。予停用降温药物并输血等处理。

D5 患者体温再次升高至 39℃，意识障碍迅速加重至深昏迷，转入 MICU，复查头颅磁共振（图19-3）。

因不能排除结核性脑膜炎，治疗予链霉素、乙胺丁醇、利福平、异烟肼抗结核治疗，同时予脱水降颅压、营养神经等处理，病情无好转。追问病史，家属代诉患者 7 月中旬开始多次熬夜、饮酒并进食冰箱贮存食物。

住院期间腰椎穿刺脑脊液压力及实验室结果见表 19-3。

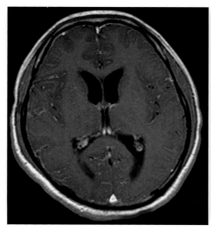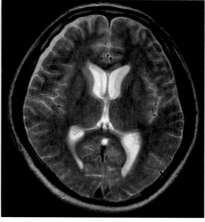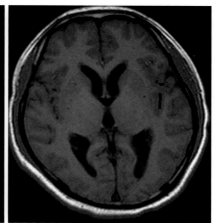

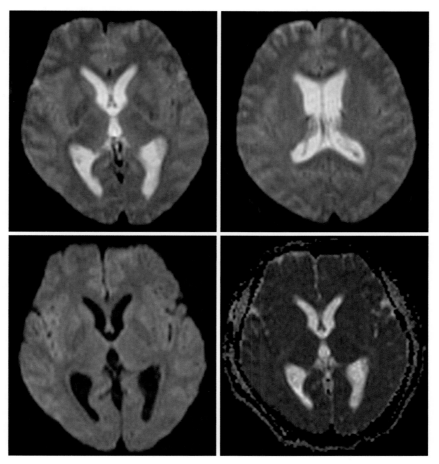

图 19-3　头颅 MRI（D5）

双侧大脑皮层稍肿胀，脑沟变浅，T_2 FLAIR 及 DWI 序列示皮层信号稍增高，相应 ADC 呈稍低信号，双侧侧脑室及第三脑室对称性扩张，增强扫描可见多发软脑膜及脉络丛线样明显强化

表 19-3　住院期间腰椎穿刺脑脊液压力及实验室结果（D6～D37）

项目	D6	D8	D19	D25	D37
WBC（×10⁶/L）	144	197	39	63	29
多形核细胞（%）	60		5.1	20.6	3
单核细胞（%）	40		94.9	79	97
RBC（×10⁶/L）	900	0	0	0	0
乳酸脱氢酶（U/L）	582	308			
蛋白质（g/L）	2.17	1.85	1.59	1.41	0.86
糖（mmol/L）	6.5	10.8	3.1	3.1	3.8
氯（mmol/L）	96	109	104	107	102
脑脊液压力（cmH₂O）	8	25	13	10.5	10

住院期间血常规变化见图 19-4～图 19-7。

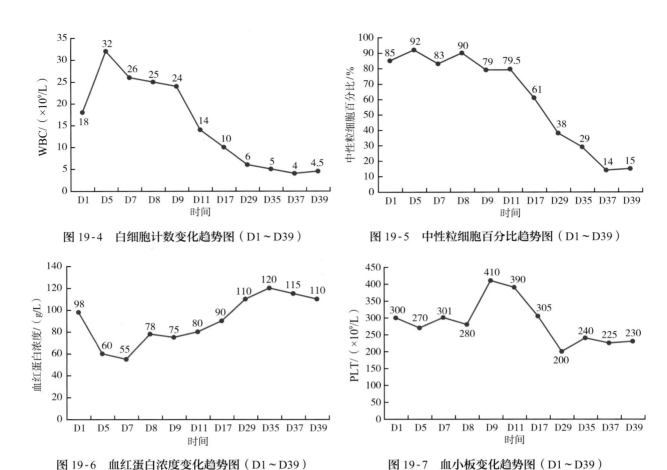

图 19-4　白细胞计数变化趋势图（D1～D39）　　　图 19-5　中性粒细胞百分比趋势图（D1～D39）

图 19-6　血红蛋白浓度变化趋势图（D1～D39）　　图 19-7　血小板变化趋势图（D1～D39）

第二阶段小结

　　患者目前诊断考虑脑膜炎，病情曾一度好转，入院第 5 天患者体温再次升高至 39℃，意识障碍迅速加重至深昏迷。目前病因未明，现大家对其病情进一步恶化的可能原因存在意见分歧，有人认为可能是治疗的药物不敏感，建议使用更广谱抗生素；也有人认为是特殊病原体感染、一般抗生素无效，导致治疗失败。请您赐教。

专家点评

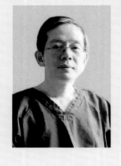

陈仲清　　南方医科大学南方医院重症医学科主任，博士研究生导师

中国医学救援协会重症医学分会副理事长

广东省肝脏病学会重症医学专业委员会主任委员

广东省临床医学学会临床重症医学专业委员会副主任委员

广东省医学教育协会重症医学专业委员会副主任委员

广东省脑损害评估质量控制中心副主任

中国病理生理学会休克专业委员会委员

　　该病例阶段性诊断处理恰当。危重病意识障碍的鉴别诊断，第一，代谢性因素：糖尿病低血糖、酮症酸中毒、高渗性昏迷、严重肝肾功能不全、严重电解质紊乱、G-6-PD 缺乏胆红素脑病

等，根据检验指标可排除；第二，药物及毒物中毒性因素需通过用服药史及病史排除；第三，颅内出血、梗死、占位等病变通过 CT 和 MRI 基本排除；第四，神经系统感染性疾病，根据患者症状体征及脑脊液检查诊断考虑脑膜炎没问题，根据脑脊液检查特点来看，病毒性可能性不大。腰椎穿刺压力低与脑室扩张表明可能存在脑脊液循环不畅，蛛网膜下腔粘连阻塞。根据患者外周血白细胞及中性粒明显增高及 CT 和 MRI 特征，结核性脑膜炎和化脓性脑膜炎可能性大。

下一阶段应继续行血、脑脊液细菌涂片培养及全身结核相关检查和化验明确病原菌。新型隐球菌性脑膜炎通常病程长，视神经常受累，可行脑脊液墨汁染色、乳胶凝集试验排除。治疗方面不管是结核性脑膜炎还是化脓性脑膜炎，由于可能存在蛛网膜下腔粘连阻塞，需加用激素，在全身药物治疗的同时可辅以鞘内注射。如不能排除化脓性脑膜炎阳性球菌感染，可加用抗阳性球菌药。

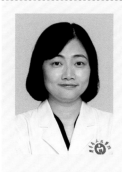

邓宇珺　广东省人民医院重症医学科主任医师
广东省老年保健协会重症医学专业委员会委员

根据患者发热、血象白细胞升高及神经系统表现，考虑为神经系统感染性疾病，故本阶段考虑脑膜炎诊断成立，目前患者病情进一步恶化，证明前期的抗感染治疗或无覆盖该致病菌或药物不敏感。第一阶段患者曾有迅速改善，不排除与当时病情尚较轻、激素及脱水治疗后脑水肿减轻有关；随后病情加重，并且可能未针对性用药，导致意识进一步恶化。颅内感染常见如化脓性脑膜炎、结核性脑膜炎、病毒性脑膜炎、乙型脑炎、隐球菌感染等。患者脑脊液表现为压力低、氯低、白细胞增高、蛋白高。压力低与 MRI 提示双侧侧脑室及第三脑室对称性扩张，考虑患者存在蛛网膜下腔粘连阻塞导致脑脊液引流不畅；白细胞非显著性升高且中性粒细胞不占多数，化脓性脑膜炎可能性不大。抗结核治疗无效，而且不论是病毒性、结核性、隐球菌性脑膜炎，都以淋巴细胞升高为主，但本例以单核细胞为主，上述诊断均不符合。考虑可能存在其他特殊病原菌。

前面病史提供了"患者 7 月中旬开始多次熬夜、饮酒并进食冰箱贮存食物"，于是，不得不考虑从胃肠道侵入的疾病，如伤寒杆菌、沙门菌、李斯特菌等。第一，伤寒杆菌暴发型感染也可出现神经系统中毒症状，但该病血常规以中性粒细胞减少、白细胞不升高多见，而本例患者血常规提示白细胞明显升高，不符合。而且患者对第三代头孢治疗无效，也不支持该致病菌感染。第二，沙门菌在 7~9 月较常见，也与进食不洁食物相关，但其感染者血白细胞多在正常范围，以急性胃肠炎症状为主，与本例患者表现及检验有不符合之处。第三，李斯特菌在绝大多数食品中都能找到，如肉类、蛋类、禽类、海产品、乳制品、蔬菜等，都已被证实是李斯特菌的感染源。该菌在 4℃ 的环境下仍可生长繁殖，是冷藏食品威胁人类健康的主要病原菌之一。李斯特菌中毒严重的可引起血液和脑组织感染，人类李斯特菌的感染对象主要是新生儿、孕妇、免疫功能低下者及老年人群。李斯特菌属中只有单核细胞增生性李斯特菌（单增李斯特菌）感染人类，感染后主要表现为败血症、脑膜炎和单核细胞增多。对于本例患者，该病不能排除。

综上所述，下一阶段应继续积极行血、骨髓、脑脊液等病原学培养，可行肥达试验等检查。第三代头孢治疗无效，可换广谱的碳青霉烯类或加β-内酰胺酶抑制剂的青霉素或头孢，或者新一代喹诺酮类药物，如莫西沙星等。

入院第6天脑脊液培养结果回报为"李斯特菌属某些种"，其后又有2次脑脊液（D22、D23）培养回报均为李斯特菌，对青霉素、氨苄西林敏感。

患者可确诊李斯特菌性脑膜脑炎，停用抗结核治疗并继续青霉素抗感染治疗。后患者体温逐渐降至正常，意识清醒，语言流利，发热、头痛症状消失，可独自行走，双上肢肌力5级，右下肢肌力4^+级，左下肢肌力4级，感觉正常，四肢腱反射（＋＋），病理征未引出，颈软。住院第41天停用青霉素，2次血培养、脑脊液培养均为阴性。第43天出院。

学习心得

单核细胞增生性李斯特菌是一种革兰氏阳性无芽孢短小杆菌，李斯特菌病系单核细胞增多性李斯特菌所致的人和动物共患性疾病，主要传播途径为消化道传播，食入被污染的乳制品、肉类、水产品和新鲜蔬菜制品等即可致病。近年来其发病率呈逐渐增高趋势，而国内病例报道较少。易感人群为免疫功能低下者，劳累和经期免疫下降可能为发病诱因。

李斯特菌病的临床表现主要有脑膜脑炎型、败血症型、妊娠感染型、新生儿败血症性肉芽肿型、肝脏肿肝炎型，其中脑膜脑炎型的临床表现有发热、头痛、呕吐、脑膜刺激征、肢体瘫痪、小脑功能障碍、精神异常、意识障碍等。患者发病初期表现为寒战、高热，病情进展迅猛，有脑膜、脑实质损害表现，短时间内出现意识障碍、呼吸循环衰竭。本例患者有糖尿病史，发病前有进食冰箱储存食物史，急性起病，剧烈头痛、高热，病情迅速加重至昏迷，临床表现符合李斯特菌病的表现。

脑膜脑炎型李斯特菌病腰椎穿刺脑脊液检查示颅压明显增高，脑脊液常规、生化检查结果与其他细菌感染相似。脑膜脑炎型李斯特菌病和结核性脑膜炎、隐球菌性脑膜炎及其他中枢神经系统细菌感染在临床表现和脑脊液常规检查在结果方面难以区别，确诊必须依赖于脑脊液、血液培养。由于脑脊液、血液培养一般需要36～48小时，因此对疑为中枢神经系统感染的患者应该及早行脑脊液和血培养。而本例患者3次脑脊液培养均为李斯特菌，病程中出现急性血管内溶血等并发症，诊断为重症单核细胞增生性李斯特菌脑膜脑炎。

体外试验显示多数抗生素对李斯特菌有效，但临床中抗生素疗效有限，经治疗仍有30%的患者死亡。目前抗李斯特菌首选氨苄西林、青霉素G、氨基糖苷类抗生素，其次为红霉素、氯霉素、喹诺酮类药物。已发现对四环素、红霉素、链霉素、卡拉霉素、甲氧苄啶/磺胺甲噁唑耐药的李斯特菌株。脑膜脑炎型李斯特菌病的治愈标准为停用抗生素治疗1个月后无临床症状复发，脑脊液细菌学检查正常。如本例患者，起病时使用激素曾出现病情改善，但头孢曲松未能覆盖单核细胞增生性李斯特菌，患者病情迅速加重。随后的治疗中使用了敏感的青霉素，患者病情好转出院。

除李斯特菌病外，本例患者同时存在或可能存在以下疾病：①患者使用退热药物后，出现黄疸、贫血等表现，停用退热药物等对症处理后缓解，入院后检查证实存在G-6-PD缺乏，考虑有急性血管内溶血。②患者有糖尿病史，入院后头颅磁共振不排除结核，故住院治疗过程中同时合用了抗结核治疗，脑脊液多次培养均为李斯特菌，确诊李斯特菌脑膜脑炎，此时可以排除结核感染，停用抗结核药物，继续青霉素单药治疗。

总之，脑膜脑炎型李斯特菌病起病急骤，进展快，病情凶险，临床与其他细菌性脑膜脑炎鉴别困难，确诊需依靠脑脊液和血培养。因此，对于可疑患者尤其是免疫功能低下或使用免疫抑制剂的患者，应及早行脑脊液和血培养，早期可使用青霉素或氨苄西林治疗。

编者注：本病例是 10 年前的一个颅内感染病例，由于当时病原体检测技术的局限性，没有 mNGS 等技术，脑脊液培养的结果在入院第 6 天才回报，如果采用现有的 mNGS 技术对脑脊液进行检测，可能次日就可以明确诊断，从明确诊断的时间角度看似延误了治疗，但从诊疗思维角度，四位专家的点评意见有很多值得学习借鉴的地方，特别是对于目前还不能开展 mNGS 检测的边远山区中小型医院的医务人员，仍然具有非常重要的现实指导价值。

（孙　杰　郭振辉）

特别鸣谢

广东省人民医院	邓医宇
山东第一医科大学第一附属医院	解　建
南方医科大学南方医院	陈仲清
广东省人民医院	邓宇珺

病例 20 一次海钓引发的故事

患者潘××，男性，34岁，因"右小腿肿痛伴反复发热半个月余，加重1周"于2020年2月21日（D1）由外院转入。

一、病史特点

1. 青年男性，急性病程。

2. 患者入院前15天（PD15）于海边钓鱼时不慎划伤右小腿，伤口大小约5cm×2cm，轻微流血，当时未予重视。PD11不慎被海鲜接触伤口，随后伤口发红，自觉右小腿肿痛，无恶寒发热，遂至电白区中医院就诊，予清洗伤口、创面引流、头孢抗感染（具体药名、用量不详）后离院。PD10出现发热，自行使用退烧药仍反复低热，伴疼痛剧烈，并出现创口周围发黑，遂转电白区人民医院住院治疗，入院查脓液细菌培养：无菌生长。下肢彩超：右小腿皮下组织肿胀，未见明显包块。四肢MRI：考虑右侧胫骨前肌损伤，皮肤感染。右小腿组织及血培养：无需氧菌生长，予抗感染及激素冲击消炎治疗，疼痛症状改善不明显，仍反复发热。PD8转茂名市人民医院，次日行右小腿伤口扩创＋骨筋膜室切开减压＋负压封闭引流；术后予止痛、抗感染、抑酸、改善循环治疗后患者仍反复发热并出现腹泻等症状。PD4夜间突发血压降低至79/43mmHg，心率增快，伴头晕，考虑感染性休克、脓毒血症可能，遂转至ICU，予补液及"亚胺培南西司他丁钠＋万古霉素"抗感染治疗，经治疗后效果不佳并逐渐出现患处皮下组织及肌肉坏死，于PD1行右小腿伤口扩创坏死组织清除术。见右小腿前侧一大小约30cm×25cm皮肤皮下组织坏死创面，胫前肌群外露，创面周围皮肤皮下组织坏死，适当扩大伤口，切除坏死的皮下组织，探查肌肉层，见大部分胫前肌群、部分腓肠肌坏死呈褐色改变，脓液少，无明显臭味，胫前动静脉部分血栓形成，彻底清除炎症坏死组织（图20-1）。术后维持当前抗感染方案，因疗效不佳而转入我院。

3. 辅助检查结果（D1） 血常规：WBC $19.42 \times 10^9/L$，NEUT $17.76 \times 10^9/L$，Hb 86g/L，PCT 5.23ng/mL。

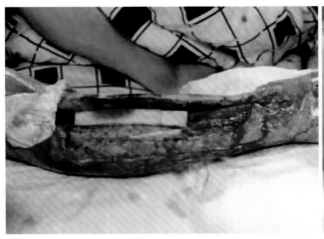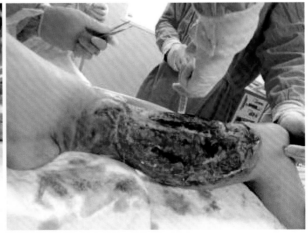

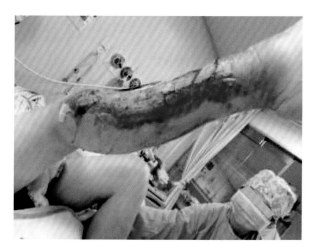

图 20-1 入院前右下肢伤口情况

二、初步诊断

1. 右小腿坏死性筋膜炎。
2. 脓毒症。
3. 感染性休克。
4. 肺部感染。

第一阶段小结

患者青年男性，海边钓鱼时不慎划伤右小腿，划伤后第 5 天，不慎被海鲜接触伤口，第 6 天创伤部位虽经积极抗感染治疗和扩创清理，但病灶范围进行性扩大，仍反复发热。第 12 天夜间突发血压降低为 79/43mmHg，心率增快伴头晕，查血示：WBC $19.42 \times 10^9/L$，NEUT $17.76 \times 10^9/L$，Hb 86g/L，PCT 5.23ng/mL，出现感染性休克，但右小腿组织及血培养示：无需氧菌生长。转当地医院 ICU，经亚胺培南西司他丁钠 + 万古霉素积极抗感染治疗后疗效差，于第 15 天再次扩大创面等处理，因效果不佳而转入我院。

目前该患者病情进行性加重，病灶感染控制不佳，请您在现有资料的基础上，针对如下问题给予指导性意见：①是否支持海洋弧菌感染？②是否认同尽快截肢？③下一步诊疗建议？

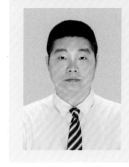

专家点评

卢俊宇　广西医科大学第二附属医院重症医学科主任，博士研究生导师
中国研究型医院学会休克与脓毒症专业委员会青年副主任委员
中国老年学和老年医学学会老年呼吸与危重症医学分会第一届常务委员
中国医疗器械行业协会生命支持设备技术管理专业委员会第一届常务委员
中国医师协会体外生命支持专业委员会第一届、第二届青年委员
中国微生物学会微生物毒素专业委员会委员
中华医学会灾难医学分会第三届委员会青年委员

接触皮肤伤口并入侵体内是海洋弧菌主要的感染途径，临床最常出现伤口感染及脓毒血症。患者病史及临床表现是海洋弧菌感染的典型表现，考虑为海洋弧菌感染。

患者为青年男性，截肢会对其工作生活产生颠覆性影响，且PD1已行右小腿伤口扩创坏死组织清除术，建议密切监护治疗下保肢治疗。对于脓毒症休克，研究现有文献报道，血管活性药物评分＞50分且乳酸＞7.0mmol/L时患者预后较差，若达此条件时建议截肢治疗。

患者伤口创面较大，且住院多日，目前病情仍较重，其感染为G^-菌和G^+菌复合感染可能性大，建议使用耐药率较低的替加环素替代亚胺培南，以万古霉素抗血流G^+菌感染可能，同时以利奈唑胺增加局部组织抗G^+菌药物浓度。创口出血可控时给予抗凝治疗，辅以血液灌流清除大分子炎症介质、丙种球蛋白增强免疫力治疗。

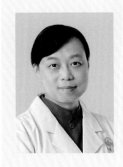

林珮仪　广州医科大学附属第二医院原急诊科主任
中华医学会急诊医学分会青年委员
广东省医学会急诊医学分会常务委员
广东省医师协会急诊医师分会副主任委员
广州市医学会急诊医学分会副主任委员
广州市急诊医学医疗质量控制中心副主任
广州市院前急救管理专家委员会委员

患者急性病程，有右小腿划伤史，目前感染坏死性筋膜炎，坏死性肌炎，骨筋膜室综合征诊断成立，为深部软组织严重感染并播散（发热、肺炎、休克），细菌导致可能性大。虽然患者有海鲜接触伤口，但创伤弧菌感染可能性不大。理由：①2月份广东天气较冷，非弧菌感染多发季节；②组织和血培养阴性，而弧菌在普通培养基较易培养；③弧菌感染多表现为较轻的蜂窝织炎，且该患者不具备弧菌重症感染的高危因素，如肝硬化、糖尿病等。

据患者皮损后肢体疼痛明显，快速出现皮肤坏疽、坏死性筋膜炎、坏死性肌炎等，并有发热、肺炎、腹泻、休克等中毒症状，且全身皮疹不明显，肌肉坏死突出，坏死组织中脓液少、无臭味，要考虑中毒休克综合征，以A组链球菌侵袭可能性大，而金黄色葡萄球菌、败血杆菌、梭状杆菌等可能性小。患者"亚胺培南＋万古霉素"效果不佳，考虑：①链球菌负载量大而进入"静止期"，蛋白结合位点下降，杀菌剂效果变差。②细菌毒素本身可致组织损伤及全身炎症反应，为减少细菌负载量，截肢不失为一种治疗手段。但患者年轻，若能通过综合措施（如使用杀菌剂＋抑菌剂，抗休克、连续性肾脏替代治疗、清创等），并严密观察，应尽量保肢治疗。

下一步诊疗建议：

1. 密切监测各脏器功能（心、肝、肺、肾等）。

2. 明确病因　①反复多次血液、坏死组织或脓液培养及mNGS检查，注意取深部坏死组织的边缘部分活检培养；②检测抗体，如"ASO""抗DNA酶B""链球菌透明质酸酶抗体"；③非感染疾病，完善免疫风湿相关指标检查。

3. 反复多次进行彻底有效的坏死组织清创＋负压封闭引流治疗。

4. 调整抗生素，因克林霉素具备组织浓度高，有抗生素后效应，抑制毒素生成以及免疫调节功能，建议克林霉素＋万古霉素＋β-内酰胺类抗生素（带酶抑制剂）。

5. 加强脏器支持，积极抗休克治疗，丙种球蛋白加强免疫，CRRT清除炎症介质。

6. 动态观察肌酸激酶（CK），作好创伤平面标记，结合多次的 MRI 评估肌肉组织坏死程度，若创伤平面及 CK 进行性升高，感染失控，要考虑截肢手术。

三、诊疗经过

入院 D1（2 月 21 日），由茂名市人民医院转入时见：发热，最高体温 39.3℃，咳嗽、咳黄白黏痰，间有气促，右小腿前侧一大小约 40cm×20cm 皮肤皮下组织坏死创面，胫前肌群外露，创面周围皮肤皮下组织坏死，右下肢压痛，感觉及活动正常，右足背动脉搏动减弱。治疗上予"亚胺培南西司他丁钠＋左氧氟沙星＋万古霉素"抗感染及对症支持治疗。

入院 D1（2 月 21 日）行胸部 CT 检查（图 20-2），未见明显肺部感染。

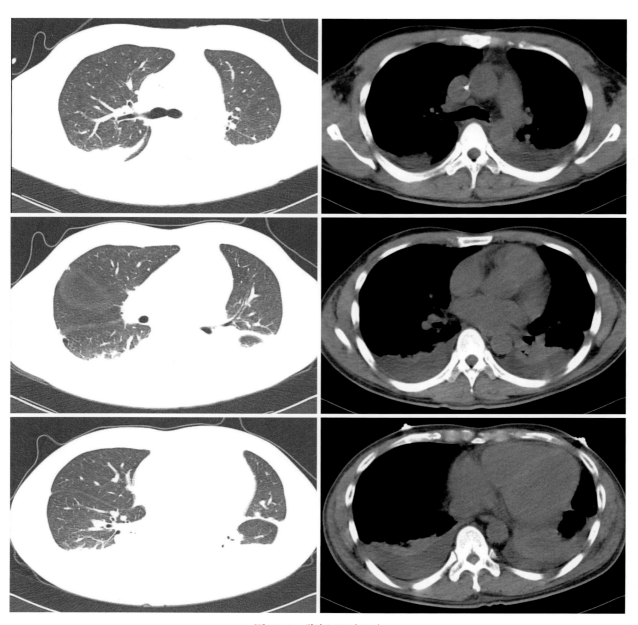

图 20-2　胸部 CT（D1）

入院 D5（2 月 25 日）：时有高热，脸颊、左侧腹股沟静脉血透管术口、右锁骨下静脉术口、左上肢前臂桡动脉穿刺术口多发皮损，右下肢疼痛剧烈。

入院 D6（2 月 26 日）：大会诊。

ICU 教授：考虑创伤弧菌可能性大，必要时骨科会诊评估截肢手术指征。抗感染方案建议为"万古霉素 + 奥硝唑 + 头孢哌酮/舒巴坦钠"。

感染科教授：患者入院前有海边外伤、接触海鲜史，目前坏死性筋膜炎、脓毒症、感染性休克诊断明确，实验室检查暂未找到病原学依据，根据病史、症状、体征、诊疗经过及用药方案，暂不考虑葡萄球菌属、奴卡菌、赛多孢子菌，不除外海洋创伤弧菌、紫色色杆菌、发光杆菌、海洋分枝杆菌可能，可继续完善血及患处局部 NGS，治疗上建议使用"美罗培南 1g q.8h. i.v. 泵入 + 利奈唑胺 600mg q.12h. i.v.d. + 米诺环素 100mg q.12h. p.o."抗感染。

骨科教授：患者青年男性，海边垂钓外伤、接触海鲜史，现坏死性筋膜炎诊断明确，病情重、进展快，结合临床表现、血象、感染指标，不排除创伤弧菌感染可能，根据创口表现建议再次留取病原学标本并加强伤口清创，建议使用负压封闭引流并配合局部庆大霉素冲洗治疗，若效果不佳，建议截肢手术。

患者全身多个静脉注射或穿刺部位出现化脓性播散病灶，持续高热，一般情况差，并且患者本人坚决拒绝截肢，结合会诊意见更改抗感染方案为"美罗培南 1g q.8h. i.v. 泵入 + 利奈唑胺 600mg q.12h. 静脉滴注 + 米诺环素 100mg q.12h. p.o."继续抗感染治疗（表 20-1）。

表 20-1　D1～D9 抗生素使用方案

D1	D2	D5	D6	D7	D8	D9
亚胺培南西司他丁钠				美罗培南		
万古霉素				利奈唑胺		
		左氧氟沙星		盐酸米诺环素		

D1～D9 相关病原体培养结果：均为阴性。D1～D9 白细胞计数、中性粒细胞计数、淋巴细胞计数、超敏 C 反应蛋白、降钙素原、体温变化、D-二聚体、ALT、AST、TNT、CK-MB、尿素、肌酐变化趋势图见图 20-3～图 20-15。

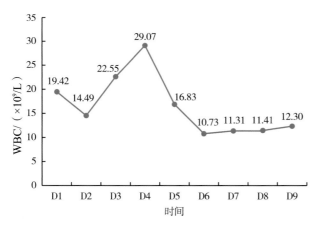

图 20-3　白细胞计数变化趋势图（D1～D9）

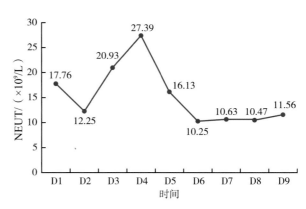

图 20-4　NEUT 计数变化趋势图（D1～D9）

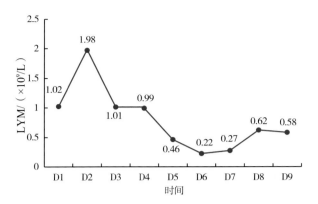

图 20-5 LYM 变化趋势图（D1～D9）

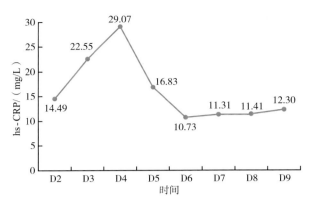

图 20-6 hs-CRP 变化趋势图（D2～D9）

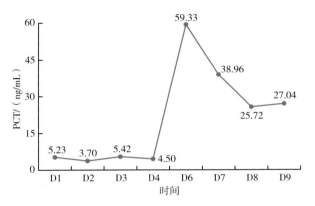

图 20-7 PCT 变化趋势图（D1～D9）

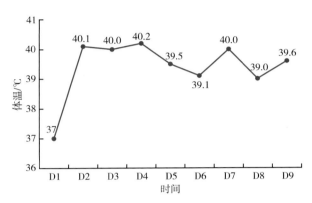

图 20-8 体温变化趋势图（D1～D9）

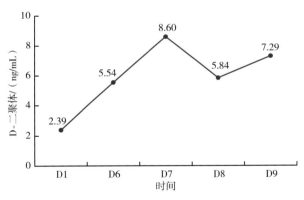

图 20-9 D-二聚体变化趋势图（D1～D9）

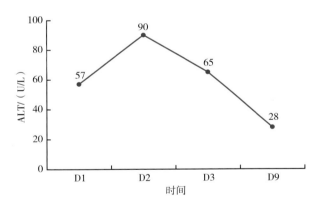

图 20-10 ALT 变化趋势图（D1～D9）

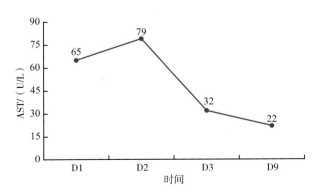

图 20-11 AST 变化趋势图（D1～D9）

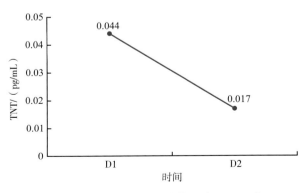

图 20-12 TNT 变化趋势图（D1～D2）

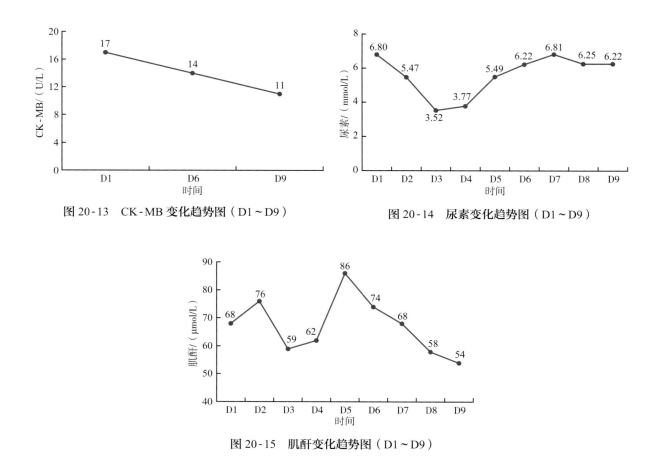

图 20-13　CK-MB 变化趋势图（D1～D9）

图 20-14　尿素变化趋势图（D1～D9）

图 20-15　肌酐变化趋势图（D1～D9）

　　患者左侧腹股沟静脉穿刺点、左侧桡动脉术口、右锁骨下静脉置管术口、右侧面颊部等全身多部位出现皮肤坏死病灶（图 20-16）。患者经过调整治疗方案，炎症指标似乎有所好转，但是体温始终不降，持续高热，而且全身多个部位出现化脓性坏死病灶，且患者不同意截肢，继续抗感染及检查。

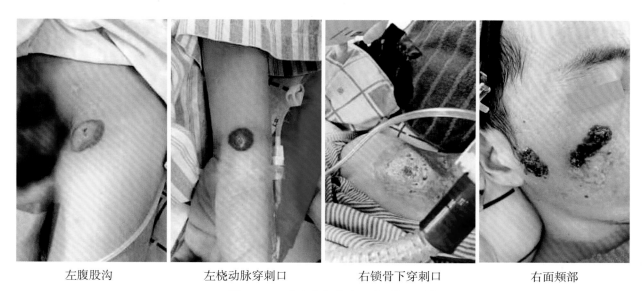

左腹股沟　　　　　　　左桡动脉穿刺口　　　　　　右锁骨下穿刺口　　　　　　右面颊部

图 20-16　全身多部位出现皮肤坏死病灶

第二阶段小结（D1~D9）

入院后虽然予以"亚胺培南西司他丁钠 + 左氧氟沙星 + 万古霉素"抗感染及对症支持治疗，但患者病情依旧急剧进展，持续高热，感染相关指标明显升高：WBC 14.49×10^9/L（D2）升高至 29.07×10^9/L（D4），CRP 14.49mg/L（D1）升高至 29.07mg/L（D4），PCT 5.23ng/mL（D1）升高至 59.33ng/mL（D6）。经过多学科会诊后调整治疗方案，更改为"美罗培南 + 利奈唑胺 + 米诺环素"继续抗感染治疗。

D5~D9 患者的炎症指标似乎有所好转，但体温始终不降，持续高热，全身多个部位出现化脓性坏死病灶，且患者不同意将右下肢截肢。请针对如下问题给予指导性意见：①是否支持海洋弧菌感染的诊断？②进一步的治疗方案及建议？

专家点评

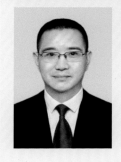

曹春水　南昌大学第一附属医院急诊 ICU 主任、急诊科副主任
中华医学会急诊医学分会第七、八届全国青委
中华医学会急诊医学分会急性感染学组委员
中国医师协会急诊医师分会重症医学组、循环与血流动力学学组委员
中国医师协会胸痛专业委员会委员
中国医师协会急救复苏和灾难医学专业委员会休克与感染学组委员
江西省医学会急诊医学分会主任委员

从该患者的病史特点及临床症状来分析，下肢海洋弧菌感染后引起脓毒症休克可能性大。该菌有嗜温及嗜盐的特点，创面组织及外周血采用常规培养的方法不易繁殖，难以获得准确的微生物学证据，建议尝试特殊检测方法如硫代硫酸盐 - 柠檬酸盐 - 胆盐 - 蔗糖琼脂培养基培养、免疫检测或宏基因二代测序等进一步寻找病原学依据。

治疗方面，目前采用"美罗培南 + 利奈唑胺 + 米诺环素"抗感染治疗 3 天，该方案在经验上已能覆盖海洋弧菌及其他常见的致病细菌，因感染指标有好转趋势，考虑抗感染方案可行，可继续采用该方案观察。但患者仍持续高热，可能与感染病灶清除不理想有关，需进一步加强原发感染部位清创引流及继发的身体其他部位的脓肿病灶清除，必要时截肢。

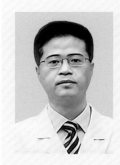

符　晖　南华大学附属第一医院原重症医学科主任
湖南省医学会重症医学专业委员会委员
湖南省中医药和中西医结合学会重症医学专业委员会副主任委员
湖南省抗癌协会肿瘤重症医学专业委员会常务委员
湖南省病理生理学会危重病专业委员会委员

一、是否支持海洋弧菌感染的诊断？

1. 支持点　①有海水、海鲜接触史；②皮肤有破损；③临床表现：皮肤及组织蜂窝织炎、坏死性筋膜炎、败血症、多发性脓肿。

2. 不支持点 ①缺乏病原学依据；②患者无易感因素：无酗酒或肝病史。

3. 意见 基本支持海洋弧菌感染。

二、其他需排查细菌

1. 链球菌 我科2018年收治的1个病例，病原学检测为链球菌（图20-17）。

2. 其他海洋相关细菌 副溶血型弧菌、嗜水气单胞菌等。

3. 犬咬二氧化碳嗜纤维菌 不支持。

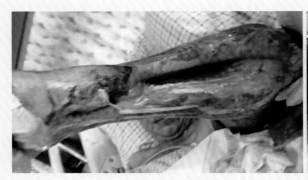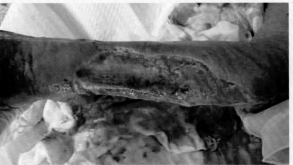

图20-17 链球菌感染表现

三、治疗方案及建议

1. 重视深部脓肿及化脓性静脉炎的排查，可考虑抗厌氧菌药物。

2. 预防血栓，血栓可导致抗生素无效、坏死加重。

3. 截肢 只有截肢才能控制播散和迁延不愈。

入院D9，右小腿前部肌肉组织病理报告（图20-18）：T淋巴细胞弥漫增生，符合侵袭性细胞毒性T细胞淋巴瘤，考虑皮下脂膜炎样T细胞淋巴瘤，待TCR重排结果进一步证实。

入院D9，左前臂病理报告（图20-19）：送检表皮局灶可见脓疱，表皮及真皮层可见大量的中性粒细胞浸润，真皮深部脂肪组织及皮肤附属器周围可见淋巴细胞呈散在分布，送检组织以化脓性炎症改变为主，伴真皮深部散在淋巴细胞浸润。

入院D9，左前臂皮肤病理报告（图20-20）：表皮可见脓疱，真皮及皮下可见大量的中性粒细胞浸润，淋巴细胞呈散在性分布，病变呈化脓性炎症改变。

入院D12，血培养（23/2导管血）：克柔念珠菌，氟康唑耐药。

入院D13，考虑原发性皮肤CD8阳性侵袭性嗜表皮性细胞毒T细胞淋巴瘤，转血液科治疗。

入院D19，行骨髓检查，骨髓涂片细胞学

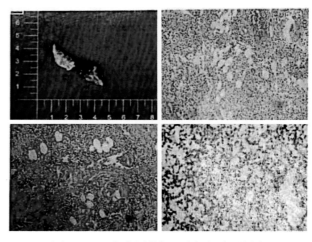

图20-18 右小腿前部肌肉组织病理报告

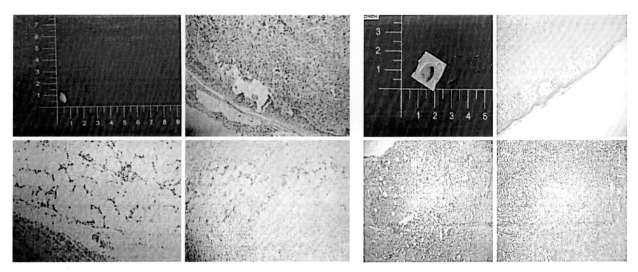

图 20-19　左前臂病理报告　　　　　　　图 20-20　左前臂皮肤病理报告

检验诊断及建议：骨髓增生活跃，粒红比 18.63：1；巨核细胞基本正常，血小板数量偏低；中性粒细胞及单核细胞胞质易见蓝色包涵体样物质，呈长叶状或点状，疑 May-Hegglin 畸形或杜勒小体，建议检测 MYH9 基因并患者直系亲属外周血细胞形态，以排外 May-Hegglin 畸形。全片未见肿瘤细胞。血液病免疫分型 25 项结果分析：原始区域细胞占 0.5，其中 CD34+ 细胞占 0.3%，比例正常，发育未见异常；粒细胞占 91.6%，比例升高显著，CD3/CD11B/CD15 图形大致正常，成熟粒细胞表达 CD64 增强；淋巴细胞占 3.7%，比例减低，其中，T 细胞占 69.2%，CD4/CD8 比值正常；B 淋巴细胞轻链比值正常；浆细胞轻链比值正常。诊断及建议：未发现异常细胞，请结合临床、形态、病理综合判断。

送广东省人民医院病理报告（图 20-21），原单位免疫组化及原位杂交结果：CD3（－），CD5（－），CD2（－），CD7（－），CD4（－）。CD8（弥漫＋），CD20（－），PAX-5（－），Ki-67（＞80%），CD30（－），CD56（－）。TIA-1（弥漫＋），GrB（弥漫＋），CD15（较弥漫＋，可能为中性粒细胞表达）。CD68（稀少＋）；EBER-1SH（－）；抗酸（－）。

我院补充免疫组化结果：βF1（TCRβ）（－），TCRγ（－）。CD43（弥漫＋），MPO（较弥漫＋，可能为中性粒细胞表达），CD10（较弥漫＋，可能为中性粒细胞表达），CD34（－），TdT（－）。

D27 行胸部 CT（图 20-22），提示：①双肺炎症，建议抗炎后复查；②双侧胸腔少量积液，双肺下叶膨胀不全。

D39 伤口试纸培养：耐碳青霉烯鲍曼不动杆菌及肺炎克雷伯菌（泛耐药）感染。

左侧桡动脉术口、左侧腹股沟静脉血透管术口皮肤伤口情况见图 20-23。

患者转入血液科后完善骨穿，排除淋巴瘤骨髓侵犯，结合院外病理会诊结果，明确诊断为原发性皮肤 CD8 阳性侵袭性嗜表皮性细胞毒 T 细胞淋巴瘤，分别于 D16、D42 行两程 EPOCH 方案化疗，辅以水化碱化利尿、护肝护胃止呕等治疗。加强换药治疗后伤口较前愈合；患者小腿坏死性筋膜炎，经定期换药后，可见新生血管、肌肉、皮肤组织。患者第二次化疗后骨髓抑制，粒细胞缺乏合并发热，予美罗培南抗感染、粒细胞缺乏恢复，退热 2 天后，于 D57 出院。

D10～D57 白细胞计数、中性粒细胞计数、淋巴细胞计数、超敏 C 反应蛋白、降钙素原、体温变化趋势图见图 20-24～图 20-28，D10～D57 抗生素使用方案见表 20-2。

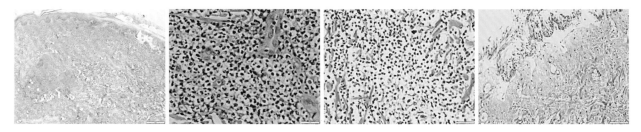

图 20-21　广东省人民医院病理报告

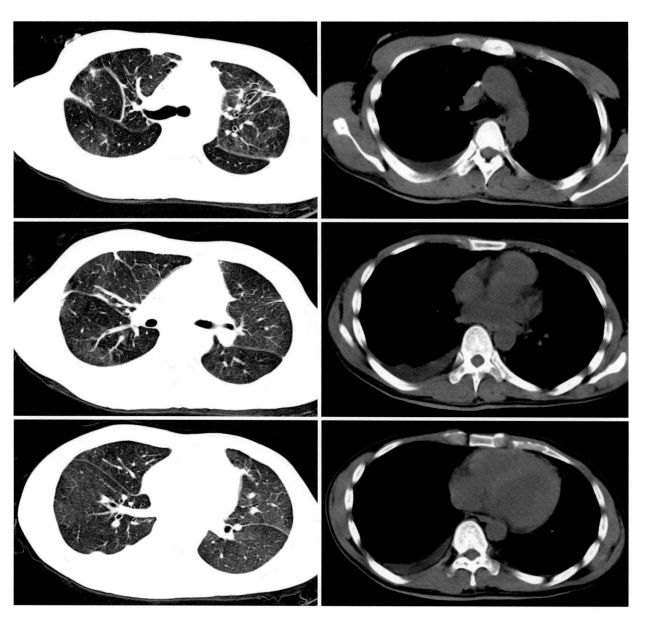

图 20-22　胸部 CT（D27）

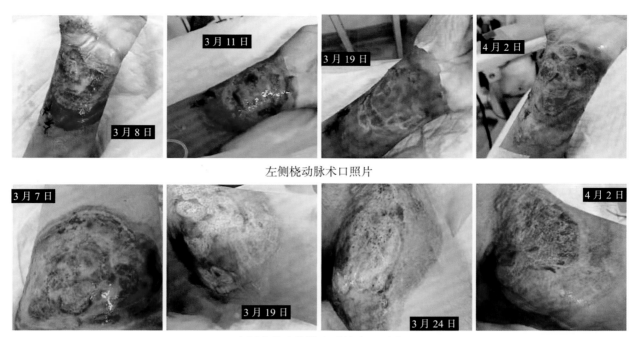

左侧桡动脉术口照片

左侧腹股沟静脉血透管术口照片

图 20-23　皮肤伤口情况

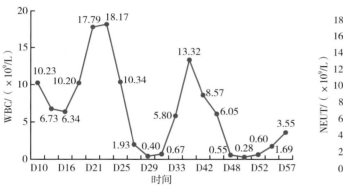

图 20-24　白细胞计数变化趋势图（D10～D57）

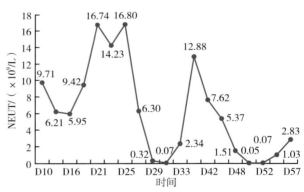

图 20-25　NEUT 计数变化趋势图（D10～D57）

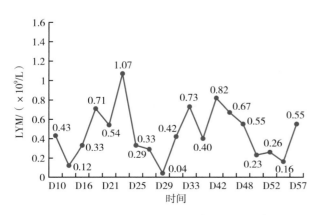

图 20-26　LYM 变化趋势图（D10～D57）

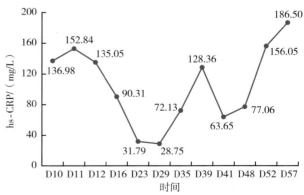

图 20-27　hs-CRP 变化趋势图（D10～D57）

241

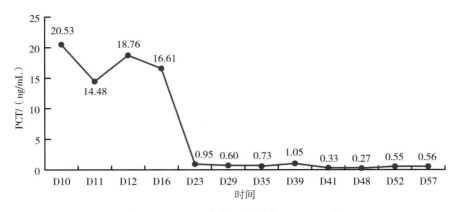

图 20-28 PCT 变化趋势图（D10~D57）

表 20-2 D10~D57 抗生素使用方案

D10 D16	D20 D21 D22	D23 D33	D34 D39 D48	D49 D57
美罗培南		美罗培南	哌拉西林钠舒巴坦钠	美罗培南
利奈唑胺		利奈唑胺		
	盐酸米诺环素		替加环素	
	伏立康唑			
	头孢哌酮/舒巴坦钠			

第三阶段小结（D10~D57）

患者最终明确诊断为原发性皮肤 CD8 阳性侵袭性嗜表皮性细胞毒 T 细胞淋巴瘤，经化疗、抗感染治疗后，各感染指标有所降低，WBC $0.4 \times 10^9/L$，NEUT $0.07 \times 10^9/L$，CRP 31.79mg/L，PCT 0.95ng/mL，加强换药治疗，第二次化疗后出现骨髓抑制，粒细胞缺乏合并发热，予美罗培南抗感染、粒细胞缺乏恢复，退热 2 天后，于 D57 出院。

回顾整个疾病的救治过程，请各位专家指教：①患者反复发热主要与感染相关，还是与淋巴瘤相关，如何评价感染在此病例发热中的地位？②请预测患者最后的转归？是否需截肢？

专家点评

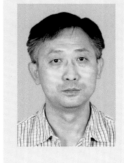

邢 锐　广东省第二人民医院急危重症医学部主任兼重症医学科主任
中国医学救援协会重症医学分会副会长
广东省医院协会医院重症医学管理专业委员会副主任委员
广东省临床医学学会临床重症医学专业委员会副主任委员
广东省医学会重症医学分会常务委员
广州市医师协会急危重症医学医师分会副主任委员
广东省肝脏病学会重症医学专业委员会副主任委员

感染明显参与了该患者的病情经过。理由如下：患者皮肤淋巴瘤诊断是明确的。皮肤基础病变导致局部结构受损，抵抗感染能力下降；外伤后及静脉置管后皮肤受损，出现感染是必然的；出现体温和 WBC 的波动性变化是感染导致全身炎症状态的表现；抗感染治疗后病情好转也表明感染是此期的病理和病理生理变化的原因之一。但是，化疗后原发疾病控制，皮肤组织结构改善是抗感染成功的基础。综上所述，感染是导致病情复杂及加重的重要因素，是发热的主要原因。

原发疾病控制后，感染控制是可能实现的；控制感染后再进行外科手术组织修复。所以，患者近期预后尚可，不需要截肢。患者长期预后取决于血液科及相关科室对皮肤淋巴瘤的治疗效果。

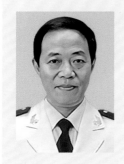

林兆奋　上海长征医院原急救科主任，博士研究生导师
中华医学会急诊医学分会第八届副主任委员
全军急救医学专科委员会副主任委员
上海市医学会急诊医学专科分会名誉主任委员

原发性皮肤 CD8 阳性侵袭性嗜表皮性细胞毒 T 细胞淋巴瘤归属于非霍奇金淋巴瘤，发病率极低。肿瘤细胞来源于细胞毒性的 $CD8^+$ T 细胞，临床显示为局部和系统的侵袭性病变及浸润和坏死皮损血管损坏。发热是淋巴瘤患者的重要临床症状，因此，本例患者反复发热与存在淋巴瘤的疾病基础相关。患者原发病造成皮肤软组织损害、坏死，在此基础上容易并发感染，尤其在发病初期下肢皮肤外伤及海鲜接触史，更容易导致感染，入院初期感染相关指标均升高；在原发病化疗前，因病理损害持续存在，软组织坏死病程的基础上，更是并发感染的因素；化疗后出现粒细胞缺乏，条件致病菌导致感染为发热的主要因素。

原发性皮肤 CD8 阳性侵袭性嗜表皮性细胞毒 T 细胞淋巴瘤恶性程度较高，可有全身多部位皮肤软组织病变，总体预后不佳。化疗后控制病程，缓解皮肤病变，阶段性控制病情。以全身病变为特点，不局限于下肢局部，不建议截肢。

四、病例追踪与预后

2020 年 4 月 21 日（出院后第 4 天）患者再次由于发热收入血液科住院，其间患者反复发热，全院大会诊后考虑患者小腿伤口感染严重，不排除骨髓炎，全身静脉抗感染不佳，建议截肢控制病情。

4 月 22 日行 PET-CT（图 20-29），提示：右侧胸腔少量积液，未见明显增大淋巴结及放射性摄取异常增高影。

6 月 18 日行右大腿截断术，术程顺利。术后抗感染同时间歇行 EPOCH 方案化疗。

7 月 25 日出院。

患者出院后返回当地，未再抗感染治疗，发热逐渐恢复正常，体重恢复，一般活动自理。

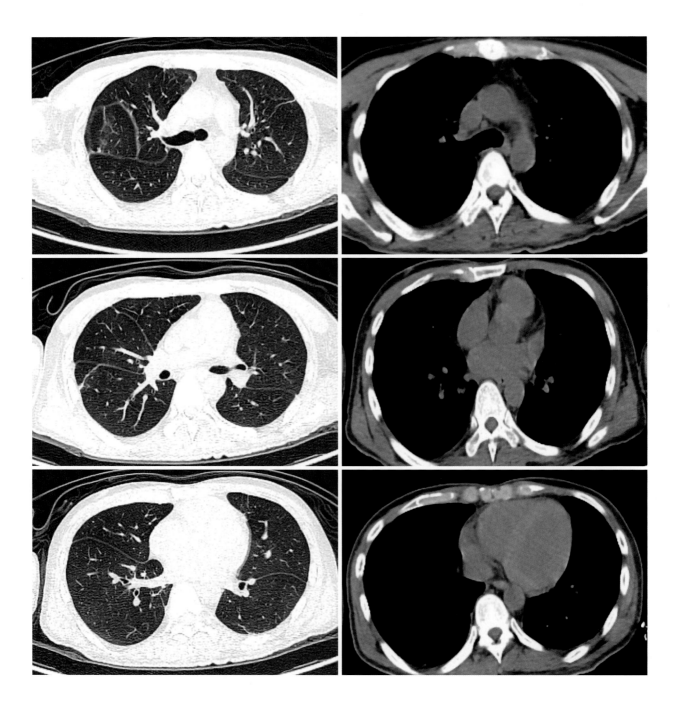

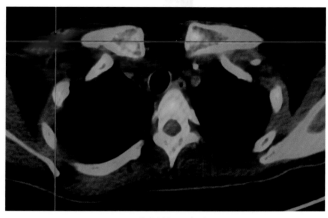

右侧前上胸壁

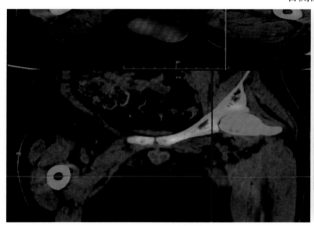

左侧大腿上段前内侧皮肤

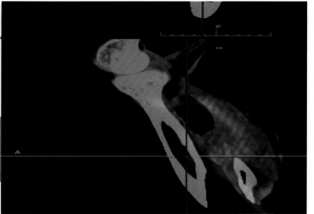

右侧小腿前侧皮肤及软组织

图 20-29　PET-CT（4-22）

学习心得

1. 关于诊断问题　该患者起病诱因明确，在海边钓鱼时划伤右下肢，海鲜接触伤口后病情加重，治疗首先考虑细菌感染，从伤口进展情况看，多位教授都高度怀疑海洋创伤弧菌感染可能性，然而使用多种抗感染方案无效，最后病理诊断为淋巴瘤。再次提醒临床医生，对貌似典型的不典型病例，需要高度重视，慎防先入为主，越陷越深，尽可能多做病理检查，早日确诊。

2. 关于截肢时机的问题　患者虽经积极抗感染治疗，外科扩创引流，但发热一直反复，直至截肢后联合抗感染和化疗，发热逐渐下降，最后完全退热。从整个病程来看，前期右下肢病灶非感染引起，为淋巴瘤皮肤损害的表现，其后不断扩创，导致继发感染，进而长期多种广谱抗生素的使用，于病情控制无益。确诊淋巴瘤后化疗导致粒细胞缺乏合并感染，是发热反复的重要原因。截肢后经化疗联合抗感染治疗，体温逐渐下降至恢复正常，未再反复，提示右下肢骨髓炎的可能。

3. 关于原发性皮肤 CD8 阳性侵袭性嗜表皮性细胞毒 T 细胞淋巴瘤　侵袭性亲表皮 CD8 阳性细胞毒性 T 细胞淋巴瘤是一种非常罕见的原发性皮肤淋巴瘤。其特征性表现是出现亲表皮的 CD8 阳性细胞毒性 T 细胞的增生以及侵袭性的临床过程。本病临床表现为局限性或播散性分布的丘疹、结节或肿瘤，皮疹中心出现溃疡或坏死，组织学表现具有高度亲表皮性，表皮可以出现棘层增厚或者萎缩，并且可以出现坏死角质形成细胞、溃疡形成、不同程度的海绵水肿，甚至水疱。皮肤附属器的侵袭和破坏很常见。本例患者皮肤活检病理表现为 CD3（-），CD8（弥漫+），TIA-1（弥漫+），GRB（弥漫+），CD43（弥漫+），βF1（TCRβ）（-），TCRγ（-），结合典型的临床表现，考虑为原发皮肤 CD8 阳性侵袭性嗜表皮性细胞毒 T 细胞淋巴瘤（pcAECD8CTCL），本病需要与 γδTCL 相鉴别，免疫组化未能检测到 TCR 蛋白表达（呈裸表型），考虑可能与肿瘤细胞严重变形坏死相关。

（奚小土　丁邦晗）

特别鸣谢

广西医科大学第二附属医院	卢俊宇
广州医科大学附属第二医院	林珮仪
南昌大学第一附属医院	曹春水
南华大学附属第一医院	符　晖
广东省第二人民医院	邢　锐
上海长征医院	林兆奋

病例 21 真凶

患者廖××，男性，27岁，因"腹痛、腹泻2天，神志不清1天余"于2021年6月28日（D1）入住我院ICU。

一、病史特点

1. 青年男性，急性病程。

2.（家属代诉）患者2天前（PD2）出现腹痛、腹泻，伴有咽痛、冷汗，自行至广州新海医院急诊就诊，考虑"急性胃肠炎"，予质子泵抑制剂制酸、"头孢"抗感染、补液等治疗。在补液过程中，患者突发呕吐，伴意识障碍，右侧肢体未见自主活动，无抽搐，无发热，急行头颅CT提示"腔隙性脑梗死"，予地塞米松抗过敏治疗。因监护提示血氧下降，予气管插管，呼吸机辅助通气后转至广州医科大学附属第二医院。行CT平扫提示大面积脑梗死、胸腔积液、心包积液，查肝功能转氨酶显著升高，予镇静、脱水、护肝等治疗。PD1转至我院急诊，复查CT平扫（图21-1）提示大面积脑梗死、双肺炎、双侧胸腔积液、心包大量积液。排除新冠后收入ICU。

3. 既往史 半年前曾自觉胸闷、心悸，当时未予处理，症状自行缓解；余无特殊。

4. 个人史 吸烟，1包/d；患者从事"金融房地产房贷柜员"业务，平素体健，近半年偶有出现心前区不适，可自行缓解，未重视就诊。PD2与其同事曾饮用"威士忌"、食用"烤鱼"等，当日有上腹痛，其后出现腹泻，同行人员聚餐后未有不适。

5. 入院体检 T 36.5℃，HR 140次/min，R 20次/min，BP 128/85mmHg，体重65kg，身高170cm。患者神志昏迷，压眶有痛苦表情，双侧球结膜充血水肿，双侧瞳孔等大等圆，直径约2.0mm，对光反射迟钝，双下肺呼吸音减弱，未闻及干湿啰音及胸膜摩擦音，心音稍低，各瓣膜听诊区未闻及杂音，腹软，肠鸣音减弱。左侧肢体刺激可见回缩，右侧肢体刺激无明显反应，右侧巴宾斯基征阳性。

6. 辅助检查（PD1）

（1）血常规：WBC 20.96×10^9/L，NEUT 16.69×10^9/L，LYM 1.68×10^9/L，Hb 133g/L，PLT 43×10^9/L。

（2）感染指标：CRP 68.9mg/L，白介素-6 41.4pg/mL，PCT 0.25ng/mL。

（3）肝功能：TBIL 6.8μmol/L，DBIL 1.6μmol/L，AST 666U/L，ALT 500U/L。

（4）肾功能：BUN 6.1mmol/L，CREA 93.43μmol/L。

（5）凝血指标：INR 1.37，PT 16.9s，FIB 1.55g/L，APTT 43.3s，D-二聚体>20 000ng/mL。

（6）心功酶：CK 358U/L，CK-MB 35U/L，LDH 1 103U/L。NT-proBNP 354.8pg/mL，TNT-HS 164.2pg/mL。

（7）其他：乳酸2.46mmol/L，β-羟丁酸0.31mmol/L。

PD2 23：00，广州新海医院头颅CT平扫：腔隙性脑梗死。

PD1 7：00，广州医科大学附属第二医院头、胸、腹CT：左侧大脑中动脉M1段狭窄闭塞，右侧额叶及左侧大脑半球大片状低密度影，考虑脑梗死。双肺炎，双侧少量胸腔积液，颈部、双侧锁骨上区、纵隔多发肿大淋巴结。心包积液。盆腔少量积液。

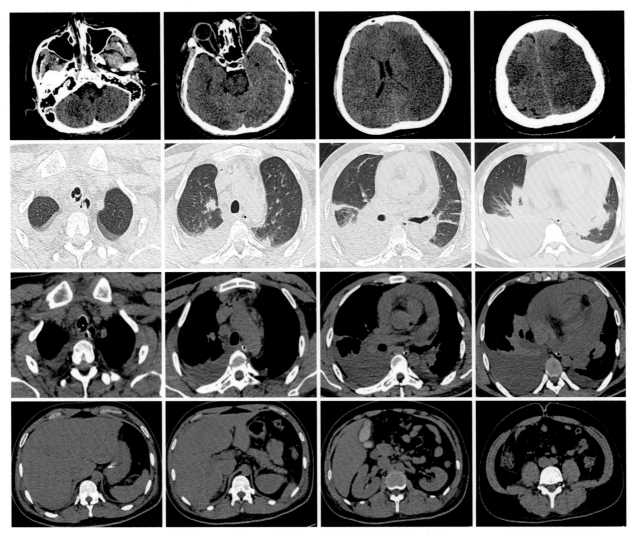

图 21-1　我院急诊 CT 平扫
提示：左侧额颞顶枕叶、岛叶、基底节区、右侧额枕叶、脑干及双侧小脑半球大面积脑梗死。肺炎，胸腔积液。
大量心包积液。纵隔内增大淋巴结，考虑反应性增生。腹、盆腔少量积液

二、初步诊断

1. 大面积脑梗死。
2. 肺部感染。
3. 多浆膜腔积液（心包积液、胸腔积液、盆腔积液）。

三、诊疗经过

急诊按大面积脑梗死、肺部感染治疗，予哌拉西林钠他唑巴坦钠（4.5g q.8h.）抗感染治疗、甘露醇脱水、护胃、护肝、预防癫痫等对症支持治疗。

D1，第二次新冠核酸阴性后转入 ICU，转入后继续予脱水、改善神经功能、预防癫痫、抗感染等治疗，并予血浆及血小板、纤维蛋白原输注。同时完善毒物、传染病、风湿、结缔组织病、肿瘤指标、易栓症等筛查。完善头、胸、腹增强 CT（图 21-2）提示左侧额颞顶枕叶、岛叶、基底节区、右

侧额枕叶、脑干及双侧小脑半球大面积脑梗死；双肺炎症，右侧胸腔积液较前增多，大量心包积液，考虑双肾、脾梗死可能；纵隔内增大淋巴结，考虑反应性增生；腹、盆腔少量积液。心电图提示窦性心动过速（图21-3），心脏超声示大量心包积液，LVEF 65%（图21-4），请心内科会诊考虑无心脏压塞症状，且入院后查血小板低至 $35 \times 10^9/L$，有穿刺禁忌证，暂不考虑心包穿刺。

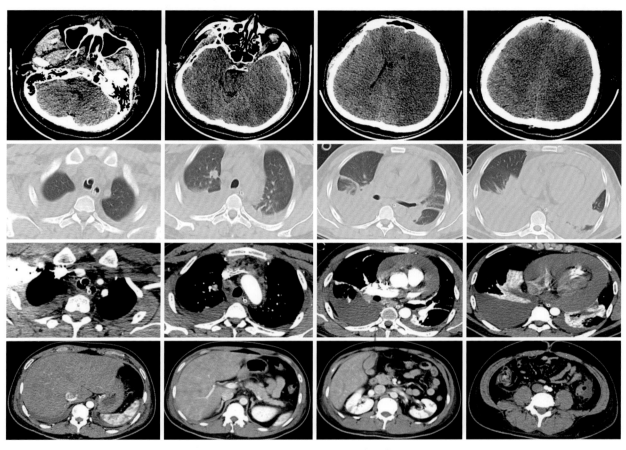

图 21-2　增强 CT 检查（D1）

提示：左侧额颞顶枕叶、岛叶、基底节区、右侧额枕叶、脑干及双侧小脑半球大面积脑梗死；双肺炎症，右侧胸腔积液较前增多，大量心包积液，考虑双肾、脾梗死可能；纵隔内增大淋巴结，考虑反应性增生；腹、盆腔少量积液

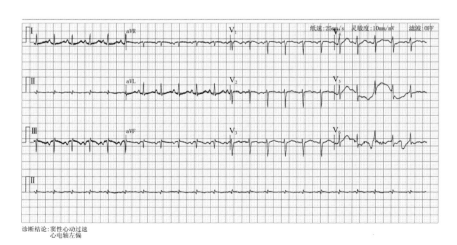

图 21-3　窦性心动过速

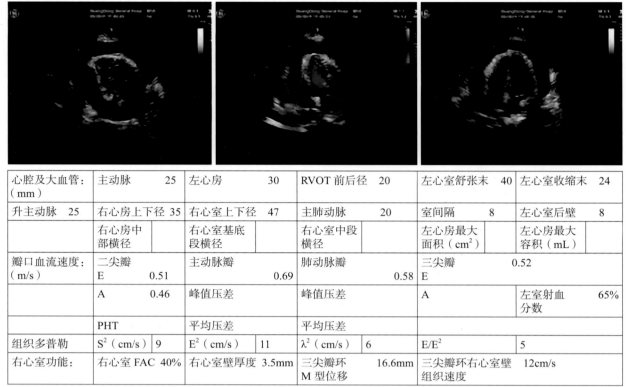

心腔及大血管: (mm)	主动脉	25	左心房	30	RVOT 前后径	20	左心室舒张末	40	左心室收缩末	24
升主动脉 25	右心房上下径 35		右心室上下径 47		主肺动脉	20	室间隔	8	左心室后壁	8
	右心房中部横径		右心室基底段横径		右心室中段横径		左心房最大面积（cm²）		左心房最大容积（mL）	
瓣口血流速度: (m/s)	二尖瓣 E	0.51	主动脉瓣	0.69	肺动脉瓣	0.58	三尖瓣 E	0.52		
	A	0.46	峰值压差		峰值压差		A		左室射血分数	65%
	PHT		平均压差		平均压差					
组织多普勒	S^2（cm/s）	9	E^2（cm/s）	11	λ^2（cm/s）	6	E/E^2	5		
右心室功能:	右心室 FAC 40%		右心室壁厚度 3.5mm		三尖瓣环 M 型位移	16.6mm	三尖瓣环右心室壁组织速度	12cm/s		

超声描述

患者平卧位，检查时心率偏快。

各瓣膜形态正常。

各房室不大，室壁运动欠协调，收缩幅度尚可，左心耳显示欠佳。

房室间隔未见中断，未见 PDA 征。

心包腔见液性暗区：左心室后壁后 22mm，右心室前壁前 15mm，左心室侧壁旁 21mm，右心房顶部 9mm，右心室侧壁旁 21mm，心尖部 22mm，下腔静脉内径 24mm，随呼吸运动塌陷率<20%。

CDFI：主动脉瓣反流，彩束面积 1.9cm²。

三尖瓣反流，彩束面积 0.7cm²。

超声提示

轻度主动脉瓣反流

大量心包积液

图 21-4　心脏彩超（D1）

提示：大量心包积液

第一阶段小结

患者为一青年男性，急性起病，突出表现为中枢神经系统症状：昏迷、右侧肢体乏力、病理征阳性，多次 CT 证实为多发、大面积脑梗死，双肾、脾梗死伴有多浆膜腔积液，血小板减少。已行全身增强 CT 扫描，暂未发现实体性肿瘤。现请教各位专家，依据目前所有资料，本例诊断考虑？血栓性血小板减少性紫癜（TTP）？系统性红斑狼疮（SLE）？淋巴瘤？尚需完善哪些检查？

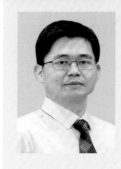

张振辉　广州医科大学附属第三医院院长，博士研究生导师
广州医科大学附属第二医院重症医学科学科带头人
广东省医学会重症医学分会副主任委员
广东省医师协会重症医学医师分会委员兼秘书
广东省医院协会医院重症医学管理专业委员会副主任委员
广东省临床医学学会临床重症医学专业委员会常务委员
广东省医学教育协会重症医学专业委员会副主任委员
广东省中西医结合学会重症医学专业委员会常务委员

　　心包大量积液却无心脏压塞症状（脉压差不小），结合患者半年前开始偶有胸闷、心悸，考虑心包积液为慢性。原因分为感染和非感染性，感染性以特殊感染常见，结合患者 LDH 明显升高，需排除结核性心包炎；非感染性原因包括以下几方面：①结合患者 LDH 升高和多发淋巴结肿大，需排除淋巴瘤，完善骨髓穿刺活检和流式基因检测；②结合患者存在多浆膜腔积液，血小板下降等需排除自身免疫性疾病，追踪自身免疫抗体检测结果。

　　患者全身多发梗死，包括脑、双肾、脾，考虑患者腹痛、腹泻，也应注意是否存在肠系膜动静脉的栓塞，需完善腹部 CTA 和 CTV 检查，病因考虑由感染、肿瘤或自身免疫性疾病等全身性疾病引起的继发性疾病，如抗磷脂抗体综合征（APS）、血栓性血小板减少等，需注意寻找高凝的原因，完善易栓症，包括蛋白 C、蛋白 S 活性、狼疮抗凝物测定等，还有 ADAMTS13 酶活性和抑制性抗体检测，查外周血涂片，了解是否有红细胞碎片及血小板情况。

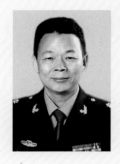

郭振辉　中国人民解放军南部战区总医院原 MICU 主任，博士研究生导师
广东省医院协会医院重症医学管理专业委员会副主任委员
广东省肝脏病学会重症医学专业委员会副主任委员
广州市医师协会第一届急危重症医学医师分会副主任委员
广州市医学会第一届肠外肠内营养学分会副主任委员

　　根据病史特点，暂时不考虑肿瘤性疾病；感染性和非感染性免疫性疾病可能性大。

一、急性起病、急进性多系统、器官功能受累感染性疾病

　　1. 脓毒症，急性起病，WBC、CRP、IL-6、PCT 升高，乳酸大于 2mmol/L，SOFA 大于 2 分，存在脓毒症可能，但无发热，PCT 小于 0.5ng/mL，无明显应激；且多发栓塞和多浆膜腔积液不符合。

　　2. 食源性李斯特菌感染，急性起病，WBC、CRP、IL-6、PCT 升高，可多系统累及，尤其是中枢系统损伤。但无发热，PCT 小于 0.5ng/mL，无明显应激；且多发栓塞和多浆膜腔积液不符合。建议完善脑脊液 mNGS 检查。

　　3. 肺外结核，脑膜脑炎可在病程中，因小动脉炎和痉挛，出现多发广泛的脑梗死，以及多发性浆膜腔积液，但起病方式和病程进展不符合。需要进一步行胸腔诊断性穿刺检查（包括

ADA 等)、干扰素激发试验等相关检查。

综合临床特点,如果多系统受损、多器官栓塞和多浆膜腔积液并存,肺外结核是最可能的感染性疾病。

二、急进性多系统、器官功能受累非感染性疾病之免疫性疾病

由于免疫性疾病不同程度存在炎症反应和血管炎,也可以出现炎症指标异常和凝血障碍,进而产生多器官功能损伤和障碍。最常见的是 SLE,少见的 TTP 和噬血细胞综合征,罕见的有灾难性抗磷脂抗体综合征(CAPS)。

1. SLE 炎症反应异常、多器官损伤,多浆膜腔积液;感染疾病不明确,需要考虑 SLE。但病程进展突然,多发性栓塞不符合;需要行免疫学指标检查,如抗核抗体(ANA)、ENA、狼疮细胞。

2. TTP 多发性栓塞、器官功能障碍和血小板降低,有一定可能性,但病程极速进展、多浆膜腔积液等不符合,需要血液科会诊指导检查。

3. 噬血细胞综合征 是一类多器官多系统受累并进行性加重,伴免疫功能紊乱的巨噬血细胞淋巴组织增生性疾病,病死率极高。一方面,以组织细胞增多并活跃吞噬各种血细胞为特征,表现为发热、三系降低、完整三系细胞吞噬的骨髓象,肝脾肿大;另一方面,全身炎症反应综合征(SIRS)所产生的炎症损伤,呈现多器官功能损伤(MODS,尤其是肝功能损伤,可累及肾和中枢系统)。具体标准:①发热超过 1 周,高峰值达 38.5℃以上,时间大都超过 2 周;②脾肿大(包括肝脾、淋巴结肿大);③两系或三系血细胞减少;④血清甘油三酯升高(≥3mmol/L)和/或纤维蛋白原下降(<1.5g/L);⑤血清铁蛋白升高(≥500μg/L);⑥血浆可溶性 CD25(可溶性 IL-2 受体)升高(>2 400U/mL);⑦自然杀伤(natural killer,NK)细胞活性下降或缺乏;⑧骨髓、脾、脑脊液或淋巴结发现噬血细胞现象。

但起病方式、病程进展,多处栓塞和多浆膜腔积液均与之不符。建议骨穿或淋巴结活检,同时进行铁蛋白、纤维蛋白原、甘油三酯等检查。

4. CAPS、APS 是一种以反复动静脉血栓形成、习惯性流产和血小板减少为主要临床特征,伴持续性血清抗磷脂抗体(aPL)阳性的非炎症系统性自身免疫病。CAPS 是 APS 的一种特殊类型,常伴有全身炎症反应综合征发生,更易合并严重的血小板减少甚至致命性大出血,临床罕见、病情急骤、死亡率高,在短期内(数天至数周)即可进展至多器官功能衰竭而死亡,患者大多合并自身免疫性疾病。

CAPS 的临床表现主要表现为两方面:多脏器血栓事件的表现及 SIRS 的表现。CAPS 可累及多脏器、多系统,其血栓形成最常见于腹腔脏器,如肾脏、肾上腺、脾脏等,主要表现为腹痛。本病例存在多系统受累(中枢、呼吸、心脏和肝脏)、SIRS、严重血小板减少、多器官栓塞。多浆膜腔积液尚不好解释,但是否是低蛋白血症、SIRS 引起的渗漏等,需进一步进行免疫学检查,尤其是血清 aPL。

从免疫疾病考虑,可发生多发栓塞的疾病,以 CAPS 最为可疑。

三、非感染性疾病之动脉栓塞

患者急性多发性器官栓塞,感染征象不明显,心源性(左心)栓塞症不能排除。但患者无房颤病史,超声无"心脏结构缺损",需要食管超声评估有无心脏结构性异常。

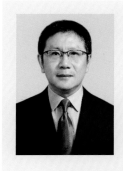

郭 伟 首都医科大学附属北京中医医院副院长
首都医科大学急诊医学系副主任
中华医学会急诊医学分会卒中学组副组长
中国老年医学学会急诊医学分会会长
北京医学会急诊医学分会副主任委员
北京中医药学会急诊专业委员会副主任委员

病史特点：年轻患者，急性起病，有不洁饮食史。初始症状为腹痛、腹泻，2天后突发意识障碍；呼吸频率和心率增快、肠鸣音减弱。实验室检查阳性发现：WBC 20.96×10^9/L、PLT 43×10^9/L、CRP 68.9mg/L；乳酸 2.46mmol/L；AST 666U/L、ALT 500U/L；CK 358U/L、CK-MB 35U/L、LDH 1 103U/L等。从一元论、首先考虑常见病多发病的角度，肠源性感染导致脓毒症的诊断明确，脓毒症合并毛细血管渗漏综合征引发心包积液、胸腔积液、腹盆腔积液。

脓毒症患者炎性反应系统被过度激活，致使机体凝血-纤溶系统失衡，使血液处于高凝状态，进一步诱发脑、肾和脾梗死。脓毒症骨髓抑制会引起血小板生成减少，免疫介导等引起血小板消耗增加，血小板隔离等其他因素均促使该患者血小板进行性下降。脓毒症患者中心肌损伤非常高发，此患者也出现了心肌酶升高。

D2毒物检测回报阴性，排除中毒可能性。行胸腔穿刺，开始引出淡黄色液体，后为血性液体。胸腔积液常规：红细胞3+/HP，WBC 167×10^6/L；生化：GLU 7.65mmol/L，CL⁻ 110.4mmol/L，LDH 207U/L，AFP 0.46ng/mL，CEA 263.6ng/mL，同时送检细胞学检查。

D3风湿指标：ANA定性阳性、均质型，滴度1∶640，血管炎指标、早期类风湿指标、抗磷脂综合征指标、体液免疫指标均为阴性。

D4送广州市疾病预防控制中心传染病检查（钩端螺旋体病、流行性出血热、登革热等）回报均为阴性。患者出现双眼结膜下出血（图21-5），鼻尖（图21-6）、耳郭（图21-7）、左示指尖（图21-8）、左足底青紫，左下肢冰冷，足背动脉不能触及（图21-9），完善CTA考虑左下肢动脉栓塞（图21-10）。

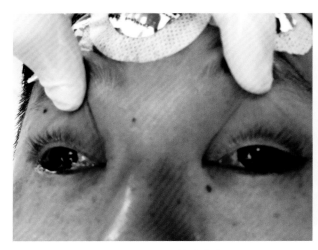

图21-5 双眼结膜出血

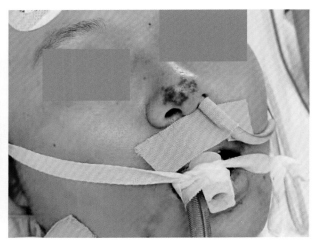

图21-6 鼻尖青紫

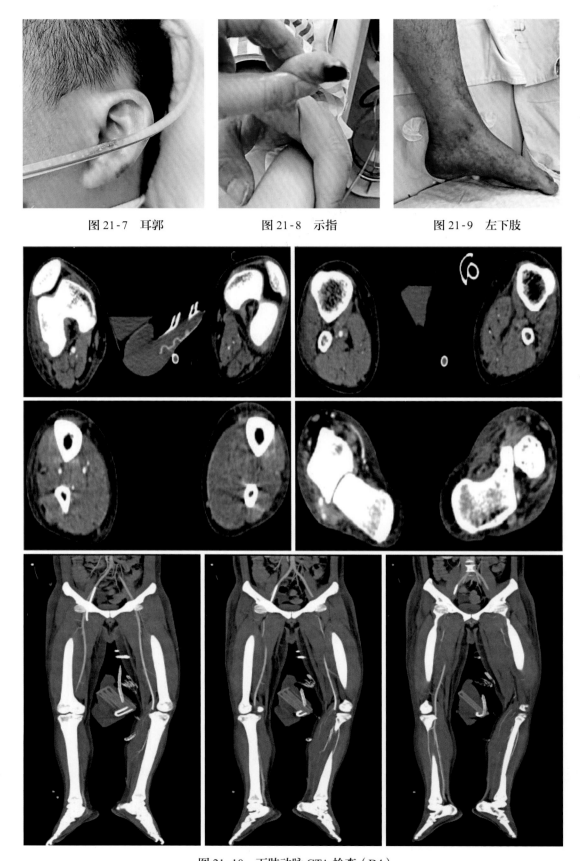

图 21-7　耳郭　　　　　　　图 21-8　示指　　　　　　　图 21-9　左下肢

图 21-10　下肢动脉 CTA 检查（D4）
提示：左侧腘动脉远心段、左胫前动脉、胫后动脉、腓动脉中下段、左足背动脉及足底动脉闭塞

同日行 MDT 讨论：血液科考虑风湿性疾病可能性大，根据患者目前的出血症状（双眼结膜、血性胸腔积液、全身多发瘀斑），不同意抗凝治疗，建议予输注血浆及血小板；神经内科考虑患者目前为大面积脑梗死急性期，抗凝治疗为相对禁忌；风湿科考虑原发性 SLE 继发 APS 综合征，建议予丙种球蛋白冲击或血浆置换、足量激素、积极抗凝；血管外科建议适当抗凝，必要时手术治疗。综合各专科意见后予调整治疗方案：①足量激素、丙种球蛋白冲击；②普通肝素抗凝；③抗感染、维持水电解质平衡。目前不能排除 TTP，暂不输注血小板，完善 ADAMTS13 活性及抑制性抗体检测，有条件行 PET-CT 扫描。

患者 D1 ~ D4 各检查结果见图 21-11 ~ 图 21-20。

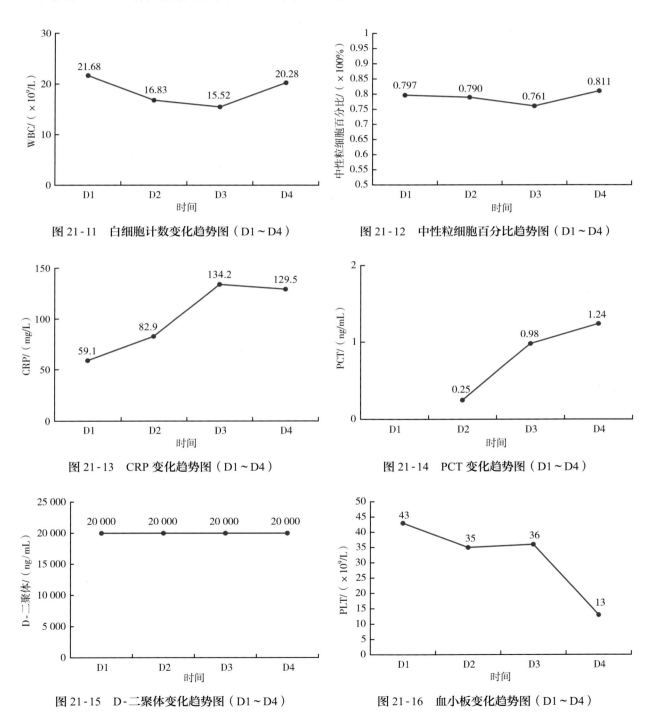

图 21-11　白细胞计数变化趋势图（D1~D4）

图 21-12　中性粒细胞百分比趋势图（D1~D4）

图 21-13　CRP 变化趋势图（D1~D4）

图 21-14　PCT 变化趋势图（D1~D4）

图 21-15　D-二聚体变化趋势图（D1~D4）

图 21-16　血小板变化趋势图（D1~D4）

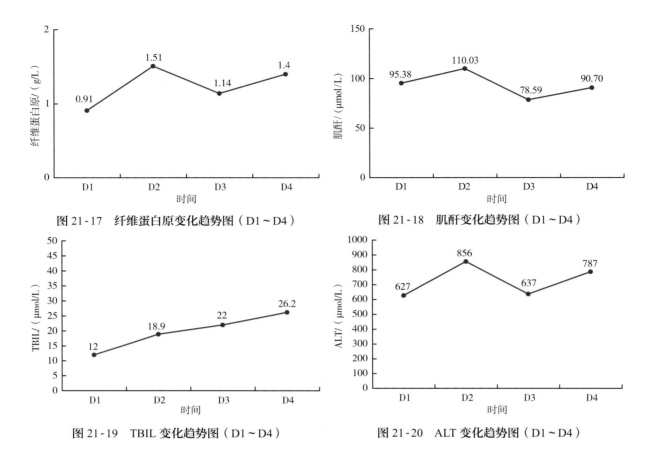

图 21-17　纤维蛋白原变化趋势图（D1～D4）

图 21-18　肌酐变化趋势图（D1～D4）

图 21-19　TBIL 变化趋势图（D1～D4）

图 21-20　ALT 变化趋势图（D1～D4）

第二阶段小结（D1～D4）

患者入院后病情仍在进展，出现弥散性血管内凝血（DIC）倾向（血小板、纤维蛋白原进行性下降，D-二聚体持续大于 20 000ng/mL），有多发动脉栓塞（脑动脉、鼻尖、指尖、耳郭、双肾动脉、下肢动脉），入院时行心脏彩超检查未见感染性心内膜炎（IE）。根据入院以来的部分检查，结果诊断指向风湿结缔组织病可能性大，且风湿专科已考虑为原发性 SLE 继发 APS。

请教各位专家：①能否用系统性红斑狼疮解释本例所有的症状？如不能，尚需考虑哪些疾病（IE？肿瘤？），需继续完善哪些检查？②本例患者治疗上存在矛盾，同时有出血及栓塞，关于是否抗凝各专科均有不同看法，您的建议是什么？

专家点评

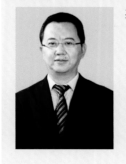

李 旭　南方医科大学南方医院急诊科主任，博士研究生导师

国家自然科学基金委员会医学科学部终审专家

国家科学技术奖励评审专家

中华医学会急诊医学分会临床学组副组长/危重病学组委员

广东省预防医学会急症预防与救治专业委员会主任委员

广东省精准医学运用学会急诊创伤分会主任委员

广东省医学会急诊医学分会副主任委员

广东省医师协会急诊医师分会常务委员

本例为不明原因的全身多处组织器官动脉血栓的年轻患者，需要与以下多种疾病鉴别：

1. 抗磷脂抗体综合征　由于该患者的 ANA 增高，伴多浆膜腔积液，因此首先要考虑 SLE 合并 APS。磷脂质是组成细胞膜的主要成分之一，通常与免疫系统"隔离"。当隐藏在细胞膜表面的磷脂分子暴露接触到免疫系统，可产生抗磷脂抗体，从而导致全身多部位反复血栓、习惯性流产、血小板减少，引起肺、脑等多部位梗死、心瓣膜病变、反复流产、死胎、肢体缺血坏死等症状。该疾病基本能解释该患者的症状。

由于抗磷脂抗体检测可一过性增高，该患者尽管检测抗磷脂抗体阴性，但也不能排除 APS，需要反复多次检测抗心磷脂抗体、抗 β_2 糖蛋白 I 抗体和狼疮抗凝物（LA）加以确诊。此外，APS 除了继发于 SLE 外，其他自身免疫疾病、淋巴增殖性疾病、肿瘤、感染、炎症、药物等均可引起。该患者目前仅 ANA 阳性，SLE 诊断依据还不足，需要完善自身免疫检查，其他的原发病因素如淋巴增殖性疾病、肿瘤、感染、药物等也有必要进一步排查。

2. 遗传性易栓症　我国以抗凝蛋白缺陷为主，包括抗凝血酶缺陷症、蛋白 C 缺陷症、蛋白 S 缺陷症、血栓调节蛋白缺陷症等，其中蛋白 C 缺陷症最为常见，可做高通量测序加以诊断。

3. TTP　也可出现血栓及血小板减少，但多为微血栓，如腔隙性脑梗死，同时有溶血性黄疸，这与该患者不符，可进一步查网织红细胞、骨髓和外周血涂片观察破碎红细胞等。

治疗意见：目前患者有明显的出血倾向，尽管合并血栓，但是抗凝治疗需要慎重，建议动态监测血栓弹力图，指导血浆、血小板、纤维蛋白原、凝血酶原复合物的补充，在此基础上，可给予低分子肝素或者普通肝素抗凝，血栓弹力图密切动态监测。同时给予丙种球蛋白冲击、激素及抗感染治疗。

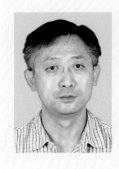

邢　锐　广东省第二人民医院急危重症医学部主任兼重症医学科主任
中国医学救援协会重症医学分会副会长
广东省医院协会医院重症医学管理专业委员会副主任委员
广东省临床医学学会临床重症医学专业委员会副主任委员
广东省医学会重症医学分会常务委员
广州市医师协会急危重症医学医师分会副主任委员
广东省肝脏病学会重症医学专业委员会主任委员

患者以出血＋栓塞为主要临床表现，根据 DIC 实验室诊断标准，患者起病即为 DIC 状态；但 DIC 出血和栓塞是以小血管损伤为主要表现，在此患者表现不明显，不能解释患者大血管栓塞表现（如脑血管和下肢动脉血管）。APS 可以解释起病早期的腹部症状和神经系统的临床表现和影像变化以及肢体缺血，但不能解释实验室结果（消耗性凝血病状态）。所以，DIC+抗凝脂综合征两个临床综合征可能较合理地解释患者的临床表现和辅助检查。

病因问题：导致 DIC 和 APS 以 SLE 可能性大。目前诊断依据不足，可以继续完善狼疮病相关检查以求证诊断是否得当。其他许多病因亦不能排除，但 TTP 不必考虑，因为诊断 TTP 的先决条件是微血管栓塞性病症。虽然病因诊断尚不清晰，但是并不影响临床依据病理生理诊断进行合理干预和治疗。

本例患者抗凝和出血的治疗选择上不存在矛盾。患者以 APS 为主要临床表现，高凝状态是导致患者器官、组织和肢体损伤的主要原因。因此，抗凝治疗是合理的。患者的实验室表现为 DIC 特点，抗凝治疗同样是必须的。前者是针对临床表现，后者却是针对病理生理机制。我同意本例患者的其他治疗，如激素、丙种球蛋白的使用等。

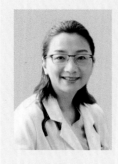

黄 曼 浙江大学医学院附属第二医院党委委员，综合 ICU 主任，博士研究生导师，肺移植科常务副主任（主持工作），党总支书记、党支部书记
中国医师协会重症医学浙江省分会常务委员兼秘书
中国女医师协会重症医学专业委员会副主任委员
中国医师协会体外生命支持专业委员会常务委员
中国人体器官分配与共享计算机系统科学委员会委员
浙江省神经科学学会神经重症专业委员会主任委员

病史特点，青年男性患者，有饮酒后头孢类药物暴露史，以脑血管、下肢、双肾、脾多发梗死，多浆膜腔积液，多发淋巴结肿大为主要临床表现。辅助检查中有特征性改变的是：①胸水白细胞明显升高；②胸水 CEA 明显升高；③血 ANA 1∶640 强阳性；④血小板下降，纤维蛋白原下降，D-二聚体升高，PT/APTT 没有明显升高；⑤LDH 升高明显；⑥血肌酐、黄疸升高不明显，转氨酶升高明显。

患者的饮酒后头孢类暴露史，无法用双硫仑样反应解释后续的病情变化，文献报道也未提及双硫仑样反应诱发自身免疫性疾病暴发或者导致 CAPS。

目前患者的多发性动脉性栓塞明确，可以考虑 SLE 合并 APS，或者感染性心内膜炎导致，从多发性栓塞性疾病角度考虑，符合"可能"是 CAPS 的诊断标准，但是无法解释胸水中白细胞明显升高，且患者为青年男性，并不是自身免疫性疾病高发人群。而从感染性心内膜炎角度可以解释多发动脉性栓塞，无明显微循环栓塞表现，可以解释感染指标明显升高，但无法解释血 ANA 滴度明显升高。且两者均无法解释胸水 CEA 增高。虽然文献报道，SLE 可以合并多种肿瘤，比如非霍奇金淋巴瘤、宫颈癌、支气管肺癌等，部分肿瘤也会表现为 CEA 升高，但是相关性不大。

为进一步明确诊断，建议完善食管超声，排除 IE；胃镜、肠镜检查，排除消化道肿瘤，以及进食鱼类后的消化道穿孔等小概率事件；追踪胸水的细菌学依据，必要时可以宏基因组检查。

治疗上仍然无法排除 CAPS 的可能，建议积极血浆置换，清除抗体；同时患者以栓塞性疾病为最初表现，出血表现不严重，可以采取低分子肝素抗凝，并监测 X 因子的浓度变化。

D5，白细胞升高、PCT 及 CRP 进行性升高，考虑感染加重，予停用哌拉西林钠他唑巴坦钠升级抗生素方案为：亚胺培南西司他丁钠 2g q.8h.+万古霉素 1 000mg q.12h.，予丙种球蛋白冲击 5 天，予甲泼尼龙 80mg q.d.，并予肝素静脉泵入抗凝治疗。完善 PET-CT 检查（图 21-21）提示右肺上叶尖段结节，糖代谢增高，考虑周围型肺癌可能性大。

D6 痰培养回报：白念珠菌，考虑肺部真菌感染，在原抗感染方案的基础上经验性联合卡泊芬净抗感染。易栓症指标均有明显异常，考虑肺癌导致获得性易栓症可能，继续予丙种球蛋白冲击联合足量激素、抗凝治疗。ADAMTS13 活性 72.82%（正常参考值范围 42.16%~126.37%），ADAMTS13 活性抑制性抗体（-），排除 TTP。

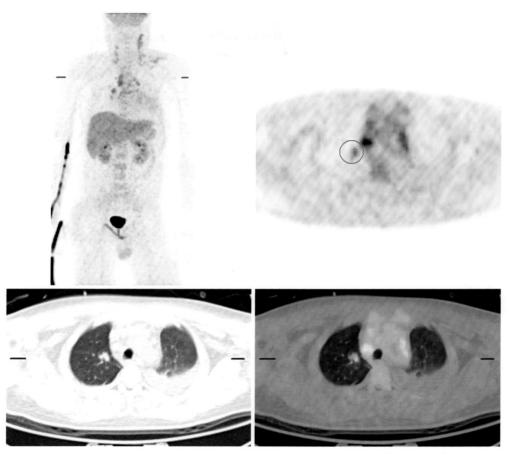

图 21-21　PET-CT 检查（D5）
提示：右肺上叶尖段周围型肺癌，双侧多发脑梗死，未排除转移瘤可能

　　D7，经治疗后患者血小板明显上升（$80 \times 10^9/L$），凝血指标恢复至正常水平，已有条件行心包穿刺。心包穿刺液：CEA>1 075ng/mL，考虑心包肿瘤性积液，同时送检心包、胸腔积液行肿瘤细胞学检查。因增强 CT 及 PET-CT 提示肾血管栓塞，且血肌酐有进行性升高，提示肾功能损害，行 CRRT 治疗。

　　D9，病理结果回报（表 21-1）：胸腔积液及心包积液发现癌细胞，病理提示腺癌，肺来源可能性大，肺科会诊考虑右上肺腺癌，$cT_{1b}N_3M_{1c}$（颈淋巴结，可疑脑转移），ⅣB 期，建议完善癌细胞基因学检测。外送胸液、心包液、脑脊液行基因检测。为进一步鉴别颅内是否为转移瘤，行头颅 MR 增强扫描提示大面积脑梗死伴出血，未见转移瘤（图 21-22）。患者肾功能好转，尿量恢复正常，内环境稳定，停用 CRRT。

　　D12，复查的风湿免疫指标均为阴性，排除结缔组织病。

　　D1～D12，抗生素方案见表 21-2。

表 21-1　病理结果

采样日期	标本类型	结果	结果日期
D4	胸腔积液	发现癌细胞，腺癌可能	D9
D6	胸腔积液	腺癌，提示肺来源	D10
D10	心包积液	发现癌细胞	D10

表 21-2　D1～D12 抗生素方案

D1	D5	D6～D12
哌拉西林钠他唑巴坦钠 4.5g/q.8h.	亚胺培南西司他丁钠 2g/q.8h.	亚胺培南西司他丁钠 2g/q.8h.
	万古霉素 1 000mg/q.12h.	万古霉素 1 000mg/q.12h.
		卡泊芬净 50mg/q.d.

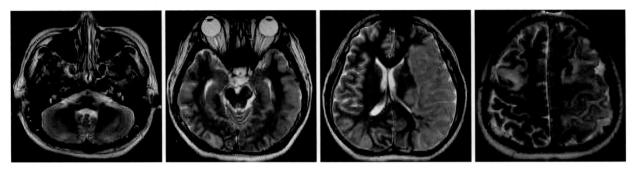

图 21-22　头颅增强 MRI（D9）
提示：左侧额颞顶枕叶、岛叶、基底节区，右侧额枕叶、脑干及双侧小脑半球大面积脑梗死伴出血，未见转移瘤

D13，复查 CT（图 21-23）提示大面积脑梗伴出血，出血灶基本吸收，肺部感染及积液较前好转，心包积液基本吸收。

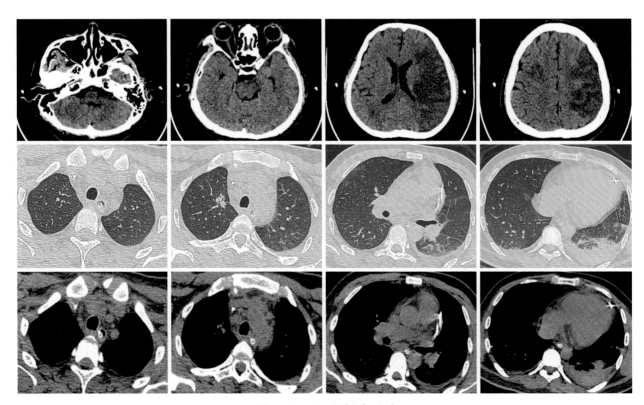

图 21-23　CT 平扫（D13）
提示：左侧额颞顶枕叶、岛叶、基底节区、右侧额叶及枕叶、脑干及双侧小脑半球大面积脑梗死伴出血，出血灶基本吸收。肺炎、积液较前吸收。心包积液基本吸收

D18，患者行气管切开术；D19 开始停呼吸机辅助通气，改为氧疗。

D19，患者左手示指（图 21-24）、耳郭处青紫（图 21-25）、鼻尖部（图 21-26）开始消退，双眼结膜出血基本吸收（图 21-27），但左下肢黑紫依旧（图 21-28），血管外科建议左下肢截肢治疗，但患者家属拒绝。

D21，外送胸液、心包液、脑脊液癌基因检查结果回报"用药相关突变 *ROS1* 基因 CD74-ROS1 融合突变"；D22 开始予克唑替尼 250mg p.o. b.i.d. 靶向治疗；D24 患者神志由昏迷转清，但有混合型失语，右侧肢体肌力 0 级，左侧肢体肌力 3 级；D30 复查 CT（图 21-29）提示大面积脑梗死，新见左侧大脑半球出血，右肺癌同前，少量胸腔积液及心包积液。因再发脑出血，停用抗凝治疗。

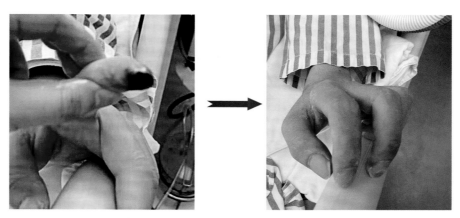

图 21-24　D4（左）至 D19（右）左手示指变化

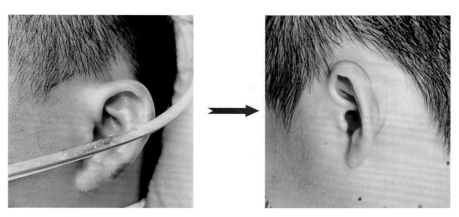

图 21-25　D4（左）至 D19（右）耳郭变化

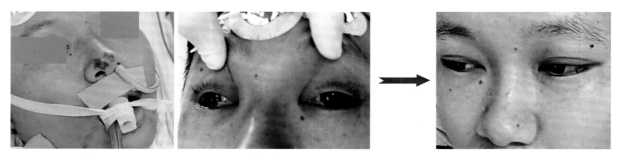

图 21-26　鼻尖部、眼结膜（D4）　　　　　图 21-27　鼻尖部、眼结膜变化（D19）

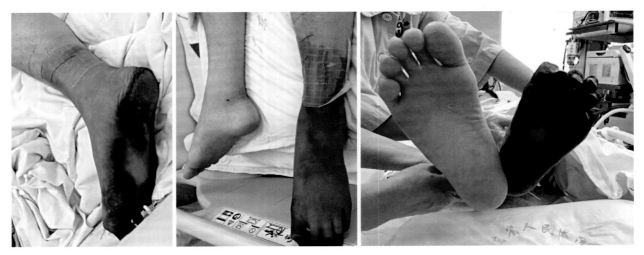

图 21-28　左下肢及右下肢对比

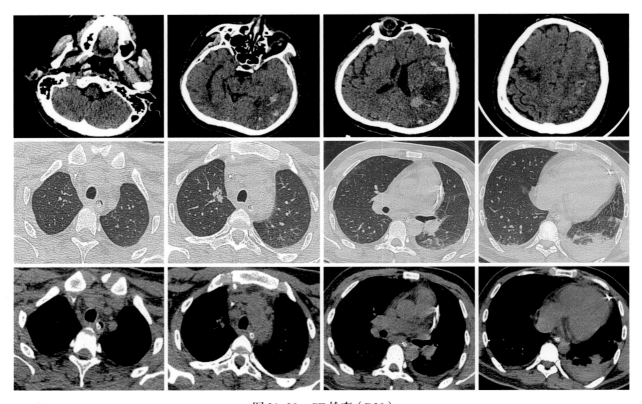

图 21-29　CT 检查（D30）

提示：左侧额颞顶枕叶、岛叶、基底节区、右侧额叶及枕叶、脑干及双侧小脑半球大面积脑梗死，新见左侧大脑半球出血。双肺少许炎症，少量胸腔积液及心包积液

　　经 40 余天的治疗，患者神志清楚，生命体征稳定。各脏器功能恢复良好，各实验室指标见图 21-30～图 21-40。其家属考虑自身因素，始终未同意行左下肢截肢手术，考虑康复等因素，患者家属要求返当地医院继续治疗，出院前 D40 复查增强 CT 见图 21-41，MRI 见图 21-42。

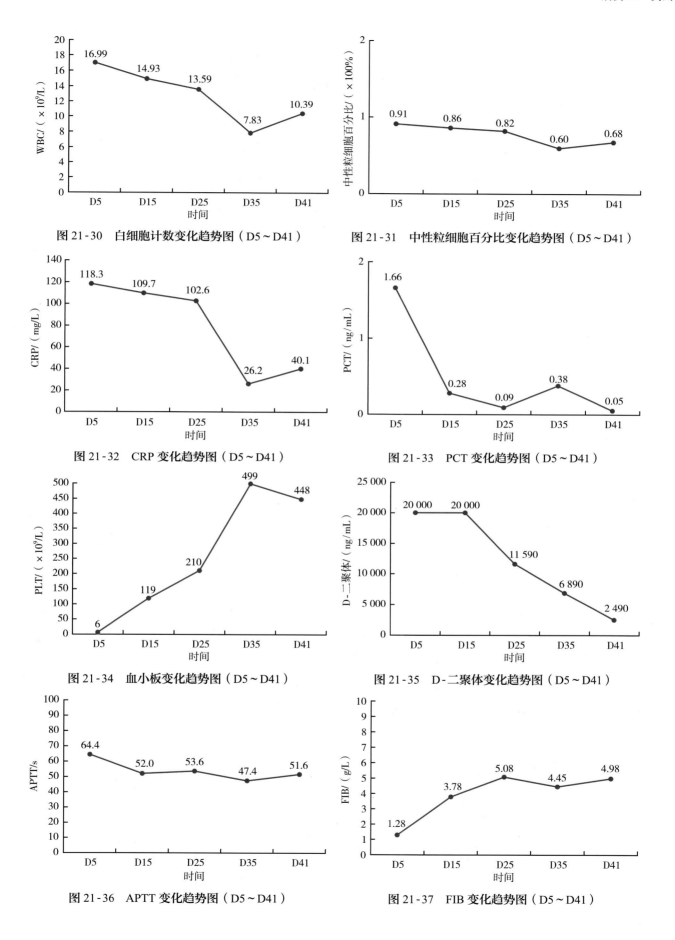

图 21-30 白细胞计数变化趋势图（D5～D41）

图 21-31 中性粒细胞百分比变化趋势图（D5～D41）

图 21-32 CRP 变化趋势图（D5～D41）

图 21-33 PCT 变化趋势图（D5～D41）

图 21-34 血小板变化趋势图（D5～D41）

图 21-35 D-二聚体变化趋势图（D5～D41）

图 21-36 APTT 变化趋势图（D5～D41）

图 21-37 FIB 变化趋势图（D5～D41）

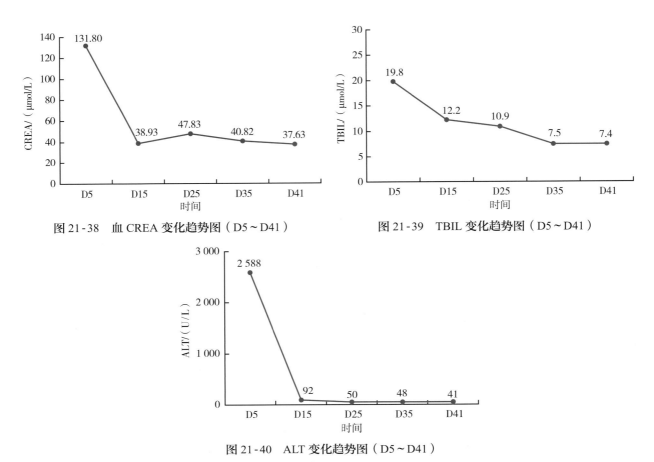

图 21-38　血 CREA 变化趋势图（D5～D41）　　　　图 21-39　TBIL 变化趋势图（D5～D41）

图 21-40　ALT 变化趋势图（D5～D41）

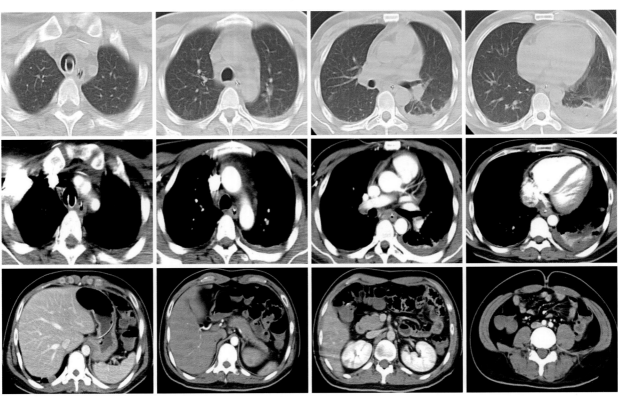

图 21-41　增强 CT 检查（D40）

提示：右肺癌同前，双肺炎较前吸收，双侧胸腔少许积液，心包少许积液。双肾梗死范围较前缩小

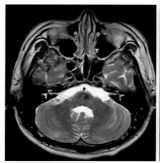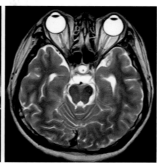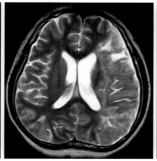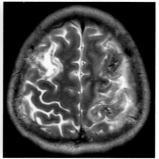

图 21-42　增强 MRI 检查（D40）

提示：左侧额颞顶枕叶、岛叶、基底节区、右侧额枕叶、脑干及双侧小脑半球

大面积脑梗死伴出血

病例追踪：半年后电话病例随访，患者返当地医院后行左下肢截肢手术，术后恢复良好；仍有混合性失语，语言沟通交流障碍，可借助轮椅行走；肺部情况尚稳定，一直口服靶向药治疗。

第三阶段小结（D5 ~ D41）

本例患者在完善 PET-CT 及胸液、心包液的病理后，确诊为右上肺腺癌，$cT_{1b}N_3M_{1c}$（颈淋巴结，可疑脑转移），ⅣB 期，后期也完善了相关的基因检测并予靶向药物治疗。但在诊治过程中，可谓是一波三折。D1 我们已行胸腹部增强 CT 扫描，其右上肺已见到结节影，但患者过于年轻，且临床突出表现为神经系统症状，影像科医师未能作出肺癌诊断。而我们前期也把重点关注在风湿免疫系统疾病方面，因为肺癌引起的多发动脉栓塞确实罕见。

在此，请教各位专家，针对本病例，我们在诊疗方面存在哪些不足？

专家点评

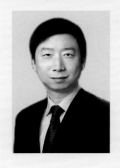

潘曙明　上海市普陀区中心医院院长，博士研究生导师

中华医学会急诊医学分会委员兼秘书长

中华医学会急诊医学分会复苏学组副组长

中国医师协会急诊医师分会委员

中国医师协会胸痛专业委员会副主任委员

上海市医学会急诊医学专科分会主任委员

上海市医师协会医学科学与普及分会会长

上海中西医结合学会急救医学专业委员会副主任委员

患者为年轻男性，急性起病，以"突发意识丧失伴右侧肢体乏力"为首发突出表现，既往除了吸烟史，无其他心脑血管危险因素，CT 提示多发、多流域脑梗死病灶，同时合并双肾、脾脏梗死。对这类青年卒中患者，以多发栓塞为主要表现，除了传统的脑梗死高危因素，还要重视其他危险因素的筛查，如非动脉硬化性血管病（动脉畸形、夹层等）、各种原因导致的血液高凝或血栓前状态，以及各类心源性栓塞（心房颤动、瓣膜病、心肌病、黏液瘤、先心病、感染性心内膜炎，非细菌性血栓性心内膜炎）等。

患者心彩超检查未发现心脏结构、瓣膜赘生物等病变，血培养阴性，不支持感染性心内膜炎诊断，但非细菌性血栓性心内膜炎（NBTE）尚不能排除。NBTE常与恶性肿瘤、抗磷脂抗体综合征、风湿免疫性疾病导致的高凝状态有关，赘生物由纤维蛋白和血小板聚集物组成，无炎症和细菌，非常脆弱易碎，导致栓塞发生率高。由于赘生物通常较小，常规经胸心超不易发现，而经食管超声心动图敏感性较高，故有条件应行经食管超声检查。

该患者CT提示右上肺结节，合并胸腔积液、心包积液和纵隔淋巴结肿大，胸水CEA指标明显升高，影像学表现为"三流域征"（指在DWI出现双侧前后循环急性缺血性病变）且伴有D-二聚体明显升高，还要想到一些比较少见原因，如恶性肿瘤导致的高凝状态——特鲁索（Trousseau）综合征等。特鲁索综合征是指恶性肿瘤相关的高凝状态所致的慢性弥漫性血管内凝血、多发性静脉血栓、动脉血栓及非细菌性血栓性心内膜炎等一系列血栓栓塞综合征。从这位患者的临床特征和病理结果来看，符合特鲁索综合征的诊断。

患者ANA滴度1∶640阳性，无其他风湿指标异常和临床表现，风湿科会诊考虑系统性红斑狼疮，但有研究报道，肺癌患者存在较高的ANA阳性率，特别是腺癌细胞分泌的黏蛋白可引起机体变态反应，刺激机体产生ANA相关抗体，常被误诊为风湿免疫疾病，故临床上对单纯ANA增高患者要注意恶性肿瘤、感染性疾病的筛查。

目前对恶性肿瘤导致的多发栓塞，临床上以抗凝治疗为主，基于肿瘤相关高凝状态的病理机制，抗凝药物首选肝素或低分子肝素。低分子肝素选择性抑制Xα因子而不影响凝血酶，血小板减少症的发生较肝素低，是长期抗凝治疗的首选，可降低血栓栓塞的复发率。华法林或新型口服抗凝药由于血栓复发率高、研究数据有限等原因，目前尚不首选推荐。

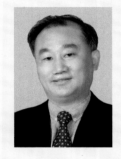

张扣兴 中山大学附属第三医院全科医学科主任/重症医学科主任，博士研究生导师

广东省临床医学学会临床重症医学专业委员会主任委员

广东省肝脏病学会重症医学专业委员会副主任委员

广东省医学教育协会重症医学专业委员会副主任委员

广东省医院协会医院重症医学管理专业委员会常务委员

该患者发病急，很快就出现中枢神经系统的临床表现，影响了临床诊断思路。但难能可贵的是，通过相关的检查很快就聚焦在肺恶性肿瘤上，采取恰当的治疗措施，获得了较好的临床效果。本病例也为我们提供了宝贵的临床经验：

恶性肿瘤的发病越来越年轻化，任何年龄都有可能发生；恶性肿瘤可伴随副癌综合征。副癌综合征是指那些与肿瘤有关但并非肿瘤细胞侵袭所直接引起的解剖和功能异常。约51%的恶性肿瘤具有这类综合征的表现，肺癌最多。

副癌综合征根据其临床表现诊断，但临床诊断率却很低，误诊及漏诊原因考虑有以下几点：①此类综合征的临床表现错综复杂，症状可单独出现，也可合并发生或重叠，累及肌肉、周围神经、中枢神经、心脏和血管的不同部位。②该综合征的临床表现常与原发病的症状无任何联系，可以是肿瘤的首发症状，以后再有原发肿瘤的表现，也可先于肿瘤数月或数年，或与肿瘤同时发生，或在肿瘤数月或数年后发生，这给诊断造成许多困难。③临床医生对该综合征认识不足，重视不够。从临床上认识本病十分重要，因为有些症状常在肿瘤症状出现之前发生，如果早期作出肿瘤的诊断，有可能发现潜在性的可治愈的肿瘤。

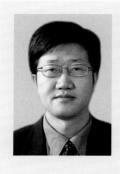

常 平　南方医科大学珠江医院原重症医学科主任，博士研究生导师
广东省医学会重症医学分会副主任委员
广东省医院协会医院重症医学管理专业委员会副主任委员
广东省健康管理学会重症医学专业委员会副主任委员

本病例为年轻患者，以腹痛、腹泻症状起病，2天后出现神志不清和右侧肢体运动障碍等神经系统定位体征。经检查诊断为双侧大面积脑梗死，伴有脾、肾、下肢左足等多个器官和部位的缺血和坏死性病灶，同时还发现大量心包、胸腔和腹腔积液。最终诊断明确为右上肺腺癌，伴淋巴结、心包、胸膜转移，与多发性动脉栓塞有关。

病例的诊断和治疗非常成功，诊断和鉴别诊断过程一波三折，最终获得确诊，取得了较好的治疗效果。若分析美中不足，在下述两个方面能够及时处理和分析，诊疗过程将更为完善：第一，入院第2天的检查发现肿瘤标志物癌胚抗原 CEA 指标高达 263.6ng/mL，这是一条重要的诊断线索，高度提示提示肺腺癌或者消化道肿瘤的可能。但 MDT 讨论忽视了这一点，若及时围绕此线索进行检查、诊断和鉴别诊断，可能会更早发现病因，节省围绕风湿免疫疾病、TTP 的化验、检查和激素冲击治疗等。第二，患者半年前即出现心前区不适等症状，结合心包大量积液，考虑很可能存在血流动力学紊乱和体循环缺血，是继发性脑、肾、脾、下肢动脉缺血和血栓形成的重要因素。若能更全面、动态地评估心脏和循环功能，创造条件及时解除心脏压迫，有可能避免体循环的脏器缺血，进一步改善预后。

学习心得

本例是一位年轻患者，以腹痛、腹泻为首发症状，病情进展迅速，随之出现中枢、肺、肾、脾、下肢多发性动静脉栓塞，在整个病程中，血液系统高凝与 DIC 交互呈现。前期重心放在风湿免疫系统疾病的筛查，后期在 PET-CT 及胸腔积液、心包液的病理帮助下确诊为右上肺腺癌，$cT_{1b}N_3M_{1c}$（颈淋巴结，可疑脑转移），ⅣB 期，并在癌基因检测后给予相应的靶向药治疗。在梳理本病案中，我们发现造成系统性血栓和多发性脑梗死等临床表现可以用特鲁索（Trousseau）综合征来解释。

1865 年，法国学者 Armand Trousseau 首次提出胃癌患者易发生静脉血栓形成，提示恶性肿瘤与血栓形成相关。Trousseau 综合征：恶性肿瘤导致患者凝血和纤溶机制异常，造成系统性血栓和多发性脑梗死等临床表现，常见于胰腺癌、胃癌、肺癌，与这些癌细胞产生的黏蛋白有关。

Trousseau 综合征凝血异常机制：①黏蛋白会结合 P 和 L-选择蛋白，诱发富含血小板的微血栓形成；②组织因子微泡释放或肿瘤细胞表面的组织因子暴露于血液中活化凝血因子Ⅶ，触发产生凝血酶和纤维蛋白，以及血小板激活；③促凝细胞因子将内皮转化为血栓前状态，降低蛋白 C 活性，与血小板相互作用促进血小板聚集，产生纤溶酶原活化因子抑制因子，减轻纤维蛋白溶解；④癌细胞-衍生循环细胞外囊泡也与凝血障碍有关。

　　临床表现多样：皮肤瘀点紫癜、血栓性游走性血管炎、外周动脉闭塞、动脉血栓形成、脑卒中、多脏器功能不全综合征、肺栓塞、血栓性游走性静脉炎、静脉血栓、心肌梗死、特发性深静脉血栓、肝静脉闭塞性疾病、慢性 DIC 伴非细菌性血栓性心内膜炎（NBTE）。

　　诊断要点：恶性肿瘤病史，D-二聚体升高，3 个或以上血管供血区急性脑梗死（三流域征：特鲁索综合征在脑部的典型影像学表现），头颈部责任血管无明显狭窄。治疗：低分子肝素抗凝，低分子肝素能直接抑制白细胞、血小板与肿瘤分泌的黏蛋白配体的结合。

　　肺癌的发病年龄在下降，据查，国内报道最小的仅 2 岁，其首发症状可以为腹痛、腹泻等非典型表现。当出现全身多发系统性栓塞，特别是有"三流域征"时，应特别警惕 Trousseau 综合征。

（曾举浩　文　茵）

特别鸣谢

广州医科大学附属第三医院	张振辉
中国人民解放军南部战区总医院	郭振辉
首都医科大学附属北京中医医院	郭　伟
南方医科大学南方医院	李　旭
广东省第二人民医院	邢　锐
浙江大学医学院附属第二医院	黄　曼
上海市普陀区中心医院	潘曙明
中山大学附属第三医院	张扣兴
南方医科大学珠江医院	常　平

病例 22　抽丝剥茧，缉拿元凶

患者严××，女性，28 岁，因"胸闷 1 年余，加重伴反复意识障碍 10 余天"于 2010 年 1 月 4 日（D1）入院。

一、病史特点

1. 青年女性，医务工作者。慢性病程，既往无"糖尿病、脑血管病和肝炎"等疾病史，未婚未育。

2. 患者于 1 年前起无明显诱因反复出现胸闷、心悸、乏力等不适，多于餐后、清晨发作，发作时测脉搏较快，100～120 次/min，无头痛、呕吐，无视物不清、旋转感等，无胸痛、气促、冷汗、四肢冰凉等症状，自服"倍他乐克"可缓解，但剂量逐渐加大，从 25mg 2 次/d 起增至 75mg 2 次/d 方可控制症状。入院前 10 天（PD10）在工作中再次出现胸闷、乏力等症状，自行滴注"肌苷注射液"时突发神志不清，当时查血糖为 1.9mmol/L，经输注"葡萄糖注射液"后神志转清，入当地医院治疗 10 天后出院，住院期间相关检查未见异常。此次入院当天 10：00 左右，家属发现患者倒卧床上，神志不清，无抽搐，无呕吐，无大小便失禁等，急呼"120"送至当地医院，检查指尖血糖低于检测下限不能测出，予静脉注射葡萄糖后神志不能恢复，出现牙关紧闭、四肢屈曲痉挛等，经注射"地西泮、苯巴比妥"后缓解，当天 17：00 左右转入我院 ICU 进一步监护治疗。

3. 体格检查　T 38.2℃，P 89 次/min，R 21 次/min，BP 120/68mmHg。体型匀称。浅昏迷，格拉斯哥昏迷评分 5 分。双瞳孔直径 3.5mm，对光反射迟钝。颈无抵抗，双肺闻及少量小水泡音。心律齐，各瓣膜听诊区未闻及杂音。腹平软，肝脾肋下未触及肿大。四肢无自主活动，肌张力低，肌腱反射存在，神经病理反射未引出。

4. 辅助检查　入院当天 X 线胸片：右侧肺炎；头颅 CT：脑水肿。急诊指尖血糖 0mmol/L。

二、初步诊断

1. 低血糖昏迷。
2. 吸入性肺炎。

三、诊治经过

入我院 ICU 后，给予重症监护、持续呼吸机辅助通气、三代头孢菌素抗感染、甘露醇＋白蛋白脱水控制颅内压、低温＋冬眠脑保护以及高压氧舱等治疗。治疗期间，患者的突出表现为持续昏迷和严重顽固性低血糖，血糖水平在 0～3.2mmol/L，须持续静脉注射 50%GS（300～500mL/24h）维持血糖在 4.9～11.9mmol/L 范围，查糖化血红蛋白水平 6.3%，查血常规、电解质、肝肾功能、心肌酶、甲状腺功能、肾上腺皮质功能正常（血皮质醇浓度 8a.m.：355.7nmol/L；4p.m.：478.7nmol/L）；肿瘤指标正常；肝炎病毒抗原抗体阴性；查 EKG 正常，胸片提示"右肺炎症"，复查头颅 CT 平扫未见异常，脑电图检查：重度异常，α 波基本节律解体，波形不规整，调节、调幅不良。

第一阶段小结

患者病情危重，低血糖和昏迷原因诊断不明，请您在现有资料的基础上，就诊断方面给出一些指导性意见，特别是接下来该做些什么检查？应对策略如何？

专家点评

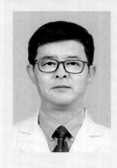

侯 明　青海大学附属医院急救中心主任
国务院政府特殊津贴专家
青海省医师协会急诊医师分会主任委员
青海省医学会医院感染分会主任委员
青海省病理生理学会危重病专业委员会主任委员
青海省医学会重症医学分会副主任委员

根据病史特点和低血糖病因发生的概率，功能性低血糖、酒精性低血糖、早期糖尿病反应性低血糖均不考虑，肝源性低血糖在进行肝脏形态学检查后即可除外。诊断重点考虑：

1. 免疫性低血糖　常伴有 SLE、格雷夫斯病出现，特点：高胰岛素血症，血中抗胰岛素抗体和/或抗胰岛素受体抗体阳性，而 C 肽和胰岛素原不高。

2. 肿瘤性低血糖症　①胰岛 β 细胞瘤：C 肽、胰岛素水平增高，胰岛素释放指数＞0.4，影像学定位诊断意义重大，胰腺 B 超、CT 扫描及血管造影是必检项目，但微小腺瘤难以被发现。②胰外肿瘤性低血糖症：可见于间质组织肿瘤和上皮组织肿瘤，机制不明，以低血糖、正常 C 肽和胰岛素水平及胰岛素样生长因子（IGT）明显增高为特点，确定性诊断常见于胸腹腔发现肿瘤样组织并伴有低血糖，而胰岛素抵抗指数（IRI）不高。

应对策略：①针对低血糖发生病因尽快完善检查，明确诊断并控制病因，阻断因低血糖可能造成的脑功能进一步的损伤。②积极改善脑代谢，加强脑功能康复性治疗，提高预后生存质量。

由于患者表现出典型的"Whipple 三联征"：①饥饿时出现自发性低血糖症状、昏迷及其他精神神经症状。②发作时血糖低于 2.78mmol/L。③给予葡萄糖后症状可缓解；同时可排除反应性低血糖，内分泌激素如皮质醇、甲状腺激素异常，遗传性代谢性肝病如糖原贮积病、半乳糖血症，肝糖异生障碍，原发性肝癌，营养不良和药源性低血糖等疾病。高度怀疑胰岛细胞瘤，进一步查血清胰岛素水平为 89.6mIU/L（正常范围 1.9～23mIU/L），C 肽水平 3.89μg/L（正常范围 0.81～3.85μg/L），胰岛素/血糖比值＞0.4。据此，定性诊断"胰岛细胞瘤"，但进行定位诊断时，腹部 CT 胰腺平扫、增强及血管造影未见异常，数字减影血管造影（DSA）腹腔动脉、肝动脉、脾动脉及胃十二指肠动脉造影未见异常。腹部 MRI 增强扫描未见异常（图 22-1～图 22-3）。

经以 ICU 和肝胆科为首的全院会诊，认为成人胰岛细胞增生症，胰岛微腺瘤或异位腺瘤可能性大，有剖腹探查指征。入院 D17 手术，术中全胰扪查和术中超声均未见胰腺结节，决定经脾静脉分段采血测胰岛素水平。自脾门处向右侧每隔 4cm 分段采血 5 次，分别为胰尾、胰腺体尾、胰体、胰颈和胰头部，结果提示 5 段脾静脉血胰岛素水平均高于外周水平，以胰腺体尾交界处最高（表 22-1）。

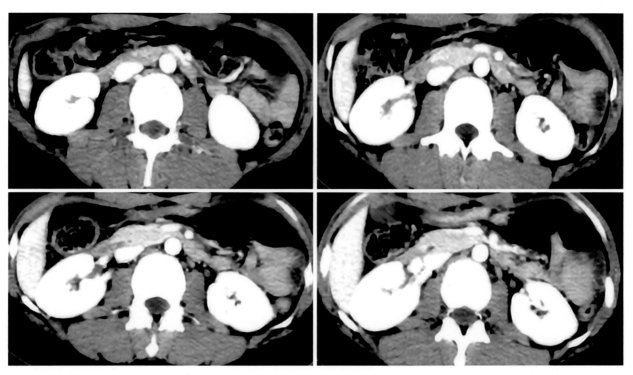

图 22-1　腹部 CT 胰腺平扫及增强

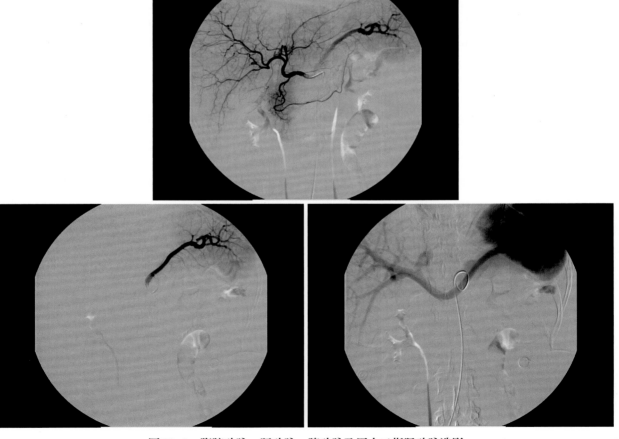

图 22-2　腹腔动脉、肝动脉、脾动脉及胃十二指肠动脉造影

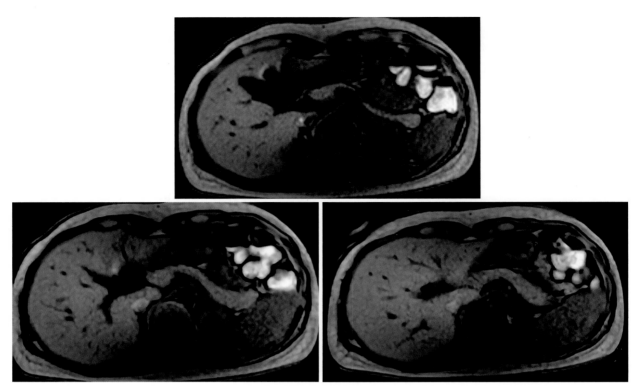

图 22-3　腹部 MRI 胰腺扫描

表 22-1　胰尾、胰体尾、胰体、胰颈和胰头部脾静脉分段采血胰岛素水平

	外周对照	胰尾部	胰体尾部	胰体部	胰颈部	胰头
血糖（mmol/L）	7.4	7.4	7.3	7.4	7.2	7.4
胰岛素（mIU/L）	46.3	267.7	1 230.7	202	48.7	167.3

　　决定行胰腺体尾部联合脾脏切除、胰头空肠吻合术，术前及术中均予 50%GS 30mL/h 持续静脉注射，血糖控制在 7.0mmol/L 左右。切除胰腺体尾部后，外周静脉仍输入 50%GS 30mL/h，血糖逐渐上升，2 小时后血糖升至 12.4mmol/L，说明切除胰体尾后血胰岛素浓度下降，血糖逐渐回升。术后病理结果证实为（胰腺）成人弥漫性胰岛细胞增生症（图 22-4），患者继续入 ICU 监护治疗。

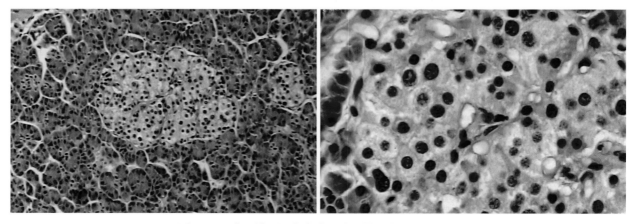

图 22-4　病理结果证实为成人弥漫性胰岛细胞增生症

术后第 1 天（D18）晨指尖血糖为 10.3mmol/L（50%GS 10mL/h），血清胰岛素水平为 8.3mIU/L，C 肽 1.14µg/L，血胰岛素/血糖比值为 0.045。术后第 2、3、4 天查血清胰岛素水平在 3.8~18mIU/L，C 肽 1.08~4µg/L，葡萄糖输入量逐渐减少，至术后第 5 天（D22）停止输注。停输葡萄糖后第 1 周血糖维持在 6.9~18.3mmol/L，第 2 周血糖为 4.4~17.8mmol/L，第 3 周血糖为 5.3~10.6mmol/L。入院 D63 患者转当地医院康复，出院时已脱离呼吸机辅助通气，呈睁眼昏迷，格拉斯哥昏迷评分 9 分。鼻饲饮食，血糖、血清胰岛素和 C 肽水平仍保持在正常范围。

四、出院诊断

1. 成人弥漫性胰岛细胞增生症。
2. 胰体尾联合脾切除、胰头空肠吻合术后。
3. 代谢性脑病。
4. 吸入性肺炎。

第二阶段小结

诊断胰岛细胞增生症的依据是患者表现出典型"Whipple 三联征"，同时血胰岛素水平异常增高，不依赖于血糖水平的变化，说明存在自主高分泌，支持胰岛细胞增生或肿瘤的诊断。进行定位诊断时，腹部 CT 胰腺平扫、增强及血管造影未见异常，DSA 示腹腔动脉、肝动脉、脾动脉及胃十二指肠动脉造影未见异常，腹部 MRI 增强扫描未见异常，具备手术探查的指征。术中经全胰扪查和术中超声均未见胰腺结节，采取了经脾静脉分段采血测胰岛素水平的方法，发现胰腺体尾交界处胰岛素水平最高，决定行胰腺体尾部联合脾脏切除、胰头空肠吻合术。术中及术后血糖和血胰岛素水平变化说明达到了手术治疗目的。关于本例胰岛细胞增生症的定性、定位诊断，以及手术方式、方法，请您给出指导性评价，是否合理？是否还有更优的治疗策略？如何预防和减少复发？

专家点评

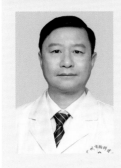

李德宪　广州市胸科医院重症结核科主任兼 ICU 主任
中华医学会结核病学分会重症专业委员会委员
广东省基层医药学会中西医结合呼吸与危重症专业委员会副主任委员
广东省医学会呼吸病学分会呼吸危重症与呼吸治疗学组成员
广东省医学会危重病医学分会委员
广东省医学会结核病学分会委员
广州市医学会重症医学分会常务委员

胰源性高胰岛素血症的常见病因为胰岛素瘤，但该患者术前影像学检查及术中手法探查结合术中 B 超均未发现明显的胰腺占位性病变，且术中胰尾、胰腺体尾、胰体、胰颈和胰头部引流静脉取血测定胰岛素水平均有明显增高，提示胰岛素高分泌来自胰腺的弥漫病变，因此考虑罕见的成人胰岛细胞增生症导致胰源性高胰岛素血症的可能，术后病理证实了此诊断。胰岛细胞增生症最早由 Laidlaw 于 1938 年描述并诊断，是由于胰腺的胰岛细胞增生而引起的持续性高胰岛素性低血糖，婴幼儿是此类低血糖的常见人群，但在成人十分罕见。本例患者符合文献报道的胰岛细胞增生症的特征，即表现为高胰岛素性低血糖、影像学检查胰腺无占位病变及病理检查示胰岛细胞增生。该罕见病例能于入院后短时间内确诊，实属难能可贵。处理无可挑剔。当然，也可通过放射介入行动脉钙刺激静脉采血（intra-arterial calcium stimulation with venous sampling, ASVS）试验的方法，能于外科手术前即可精确判断低血糖的原因，该方法灵敏度近100%，被认为是目前诊断胰源性高胰岛素血症最好的方法。行胰腺部分切除术治疗胰岛细胞增生症疗效确切，但胰腺切除的范围仍有争议。然而，对于不能耐受手术或手术失败者，可应用二氮嗪（diazoxide）、生长抑素（somatostatin）或维拉帕米（verapamil）等治疗，也有使用药物治疗后而免于手术的报道。部分患者经手术治疗后可出现胰岛素依赖型糖尿病，故该患者仍需注意监测血糖变化。

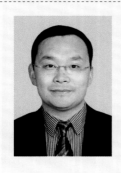

宋振举 复旦大学附属中山医院副院长、急诊科副主任，博士研究生导师
国家重点研发计划首席科学家
上海市公共卫生优秀学科带头人
上海市急危重症临床医学研究中心主任
复旦大学应急救援与急危重症研究所所长
中华医学会急诊医学分会第九届青年委员会副主任委员
中国医药教育协会急诊医学专业委员会副主任委员

　　胰岛素瘤是内源性高胰岛素血症性低血糖症的病因，定性诊断依靠缜密推理。Whipple三联征可以确立空腹低血糖症，胰岛素释放指数升高（本病例胰岛素/血糖实测比值>0.4）可以确立高胰岛素血症性低血糖症，而胰岛素和C肽同时升高则可最终确立内源性高胰岛素血症性低血糖症。因此，该病例的定性过程合理、准确。

　　胰岛素瘤的定位诊断技术包括CT、MRI、超声、DSA以及功能性试验（经动脉钙剂刺激静脉取血和门静脉置管分段取血测定胰岛素），这些技术主要用于手术前定位，通常DSA是"金标准"。但是，当术前无法确诊时，术中定位是唯一选择，而术中结合内镜超声或门静脉置管分段取血测定胰岛素则可以帮助定位。不过，术中内镜超声诊断对于直径小于1cm的病灶和胰尾部的病灶检出困难，而门静脉置管分段取血测定胰岛素检测的准确率则能达到70%～90%。纵观该病例采用的定位诊断技术遵循了"先简单后复杂，先无创后有创"的原则，诊断技术选择恰当，诊断过程非常合理。

　　手术治疗是胰岛素瘤的根治方法。该患者胰腺体尾受累，因此，"胰腺体尾部联合脾脏切除、胰头空肠吻合术"是合理的选择。

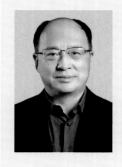

张国强 中日友好医院急诊科主任，博士研究生导师
中华医学会急诊医学分会候任主任委员
海峡两岸医药卫生交流协会急诊医学分会主任委员
中国医药卫生文化协会急诊急救分会主任委员
《中华急诊医学杂志》副总编辑
《中华危重病急救医学》副总编辑

　　"Whipple三联征"，伴血胰岛素水平异常增高，拟诊"胰岛细胞瘤"；后经腹部CT胰腺平

扫、增强及血管造影，DSA 腹腔动脉、肝动脉、脾动脉及胃十二指肠动脉造影和腹部 MRI 增强扫描均未见异常，考虑成人胰岛细胞增生症可能性大，定性诊断比较明确，关键是病灶的定位有一定难度，国外开展的 PTPC（经皮经肝门脉分段取血测胰岛素）等功能定位检查有一定价值，但国内开展尚不普及。

本例患者通过术中全胰扪查和超声均未见胰腺结节，以及经脾静脉分段采血测胰岛素水平方法，确定胰腺体尾交界处为主要病灶。考虑患者的病情较重，一般情况差，放弃了损伤程度大的胰腺分段切除和相对保守易于复发的单纯胰腺部分切除，选择胰腺体尾部联合脾脏切除、胰头空肠吻合术。从术后的胰岛素和血糖水平来看，手术效果比较满意。

为了减少复发，预防低血糖可考虑多餐饮食，必要时服用抑制胰岛素分泌的药物，如二氮嗪、苯妥英钠和钙拮抗剂等。

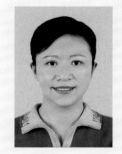

詹　红　　中山大学附属第一医院急诊科主任
中国医师协会急诊医师分会委员
中国研究型医院学会急救医学专业委员会常务委员
国家卫生能力建设和继续教育急诊学专家委员会委员
中国医师协会住院医师规范化培训急诊专业委员会委员
广东省健康管理学会急诊与灾难医学专科联盟专业委员会主任委员
广东省医学会急诊医学分会副主任委员

胰岛细胞增生症临床上可表现为典型"Whipple 三联征"，而胰岛细胞增生症分为弥漫性和局灶性两种，成人几乎均为弥漫性，故影像学常无法诊断。胰岛细胞增生症的诊断首先是术前诊断，在具有典型 Whipple 三联征的前提下，若胰岛素/血糖＞0.3，而各项影像学检查均无异常时，应考虑胰岛细胞增生的可能。临床诊断时应注意：

1. 查全腹 CT，排除其他神经内分泌瘤如胰岛素瘤引起的 Whipple 三联征。

2. 术前超声内镜、选择性动脉造影和术中超声可能有助于诊断，但诊断率并不高。

3. 行门静脉穿刺，进行分段脾静脉血胰岛素、胰高血糖素测定，从胰尾到胰头隔 1cm 抽取一血标本，胰岛素明显升高处即为病变所在。

4. 必要时可分段切除胰腺组织行快速病理来寻找病灶，但损伤较大，较少使用。术中诊断应包括：①排除可能存在的微腺瘤和异位胰腺；②胰岛细胞增生依赖于术中快速冰冻病理组织切片，其方法是在一定切片部位上随机选择一定量的视野并准确计数胰岛数目、大小，计算胰岛所占百分比与正常值比较而得出结论。有经验的病理医生可由此判断有无胰岛细胞增生，为手术方案提供依据。

手术方式的选择及切除范围目前尚无规范可循，可根据分段脾静脉抽血定位来决定术式：①如定位于胰头，可行 Whipple 手术；②病变在胰体尾，可行胰体尾联合脾切除；③未明确病变位置，切莫行盲目胰腺切除。

五、病例随访

患者出院后未服用治疗胰岛细胞增生症药物，无低血糖发作，饮食正常，复查血糖、血清胰岛素和 C 肽水平正常。先后 4 次再入院行康复治疗，经高压氧及神经康复治疗，出院第 52 天患者逐渐苏醒，能说简单词组，智力水平改善，蹒跚行走。至出院 120 天，患者认知、语言能力继续改善，可简单对答，小步行走。

学习心得

胰岛素瘤（胰岛 β 细胞瘤）或胰岛细胞增生症是最常见的一种胰腺内分泌疾病。胰岛素瘤自行合成和分泌胰岛素，导致自发性低血糖和临床症状群。典型的临床表现包括 Whipple 三联征：①空腹低血糖；②发作时血糖低于 2.78mmol/L；③给予葡萄糖后症状缓解。

本例有典型的 Whipple 三联征，低血糖症诊断明确。空腹低血糖最大可能包括胰源性或肝源性低血糖症。根据发病前无损肝药物服用史、大量饮酒史、既往无乙肝病史，肝炎病毒标志物及特异性肿瘤筛查结果阴性，首先考虑胰源性低血糖。正常人血糖低于 2.5mmol/L 时，胰岛素停止分泌，但患者低血糖发作时血胰岛素浓度为 89.6mIU/L（正常范围 1.9～23mIU/L），C 肽 3.89μg/L（正常范围 0.81～3.85μg/L），胰岛素/血糖比值＞0.4，提示有不恰当的胰岛素自主分泌，胰岛素瘤可能性大。定位诊断影像学证据不足，考虑可能为胰岛细胞增生、微腺瘤或异位腺瘤，已具备剖腹探查指征。

目前外科手术切除仍是该病的唯一根治手段，包括开腹和微创手术。由于 90% 左右的胰岛素瘤为单发良性肿瘤，在胰头、胰体、胰尾部的发生率相近，因此定位诊断对手术治疗有重要意义。在影像学证据不足的情况下，术中定位诊断包括术中扪查、术中超声检查、经肝门静脉置管取血（PTPC）测定胰岛素、动脉钙刺激静脉取血（ASVS）测定胰岛素和细针穿刺活检等，若术中还不能明确病灶，一般采用自胰尾间隔 1cm 分段切除胰腺进行术中快速冰冻病理检查，这种手术方式创伤大、出血多，本例采用经脾静脉插管分段采血检测胰岛素水平诊断方法，对人体创伤小，出血少，手术时间短，同样能达到治疗的目的，术中、后血糖变化情况证明了这一点。

（常 平 曾红科）

特别鸣谢

青海大学附属医院　　　　　　　　　　　　　侯 明
广州市胸科医院　　　　　　　　　　　　　　李德宪
复旦大学附属中山医院　　　　　　　　　　　宋振举
中日友好医院　　　　　　　　　　　　　　　张国强
中山大学附属第一医院　　　　　　　　　　　詹 红

病例 23　追寻病原体之路

患者刘××，男性，24 岁，因"反复发热、皮疹 6 天，再发伴全身酸痛 1 天"于 2020 年 7 月 10 日（D1）急诊入院。

一、病史特点

1. 青年男性，急性病程，既往史无特殊。

2. 入院前 6 天（2020 年 7 月 4 日，PD6）海边游泳后开始出现畏寒、发热，体温不详，自行服药后开始出现多发暗红色丘疹，由手臂向全身皮肤蔓延，部分呈紫红色伴水疱样改变。入院前 4 天（2020 年 7 月 6 日，PD4）到惠州市中心人民医院就诊，查血常规提示白细胞 $19.5 \times 10^9/L$，考虑细菌性感染，给予头孢曲松静脉滴注及头孢克洛胶囊口服，患者仍有发热、皮疹，有明显瘙痒，伴寒战、疲乏、纳差。

入院前 2 天（2020 年 7 月 8 日，PD2）到汕头大学医学院第一附属医院皮肤科门诊就诊，考虑药疹，给予甲泼尼龙 80mg 及护胃、补液治疗，并给予奥洛他定口服、地奈德外用。入院当天（2020 年 7 月 10 日，D1）患者仍有发热，并出现全身肌肉酸痛，以后背为重，翻身、活动时加重，无法站立及小便，到汕头大学医学院第一附属医院急诊就诊，测体温 38℃，查血常规 WBC $22.45 \times 10^9/L$，NEUT% 95%；急诊生化 Cr 147μmol/L，LDH 556U/L，胸部 CT 提示左肺下叶少许坠积性改变，少许炎症，继续给予甲泼尼龙 80mg、维生素 C 2g 静脉滴注，并给予五水头孢唑林钠抗感染治疗，仍反复发热，全身皮疹加重，于 2020 年 7 月 10 日晚转运至我科。

3. 体查　T 39.1℃，P 106 次/min，R 24 次/min，BP 144/94mmHg。神清，精神疲倦。双肺呼吸音粗，双下肺可闻及中量湿啰音，心率 106 次/min，律齐，各瓣膜区未闻及病理性杂音。腹软，肝脾肋下未触及。全身浅表淋巴结未及肿大，全身皮肤可见多发性成片分布红色皮疹，部分可见暗红色结痂（图 23-1）。

4. 辅助检查　入院当天当地医院血常规 WBC $22.45 \times 10^9/L$，NEUT% 95%；急诊生化 Cr 147μmol/L，LDH 556U/L，胸部 CT 提示左肺下叶少许坠积性改变，少许炎症。

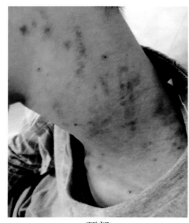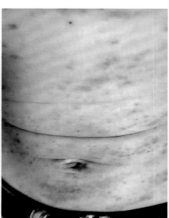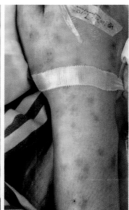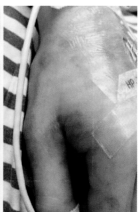

颈部　　　　　　腹部　　　　　　右手　　　　　　左手

图 23-1　皮肤皮疹情况（D1）

二、初步诊断

1. 脓毒血症。
2. 肺部感染。
3. 病毒性皮疹。
4. 横纹肌溶解待排。

三、诊治经过

入院后，呈嗜睡状，呼吸稍粗，高流量加温加湿氧疗仪吸氧下 SpO_2 88%～95%，予"哌拉西林钠他唑巴坦钠 4.5g q.8h.+ 左氧氟沙星 500mg q.d." 抗感染治疗，同时完善病原学检查。实验室检验结果（入院 D1）：

血常规：WBC 16.31×10^9/L，Hb 128g/L，PLT 15×10^9/L。

感染指标：PCT 14.27ng/mL，CRP 95.20mg/L，G 试验<10pg/mL。

肝肾功能：总蛋白 53.4g/L，白蛋白 29.69g/L，总胆红素 40.4μmol/L，结合胆红素 13.0μmol/L，ALT 52U/L，AST 101U/L，胆碱酯酶 5 610U/L，Cr 103.76μmol/L。

电解质：钾 4.52mmol/L，钠 128.2mmol/L，氯 98.3mmol/L，钙 2.12mmol/L。

心肌酶：CK 731U/L，CK-MB 66U/L，NT-proBNP 4 728pg/mL，TNT 79.5pg/mL。

动脉血气：pH 7.481，PCO_2 32.7mmHg，PO_2 59.5mmHg，LAC 1.5mmol/L。

第一阶段小结（PD6～D1）

患者青年男性，急性起病，既往体健，以发热、皮疹为首发表现，辅助检查感染指标明显升高：WBC 16.31×10^9/L，PCT 14.27ng/mL，CRP 95.20mg/L，G 试验<10pg/mL，心肺肾功能受损：Cr 147μmol/L，ALB 29.69g/L，NT-proBNP 4 728pg/mL，ALT 52U/L，AST 101U/L，PO_2 59.5mmHg。肺部有影像学改变，外院抗感染治疗效果欠佳。

目前患者脓毒血症的诊断基本明确，您认为导致此患者脓毒血症的病原体是细菌、真菌还是病毒的可能性大？

专家点评

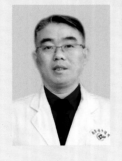

奚小士 广东省中医院急诊科主任
世界中医药学会联合会热病专业委员会常务理事
中华中医药学会传染病分会委员
广东省基层医药学会急诊医学专业委员会副主任委员
广东省中西医结合学会卫生应急学专业委员会副主任委员
广东省中医药学会热病专业委员会副主任委员
广东省中西医结合学会急救医学专业委员会副主任委员

病史特点：青年男性，未提及基础疾病史，海水接触后出现发热皮疹。皮疹特点为暗红色、非均匀分布伴皮下瘀斑。病情进展迅速，伴多器官功能受损（肺、肾、心和血液），予抗感染、抗过敏治疗效果欠佳。

　　诊断思路：①海洋弧菌感染，常经胃肠道和破损皮肤感染，主要威胁是进展迅速的败血症和脓毒症休克，治疗的重点在于早期诊断，及时的抗生素使用和清创，必要时需要截肢，未及时干预的患者病死率可达 30%～70%。本患者首先要考虑创伤弧菌感染的可能，需加强监护、积极抗感染，必要时血液净化治疗。②金黄色葡萄球菌或链球菌等感染引起的中毒性休克综合征，表现为皮疹、发热和多器官功能损害。一般致病菌毒性强、耐药性低，对抗感染治疗反应较好，从疾病进展来看不太支持，但仍需多次行痰和血培养以查找病原菌。③其他，如 EBV、CMV 感染引起的噬血细胞综合征，目前依据不足。多发性肌炎皮肌炎，也可以引起以上临床症状，需要进一步完善自身免疫性指标以排除。

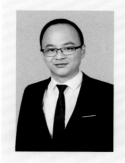

张彦峰　梅州市人民医院神经外科重症监护病区负责人
广东省医学会器官移植学分会委员
广东省临床医学学会临床重症医学专业委员会委员
广东省基层医药学会器官捐献与移植专业委员会常务委员
中国医学救援协会重症医学分会青年委员
梅州市医学会急危重症医学分会常务委员兼秘书

　　患者为青年男性，既往体健，急性起病，以发热、皮疹和全身酸痛为主要表现。查血白细胞和中性粒细胞比例明显升高，PCT 高达 14.27ng/mL，胸部 CT 提示肺炎，考虑肺部细菌感染；血气分析提示未排除 ARDS。结合水源性感染、皮疹、肌肉酸痛、肺炎及神经系统症状等临床特点，需警惕军团菌病。另外患者感染合并多器官功能损害（心、肺、肝、肾及血液系统），存在特殊病原体感染可能，如恙虫病，需明确接触史和完善相关检查。

　　患者出现全身出血性皮疹伴血小板下降，肝功能提示轻度溶血性黄疸，考虑血小板减少性紫癜，以继发性血小板减少性紫癜或 TTP 可能性大，感染或药物为诱发因素，需完善抗血小板自身抗体等检查。

　　患者病程中使用了抗病毒药物及激素治疗，但病毒、真菌感染的证据并不充分，可完善相关检查进一步排除。

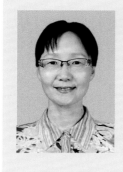

戴建伟　汕头大学医学院第二附属医院原重症医学科主任
广东省医学会重症医学分会前任副主任委员
广东省病理生理学会危重病专业委员会副主任委员
广东省健康管理学会重症医学专业委员会副主任委员
汕头市医学会重症医学专业委员会第三届主任委员

　　患者白细胞、中性粒细胞比例和降钙素原明显升高，首先可排除病毒感染。考虑患者为青年男性，无基础疾病和免疫缺陷证据，降钙素原明显升高，真菌感染可能性也较小。根据《降钙素原指导抗菌药物临床合理应用专家共识》（2020 版）推荐意见，高水平 PCT（尤其

>10μg/L 时）提示革兰氏阴性菌感染可能性高。但依据临床经验，该截断值区分革兰氏阳性菌和革兰氏阴性菌感染的特异性仍未达 100%。患者中毒症状明显，已出现脏器功能损害，血小板下降至 15×10⁹/L，若是革兰氏阴性菌感染，PCT 经常高达每毫升数十纳克，甚至达三位数以上。复习病史及体征，患者反复寒战高热，考虑存在败血症。皮疹为多发暗红色丘疹，部分呈紫红色伴水泡样改变，皮肤科考虑药物疹，但从皮疹类型、治疗反应（激素治疗无明显疗效）和一元论角度分析，药物疹可能性不大，结合其心肌酶谱、NT-proBNP 高，需警惕急性感染性心内膜炎可能。

综上所述，患者病原学上考虑细菌感染可能性大，且偏向于革兰氏阳性菌，建议完善多部位血培养、心脏彩超、皮疹活检和免疫学检查等。

入院后（D1～D2）予高流量氧疗仪吸氧，因氧合不理想，于 D3 改用无创呼吸机辅助呼吸，予"哌拉西林钠他唑巴坦钠 4.5g q.8h.+ 左氧氟沙星 500mg q.d." 抗感染治疗，加用地塞米松 10mg q.d.（表 23-1），并予病原学检查、高通量测序、风湿免疫、ADAMST13 活性检测等，完善床边胸片、头胸腹 CT、心脏彩超等检查。

D2 胸片提示：双肺渗出，考虑双肺感染性改变（图 23-2）。

D4 头胸腹 CT 提示：考虑右侧基底节区腔隙性脑梗死。双肺渗出，考虑感染合并肺水肿可能。双侧胸腔积液，心包少量积液。心脏增大，心腔内低密度考虑贫血改变。考虑胆囊壁水肿，胆汁淤积可能。腹腔及腹膜后渗出，腹腔积液（图 23-3）。

D4 心脏彩超提示：各房室不大，左心室壁运动正常；射血分数 61%；各瓣膜形态及活动正常；房室间隔未见中断，未见 PDA 征；心包腔未见液性暗区；彩色多普勒血流成像：三尖瓣反流，彩束面积 2.6cm²，估测肺动脉收缩压 29mmHg。

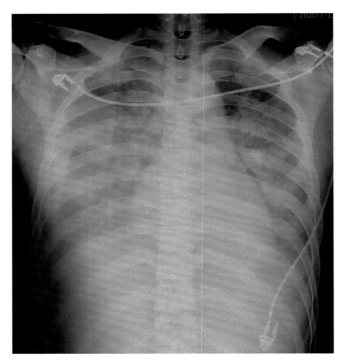

图 23-2　床边胸片（D2）

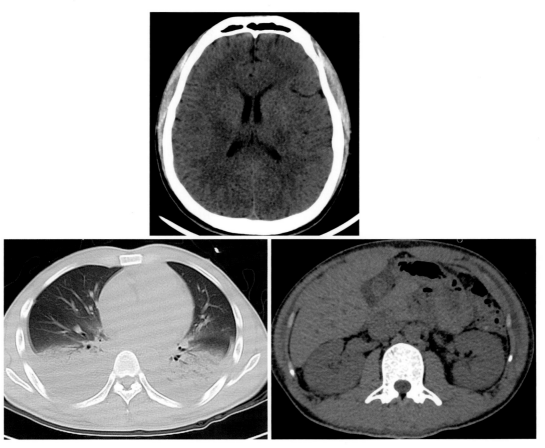

图 23-3　头胸腹 CT（D4）

表 23-1　治疗方案（PD4～D3）

PD4	PD2～D1	D1～D2	D3
	甲泼尼龙 80mg q.d.		地塞米松 10mg q.d.
头孢克洛、头孢曲松钠	地奈德、奥洛他定、注射用五水头孢唑林钠、维生素 C	哌拉西林钠他唑巴坦钠 4.5g q.8h.、左氧氟沙星 500mg q.d.	

D1～D3 体温、白细胞、血小板、PCT、CRP 变化趋势见图 23-4～图 23-8，血气变化情况见表 23-2。

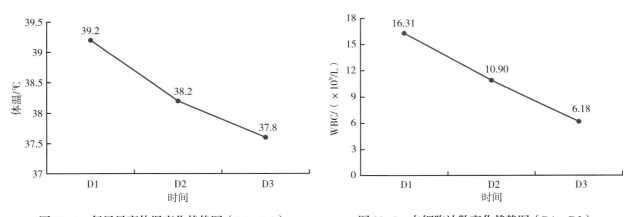

图 23-4　每日最高体温变化趋势图（D1～D3）　　图 23-5　白细胞计数变化趋势图（D1～D3）

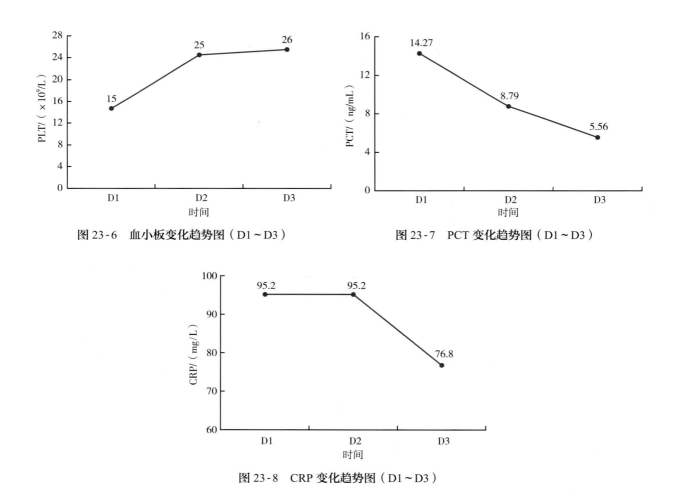

图 23-6　血小板变化趋势图（D1～D3）

图 23-7　PCT 变化趋势图（D1～D3）

图 23-8　CRP 变化趋势图（D1～D3）

表 23-2　血气变化情况（D1～D3）

时间	pH	PO_2/mmHg	PCO_2/mmHg	氧合指数/mmHg	Lac/（mmol/L）	氧浓度/%	通气方法
D1	7.481	59.5	32.7	99.2	1.5	50	高流量氧疗仪
D2	7.454	58.9	34.9	73.6	1.6	95	高流量氧疗仪
D3	7.429	143	42.3	159	1.4	90	无创呼吸机

第二阶段小结（D1～D3）

患者经过 3 天的激素和抗生素治疗后，患者自觉症状改善，无肌肉酸痛等不适，发热峰值从 39.2℃下降至 37.8℃，WBC 从 16.31×10^9/L 降至 6.18×10^9/L，PLT 26×10^9/L，PCT 从 14.27ng/mL 降至 5.56ng/mL，CRP 从 95.2mg/L 降至 76.8mg/L，但氧合仍较差，血小板下降显著，病情相对稳定，但病原学检查仍未明确。

请问：①根据前一阶段的治疗情况及疗效，考虑肺炎病变是原发感染病灶还是继发的靶器官受损？②后续需要进一步完善哪些检查，继续目前的治疗方案还是做相应调整？

专家点评

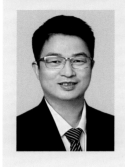

温妙云　广东省人民医院医务处副处长（主持工作），博士研究生导师
哈佛大学医学院访问学者
广东省杰出青年医学人才
中华医学会急诊医学分会危重病质量管理学组成员
中国医师协会急诊医师分会急诊中毒学组委员
中国医师协会急诊医师分会急诊危重病学组委员
中国中西医结合学会第三届重症医学专业委员会委员
广东省医院协会医院重症医学管理专业委员会副主任委员兼青年委员会主任委员
广东省医学会重症医学分会第五届委员会委员

　　患者因"反复发热、皮疹6天，再发伴全身酸痛1天"就诊，入院当天胸部CT仅提示左肺下叶少许坠积性改变，少许炎症，D4复查CT双肺渗出，考虑感染合并肺水肿可能，提示肺炎加重，因此肺炎病变考虑继发靶器官受损的可能性大。

　　患者经治疗后病情有所好转，但患者为青壮年，起病急，心、肺、肾、血液等多器官受损，胸腹CT未提示肿瘤，下一步需排除结缔组织病及特殊微生物感染的可能。除上述已完成的检查外，患者血小板仍较低，部分皮肤呈紫红色伴水泡样改变，可完善骨髓、皮肤分泌物、皮肤活检等检查。

　　目前方案治疗有效，暂不调整。

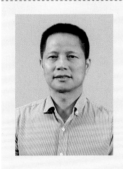

唐柚青　广东省第二人民医院急诊医学部主任
中国医师协会急诊医师分会委员
中国胸痛中心联盟执行委员、国家认证专家
广东省医师协会急诊医师分会副主任委员
广东省医学会急诊医学分会副主任委员
广东省胸痛中心协会监事长
《中华急诊医学杂志》通信编委

　　诊断脓毒症，从患者起病症状及临床辅助检查，考虑患者肺炎最初是存在的，但不一定是原发感染灶，依据是：①起病无明显上呼吸道感染症状；②入院CT仅提示右下肺少许坠积性改变，少许炎症，无法解释临床感染症状；③后期肺部影像改变合并肺水肿和胸腔积液的因素。建议完善肺泡灌洗液的细菌学检查和mNGS检查，以进一步明确肺部感染的病原菌。

　　如果考虑肺为继发性靶器官受损，首先，原发感染灶需要鉴别血源性感染，尤其是感染性心内膜炎，完善血培养，进一步经食管超声评估心脏瓣膜问题。其次，需鉴别腹腔隐匿性感染、泌尿系感染等，完善腹部超声和尿病原学检查。抗感染方案建议改为"哌拉西林钠他唑巴坦钠＋替考拉宁"，如果血培养阳性，可以改万古霉素或达托霉素。此外，完善免疫指标检查，评估免疫功能，必要时予以免疫支持。

　　呼吸衰竭表现为低氧血症，还需要考虑感染以外的问题：①容量超负荷，BNP高，建议排除心衰因素，建议予以加强利尿等处理，减轻心脏前负荷，行胸部超声引流胸腔积液。②肺栓塞：有三尖瓣反流和轻度肺动脉高压，体循环有淤血表现，合并血小板降低，不排除肺栓塞可能，建议完善四肢血管彩超、肺动脉 CTA 检查。如果抗感染和减轻前负荷效果不佳，建议评估出血风险后，必要时给予抗凝治疗。③其他特殊疾病，如嗜酸性粒细胞增多综合征等，也可表现为高热、皮肤损害和多发栓塞，建议完善皮肤病理检查。上述资料未提供该病的诊断依据，但似乎对激素治疗有一定效果，下一步需要完善相关检查。

血小板减少鉴别：①脓毒症相关性凝血病；②免疫性血小板减少症；③血栓性血小板减少，建议完善相关血小板抗体检查、血管炎四项、抗心磷脂抗体、追查 ADAMST13 活性等结果，再综合分析。必要时予以免疫球蛋白冲击治疗。

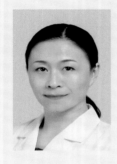

曹　钰　四川大学华西医院急诊科主任
急诊医学研究所执行所长，博士研究生导师
中华医学会急诊医学分会副主任委员、人文学组组长
中国医师协会急诊医师分会副会长
四川省天府名医、急诊医学学科带头人
四川省医学会急诊医学专业委员会候任主任委员
四川省医师协会急诊医师分会主任委员

该患者为青年男性，以畏寒、发热等典型感染症状起病，白细胞计数和中性粒细胞比例明显升高，虽缺乏病原证据，但早期感染的临床诊断是明确的，且患者数天内发展到呼吸、肾脏、凝血等多器官功能不全，脓毒症相关性器官功能衰竭评价（SOFA）远超 2 分，因此，脓毒症诊断明确。诊断脓毒症的意义在于提醒我们：患者的感染无论是原发，还是继发，都已危及生命，需要启动系列监测与治疗，即"bundle"。但绝不能由此将脓毒症看成一个"安慰性"诊断，一味地经验性、集束化地照搬指南，而是应深挖每一个脓毒症背后的免疫状态、病原微生物及其病灶、并发症等个体化特征，才能有的放矢，精准施治。

初步诊断：①脓毒症，细菌性血流感染（创伤弧菌感染？感染性心内膜炎？）；②多器官功能障碍综合征；③血小板减少查因：脓毒症相关血小板减少？药物介导血栓性微血管病？

分析：

一、关于感染的部位及病原体

患者有接触海洋的流行病学史，随后出现重症感染症状，伴皮疹和血小板减少，应考虑创伤弧菌感染可能，感染部位考虑为血流感染，双肺渗出以下叶背段为主、对称，且患者发病初期并无呼吸道症状，因此肺部的渗出考虑为继发 ARDS 或可能继发肺部感染。创伤弧菌为 G⁻ 菌，感染后典型的皮疹为大疱性皮损或坏死性筋膜炎，也有如本病例的丘疹、瘀斑和水泡的报道，一般是由肢体蔓延到躯干，同时伴有软组织坏死、肌炎等，本病例也有肌酶、间接胆红素升高等肌损害的表现。因此，在病原学上应首先考虑创伤弧菌感染可能。血培养阴性可能与早期使用抗生素有关，可反复做血培养和外周血 mNGS 来完善病原学。"哌拉西林钠他唑巴坦钠＋左氧氟沙星"的治疗方案是有效的，可继续目前治疗。

皮疹若考虑与感染有关，则病原体方面还应与其他发热皮疹相关感染病原体相鉴别。例如感染性心内膜炎，虽经胸超声阴性，但若高度怀疑，可安排经食管超声以提高检出率。病毒、支原体、伤寒、分枝杆菌等感染可从流行病学、病史、皮疹形态等方面加以鉴别，而 mNGS 则可广泛筛查上述病原体。

皮疹若考虑非感染，即"二元论"解释，则药疹可能性大，例如药物所致 Stevens-Johnson 综合征，可有重症药疹和多器官功能不全。其他自身免疫性疾病或结缔组织病无相应病史支持，进一步完善免疫检查来鉴别。

二、关于血小板减少

重症感染导致的血小板减少很常见，若血小板减少单纯为感染所致，一般随着抗感染治疗有效，血小板会逐渐回升。需要注意的是，重症感染可诱发血栓性微血管病（TMA），TMA 以血小板减少和微血管病性溶血性贫血（外周血查见破碎红细胞）为显著特征，最常见的包括 TTP（血栓性血小板减少性紫癜）和 HUS（溶血性尿毒症综合征），某些药物也可诱发血栓性微血管病（TMA）导致血小板减少，称为 DITMA，患者用药后出现皮疹和血小板减少，DITMA 亦不能排除。对于血小板减少患者，考虑存在感染或药物所致 TMA，则应完善外周红细胞形态学检查；怀疑 TTP 可完善 ADAMTS13 检测，其活性低于 10% 则 TTP 可能性大，此时应及时开始血浆置换。

该患者无贫血，因此微血管病性溶血性贫血可能性不大，也无 TTP 典型的神经精神症状和 HUS 突出的肾功能损害，且经过抗感染，血小板略有回升。因此该患者血小板减少首先考虑与重症感染相关。早期可完善外周红细胞形态学、网织红细胞计数、ADAMTS13 活性检测等对 TMA 进行鉴别。

D4，患者体温恢复正常（36.8℃），白细胞、PCT、CRP 亦逐步下降，患者 PLT 水平在 D5 出现最低值后亦逐步上升，遂沿用原有抗感染方案"哌拉西林钠他唑巴坦钠 4.5g q.8h.+ 左氧氟沙星 500mg q.d."及激素治疗：地塞米松 10mg q.d.（D4～D5），甲泼尼龙 40mg q.d.（D6～D7），甲泼尼龙 20mg q.d.（D8～D10）。D3 送检血清高通量病原学测序，D5 回报：人类 γ 疱疹病毒 4 型（EBV）检出序列数 19（因未进行气管插管有创通气，故未查肺泡灌洗液 mNGS）。D4 送检 EB 病毒检测，结果：EB 病毒 5 000copies/mL，送检抗心磷脂抗体结果阳性。待患者血小板回升后，D5 予完善骨髓穿刺活检术，D7 回报未见异常。D6 复检 EB 病毒结果：EB 病毒 6 660copies/mL。D7 复查胸片，提示双肺渗出较前减少（图 23-9）。患者氧合改善，D7 改用高流量氧疗仪治疗，D10 改鼻导管吸氧。

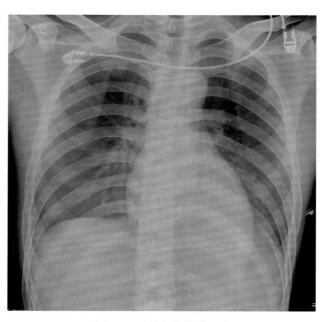

图 23-9　复查胸片（D7）

D1~D4 病原学及风湿免疫学检查结果见表 23-3，D1~D10 体温、白细胞、血小板、PCT、CRP 变化趋势见图 23-10~图 23-14，D1~D10 血气变化情况见表 23-4，PD4~D10 治疗方案见表 23-5，D4 ADAMTS13 检查结果见表 23-6，外周血流式细胞学结果见表 23-7。

表 23-3 病原学及风湿免疫学检查结果（D1~D4）

采样日期	标本类型	结果
D1	血培养	无菌生长
D1	中段尿	阴性
D1	真菌 G 试验	阴性
D2	EB 病毒检测	5 000copies/mL
D2	NS1、CMV 检测	阴性
D2	肥达外斐试验	阴性
D4	7 项呼吸道病毒	阴性

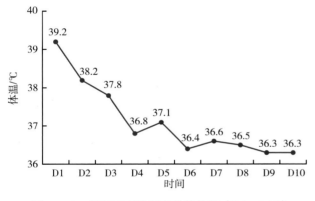

图 23-10 每日最高体温变化趋势图（D1~D10）

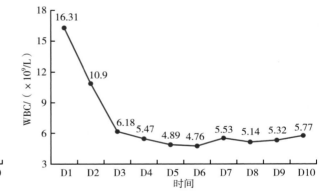

图 23-11 白细胞计数变化趋势图（D1~D10）

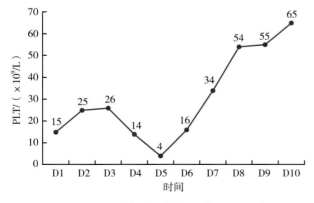

图 23-12 血小板变化趋势图（D1~D10）

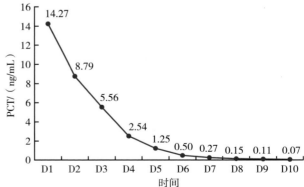

图 23-13 PCT 变化趋势图（D1~D10）

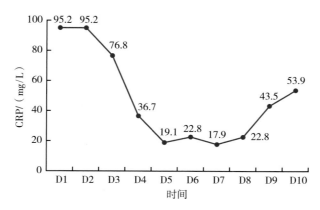

图 23-14 CRP 变化趋势图（D1~D10）

表 23-4 血气变化情况（D4~D7）

时间	pH	PO$_2$/mmHg	PCO$_2$/mmHg	氧合指数 /mmHg	Lac/（mmol/L）	氧浓度 /%	通气方法
D4	7.435	95	40.3	135	1.4	70	无创呼吸机
D5	7.433	83	43.1	166	1.9	50	无创呼吸机
D6	7.559	183	29.9	366	1.0	50	无创呼吸机
D7	7.518	184	30.3	459	0.5	40	无创呼吸机

表 23-5 治疗方案（PD4~D10）

PD4	PD2~D1	D2	D3	D4~D5	D6~D7	D8~D10
	甲泼尼龙 80mg q.d.			地塞米松 10mg q.d.	甲泼尼龙 40mg q.d.	甲泼尼龙 20mg q.d.
头孢克洛、头孢曲松钠	地奈德、奥洛他定、注射用五水头孢唑林钠、维生素 C	哌拉西林钠他唑巴坦钠 4.5g q.8h.、左氧氟沙星 500mg q.d.				

表 23-6 ADAMTS13 检查（D4）

项目名称	结果	单位	参考值
ADAMTS13 活性检测	29.5	%	70~120
ADAMTS13 抑制物滴度	0	BU	0~0.6

表 23-7 D4~D6 外周血流式细胞学结果

项目	D4	D6	参考值
CD3$^+$	53.59%	62.51%	58.40%~81.56%
CD19$^+$	40.02%	34.9%	6.48%~16.64%
CD3$^-$CD16$^+$CD56$^+$	6.29%	/	5.17%~24.65%
CD3$^+$CD4$^+$/CD3$^+$CD8$^+$	1.72%	1.98%	0.8%~2.6%
CD3$^+$CD4$^+$	60.56%	64.6%	40.05%~60.59%
CD3$^+$CD8$^+$	35.25%	32.67%	27.16%~44.52%
CD19$^+$CD5$^+$	31.62%	10.24%	14.00%~55.09%
CD19$^+$CD5$^-$	68.38%	89.76%	40.19%~84.86%

第三阶段小结（D4～D10）

D3 送检血清高通量病原学测序，D5 回报：人类 γ 疱疹病毒 4 型（EBV）检出序列数 19，D4 送检 EB 病毒检测结果：EB 病毒 5 000copies/mL，送检抗心磷脂抗体结果阳性，D6 复检 EB 病毒结果：EB 病毒 6 660copies/mL。经原抗感染方案、激素治疗、无创呼吸机辅助呼吸及对症支持治疗，患者病情好转，感染指标趋于正常，血小板逐步回升，胸片提示病灶较前有所吸收，骨髓穿刺活检回报未见异常。复查血气分析亦提示氧合情况良好，已改用鼻导管吸氧。

①目前患者病情已得到控制，但大家对相关致病病原体的意见出现分歧，一种认为是 EB 病毒感染，另一种则认为是 EB 病毒合并细菌感染，请问您支持哪一种观点，依据是什么？②抗心磷脂抗体综合征的诊断是否成立，若成立，是原发还是继发？

专家点评

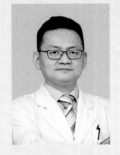

郭力恒　广东省中医院大德路总院重症医学科主任，博士研究生导师
美国马里兰大学医学中心访问学者
中国中西医结合学会重症医学专业委员会主任委员
中国医师协会中西医结合心脏介入专业委员会副主任委员
广东省中西医结合学会重症医学专业委员会主任委员
广东省病理生理学会危重病专业委员会副主任委员
广东省中西医结合学会心血管病康复专业委员会副主任委员

原发病倾向于细菌感染。患者起病血象高，中性粒细胞高，PCT 明显增高，影像符合左下肺肺炎，符合细菌感染的表现。另外，经过抗感染治疗后病情好转，也符合细菌感染的情况。

EB 病毒（EBV）为疱疹病毒科嗜淋巴细胞病毒属的成员，95% 以上的成人携带。在 D4 到 D6，EB 病毒拷贝持续偏高，而且还在继续升高，但病情处于好转的过程中，与单纯由 EB 病毒感染引起的病程不符合。EB 病毒可能是在细菌感染引起免疫力下降的基础上，导致的条件致病。

患者发热、器官功能障碍，特别是血小板的明显下降，具有抗心磷脂抗体综合征的部分特点。EB 病毒感染，本身也可以引起抗心磷脂抗体综合征。但相对欠缺的是，该综合征会有多发的栓塞或反复的血栓性疾病，患者这方面的表现不典型，也缺少 D-二聚体增高等相关的佐证。

不伴有其他疾病的抗磷脂综合征称为原发性抗磷脂综合征，在某种疾病基础上出现的称为继发性抗磷脂综合征。总体倾向于继发性抗心磷脂抗体综合征。

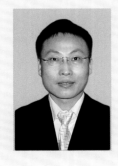

曾　军　广州市第一人民医院重症医学科主任
广东省医学会感染预防与控制分会副主任委员
广东省医学会重症医学分会常务委员
广东省医学会内科学分会常务委员
广东省药学会重症医学用药专业委员会副主任委员
广东省药学会呼吸用药专业委员会副主任委员
广东省医学教育协会重症医学专业委员会副主任委员

健康人群可携带 EB 病毒，在脓毒症、肿瘤等免疫功能低下时，EB 病毒可再活化。EB 病毒能导致传染性单核细胞增多症、噬血细胞综合征等，伴有多形性斑丘疹、肝脾及淋巴结肿大，外周血异型淋巴细胞增多，骨髓象可见噬血细胞，但本患者皮疹性质不符、无肝脾肿大，无外周血及骨髓异常证据。尽管患者外周血 mNGS 检出 EB 病毒核酸序列，但该患者未接受针对性治疗，且病情好转，EB 病毒载量未减少，与 EB 病毒感染不符，不考虑 EB 病毒感染，可诊断为 EB 病毒血症，可能与脓毒症相关免疫功能低下 EB 病毒再激活有关。综上所述，该患者主要诊断为脓毒症合并多器官功能损害（脑、心、肺、肾）。

抗心磷脂抗体综合征好发于青年女性（平均好发年龄 30 岁，男女比例 1∶9），诊断需有两个或以上临床表现（复发性自发性流产、静脉血栓、动脉闭塞、下肢溃疡、网状青斑、溶血性贫血、血小板减少）加高水平抗体阳性（>5SD）。单纯抗心磷脂抗体阳性可见于感染性疾病、免疫性疾病、恶性肿瘤等，该病例提供的临床资料不考虑抗心磷脂抗体综合征，可继续完善相关检查并进行随访。

四、病例追踪与预后

患者于 D10 转回普通病房继续治疗，未再发热，继续原抗感染方案"哌拉西林钠他唑巴坦钠 4.5g q.8h.+ 左氧氟沙星 500mg q.d." 及甲泼尼龙 20mg q.d. 激素治疗。D12 复查血清标本 EBV-DNA 载量，结果显示：<500copies/mL，D13 复查抗心磷脂抗体阴性（表 23-8），D6 外周血流式细胞学结果显示：淋巴细胞 CD19$^+$ 较 D4 结果明显降低（表 23-9），提示 EB 病毒感染好转。D15 复查胸部 CT（图 23-16）与 D4（图 23-15）对比，考虑双肺下叶少许炎症，原双肺病灶明显吸收；左侧胸腔少量积液，较前明显减少；原右侧胸腔积液已基本吸收，原心包少量积液基本吸收。于 D18 痊愈带药出院。

患者出院后回顾性追踪 D3 采集的血清标本，送检 EB 病毒壳抗原 IgG 抗体和 IgM 抗体，结果示 IgG 抗体阳性，IgM 抗体阴性，佐证了患者 EB 病毒感染的诊断。出院后随访 1 年余，患者无不适。D414 天特意邀请患者返院复查血清 EBV-DNA 载量，检测结果正常，同时复查外周血淋巴细胞 CD19$^+$ 亦恢复正常，EB 病毒壳抗原 IgG 抗体和 EB 病毒核抗原 1 IgG 抗体仍为阳性，提示 EB 病毒感染后抗体持续携带状态。

表 23-8　D3～D414 EB 病毒及抗心磷脂抗体检测汇总

采样日期	标本类型	培养结果
D3	血清 mNGS	EBV（序列数 19）
D3	血清 EB 抗原抗体（回顾性）	EB 病毒壳抗原 IgG 抗体（＋） EB 病毒壳抗原 IgM 抗体（－）
D4	EB 病毒检测	5 000copies/mL
D4	抗心磷脂抗体	阳性
D6	EB 病毒检测	6 660copies/mL
D12	EB 病毒检测	<500
D13	抗心磷脂抗体	阴性
D414	EB 病毒检测	<500

续表

采样日期	标本类型	培养结果
D414	血清 EB 病毒抗原抗体	EB 病毒壳抗原 IgG 抗体（+） EB 病毒早期抗原 IgG 抗体（-） EB 病毒核抗原 1 IgG 抗体（+） EB 病毒壳抗原 IgM 抗体（-）

表 23-9　D4～D6～D414 外周血流式细胞学结果

项目	D4	D6	D414	参考值
$CD3^+$	53.59%	62.51%	71.84%	58.40%～81.56%
$CD19^+$	40.02%	34.9%	12.74%	6.48%～16.64%
$CD3^-CD16^+CD56^+$	6.29%	/	11.85%	5.17%～24.65%
$CD3^+CD4^+/CD3^+CD8^+$	1.72%	1.98%	1.36%	0.8%～2.6%
$CD3^+CD4^+$	60.56%	64.6%	54.03%	40.05%～60.59%
$CD3^+CD8^+$	35.25%	32.67%	39.76%	27.16%～44.52%
$CD19^+CD5^+$	31.62%	10.24%	54.04%	14.00%～55.09%
$CD19^+CD5^-$	68.38%	89.76%	45.96%	40.19%～84.86%

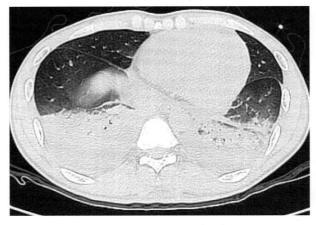

图 23-15　胸部 CT（D4）

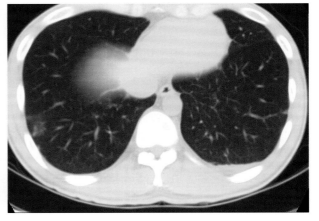

图 23-16　胸部 CT（D15）

学习心得

　　EB 病毒（Epstein-Barr virus，EBV）属于疱疹病毒 γ 亚科，外层有囊膜，囊膜内是核衣壳，它是 20 面体，有 160 个壳粒，最内层为大分子的双链 DNA，人感染 EBV 后常建立终身潜伏感染，EBV 是一种重要的肿瘤相关病毒，与鼻咽癌、淋巴瘤、胃癌、移植后淋巴增殖症等多种肿瘤的发生密切相关。Epstein 和 Barr 于 1964 年从非洲儿童恶性淋巴瘤伯基特淋巴瘤（Burkitt's lymphoma）细胞培养中最早发现，主要侵犯 B 细胞，一般认为 EBV 通过相关病毒蛋白吸附于 B 细胞表面，感染并转化 B 细胞，引起细胞毒性 T 淋巴细胞的免疫应答，过度免疫是临床发病的主要原因。

急性 EBV 感染常表现为传染性单核细胞增多症和噬血细胞淋巴组织细胞异常增生症，该患者存在淋巴细胞异常增殖、中性粒细胞总数和淋巴细胞总数均增高，血小板、红细胞下降，但无单核细胞增多临床表现。国内外文献中均有报道 EBV 导致呼吸系统感染性疾病，临床症状以发热、皮疹、肌肉酸痛、呼吸困难为主要表现，与该患者临床症状基本相符。EBV 感染的体征为咽扁桃体炎、肝、脾、淋巴结肿大、皮疹、神经系统症状、心肺肾肝血液等多器官系统受累，该患者脾肿大，皮疹，合并嗜睡、神情恍惚等神经系统改变，检查结果提示心、肺、肾、肝、凝血系统受累，多数体征是符合 EBV 感染的。通常认为病毒感染时，PCT 一般<0.5ng/mL，但本病例发病之初 PCT 就高达 14.27ng/mL，同时白细胞也升高（WBC 19.5×10^9/L），与既往认识的病毒感染不相符。另外，病毒感染性肺炎主要为肺间质性病变，该病例的影像学表现为双肺渗出性病变，并有重力分布趋向，更可能是脓毒症肺损伤的表现，不能归因于典型的 EBV 肺炎。在病原检查中，从 D4 到 D6，EB 病毒拷贝持续升高（5 000~6 660copies/mL），与患者肺部影像学改变一致；病情好转的过程中，D12 时 EB 病毒定量恢复正常（<500copies/mL），复查胸部 CT 病灶明显吸收，皮疹也随之消失（图 23-17）。血清中 EBV-DNA 载量动态变化与 EBV 感染后脓毒症引起的肺损伤的病程相符。

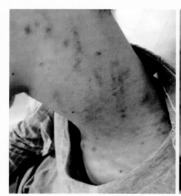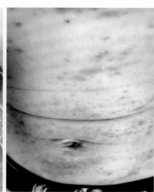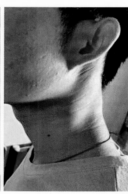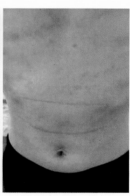

皮肤皮疹（D1）　　　　　　　　　　　　　皮肤皮疹（D12）

图 23-17　D1 和 D12 皮肤皮疹情况对比

实验室抗体检查中，EBV 特异性抗体谱编码多种结构抗原，如病毒衣壳抗原（VcA）、早期抗原（EA）、核抗原（EBNA）、膜抗原（MA）、核心抗原（NA）等。VcA-IgM 感染早期即可出现；VcA-IgG 感染早期亦可出现，并可持续终生；EA-IgA 感染急性期可出现，3~5 周高峰后逐渐消失；NA-IgG 出现于发病后 4~6 周，阳性的效价亦较低，但可持续终生，如发现该抗体，则提示感染实际早已存在。该患者 D3 血清标本 VcA-IgG 阳性，VcA-IgM 阴性提示患者存在 EB 病毒感染（表 23-10），可惜没有对该患者 VcA-IgG 抗体的亲和力进行检测，如亲和力低，提示急性感染，如亲和力高，提示既往感染，如 NA-IgG 阴性同时 VcA-IgG 抗体低亲和力，则提示患者为原发性 EBV 感染。

综合患者临床症状和体征、血 mNGS、血清 EBV-DNA 载量和外周血流式细胞学结果的动态变化，且疾病病程呈自限性趋势，激素治疗效果较好，考虑 EB 病毒感染所致脓毒症休克的诊断成立。此病例提示，白细胞和 PCT 等感染指标的显著升高不一定是细菌感染所致，亦可能是病毒感染引起的炎症风暴，这一现象的解释有待我们积累更多的临床病例来验证。由于既往对病毒所致脓毒症的病原体检测技术的局限性，可能有相当部分病毒引起的脓毒症被漏诊、误诊，随着检测技术特别是 mNGS 的推广应用，有望提高此类感染性疾病病原体诊断的准确性。

表 23-10　免疫功能正常患者 EBV 抗体特点

抗 EBV 抗体			临床意义
VcA-IgM	VcA-IgG	EBNA-IgG	
−	−	−	无免疫反应
+	−	−	急性感染或非特异性反应
+	+	−	急性感染
−	+	+	既往感染
−	+	−	急性感染或既往感染
+	+	+	原发感染晚期或再激活
−	−	+	既往感染或非特异性反应

（李怿辰　丁洪光）

特别鸣谢

广东省中医院	奚小土
梅州市人民医院	张彦峰
汕头大学医学院第二附属医院	戴建伟
广东省人民医院	温妙云
广东省第二人民医院	唐柚青
四川大学华西医院	曹　钰
广东省中医院	郭力恒
广州市第一人民医院	曾　军

病例 24　意外之"喜"

患者男性，34 岁，因"右手拇指不自主抖动 1 天，突发抽搐伴呕吐 5 分钟"于 2016 年 4 月 5 日（D1）收入我院急诊抢救室。

一、病史特点

1. 青年男性，急性病程，既往体健，否认慢性病、传染病史，诉毛桃过敏，无吸毒史。2 个月前双下肢及背部出现斑丘疹，自行应用氯雷他定、卤米松乳膏治疗。

2. 患者 1 天前（4p.m.）无明显诱因出现右手拇指持续不自主抖动，牵连示指抖动，余手指无异常，无发热，无头晕、头痛，无恶心、呕吐，无意识障碍，无其他不自主抖动，未予诊治。今日上午来我院急诊就诊，于急诊大厅突然出现全身肢体抽搐，双上肢屈曲，牙关紧闭，伴意识障碍、小便失禁，舌咬伤，伴恶心、喷射性呕吐一次，呕吐物为大量胃内容物，伴口唇发绀，立即送入急诊抢救室，予气管插管，呼吸机辅助通气治疗，并给予地西泮静推、咪达唑仑及吗啡镇静治疗，患者抽搐症状缓解。患者近期无发热、咳嗽、咳痰等表现，大小便无异常。

3. 体格检查　T 37℃（腋温），BP 161/104mmHg，HR 138 次/min，R 25 次/min。发育正常，营养良好，镇静状态，查体欠合作。双瞳孔等大等圆，直径 3mm。全身皮温不高，右前壁及胸前区两处文身，后背、双下肢散在红色斑丘疹（图 24-1），全身浅表淋巴结无肿大。心、肺、腹部查体无异常。四肢频繁屈曲。双下肢无水肿，颈软无抵抗，四肢肌力及张力正常，病理征阴性（－）。

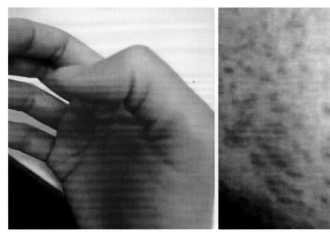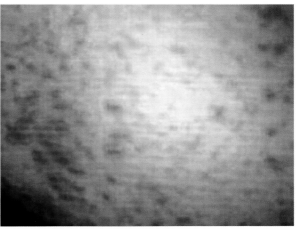

图 24-1　体格检查

4. 动脉血气分析（入抢救室）　pH 7.08，PCO_2 42mmHg，PO_2 144mmHg，SaO_2 98%，Lac >15mmol/L，BE –17.5mmol/L，HCO_3^- 12.5mmol/L。

二、初步诊断

抽搐原因待查。

三、诊治经过

入院 1～2 天：入抢救室后患者躁动，立即请神经内科会诊，并予地西泮静推；行头颅 CT 检查示颅内结构未见明显异常（图 24-2）；但仍有躁动，并呕吐大量血性胃内容物，行气管插管呼吸机辅助呼吸，予咪达唑仑、吗啡镇静，甘露醇及甘油果糖降低颅压、碳酸氢钠纠酸、奥美拉唑抑酸及对症支持治疗，完善血常规、生化、凝血、乙肝、丙肝、艾滋、梅毒、胸片、心电图等检查（图 24-3、图 24-4），结果回报：

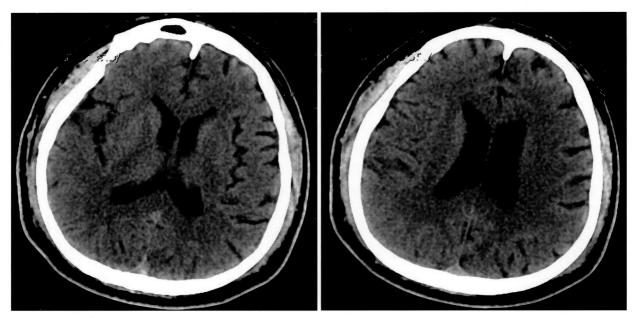

图 24-2　头颅 CT 未见明显异常（D1）

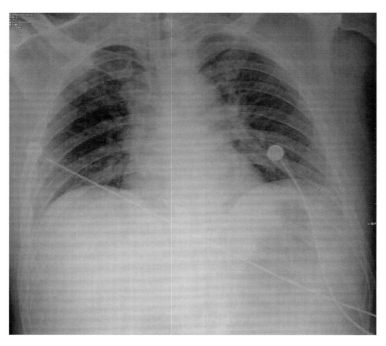

图 24-3　胸片提示双肺纹理增粗（D1）

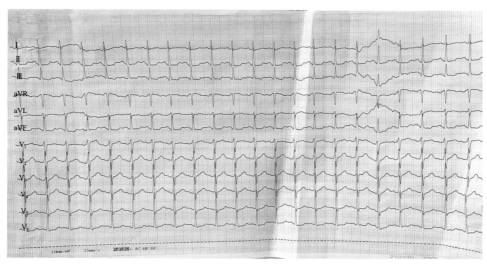

图 24-4　心电图提示窦性心动过速（D1）

血常规：WBC $16.93 \times 10^9/L$；NEUT% 78.4%；Hb 141g/L；PLT $261 \times 10^9/L$。

生化：ALT 22U/L；AST 20U/L；ALB 52g/L；BUN 6.95mmol/L；Scr 81.2μmol/L；乳酸 16.5mmol/L；K^+ 4.3mmol/L；Na^+ 142mmol/L；Cl^- 104mmol/L。

凝血及心肌梗死指标未见异常。

梅毒螺旋体抗体 37.29 S/CO，乙肝、丙肝、HIV 阴性。

因患者化验结果显示梅毒阳性，结合其皮疹病史，进一步追问病史，家属诉患者半年前曾查出梅毒阳性，未诊治，1 周前于北京地坛医院查梅毒血清滴度 1：64 阳性，并追诉 2 年前曾有冶游史，故进一步完善梅毒血清滴度检查。神经内科会诊考虑脑炎不能除外，完善自身免疫相关检查，并向患者家属交代病情、征求同意后进一步完善腰椎穿刺检查。结果见表 24-1 ~ 表 24-3。

表 24-1　梅毒血清滴度试验结果

检验项目	英文名称	结果	参考值
RPR 滴度 1：1	RPR	阳性（+）	阴性
RPR 滴度 1：2	RPR	阳性（+）	阴性
RPR 滴度 1：4	RPR	阳性（+）	阴性
RPR 滴度 1：8	RPR	阳性（+）	阴性
RPR 滴度 1：16	RPR	阳性（+）	阴性
RPR 滴度 1：32	RPR	阴性（−）	阴性
RPR 滴度＞1：32	RPR	阴性（−）	阴性

表 24-2　抗核抗体谱结果

检验项目	英文名称	结果	参考值
抗核抗体谱			
抗核抗体	ANA	阴性	<1：40
抗 Sm 抗体	Sm	阴性	阴性
抗中心粒细胞抗体	Centriole	阴性	阴性

续表

检验项目	英文名称	结果	参考值
抗 SSA 抗体	SSA	阴性	阴性
抗 Ro-52 抗体	Ro-52	阴性	阴性
抗 SSB 抗体	SSB	阴性	阴性
抗 RNP 抗体	RNP	阴性	阴性
抗 Jo-1 抗体	Jo-1	阴性	阴性
抗 Scl-70 抗体	Scl-70	阴性	阴性
抗着丝点抗体	CENP-B	阴性	阴性
线粒体抗体 IgG	AMA-M2	阴性	阴性
抗组蛋白抗体	Histone	阴性	阴性
增殖细胞核抗原抗体	PCNA	阴性	阴性
抗核糖体 P 蛋白抗体	Rib P	阴性	阴性
抗 PM-Scl 抗体	PM-Scl	阴性	阴性
抗心磷脂抗体 IgG	ACL	阴性	<10
抗 β_2 糖蛋白抗体	β_2GP1	阴性	<24
抗中性粒细胞胞质抗体	ANCA	阴性	阴性
抗髓过氧化物酶抗体	MPO	阴性	<20
抗丝氨酸蛋白酶 3 抗体	PR3	阴性	<20
抗角蛋白抗体	AKA	阴性	阴性

表 24-3　肌炎抗体谱结果

检验项目	英文名称	结果	参考值
肌炎抗体谱			
抗 Mi-2α 抗体	Mi-2α	阴性	阴性
抗 Mi-2β 抗体	Mi-2β	阴性	阴性
抗转录中介因子 1-γ 抗体	TIF1γ	阴性	阴性
抗黑色素瘤分化相关基因抗体	MDA5	阴性	阴性
抗核基质蛋白 2 抗体	NXP2	阴性	阴性
抗小泛素样修饰活化酶 1 抗体	SAE1	阴性	阴性
抗 Ku 抗体	Ku	阴性	阴性
抗 PM-Scl 100 抗体	PM-Scl 100	阴性	阴性
抗 PM-Scl 75 抗体	PM-Scl 75	阴性	阴性
抗组氨酰-tRNA 合成酶抗体	Jo-1	阴性	阴性
抗信号识别颗粒抗体	SRP	阴性	阴性
抗苏氨酰-tRNA 合成酶抗体	PL-7	阴性	阴性
抗丙氨酰-tRNA 合成酶抗体	PL-12	阴性	阴性
抗甘氨酰-tRNA 合成酶抗体	EJ	阴性	阴性
抗异亮氨酰-tRNA 合成酶抗体	OJ	阴性	阴性

脑脊液压力 260mmH₂O（正常：80～180mmH₂O）；普通细菌涂片、浓缩查结核杆菌及新型隐球菌检查阴性；脑脊液常规及生化检查结果如表 24-4。

表 24-4 脑脊液常规及生化检查结果

检验项目	英文名称	结果	单位	参考值
外观		无色透明		无色透明
蛋白		阳性（+）		阴性
细胞总数		40	mm³	
白细胞数		2～3	mm³	
单核		-	%	
多核		-	%	
间皮细胞		-	%	
糖	GLU	4.10	mmol/L	2.24～4.2
氯	CL	131	mmol/L	110～130
蛋白定量	micTP	0.369	g/L	0.05～0.45

患者病重，经镇静及对症支持治疗，入抢救室 6 小时后患者血气分析提示乳酸降至正常水平，患者生命体征平稳，为进一步明确抽搐原因于入院第 2 天收入 EICU 继续治疗。

第一阶段小结

患者为青年男性，既往有梅毒、皮疹病史，主因"右手拇指不自主抖动 1 天，突发抽搐伴呕吐 5 分钟"收入我院急诊抢救室，紧急行气管插管并镇静治疗，初步的化验结果提示梅毒检查阳性，脑脊液压力升高，细胞数不多，蛋白定量及葡萄糖在正常范围。

请问：①该患者诊断考虑哪些可能？②尚需完善哪些检查以明确？

专家点评

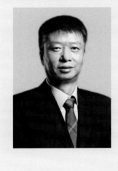

彭 鹏　新疆医科大学第一附属医院急救创伤中心主任，博士研究生导师
中华医学会急诊医学分会常务委员
中国医师协会急诊医师分会常务委员
中华医学会新疆急诊医学分会主任委员
中华医学会急诊医学分会急性卒中学组组长
海峡两岸医药卫生交流协会急诊医学分会副会长

该患者诊断考虑 Ⅱ 期梅毒，神经梅毒（脑脊膜型或脑膜血管型梅毒），继发性癫痫，代谢性酸中毒。诊断依据：①病史：2 年前冶游史，半年前曾查出梅毒阳性，未诊治；1 周前于北京地坛医院查梅毒血清滴度 1∶64（冶游病史）。②临床表现及辅助检查：全身散在红色斑丘疹。四肢频繁屈曲，意识障碍伴癫痫样抽搐。血气示 pH 7.08，WBC 16.93×10^9/L，Lac＞15mmol/L；梅

毒螺旋体抗体 37.29 S/CO；脑脊液压力高（梅毒抗体阳性、脑脊液异常）。

螺旋体检查：病损分泌物做涂片，在暗视野显微镜下见到可活动的梅毒螺旋体即可确诊。血清学检查：螺旋体试验和非螺旋体试验，螺旋体试验抗体滴度与疗效无关，临床实验室将其作为梅毒初筛试验。非螺旋体试验抗体滴度与梅毒活动相关，可以用于疗效评价。

脑脊液检查：脑脊液细胞计数、蛋白测定和脑脊液性病研究实验室试验（VDRL）。超声、影像学等检查：颅多普勒超声、颅脑 MRI、脑电图等。

2015 美国 CDC 指南对于神经梅毒的诊断：①血清学检查阳性；②神经系统症状及体征；③脑脊液检查异常（脑脊液细胞计数或蛋白测定异常，加上脑脊液 VDRL 阳性）。脑脊液 VDRL 诊断神经梅毒的特异度高，但灵敏度低。如果患者有神经系统症状及体征，脑脊液 VDRL 阳性，在排除血液污染后，可诊断神经梅毒。脑脊液 VDRL 阴性，临床上出现神经梅毒的症状和体征，血清学检查阳性时，如果脑脊液细胞计数或蛋白测定异常，考虑诊断神经梅毒。也可以考虑行脑脊液 FTA-ABS，与脑脊液 VDRL 相比，脑脊液 FTA-AB 阴性，尤其对于神经系统表现没有特异性的患者，不应考虑神经梅毒。对于合并 HIV 感染的患者，脑脊液细胞计数会偏高（白细胞>5/mm³），为提高诊断准确性，这类患者脑脊液细胞计数异常的标准应提高为白细胞>20/mm³。

神经梅毒是由梅毒螺旋体侵犯中枢神经系统所引起的慢性系统感染性疾病，以往认为神经梅毒为晚期梅毒的表现，现在认为梅毒感染各期均可出现中枢神经系统改变，并非晚期梅毒才可发生神经系统受累。

根据病史、临床表现及辅助检查等考虑Ⅱ期梅毒，神经梅毒（脑脊膜型或脑膜血管型梅毒）。

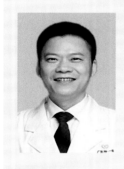

梁子敬　广州医科大学附属第一医院原党委副书记兼纪委书记，博士研究生导师
广州医科大学附属第一医院急诊科及全科医学科学科带头人
广东省全科医学领军人才
中华医学会灾难医学分会委员
中华医学会急诊医学分会中毒学组委员
广东省中西医结合学会蛇伤急救专业委员会主任委员
广东省医学会应急（灾难）医学分会副主任委员
广东省医师协会急诊医学分会副主任委员

患者抽搐、呕吐，有颅内高压表现，但头颅 CT 未发现明显异常，脑脊液压力高，但实验室检查未见明显异常。看到病史提供有梅毒阳性的检查，查阅文献，个人认为在排除其他颅内占位性病变和感染性疾病后，要高度考虑以癫痫为表现的神经梅毒。按照《2015 年美国疾病控制中心性传播疾病诊断和治疗指南》，神经梅毒的诊断（具体诊断标准见上），该患者考虑诊断神经梅毒。可以考虑行脑脊液 FTA-ABS。其他检查方面，建议头颅 MRI 和脑电图检查。同时，先按指南的神经梅毒诊断性治疗，观察效果。至于皮疹，也符合Ⅱ期梅毒的临床表现。

入院 3~4 天：转入 EICU 后 T 37.5℃（腋温），BP 106/64mmHg，HR 129 次/min，R 15 次/min，镇静状态；颈软无抵抗；皮疹同前，心肺腹查体未见明显异常。双下肢不肿，巴氏征阴性。治疗方面：持续气管插管呼吸机辅助呼吸，并逐步降低镇静力度，结合患者梅毒诊断明确，神经梅毒不能除外，加用头孢曲松钠、奥硝唑及更昔洛韦抗病毒治疗，并应用甲泼尼龙 500mg q.d.×3d 冲击治疗；奥美拉唑抑酸、甘露醇降低颅压及对症支持治疗。开始抗生素治疗后第 2 天患者出现发热，予对症处理后降至正常。

降低镇静力度后患者神志逐渐转清，且未再出现抽搐，但右手拇指仍有抖动，于入院第 4 天脱机拔管成功。患者拔管后生命体征维持平稳，未再抽搐，但右手拇指仍有抖动，故于入院第 5 天转入神经内科普通病房继续治疗，住院期间相关检查结果见图 24-5。

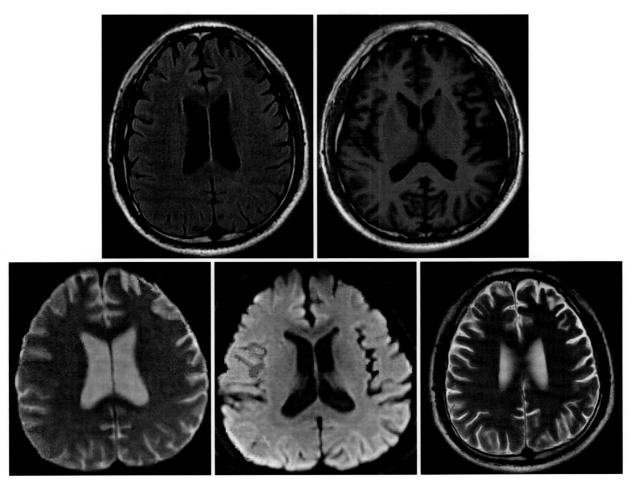

图 24-5 头颅 MRI 检查（D5）

D9 头颅 MRI 平扫：①轻度脑萎缩，脑实质内未见明显异常信号。②双侧上颌窦、筛窦、蝶窦炎；右侧上颌窦黏膜下囊肿。③双侧乳突炎。颅脑 MRI 增强示：脑萎缩，脑实质内未见明显异常强化。

（血）降钙素原、G 试验、GM 试验、T 细胞亚群、肿瘤标志物正常。

（血）呼吸道感染病原体 IgM 九联检：嗜肺军团菌、肺炎支原体、Q 热立克次体、肺炎衣原体、腺病毒、呼吸道合胞病毒、甲型流感病毒、乙型流感病毒、副流感病毒Ⅰ、Ⅱ、Ⅲ型均阴性。

（痰）抗酸杆菌涂片及染色未见病原体。

（血清）梅毒相关：高效价血清 VDRL 反应阳性；密螺旋体荧光抗体吸附试验（FTA-ABS）阳性；梅毒螺旋体凝集试验（TPHA）阳性。

外院检查结果回报：

（血、尿）中国人民解放军第三〇七医院毒物分析可以检测到少量地西泮、咪达唑仑。

（脑脊液和血）副肿瘤综合征：Amphiphysin、CV2、PNMA2（Ma2/Ta）、Ri、Yo、Hu均阴性。抗水通道蛋白抗体（AQP4-Ab）、抗水通道蛋白抗体（NMO-IgG）阴性。

（脑脊液）自身免疫性脑炎抗体：谷氨酸受体（AMPA1型/转染细胞）阳性（++）；谷氨酰受体抗体（anti-NMDAR）、电压门控性钾离子通道（VDKC）、接触蛋白相关蛋白2（CASPR2）、富亮氨酸胶质瘤失活蛋白1（LGI1）、γ氨基丁酸B受体（GABAB）均阴性。

（血清）自身免疫性脑炎抗体：上述所列均阴性。

（脑脊液）寡克隆区带（OCB）阳性。

（血）寡克隆区带（OCB）阴性。

（脑脊液）弓形体抗体、风疹病毒抗体、巨细胞病毒抗体、EB病毒抗体、单纯疱疹病毒抗体、抗麻疹病毒抗体IgM均阴性。

（脑脊液）脑脊液病理未见肿瘤细胞。

（脑脊液）梅毒甲苯胺红不加热血清试验阳性反应（1∶4）。

（脑脊液）梅毒血清特异性抗体测定（明胶颗粒凝集法）阳性反应。

入院第5~15天：患者生命体征平稳，均未再出现抽搐症状，右手拇指不自主抽动表现同前，患者拒绝复查腰椎穿刺，要求返家自行至外院进一步诊治，予办理出院。

第二阶段小结

结合目前化验检查结果，梅毒诊断可以明确，脑脊液中监测到梅毒（+），神经梅毒可以诊断，尽管抽搐缓解，但右手拇指仍有抖动，该症状与神经梅毒相关吗？新型边缘型脑炎即自身免疫性脑炎以癫痫大发作为首发症状，且患者脑脊液中谷氨酸受体（AMPA1型/转染细胞）阳性（++），患者是否尚存在自身免疫性脑炎的可能性呢？

专家点评

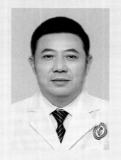

黄　亮　南昌大学第一附属医院急诊科首席专家，博士研究生导师
中华医学会急诊医学分会第六、七、八、九届委员
中国医师协会急诊医师分会常务委员
中国急诊专科医联体副主席
江西省急诊质控中心主任
江西省医学会急诊医学分会第五、六、七届主任委员

该患者癫痫发作，脑脊液细胞数增多，糖、氯、蛋白正常，头颅MRI未见实质性病灶，脑脊液AMPA1阳性，血液AMPA1阴性，脑脊液寡克隆区带阳性，予以激素甲泼尼龙500mg及抗病毒、抗感染等治疗，患者于入院第4天镇静力度降低后神志清楚，并拔管，生命体征平稳，整个过程可以用自身免疫脑炎解释；AMAP受体有两种亚基：GluR1（AMPA1）和GluR2（AMPA2），文献报道以AMPA2多见，但AMPA1和AMPA2的临床表现无差异。受体主要存在于脑脊液中，血液中也可见。临床表现的异质性强。起病症状可表现为单纯的遗忘综合征、癫痫，意识错乱，暴发性脑炎。主要表现为认知功能障碍（顺事记忆障碍、执行功能障碍、意识错

乱)、癫痫、精神症状、睡眠障碍、小脑症状、发热等。脑脊液出现细胞数增多，寡克隆区带阳性，头颅 MRI 可以正常，也可以表现颞叶内侧面高信号、弥漫性高信号、海马硬化。脑电图示正常、弥漫性漫波、局灶性漫波、局灶性尖波。本例患者的免疫调节治疗力度不够，而且症状改善所需时间太快，这点不支持自身免疫性脑炎。

神经梅毒可分为早期神经梅毒和晚期神经梅毒，前者包括无症状神经梅毒、脑脊膜梅毒和脑脊膜血管梅毒，后者包括麻痹性痴呆和脊髓痨。脑脊膜梅毒常发生在感染后的第 2 年，表现为头痛、意识错乱、反胃、呕吐和颈僵硬，若伴发眼梅毒，可出现视觉清晰度下降，颅神经病变时出现相应的体征。脑脊膜血管梅毒是梅毒螺旋体引起的脑或脊髓的急性局灶性损害，表现为短暂性脑缺血发作，患者出现偏瘫、偏身感觉障碍、中枢性面舌瘫，病理征阳性等体征。该患者出现癫痫、恶心、呕吐，脑脊液压力升高，可以用脑脊膜梅毒解释，但患者颈软不支持。

对于右手拇指仍有抖动，可为脑实质受累表现，除非梅毒血管受累刚好支配大拇指处，但一般为缺损症状，非刺激性症状，所以不好用脑膜、血管梅毒解释。

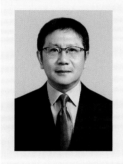

郭 伟　首都医科大学附属北京中医医院副院长
首都医科大学急诊医学系副主任
中华医学会急诊医学分会卒中学组副组长
中国老年医学学会急诊医学分会会长
北京医学会急诊医学分会副主任委员
北京中医药学会急诊专业委员会副主任委员

该病例根据既往冶游史、梅毒病史、临床表现、查体发现以及化验检查可以明确诊断为梅毒性脑膜炎，而且给予驱梅治疗及对症生命支持治疗后获得了较好的临床效果。该病例诊断和治疗比较及时，充分显示了医生较广的临床思路、丰富的临床经验以及高超的抢救技术。

该患者脑脊液中谷氨酸受体阳性（++），提示有免疫性脑炎的可能。自身免疫性脑炎往往在病发前会伴随一些其他疾病，比如呼吸道感染、水痘或麻疹等。主要表现为多发性和混合性临床表现，不仅仅是一种表现，并且这些表现往往先在身体一侧出现，然后再延伸到全身。其中，癫痫起病是比较常见的一种基本类型。确诊该疾病需要满足以下条件：①证实存在某种抗体；②与病情演变相关；③免疫治疗取得成功。目前病历资料不能满足以上全部条件，抗体和疾病演变的关系并不明确；仅仅 3 天甲泼尼龙的免疫治疗，也难以评估该治疗与预后之间的关系。因此，自身免疫性脑炎的诊断难以成立。

学习心得

本例患者为青年男性，急性起病，以肢体不自主运动为首发症状，继之出现癫痫和呼吸衰竭就诊，完善相关检查显示：脑脊液压力偏高，梅毒血清特异性抗体测定（明胶颗粒凝集法）阳性反应；脑脊液中谷氨酸受体（AMPA1 型/转染细胞）阳性（++）。经过头孢曲松、糖皮质激素等集束化治疗，病情基本缓解。

通过两轮专家点评，患者诊断脉络日渐清晰，主要考虑：神经梅毒；抗谷氨酸受体抗体脑炎。笔者认为，根据《2015 年美国疾病控制中心性传播疾病诊断和治疗指南》神经梅毒的诊断标准，神经梅毒的诊断成立。如何解释 AMPA1 型/转染细胞阳性（++）？分析原因：①神经梅毒，激活了边缘叶的自身免疫系统，诱发癫痫发作；②合并存在抗谷氨酸受体抗体脑炎。要加以区别还有待于进一步的随访复查。

总之，通过各位专家的点拨，受益匪浅，确实感觉"学海无边，高手在急诊"。

（张国强　钟文宏）

特别鸣谢

新疆医科大学第一附属医院　　　　　　彭　鹏

广州医科大学附属第一医院　　　　　　梁子敬

南昌大学第一附属医院　　　　　　　　黄　亮

首都医科大学附属北京中医医院　　　　郭　伟

病例 25 悬崖勒"马"

患者张××，男性，59岁，因"咳嗽、咳痰3个月余"入院。

一、病史特点

1. 中年男性，急性病程。既往有痛风病史6个月余；血吸虫病史30余年。

2. 3个月前无明显诱因出现剧烈咳嗽，伴咳痰，痰色白，量少，伴胸闷气促，无畏寒发热，无胸痛咯血，无头晕乏力等不适。当时至当地医院查胸部CT发现"肺部阴影"，给予抗感染治疗，咳嗽、咳痰较前缓解。2个月前感觉头部胀痛，剧烈难忍，持续未缓解，自服"草药"治疗，诉可缓解症状。1个月前右侧头部触及一肿块，大小约3cm×3cm，边界不清，触痛不明显。现患者仍有咳嗽、咳痰，夜间较剧，活动后感胸闷气促，可平卧，声音嘶哑，头痛较前未见明显缓解，头部肿块无明显变化，今为求进一步诊治，来我院就诊，拟"肺部阴影待查"收住入院。

3. 入院查体 T 38.4℃，BP 113/76mmHg，P 93次/min，R 21次/min。神清，精神可，浅表淋巴结未及肿大，皮肤巩膜无黄染、皮疹和破溃。双肺呼吸音粗，未闻及干湿啰音。右侧头部可触及一约3cm×3cm肿块，边界不清，活动度差，无触痛及波动感。心律齐，各瓣膜区未闻及病理性杂音。腹平软，全腹无压痛、反跳痛，肝脾肋下未及，移动性浊音阴性，双下肢无水肿，神经系统检查阴性。

4. 辅助检查

（1）血常规：WBC 27.9×10⁹/L；Hb 122g/L；PLT 243×10⁹/L；NEUT% 87.3%。

（2）生化：ALB 28g/L；CRP 184.9mg/L；PCT 0.611ng/mL；血沉 78mm/h。肝肾功能正常。

（3）凝血指标：PT 14.6s；APTT 38.5s；D-二聚体 2 380ng/mL。

二、初步诊断

1. 肺部阴影待查：感染？肿瘤？结核？
2. 头部肿物性质待查。
3. 痛风。
4. 血吸虫病。

三、诊治经过

入院后，完善血培养、痰培养、结核菌涂片、风湿免疫指标、肿瘤标志物、免疫功能指标、胸部CT、头颅MRI、气管镜检查、肺穿刺等，治疗上予哌拉西林钠他唑巴坦钠 3.375g 静脉滴注 q.8h. 抗感染，辅以化痰、雾化、抑酸及补液等对症治疗。

辅助检查结果见图 25-1～图 25-5。

（1）风湿免疫指标：MPO-ANCA 195.1AAU/mL；补体C4 470mg/L；κ轻链 6.75g/L；λ轻链 3.77g/L。

（2）NK细胞、T细胞检测：淋巴细胞百分比 CD45⁺ 4.05%；辅助/诱导T细胞 CD3⁺CD4⁺ 25.35%；CD4/CD8 比值 0.64。

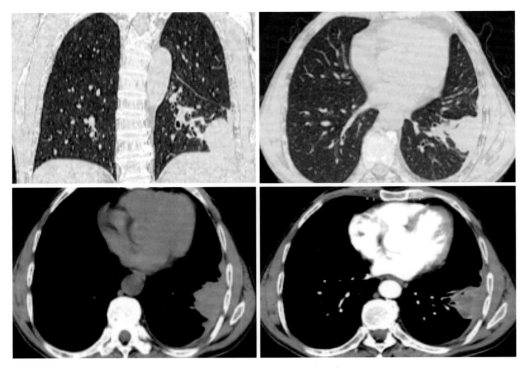

图 25-1 肺部增强 CT（D2）
提示：左肺下叶团片状高密度影，增强后强化，纵隔淋巴结肿大伴坏死，炎症考虑，结核待排

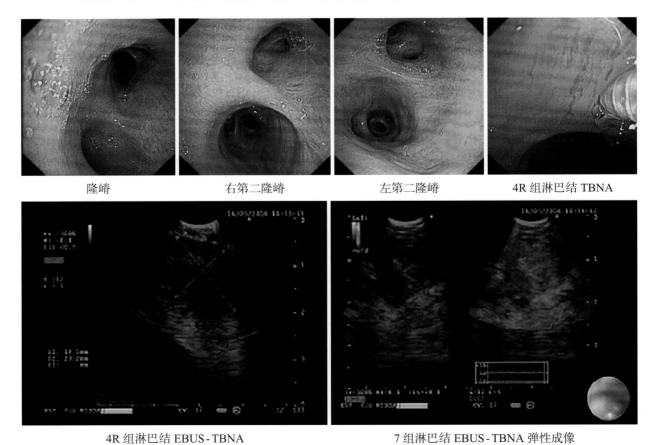

| 隆嵴 | 右第二隆嵴 | 左第二隆嵴 | 4R 组淋巴结 TBNA |

4R 组淋巴结 EBUS-TBNA   7 组淋巴结 EBUS-TBNA 弹性成像

图 25-2 支气管镜检查（D3）
提示：未见明显异常；超声支气管镜示 4R、4L 和 7 组淋巴结低回声团块影，TBNA，EBUS-TBNA

（3）肿瘤标志物全套正常，HIV、丙肝、梅毒、乙肝抗体均阴性。

（4）血培养、结核菌涂片2次、TSPOT、隐球菌抗原、G、GM试验均阴性。

（5）头颅MRI（入院D2）：右侧顶部头皮下及板障区肿胀信号改变，弥散受限。

（6）心超：①主动脉瓣少量反流；②左心室舒张功能减低。

（7）肝胆脾胰B超：血吸虫性肝病，门静脉增宽，脾肿大，胆囊、胰腺未见明显异常。

（8）头颅CT（入院D2）：右侧额骨骨质吸收破坏伴软组织影，提示恶性肿瘤病变。

（9）D3完善支气管镜检查，常规病理提示炎性坏死渗出组织，未见肿瘤；活检细胞学提示支气管上皮细胞及炎症细胞；肺穿刺活检提示肺组织急慢性炎症（图25-2～图25-5）。

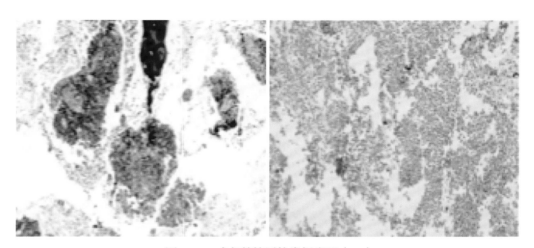

图25-3　支气管镜活检常规病理（D3）
提示：炎性坏死渗出组织，未见肿瘤

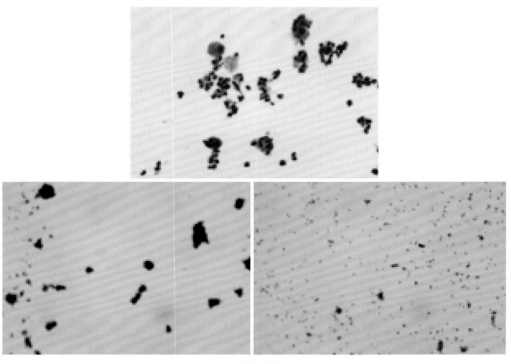

图25-4　支气管镜活检细胞学（D3）
提示：（淋巴结EBUS-TBNA液基）见支气管上皮细胞及炎症细胞

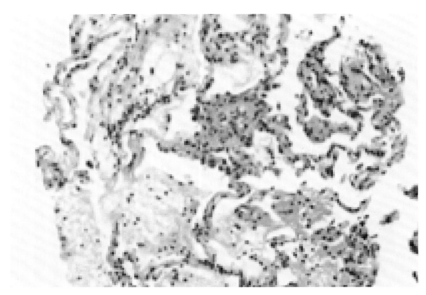

图 25-5　CT 引导下肺穿刺常规病理（D4）
提示：肺组织急慢性炎症

治疗 1 周，炎症指标仍进行性升高，持续高热，入院第 15 天复查肺部 CT（图 25-6）。

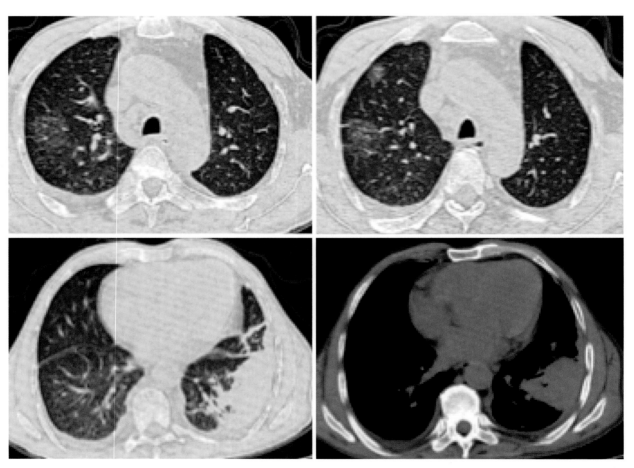

图 25-6　肺部 CT 平扫（D15）
提示：两肺炎症，较前进展

第一阶段小结

　　患者中年男性，既往有痛风和血吸虫病史，因"咳嗽、咳痰 3 个月余"入院，入院后有持续发热。查体：右侧头部可触及一约 3cm × 3cm 肿块，边界不清，活动度差，无触痛及波动感。血液生化示炎症指标明显升高，结核菌涂片、G、GM 试验均阴性，微生物培养结果阴性，病理结果提示炎症。肺部增强 CT 示左肺下叶团片状高密度影，炎症考虑，结核？头颅 MRI/CT 提示头颅右侧额骨骨质吸收破坏，需考虑恶性肿瘤。起病至今神志清，鼻导管吸氧，氧合情况可，之后病情进行性加重，体温持续升高，肺部渗出进展明显。

　　患者目前诊断未明，美罗培南联合利奈唑胺片抗感染治疗已 1 周，病情仍进行性加重，影像学提示肺部渗出明显，请您在现有资料的基础上，就诊断方面给出一些指导性意见，特别是接下来该完善什么检查？应对策略如何？

专家点评

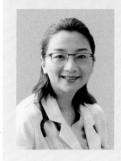

黄　曼　浙江大学医学院附属第二医院党委委员，综合 ICU 主任，博士研究生导师

肺移植科常务副主任（主持工作），党总支书记、党支部书记

中国医师协会重症医学浙江省分会常务委员兼秘书

中国女医师协会重症医学专业委员会副主任委员

中国医师协会体外生命支持专业委员会常务委员

中国人体器官分配与共享计算机系统科学委员会委员

浙江省神经科学学会神经重症专业委员会主任委员

　　诊断：结合病史和临床表现，感染需要首先考虑，患者无长期住院史，感染考虑社区获得性，因此除了常见细菌外，还要考虑非典型病原体可能，患者发病已 3 个月余，经常规抗菌治疗，病情无改善，还需考虑真菌、结核及其他少见病原体。头部肿物性质可做活检，常规病理可明确。检查：继续留取血培养、痰培养，监测炎症指标，排查结核、肿瘤，头部肿物性质可取病理活检，可完善 ECT，了解全身其他骨骼破坏变化，必要时完善骨穿检查。请呼吸科、感染科、血液科会诊，协助诊治。

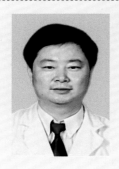

刘继云　广州市第一人民医院原重症医学科主任

广东省医院协会医院重症医学管理专业委员会第一、二届副主任委员

广州市医师协会危重症医学医师分会主任委员

　　本病例的诊治较为疑难，患者中年男性，有慢性疾病史，此次发病主要是咳嗽、咳痰、气促等呼吸道症状伴发热、剧烈头痛，第一阶段检查提示患者免疫力低下，左肺外带有一占位性病变，肺组织及纵隔淋巴结活检结果再结合生化检查均提示病灶为炎症病灶。但第一阶段广谱抗生

素美罗培南加利奈唑胺片治疗无效，且肺部炎症加重，那么哪一种病菌是罪魁祸首，既累及肺部又累及中枢神经系统？

如果作者能提供颅骨 MRI、CT 图像就更为方便了。关于诊断的问题，是肿瘤？自身免疫性疾病？结核？寄生虫病？其他感染性疾病？建议结合"一元论"原理并逐一排除：

1. 结核病　骨结核多发生于关节、脊柱，极少发生在额骨，"TSPOT 阴性"不支持该诊断。可作额骨活检以排除，或作 PET-CT 检查以寻找其他病灶。

2. 韦格纳肉芽肿病　可以有感染表现、肺部病变、C4 下降，但无口腔黏膜溃疡、血尿等相关表现或证据，该病可能性很小，可作额骨活检，以作进一步诊断。

3. 多发性骨髓瘤（MM）　可能性较大，MM 患者可有感染、CD4/CD8 比例下降、κ 轻链及 λ 轻链升高、骨肿块，可作尿本周蛋白测定、血清蛋白电泳、额骨活检，以明确诊断。

4. 隐球菌感染的可能性也大　建议加做以下检查：眼底检查看有无视乳头水肿，腰椎穿刺检查测脑脊液压力，脑脊液墨汁染色，隐球菌乳胶凝集试验检测脑脊液，脑脊液常规、生化检查，脑脊液细菌培养。做支气管肺泡灌洗液查隐球菌荚膜多糖抗原及细菌培养，并可以再次左下肺病灶穿刺，做病理检测及细菌学检查，还可以查血培养，一定能找到致病菌。鉴于美罗培南联合利奈唑胺片抗感染治疗已 1 周，感染控制欠佳，如果没有新的诊断，需注意真菌感染，加用抗真菌药物（如卡泊芬净、两性霉素 B 或氟康唑等）。

请多学科会诊，完善骨穿检查，留取血培养、痰培养、头部肿物穿刺液培养（图 25-7），完善头颅增强 MRI：右侧额顶部局部骨质破坏，骨转移不能除外。入院第 15 天头部肿物穿刺液培养回报真菌生长，改予亚胺培南西司他丁钠 0.5g 静脉滴注 q.6h. 联合伏立康唑首剂 400mg 静脉滴注 q.12h.，后 200mg q.12h. 抗感染治疗，入院第 19 天患者出现呼吸急促，氧合下降，改面罩吸氧，仍无明显改善，予气管插管，呼吸机辅助通气，加甲泼尼龙 40mg 静脉注射 q.12h. 对症治疗，同时完善肺动脉 CTA（图 25-8）。D1～D20 体温、白细胞、CRP、PCT 变化趋势见图 25-9～图 25-12。抗生素方案见表 25-1。

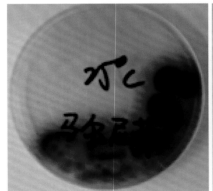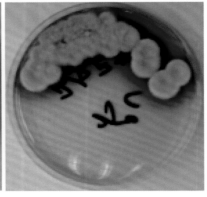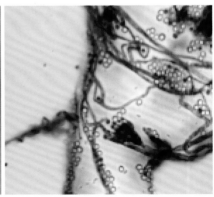

图 25-7　骨髓培养、痰培养、头部穿刺液培养均提示：马尔尼菲青霉（D18）

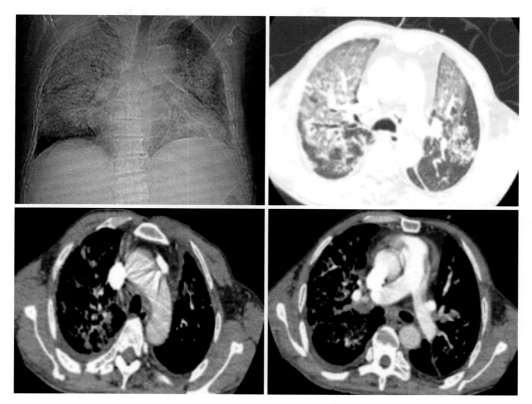

图 25-8　肺动脉造影（D19）
提示：肺动脉 CTA 未见异常，两肺炎症明显进展

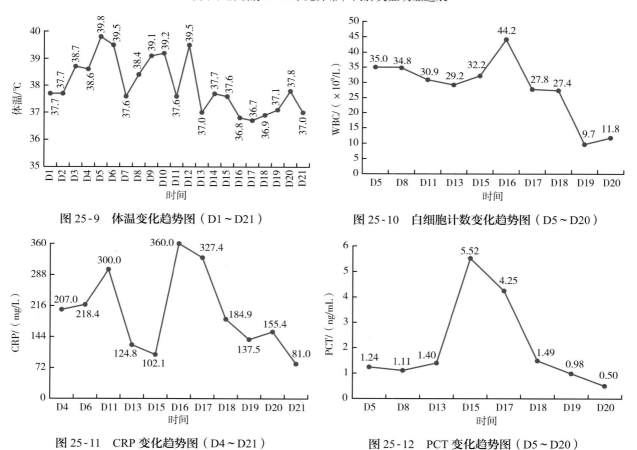

图 25-9　体温变化趋势图（D1～D21）

图 25-10　白细胞计数变化趋势图（D5～D20）

图 25-11　CRP 变化趋势图（D4～D21）

图 25-12　PCT 变化趋势图（D5～D20）

表 25-1 抗生素方案（D4~D20）

D4~D6	D6~D10	D10~D14	D14~D15	D16~D20
哌拉西林钠他唑巴坦钠	美罗培南			伏立康唑
		利奈唑胺		亚胺培南西司他丁钠

第二阶段小结

经多科会诊，进一步完善骨穿、血、痰及头部肿物穿刺液培养等检查，其中头颈部肿物穿刺液培养回报有真菌生长，但加用伏立康唑治疗后各种感染指标恶化，病情进一步加重，并要气管插管机械通气治疗。结合目前资料，真菌感染是否为真正的元凶？抗感染方案是否需要更改？

专家点评

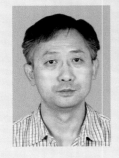

邢 锐　广东省第二人民医院急危重症医学部主任兼重症医学科主任
中国医学救援协会重症医学分会副会长
广东省医院协会医院重症医学管理专业委员会副主任委员
广东省临床医学学会临床重症医学专业委员会副主任委员
广东省医学会重症医学分会常务委员
广州市医师协会急危重症医学医师分会副主任委员
广东省肝脏病学会重症医学专业委员会副主任委员

该患者可诊断为马尔尼菲青霉感染。理由如下：患者呈明显的免疫抑制状态，有感染表现和感染部位（肺、头、骨骼、血液），PCT 不明显升高，还有影像学支持，且多部位培养（骨髓培养、痰培养、头部穿刺液）均提示为真菌感染；所以诊断马尔尼菲青霉感染成立。

目前的抗感染方案可能是有效的，表现为体温和 CRP 下降，但需要结合药物敏感试验及疗效观察，再决定是否调整抗感染方案。

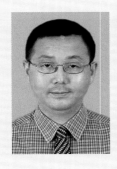

陈纯波　深圳市人民医院副院长，博士研究生导师
中华医学会灾难医学分会第四届委员会委员
中国病理生理学会危重病医学专业委员会第六届委员会委员
广东省医学会应急（灾难）医学分会第二届委员会副主任委员
广东省医师协会重症医学医师分会第三届委员会委员
Journal of Translational Internal Medicine（IF：4.9）编委会副主编
《广东医学》编辑委员会委员

该例患者在本应无菌的头颈部肿物穿刺液培养后发现真菌感染的微生物学证据（马尔尼菲青霉）；影像学提示右侧额顶部局部骨质破坏（考虑为真菌侵入性感染导致的组织破坏），故深部组织真菌感染明确，高度怀疑肺部受累，其他可能部位还需注意排除血流及其他内脏器官。

临床上致病性念珠菌、致病性曲霉、致病性隐球菌相对多见，双相真菌、致病性接合菌亦偶有所见。双相真菌是指在人体和 37℃ 条件下产生酵母相，而在 27℃ 条件下产生菌丝相的一类真菌，为原发性病原真菌，包括本病例所见的马尔尼菲青霉。马尔尼菲青霉主要由呼吸道感染，但绝大多数感染者无症状，为自限性疾病，少数患者可发展为严重的系统性损害。综上所述，考虑马尔尼菲青霉为致病菌。

抗菌治疗效果不佳，应考虑：①抗生素未覆盖致病菌，在该病例需重点排除结核及其他混合感染；②病原菌耐药，在该病例需重视马尔尼菲青霉是否耐伏立康唑（约 5% 耐药）；③宿主免疫力低下，患者 CD4/CD8 比值低，需重点排除 AIDS、TB 及恶性肿瘤等。根据以上情况进行相应处理。

入院第 18 天送检的骨髓培养、痰培养、头部穿刺液培养结果回报提示马尔尼菲青霉，抗感染方案继续同前，治疗 1 周后，体温较前下降，波动在 37～38℃，炎症指标进行性下降，氧合情况可，复查胸片，肺部渗出较前吸收，予脱机拔管，转入呼吸内科病房。治疗上改予头孢哌酮钠舒巴坦钠 2g 静脉滴注 q.6h. 联合伏立康唑片 200mg 口服 q.12h. 抗感染治疗，患者体温正常，复查炎症指标明显下降，胸部 CT 较前明显好转，于第 36 天好转出院。CT 及其他相关检查结果见图 25-13～图 25-18。抗生素方案见表 25-2。

D23　　　　　　　　　　　　　　　　　D26

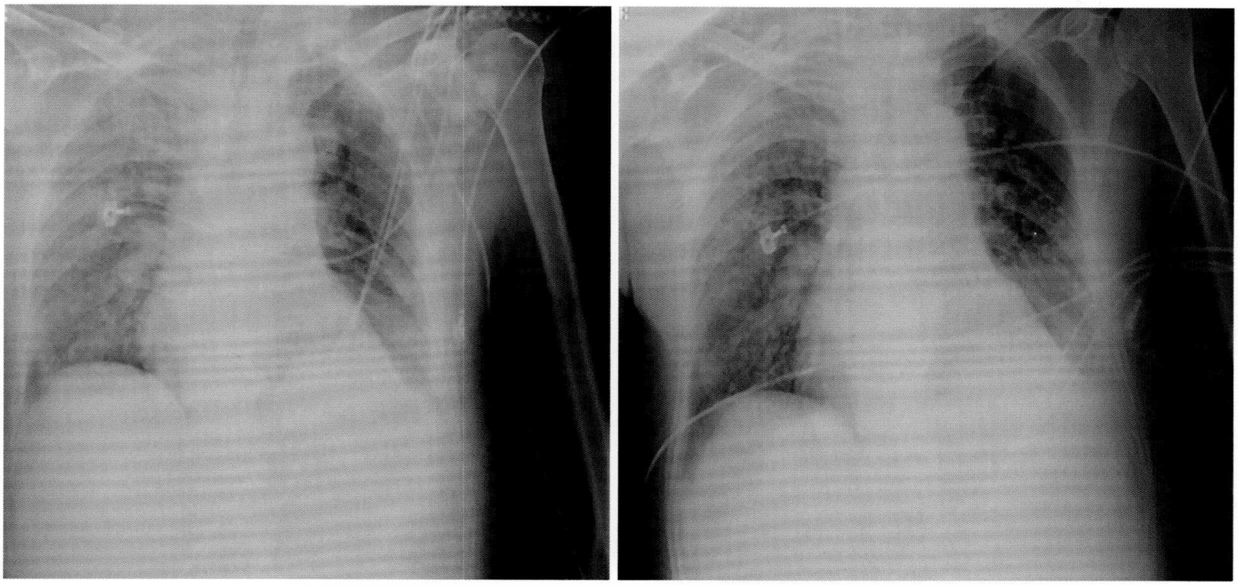

图 25-13　胸片（D23 和 D26）
提示：两肺渗出，D26 较 D23 好转

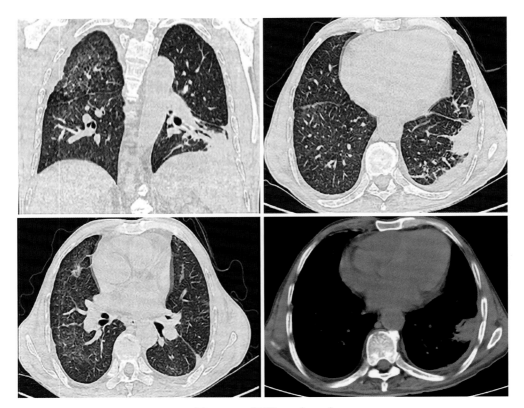

图 25-14 肺部 CT（D32）
提示：两肺真菌感染治疗后，较前吸收好转

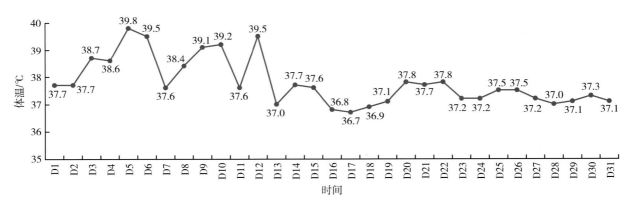

图 25-15 体温变化趋势图（D1～D31）

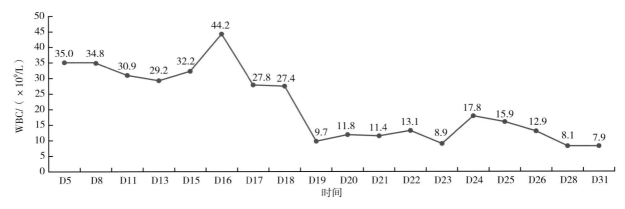

图 25-16 白细胞计数变化趋势图（D5～D31）

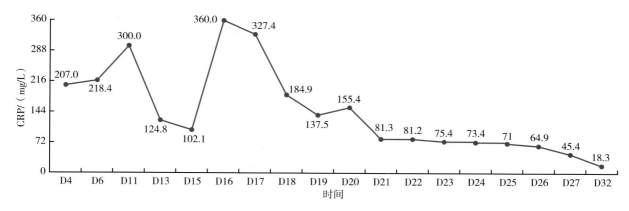

图 25-17　CRP 变化趋势图（D4～D32）

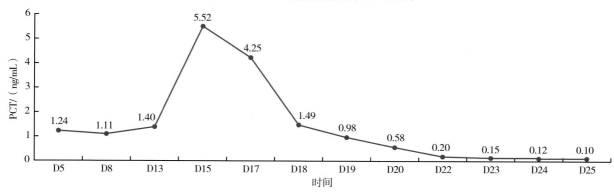

图 25-18　PCT 变化趋势图（D5～D25）

表 25-2　抗生素方案（D4～D32）

D4～D6	D6～D10	D10～D14	D14～D16	D16～D23	D23～D31	D31～D32
哌拉西林钠他唑巴坦钠	美罗培南		伏立康唑		伏立康唑	伏立康唑
		利奈唑胺		亚胺培南西司他丁钠	头孢哌酮/舒巴坦	

四、出院诊断

1. 马尔尼菲青霉病。
2. 痛风。
3. 血吸虫病。

第三阶段小结

回顾整个诊疗过程，亦非十全十美，请您对马尔尼菲青霉病的早期诊断、鉴别诊断和抗真菌治疗，给我们提出一些宝贵的批评与指导意见，以便我们今后对此类病例的诊疗能做得更好。

专家点评

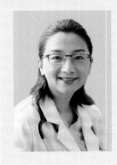

黄　曼　浙江大学医学院附属第二医院党委委员，综合 ICU 主任，博士研究生导师
肺移植科常务副主任（主持工作），党总支书记、党支部书记
中国医师协会重症医学浙江省分会常务委员兼秘书
中国女医师协会重症医学专业委员会副主任委员
中国医师协会体外生命支持专业委员会常务委员
中国人体器官分配与共享计算机系统科学委员会委员
浙江省神经科学学会神经重症专业委员会主任委员

　　根据临床表现，肺部及其头颅影像学结果，骨髓培养、痰培养、头部穿刺液培养，患者马尔尼菲青霉病诊断明确，患者无免疫缺陷的基础疾病，且伴发溶骨性改变，考虑局限型马尔尼菲青霉病。该病好发于温暖湿润的季节和地区，我国南方是好发区域，常继发于免疫缺陷患者（如HIV 感染），临床表现可累及全身各系统，近年来，随着艾滋病的发病率升高，该病也呈升高趋势。因此，提高对该病的认识和诊治过程，至关重要。

　　鉴别诊断：需与肺结核、淋巴结结核、肺脓肿、肿瘤、淋巴瘤、组织胞浆菌病、其他真菌性感染相鉴别。

　　目前国内外公认对该病有效的抗真菌药物包括：两性霉素 B、伊曲康唑、伏立康唑、氟康唑、5-氟胞嘧啶等。有学者认为，两性霉素 B 是治疗该病的首选，适合重症患者的首次治疗，但其毒副作用需考虑。伊曲康唑口服给药方便，不良反应少，适合长期维持治疗；氟康唑效果较差，复发率高。

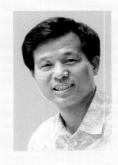

祝益民　湖南省卫生健康委员会党组副书记、副主任
湖南省人民医院原院长、博士研究生导师
湖南省医学会副会长
湖南省医学会儿科学专业委员会主任委员

　　患者中年男性，急性起病，病程长，以发热、咳嗽、咳痰起病，继而出现头部肿块，病程中出现肺、气道黏膜、纵隔淋巴结等多系统炎性坏死病变，经广谱抗生素治疗无效。既往有痛风病史 6 个月余，血吸虫病史 30 余年，由于患者 HIV（-），病原学检查均无阳性结果，鉴别诊断难度大。患者肿瘤、免疫相关指标无阳性结果，支气管镜活检常规病理提示：炎性坏死渗出组织，未见肿瘤，基本排除恶性肿瘤及免疫性疾病。结合病史、症状、体征及实验室、影像学检查结果考虑感染性病变，需考虑一些特殊病原体感染，在病程中应注意询问患者流行病史和接触史，尽早完善骨髓穿刺检查，留取血培养、痰培养、头部肿物穿刺液培养。

　　马尔尼菲青霉为深部条件致病菌，具有致病力强、隐袭性等特点，除免疫功能低下者容易感染外，免疫力正常的人群也可患病。从体内分离出马尔尼菲青霉是诊断马尔尼菲青霉病的"金标准"，真菌培养是确定病原菌最可靠的方法。当怀疑此菌感染时，应将血液、骨髓、皮肤、脓液、痰液等分别放在 25℃及 37℃真菌培养环境下培养，更易培养出典型致病菌以便甄别。

马尔尼菲青霉感染的临床表现无特征性，可引起肺部、肝脏、皮肤、软组织、关节、骨、血液、纵隔等多脏器损害。对于用结缔组织病及普通化脓性感染等无法解释的多系统损害、化脓性皮下包块及骨质破坏，应高度怀疑马尔尼菲青霉感染，并及早在细菌学专业人员的指导下进行病原学检查，以便及时诊断、治疗，从而降低病死率。

学习心得

马尔尼菲青霉病（Penicilliosis marneffei，PSM）是由马尔尼菲青霉（Penicillium marneffei，PM）感染的真菌病。PSM 的发病率与季节相关，主要流行于东南亚，多发生在免疫功能低下的患者，如艾滋病患者，近年来，非 HIV 感染 PSM 的病例也时有报道。PM 主要侵犯人体单核巨噬细胞系统，包括骨髓、肝、脾、肺、淋巴组织和肠道淋巴结等。临床表现多样，局限型 PSM 见于免疫功能正常的患者，病原菌仅局限在入侵部位，常伴有溶骨性病变。播散型 PSM 多见于 $CD4^+ < 50/\mu L$ 的患者，临床表现取决于 PM 侵犯的器官及程度。确诊方法依赖血、骨髓、痰液等培养和组织病理中找到 PM，PM 感染人体后，首先在骨髓中大量繁殖，只有部分释放入血，骨髓培养阳性率高于血培养。因此，怀疑该病时，早期做骨髓培养至关重要。在治疗上，早期足量抗真菌治疗能改善疾病的预后。目前尚无临床指南推荐，体外试验研究证实，伏立康唑 MIC 值最小，敏感性最高，伊曲康唑仅次于前者。临床报道，伏立康唑治疗 HIV 播散型 PSM 患者，有效率达 77.8%～88%。在药敏试验中，虽然两性霉素仅有中度抗菌活性，但是临床治疗疗效仍显著，尤其是严重患者的首次治疗。在最新版《热病：桑福德抗微生物治疗指南》上推荐首选治疗：两性霉素 B 0.5～1mg/（kg·d）×2 周，接着伊曲康唑 400mg/d×10 周，然后 200mg/d 口服；HIV 感染需要长期使用。近年来，体外研究证实，钙调磷酸酶抑制剂联合常规抗真菌药物（环孢霉素 A 分别与两性霉素 B、伊曲康唑、氟康唑）有协同作用，环孢霉素 A 联合治疗可能使 PSM 患者受益，但进一步的临床研究有待探索。

本例患者为中年男性，南方人，既往无免疫缺陷的基础疾病，以呼吸道症状起病，合并颅骨骨质破坏，经过广谱抗生素经验性治疗无效，结合以上临床表现和抗生素治疗结果，我们需考虑真菌或其他病原体感染可能，临床表现符合局限型 PSM。我们通过各种手段积极寻找病原学依据，包括血培养、痰培养、头部肿物穿刺培养、支气管镜活检、骨髓穿刺等，终于在骨髓、痰液、头部肿物穿刺液中培养出真正的元凶 PM，立即予伏立康唑有效地抗真菌治疗后，患者临床表现、实验室检查和影像学表现明显好转，康复出院。

通过对本病例的回顾，让我们深刻认识到，对疾病的诊治，需要我们从临床表象中寻找疾病的本质和内在联系。要做到这一点，不但依赖我们平时扎实的临床基本功和发散的临床思维，也取决于我们对疾病本质的清晰剖析，不然只能一叶障目，不见泰山。

（葛赟　黄曼）

特别鸣谢

浙江大学医学院附属第二医院	黄　曼
广州市第一人民医院	刘继云
广东省第二人民医院	邢　锐
深圳市人民医院	陈纯波
湖南省卫生健康委员会	祝益民

病例 26　雪上霜

患者男性，50 岁，因"咳嗽、乏力 1 周，发热 2 天，气促 1 天"于 2022 年 1 月 30 日（D1）入院。

一、病史特点

1. 中年男性，急性病程。

2. 现病史　患者于 1 周前受凉后出现咳嗽，伴咽痛，鼻塞、流清涕、四肢乏力、肌肉酸痛、疲倦，无咳痰、发热、心悸、气促等。患者自购"感冒药"（具体不详）服用后症状无明显好转。3 天前患者咳嗽、乏力症状明显加重，遂至我院急诊，予奈诺沙星胶囊抗感染、苏黄止咳胶囊对症处理；2 天前下午患者出现发热，体温 39℃，伴明显全身乏力、肌痛，遂到我院发热门诊，胸部 CT 考虑肺部感染（以间质为主），排查新冠病毒感染（简称新冠）后，予左氧氟沙星静脉滴注抗感染治疗后症状稍好转。1 天前再次出现发热，症状大体同前，排查新冠后收入我院呼吸科。患者自起病以来，发热时呈嗜睡状，热退时神清，精神疲倦，睡眠一般，进食量少，大小便正常。

3. 既往史　1 个月前外院拟诊"类风湿性关节炎"，未予治疗。

4. 入院体检　T 39.5℃，HR 111 次/min，R 29 次/min，BP 124/98mmHg。患者清醒状态，鼻导管中流量吸氧，双肺呼吸音粗，双肺未闻及湿啰音；心脏各瓣膜听诊区未闻及杂音；腹软，腹部未触及包块。四肢肌力肌张力正常，病理征阴性。

5. 辅助检查

（1）PD2 辅助检查

血常规：WBC 2.91×10^9/L，NEUT 0.746，LYM 0.55×10^9/L，Hb 111g/L，PLT 138×10^9/L。

肝功能：总蛋白 78.1g/L，白蛋白 36.1g/L，总胆红素 11.1μmol/L，结合胆红素 2.3μmol/L，ALT 20U/L，AST 53U/L。

肾功能：BUN 4.39mmol/L，CREA 81.3μmol/L。

电解质：钾 3.94mmol/L，钠 133mmol/L，氯 102mmol/L，钙 2.25mmol/L。

（2）D1 辅助检查

血常规：WBC 2.24×10^9/L，NEUT 0.786，LYM 0.33×10^9/L，Hb 117g/L，PLT 131×10^9/L。

感染指标：PCT 0.31ng/mL。

血气分析：pH 7.435，PO_2 55.7mmHg，PCO_2 29.3mmHg，LAC 0.8mmol/L，碱剩余 –3.6mmol/L，实际碳酸氢盐 19.6mmol/L。

肝功能：总蛋白 73.9g/L，白蛋白 32.1g/L，总胆红素 10.6μmol/L，结合胆红素 4.1μmol/L，ALT 109U/L，AST 27U/L，胆碱酯酶 7 234U/L。

肾功能：BUN 6.28mmol/L，CREA 96.3μmol/L。

电解质：钾 3.95mmol/L，钠 132.8mmol/L，氯 105.1mmol/L，钙 2.18mmol/L。

凝血指标：INR 0.92，FIB 3.58g/L，PT 12.3s，APTT 43.9s，D-二聚体 1 620ng/mL。

其他：真菌-D-葡聚糖检测 10.0pg/mL。呼吸道七项病原体 RNA（–），抗肺炎支原体抗体（–），术前四项（–），CA125（–），CA19-9（–），CA72-4（–），AFP（–），非小细胞肺癌相关抗原 14.33ng/mL，神经特异性烯醇化酶 49.78ng/mL，CEA 27.06ng/mL。

胸部 CT（PD2）：考虑肺部感染（以间质为主），右肺尖肺大疱（图 26-1）。

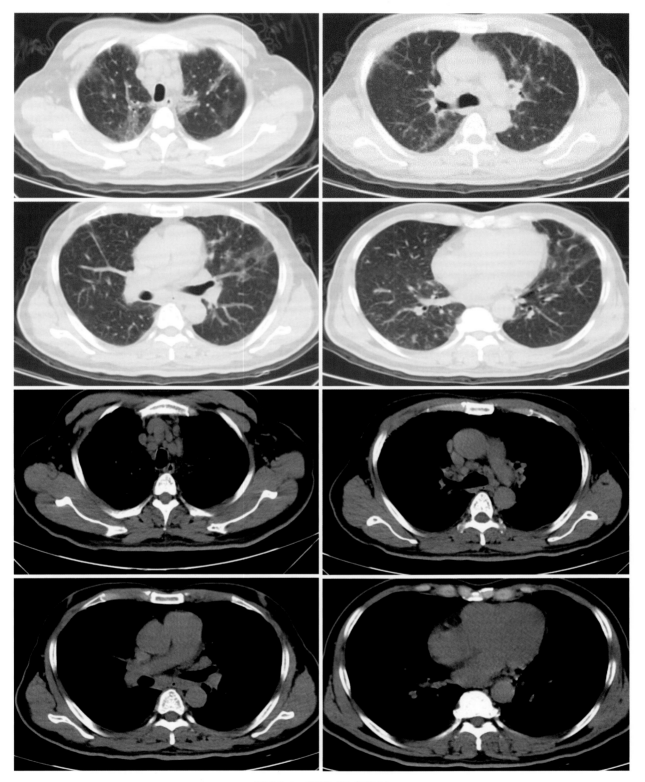

图 26-1　胸部 CT（PD2）

二、初步诊断

1. 肺炎。
2. 类风湿性关节炎待排。

三、诊疗经过

患者入院 D1 复查胸片（图 26-2），结合实验室检查，考虑重症社区获得性肺炎，不排除病毒感染，予以奥司他韦胶囊 150mg 口服 b.i.d.、莫西沙星 400mg 静脉滴注 q.d.、亚胺培南西司他丁钠 1g 静脉滴注 q.12h. 联合抗感染治疗。D1 行肺泡灌洗液 mNGS（DNA+RNA）检查，提示金黄色葡萄球菌（序列数 23），大肠埃希菌（序列数 1），人类疱疹病毒 1 型（序列数 5）。D2 患者气促加重，复查胸片提示肺部病变明显加重（图 26-2），动脉血气提示氧分压 53.2mmHg（吸氧浓度 65%）。D3 转入 ICU 进一步治疗。

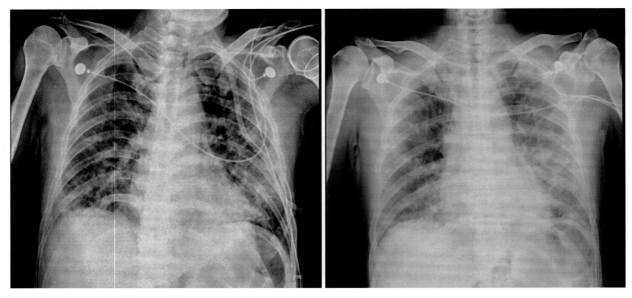

图 26-2　D1（左）及 D2（右）胸片

PD2 ~ D3 抗生素方案见表 26-1，PD2 ~ D3 病原学检测见表 26-2，PD2 ~ D3 血常规、体温、PCT、CRP、肝功能、D-二聚体变化趋势见图 26-3 ~ 图 26-14。

表 26-1　第一阶段抗生素方案（PD2 ~ D3）

PD2	PD1	D1	D2	D3
拉氧头孢 2g q.8h.		奥司他韦 150mg b.i.d.		
		莫西沙星 400mg q.d.		
		亚胺培南西司他丁钠 1g q.12h.		

表 26-2 病原学检测（D1）

病原体标本类型	BALF 培养	全血培养	BALF-mNGS（序列数）
细菌	（－）	（－）	金黄色葡萄球菌（23） 大肠埃希菌（1） 人类疱疹病毒 1 型（5）
真菌	（－）	（－）	
抗酸杆菌	（－）	（－）	

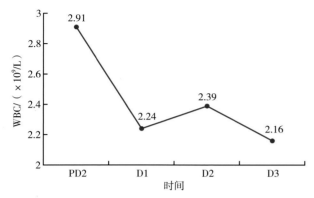

图 26-3 白细胞计数变化趋势图（PD2～D3）

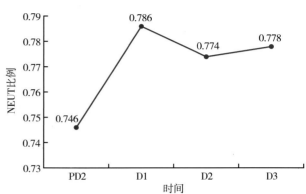

图 26-4 NEUT 比例变化趋势图（PD2～D3）

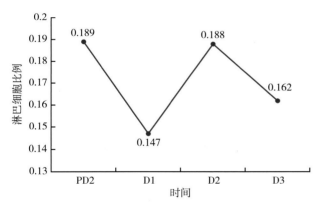

图 26-5 淋巴细胞比例变化趋势图（PD2～D3）

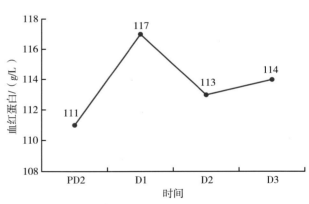

图 26-6 血红蛋白变化趋势图（PD2～D3）

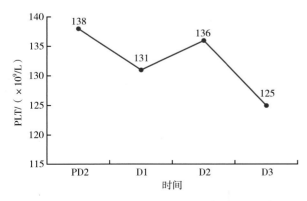

图 26-7 血小板计数变化趋势图（PD2～D3）

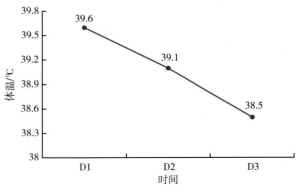

图 26-8 每天最高体温趋势图（D1～D3）

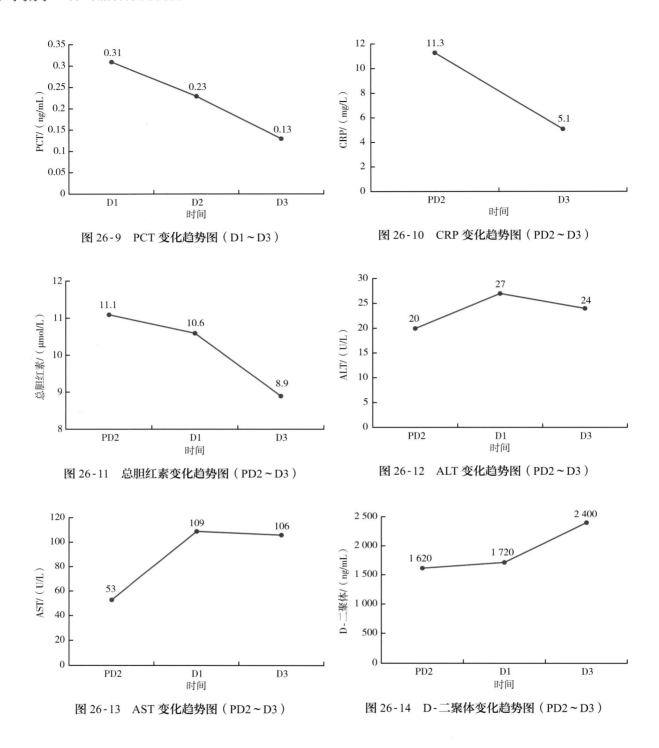

图 26-9　PCT 变化趋势图（D1～D3）

图 26-10　CRP 变化趋势图（PD2～D3）

图 26-11　总胆红素变化趋势图（PD2～D3）

图 26-12　ALT 变化趋势图（PD2～D3）

图 26-13　AST 变化趋势图（PD2～D3）

图 26-14　D-二聚体变化趋势图（PD2～D3）

第一阶段小结

患者中年男性，因"咳嗽、乏力1周，发热2天，气促1天"入院，入院前2天胸部CT提示肺部感染（以间质为主），入院后病情迅速进展至重症肺炎，呼吸衰竭。D1行肺泡灌洗液mNGS（DNA+RNA）检查，提示金黄色葡萄球菌（序列数23）、大肠埃希菌（序列数1）、人类疱疹病毒1型（序列数5）。但肺泡灌洗液涂片及培养未见细菌及真菌，血培养阴性；予奥司他韦、莫西沙星及亚胺培南西司他丁钠抗感染治疗仍持续高热，肺部影像学和氧合指数进一步恶化。

请问：①患者病情迅速进展，影像学进行性加重，考虑感染性疾病还是非感染性疾病？②如考虑患者为感染性疾病，肺部感染病原学考虑是什么？

专家点评

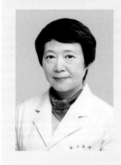

赵　敏　中国医科大学附属盛京医院原急诊科主任，博士研究生导师

中国急诊女医师分会副会长

中国研究型医院学会急救医学专业委员会副主任委员

全国医师定期考核急诊专业编委会副主任委员

中华医学会急诊医学分会常务委员

中国医师协会急诊医师分会常务委员

中华医学会辽宁省急诊分会第七届主任委员

患者于 PD7 因受凉后出现咳嗽，伴咽痛，鼻塞、流清涕、四肢乏力、肌肉酸痛、疲倦等症状，2 天前出现发热症状，CT 影像以间质为主，血常规白细胞计数减少，考虑病毒感染引起病毒性肺炎。

D1 血常规 WBC $2.24×10^9/L$、NEUT 0.786、LYM $0.33×10^9/L$，显示中性粒细胞减少和淋巴细胞减少，提示病毒感染导致患者存在免疫功能受损。中性粒细胞减少是发生肺部感染最常见的危险因素。病毒感染最常合并的细菌感染是肺炎链球菌和金黄色葡萄球菌。本例 D1 行肺泡灌洗液 mNGS（DNA+RNA）检查，提示金黄色葡萄球菌（序列数 23），虽然 D1 感染指标 PCT 0.31ng/mL＜0.5ng/mL，但是第二天患者气促加重，复查胸片肺部病变明显加重，病毒性肺炎继发金黄色葡萄球菌肺炎时，常合并 ARDS，病情迅速恶化，死亡率高。所以考虑本例病毒性肺炎继发金黄色葡萄球菌肺炎可能性大，继发细菌感染与前期病毒肺炎导致气道黏膜屏障受损有关。如果之后再复查 PCT，升高的可能性很大，但 G^+ 菌导致的 PCT 升高值不会太高。虽然免疫功能受损患者容易合并真菌感染，但真菌感染病程进展相对较慢，低氧血症发生率低，本例不太考虑真菌感染。

该患者的临床表现还需要排除急性间质性肺炎。急性间质性肺炎通常起病迅速，起病前的前驱症状期通常持续 7~14 天。最常见的起病症状和体征是发热、咳嗽和进行性重度呼吸急促，表现类似急性呼吸窘迫综合征，大部分在数天内需行气管插管和机械通气。患者还可能自诉肌痛、关节痛、畏寒和不适等前驱症状。急性间质性肺炎（AIP）通常发生于无肺病既往史的个体，需要询问患者职业及环境因素暴露史、明确有无药源性及辐射诱导的肺损伤，该患者没有职业暴露史、不良用药史和辐射暴露史。类风湿性关节炎的间质性肺疾病（类风湿肺）常为隐袭发生，症状包括劳力性呼吸困难和干咳，需要进一步检查抗核抗体（ANA）、类风湿因子和环瓜氨酸肽抗体等。这些疾病诊断的前提是需要排除感染性疾病。

回答：

1. 患者病情迅速进展，影像学进行性加重，考虑感染性疾病可能性大。

2. 肺部感染病原学考虑原发性病毒肺炎合并继发性金黄色葡萄球菌感染。

治疗应在原方案抗炎的基础上，加用万古霉素。同时完善抗核抗体（ANA）、类风湿因子和环瓜氨酸肽抗体等检查，如果结果阳性，需要使用激素。

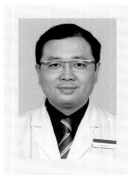

吴智鑫　佛山市中医院重症医学科副主任 / 神经重症监护病房副主任
佛山市中医院卒中中心 / 胸痛中心医疗副总监 / 创伤中心副秘书长
广州中医药大学副教授 / 硕士研究生导师
美国亚利桑那大学访问学者
中国医师协会急诊医师分会心肺复苏学组委员
中国中西医结合学会急救医学专业委员会青年委员
广东省基层医药学会重症医学专业委员会常务委员

患者中年男性，既往病史，特别是"类风湿性关节炎"病史和相关临床表现、工作和居住环境、家族史要再进一步明确；白细胞和淋巴细胞总数降低，免疫功能低下，需进一步完善 T 淋巴细胞亚群检测，完善 ANA 和 ENA 抗体谱、血管炎抗体谱、狼疮抗凝物质、磷脂抗体、补体和免疫球蛋白水平检测；非小细胞肺癌相关抗原、神经特异性烯醇化酶和 CEA 水平明显升高，需要进一步排除肿瘤；病情迅速进展，影像学进行性加重，不排除因风湿免疫系统受累，导致全身多脏器出现损伤，继发感染可能；存在肺部感染，还需进一步完善结核、军团菌、支原体、衣原体、曲霉菌等相关检测。参考 mNGS 结果，建议调整抗生素覆盖阳性球菌。

患者转入 ICU 后予无创呼吸机辅助通气治疗，复查动脉血气：pH 7.428、PO_2 178mmHg、PCO_2 30.3mmHg、LAC 1.8mmol/L、碱剩余 8.7mmol/L、实际碳酸氢盐 32.3mmol/L、FiO_2 80%、氧合指数 222mmHg；继续予莫西沙星 400mg q.d.、亚胺培南西司他丁钠 1g q.12h. 抗感染治疗。D4 行静脉血 mNGS（DNA+RNA），提示未发现病原体。D5 查风湿免疫：抗 ds-DNA 抗体定量 44.2IU/mL，细胞质荧光滴度 1∶80，类风湿因子 45.4IU/mL，抗心磷脂抗体 IgM 46.7MPL/mL，抗 $β_2$-糖蛋白 1 抗体-IgM 31.4RU/mL。D6 予甲泼尼龙 40mg 静脉滴注 q.d. 治疗。D7 患者在无创呼吸机辅助通气下（FiO_2 100%）仍呼吸急促，达 32 次/min，予气管插管行有创呼吸机辅助通气治疗；气管插管后行纤维支气管镜检查示左右支气管及各段支气管通畅，内见少量透明黏稠痰。D7 行肺动脉 CTA 及全腹 CT 平扫，对比 PD1 CT，双肺间质病变合并实变，病变较前明显增多、进展。纵隔多发稍大淋巴结。肺动脉未见明确异常。全腹未见异常（图 26-15）。D7 考虑患者三系减少，不排除病毒感染，且患者 D1 行肺泡灌洗液 mNGS 提示疱疹病毒，加用阿昔洛韦 500mg 静脉滴注 q.8h. 抗病毒治疗。D3～D7 病原学检测见表 26-3，D1～D7 抗生素方案见表 26-4，D1～D7 血常规、体温、PCT、CRP、氧合指数、肝功能、proBNP、D-二聚体变化趋势见图 26-16～图 26-29。

表 26-3　第二阶段（D3～D7）病原学检测

标本类型	D4 全血 mNGS（DNA+RNA）	肺泡灌洗液涂片及培养	血培养
检测结果	阴性	阴性	阴性

表 26-4　第一、二阶段（D1～D7）抗生素使用方案

D1	D2	D3	D4	D5	D6	D7
奥司他韦 150mg 口服 b.i.d.						
			莫西沙星 400mg 静脉滴注 q.d.			
			亚胺培南西司他丁钠 1g 静脉滴注 q.12h.			
						阿昔洛韦 500mg 静脉滴注 q.8h.

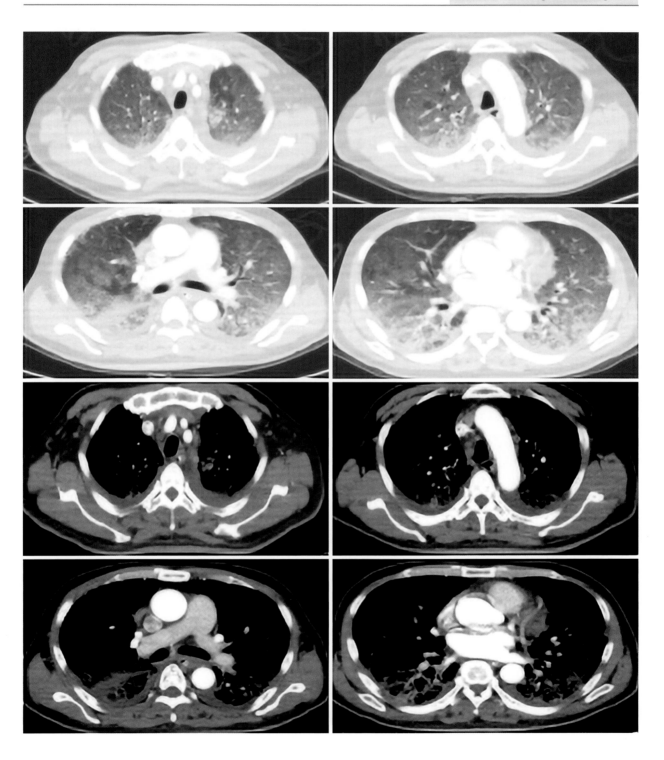

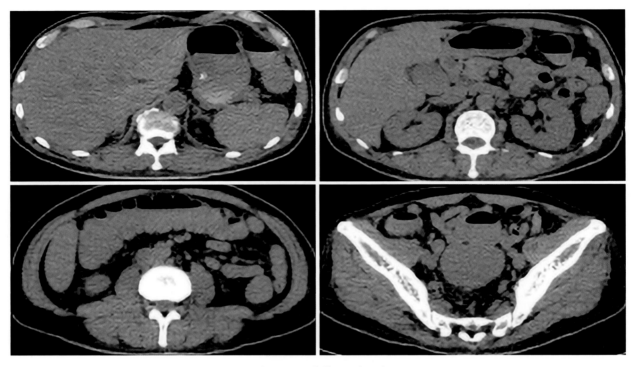

图 26-15　胸腹 CT（D7）

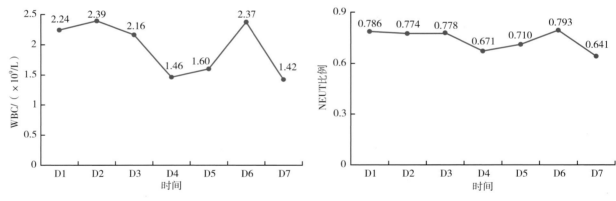

图 26-16　白细胞计数变化趋势图（D1～D7）

图 26-17　NEUT 比例变化趋势图（D1～D7）

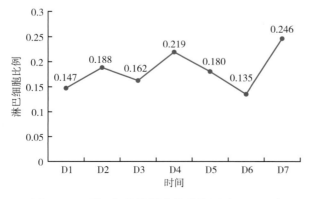

图 26-18　淋巴细胞比例变化趋势图（D1～D7）

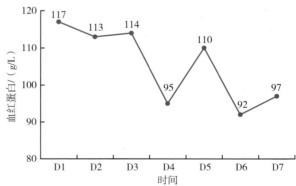

图 26-19　血红蛋白变化趋势图（D1～D7）

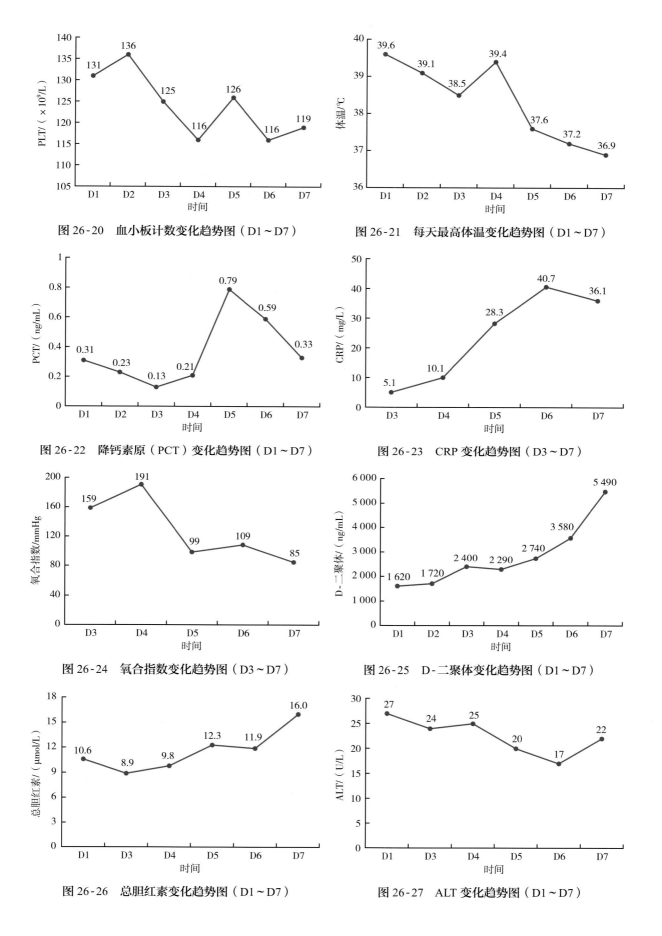

图 26-20　血小板计数变化趋势图（D1～D7）

图 26-21　每天最高体温变化趋势图（D1～D7）

图 26-22　降钙素原（PCT）变化趋势图（D1～D7）

图 26-23　CRP 变化趋势图（D3～D7）

图 26-24　氧合指数变化趋势图（D3～D7）

图 26-25　D-二聚体变化趋势图（D1～D7）

图 26-26　总胆红素变化趋势图（D1～D7）

图 26-27　ALT 变化趋势图（D1～D7）

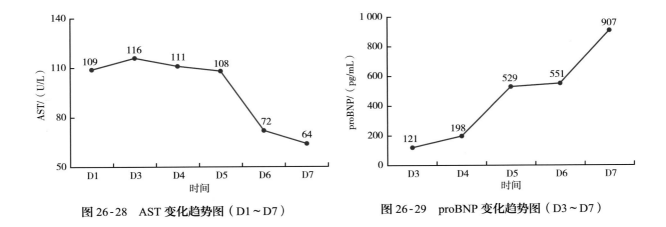

图 26-28　AST 变化趋势图（D1～D7）　　　　图 26-29　proBNP 变化趋势图（D3～D7）

第二阶段小结

　　患者全血 mNGS 提示未见病原体，予激素治疗后体温迅速下降，但病情和影像学仍在进展，且患者持续白细胞明显低下，血红蛋白及血小板进行性下降；请问：①患者肺泡灌洗液 mNGS 提示人类疱疹病毒 1 型（序列数 5），是否为致病体？②根据目前病情变化，是否需要调整抗生素？

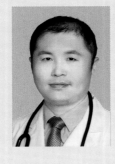

专家点评

李伟峰　广东省人民医院急诊抢救室副主任（主持工作）
中华急诊医学教育学院广东省分院秘书
中华医学会急诊医学分会信息化建设学组委员
广东省基层医药学会急诊医学专业委员会秘书长
广东省中医药学会热病专业委员会委员
广东省医师协会急诊医师分会社会救助专业组委员
广东省预防医学会急症预防与救治专业委员会委员

　　患者中年男性，急性起病，进行性进展，曾拟诊"类风湿性关节炎"病史。以咳嗽、乏力、肌肉酸痛流感样症状起病，胸部 CT 表现为间质性肺炎，结合 PCT 及中性粒细胞变化趋势，考虑第一阶段存在病毒感染继发细菌感染可能，经亚胺培南西司他丁、莫西沙星、奥司他韦联合抗感染治疗后，PCT 及 CRP 有所下降，提示抗细菌治疗有效。但病情和影像学仍进行性加重，患者持续白细胞明显低下，血红蛋白及血小板进行性下降，虽然血 mNGS 未见病原体，仍不能排除人类疱疹病毒 1 型所致可能，需警惕其他风湿免疫系统疾病所致可能，建议请风湿免疫科会诊，进一步完善相关检查以明确。

　　同意目前抗感染方案，待风湿免疫活动排除后再做调整。

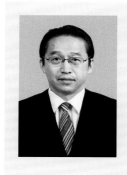

张劲松 南京医科大学第一附属医院急诊中心科主任，博士研究生导师
中华医学会急诊医学分会常务委员
中华医学会灾难医学分会委员
中国医师协会急诊医师分会常务委员
中国医院协会门（急）诊专业委员会委员
江苏省医学会理事
江苏省医学会急诊医学分会副主任委员

患者急性发病，进行性进展，抗感染（细菌和病毒）无效。而患者表现为 WBC 降低，多器官（肝、肾、血液等）损伤首先考虑皮肌炎等风湿免疫疾病。

PD2 胸部 CT：两肺多发磨玻璃影及纤维条索影，外周对称性分布，伴有肺结构轻度改变（支气管及血管呈牵拉性改变）；纵隔窗可见纵隔多发肿大淋巴结（第 3、4、7 组），肺动脉干轻度增宽，以上影像征象提示间质性肺炎，纵隔淋巴结肿大需要考虑风湿免疫、肿瘤、感染等相关疾病。D7 胸部 CT：两肺弥漫磨玻璃影，较前明显加重；所示肺动脉未见肺栓征象；特征性征象：两肺病变对称分布，重力依赖分布，该征象提示弥漫性肺间质及肺泡损伤。基于以上现病史、实验室检查和影像特点，诊断：

1. 风湿免疫疾病　该患者同时合并纵隔淋巴结肿大，肿瘤学指标 NSE、CEA 等增高，尤其应考虑皮肌炎诱发急性间质性肺炎，建议查 MDA5 阳性、抗合成酶抗体阳性的皮肌炎。

2. BALF 检查 mNGS 提示人类疱疹病毒 1 型（序列数 5）不是病原菌，疱疹病毒 1 型主要为口唇感染，肺部如此病变可能性不大。

3. 急性发热型疾病、感染不能除外，病原学依据不足，如考虑病毒感染为首位，则抗生素要降阶梯，预防性应用即可。

4. 此外，百草枯中毒待毒检排除，治疗建议加用：静脉免疫球蛋白 30g/d×7 天，甲泼尼龙 200mg/d×7 天。同时建议经支气管镜肺活检，明确病理。

患者气管插管后予以咪达唑仑及吗啡镇静后，自主呼吸频率仍达 30 次/min，D8 予以加用维库溴铵肌松治疗，并再次送外周血及肺泡灌洗液 mNGS 检查。D9 行骨髓穿刺及活检，提示骨髓增生极度减低（图 26-30）。D10 检测机构 A 报告：外周血 mNGS 未找到病原体；肺泡灌洗液 mNGS（DNA+RNA）示金黄色葡萄球菌（序列数 13 390），鲍曼不动杆菌（序列数 2 068），烟曲霉（序列数 671 009），人类疱疹病毒 4 型（序列数 6）。D10 根据患者肺泡灌洗液 mNGS 结果停用莫西沙星，加用伏立康唑 200mg 静脉滴注 q.12h.，卡泊芬净 50mg 静脉滴注 q.d.，万古霉素 1 000mg 静脉滴注 q.12h. 抗感染治疗。D11 行全科讨论，考虑患者影像学无典型曲霉菌感染特征，建议复查 mNGS；且患者风湿指标稍有升高，影像学呈间质性肺炎改变，仍不能排除风湿免疫性疾病，建议完善肌炎抗体检查，并予以甲泼尼龙 80mg 静脉滴注 q.d. 治疗。D12 再次留取肺泡灌洗液复查 mNGS，行肺泡灌洗液 GM 试验及血 GM 试验、肌炎抗体 26 项检查。同时复查胸部 CT，对比 D7 CT，可见双肺间质性炎症并实变，较前吸收，双侧胸腔少量积液（图 26-31）。

D1～D12 抗生素方案见表 26-5，D8 病原学检测见表 26-6，D1～D12 血常规、体温、PCT、CRP、氧合指数、肝功能、proBNP、D-二聚体变化趋势见图 26-32～图 26-45。

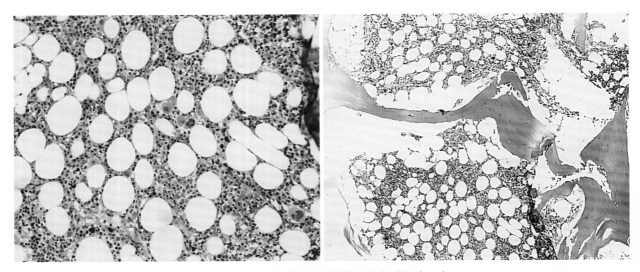

图 26-30　骨髓活检示骨髓增生极度减低（D9）

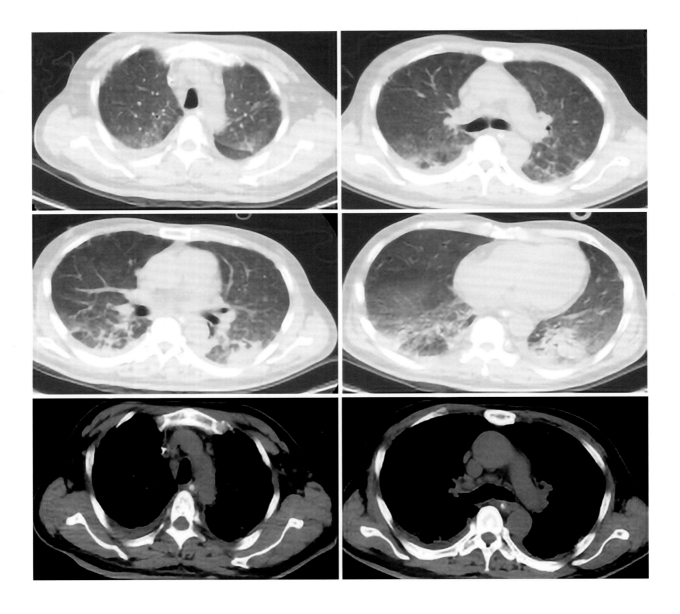

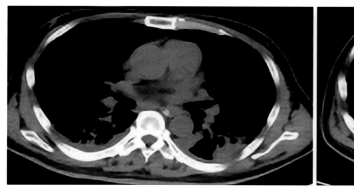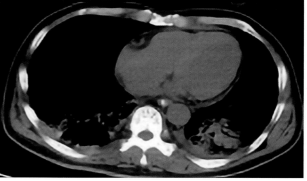

图 26-31　胸部 CT（D12）

表 26-5　D8 病原学检测

标本类型	检测结果
全血 mNGS	阴性
肺泡灌洗液 mNGS	金黄色葡萄球菌（13 390） 鲍曼不动杆菌（2 068） 烟曲霉（671 009） 人类疱疹病毒 4 型（6）
肺泡灌洗液培养	白念珠菌 嗜麦芽窄食假单孢菌
血培养	阴性

表 26-6　第一、二、三阶段抗生素、激素使用方案（D1～D12）

D1	D2	D3	D4	D5	D6	D7	D8	D9	D10	D11	D12
奥司他韦 150mg 口服 b.i.d.											
		莫西沙星 400mg 静脉滴注 q.d.									
		亚胺培南西司他丁钠 1g 静脉滴注 q.12h.									
						阿昔洛韦 500mg 静脉滴注 q.8h.					
								伏立康唑 200mg 静脉滴注 q.12h.			
								卡泊芬净 50mg 静脉滴注 q.d.			
								万古霉素 1g 静脉滴注 q.12h.			
甲泼尼龙 40mg		地塞米松 10mg						甲泼尼龙 80mg			

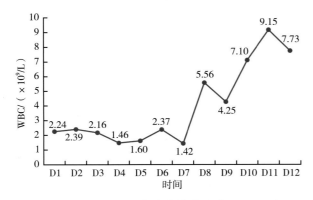

图 26-32 白细胞计数变化趋势图（D1～D12）

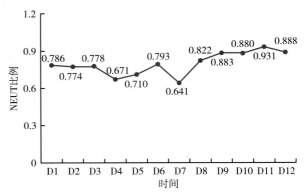

图 26-33 NEUT 比例变化趋势图（D1～D12）

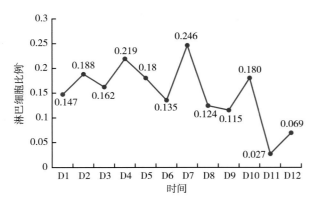

图 26-34 淋巴细胞比例变化趋势图（D1～D12）

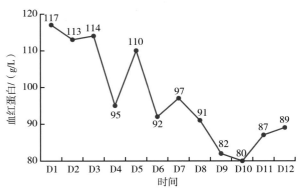

图 26-35 血红蛋白变化趋势图（D1～D12）

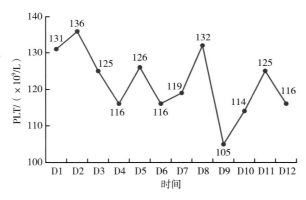

图 26-36 血小板计数变化趋势图（D1～D12）

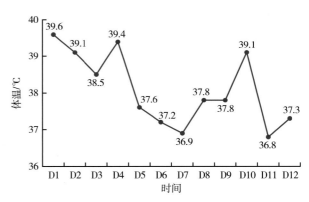

图 26-37 每天最高体温变化趋势图（D1～D12）

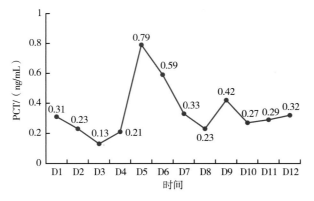

图 26-38 PCT 变化趋势图（D1～D12）

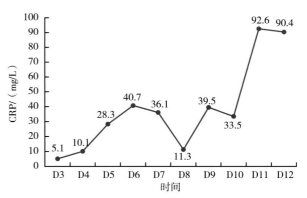

图 26-39 CRP 变化趋势图（D3～D12）

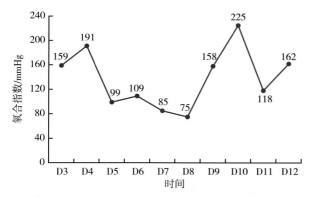

图 26-40　氧合指数变化趋势图（D3～D12）

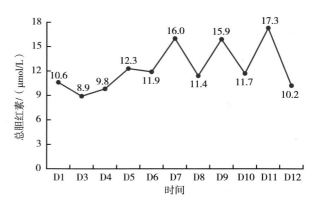

图 26-41　总胆红素变化趋势图（D1～D12）

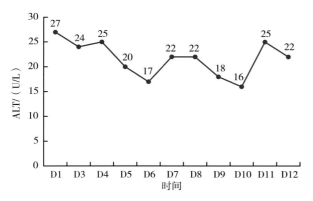

图 26-42　ALT 变化趋势图（D1～D12）

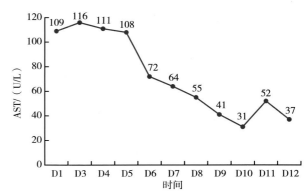

图 26-43　AST 变化趋势图（D1～D12）

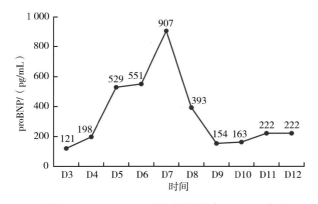

图 26-44　proBNP 变化趋势图（D3～D12）

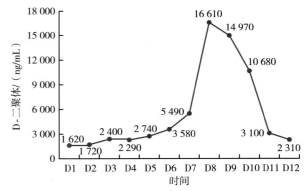

图 26-45　D-二聚体变化趋势图（D1～D12）

第三阶段小结

　　加用阿昔洛韦后，患者白细胞逐渐上升，氧合指数改善，影像学也明显好转。D8 患者送检肺泡灌洗液 mNGS 提示烟曲霉（序列数 671 009），加用伏立康唑、卡泊芬净抗感染。请问：

　　1. 患者肺泡灌洗液 mNGS 提示烟曲霉（序列数 671 009），是否考虑患者为烟曲霉感染？

　　2. 氧合及影像学改善考虑为激素作用，还是抗真菌治疗作用（用药 36 小时复查胸部 CT）？

专家点评

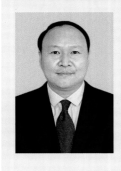

朱长举　　郑州大学第一附属医院副院长，博士研究生导师

河南省急诊与创伤研究医学重点实验室主任

河南省急诊与创伤工程研究中心主任

中国医师协会急诊医师分会副会长

中华医学会急诊医学分会常务委员

中国医师协会创伤外科医师分会常务委员

河南省医学会急诊医学专业委员会主任委员

　　本文报道了一例类风湿合并重症间质性肺部感染患者的治疗过程。该患者是一名中年男性，既往有类风湿性关节炎病史，因上呼吸道感染急性起病入院，查血常规提示粒细胞低下，淋巴细胞比例低，风湿免疫指标阳性，考虑为低免疫状态，早期的肺部影像提示间质性肺炎改变，病原学培养未见异常，考虑为非典型病原体感染（比如支原体或病毒），按照重症社区获得性肺炎治疗。但是病情进展迅速，胸片提示双肺受累，在入院第3天即转入ICU治疗。在第二阶段（D3～D7）的治疗上加强了抗病毒治疗，但是粒细胞和血小板计数仍持续性下降，C反应蛋白水平持续上升，氧合指数持续恶化。治疗的第8天，ARDS的常规镇静镇痛治疗已不能满足，需加用肌松剂辅助。后行骨髓穿刺及活检，提示骨髓增生极度减低。D8痰培养提示白念珠菌和嗜麦芽窄食假单胞菌，D10外送外周血mNGS未找到病原体；肺泡灌洗液mNGS（DNA+RNA）提示有烟曲霉、金黄色葡萄球菌、鲍曼不动杆菌及人类疱疹病毒4型，且烟曲霉的序列数极高，达到671 009。治疗方面，加强激素抗炎治疗，并调整抗生素方案，加用伏立康唑、卡泊芬净、万古霉素。经过近1周的治疗，复查胸部CT示，双肺间质性炎症，实变较前吸收，双侧胸腔尚有少量积液，体温及呼吸状态平稳，各项炎症指标改善，病情得到了有效控制。

　　这个病例烟曲霉或白念珠菌感染是可能存在的，尽管影像学方面的表现并不典型，但患者入院即存在风湿活动、低免疫等继发真菌感染的高危因素，加用伏立康唑和卡泊芬净治疗后，炎症指标及影像学改善明显。至于加强激素对免疫相关因素的治疗，我认为也起到了积极的作用。

　　综上分析，针对此类有风湿免疫基础病的患者出现的重症社区获得性肺炎，治疗中我们需要特别关注非典型病原体（比如肺孢子菌肺炎、真菌、病毒）感染的可能。在常规培养的基础上，应用mNGS的新技术，能为病原学筛查提供新的手段，同时针对原发的风湿性疾病也需要做好监测与治疗。综合评估、优先解决突出矛盾，才能达到突出重围、出奇制胜的效果。

　　D12上午复查的肺泡灌洗液mNGS回报，A检测公司：嗜麦芽窄食单胞菌（序列数8 111 709），白念珠菌（序列数3 564）；B检测公司：白念珠菌（序列数49），嗜麦芽窄食单胞菌（序列数185 823）。同步检测的数字PCR一管曲霉阳性（4 759.88copies/mL），另一管阴性。检验血GM：1.81。鉴于A公司前后检查结果不一致，B公司未检测出曲霉菌，且在抗真菌药物使用36小时后影像学明显改善，与临床真菌感染的影像学进展不一致。D13下午再次留取肺泡灌洗复查mNGS，同时送A、B、C、D 4家公司检测，D14肺泡灌洗液mNGS回报，具体结果见表26-7。4家检测公司结果不一致，目前3家公司检测出曲霉、嗜麦芽窄食单胞菌、铜绿假单胞菌、白念珠菌，4家公司检测出屎肠球菌。同时患者肺泡灌洗液培养提示嗜麦芽窄食单胞菌；D16根据mNGS结果及培养结果，停用亚胺培南西司他丁钠、阿昔洛韦及万古霉素，改用头孢哌酮舒巴坦3.0g静脉滴注q.8h.，左氧氟沙星 0.5g 静脉滴注 q.d. 抗感染治疗。D16 再次留取外周血及肺泡灌洗液送 3 家公司行 mNGS 检测，同时复查胸部 CT，对比 D12 CT，双肺间质性炎症并实变，无明显变化。双侧胸腔少量积液（图 26-46）。3 家公司 mNGS 检测于 D18 报告，详见表 26-8。经多家公司检测，患者肺泡灌洗液烟曲霉序列数高，留取纤维支气管镜毛刷行病理检查。D19 加用两性霉素 B 抗曲霉治疗，起始剂量 10mg 静脉滴注 q.d.（每天加 10mg），至 D22 两性霉素 B 40mg 静脉滴注 q.d.。D24 复查胸部 CT（图 26-47），对比 D16 CT，双肺间质性炎症并实变，较前吸收减少。D25 再次全科大讨论：患者为重症肺炎，考虑为混合性感染合并间质性肺炎改变，治疗上继续予两性霉素 B 抗曲霉菌治疗，同时予甲泼尼龙 80mg 静脉滴注 q.d. 治疗间质性肺炎。其他相关指标变化趋势见图 26-48 ～图 26-53。

表 26-7　第四阶段送检外周血及 BALF mNGS 序列数（D8 ～ D16）

采样时间	标本类型	A 公司	B 公司	C 公司	D 公司
D8	BALF	金葡（13 390） 鲍曼（2 068） 烟曲霉（671 009） HSV4 型（6）			
	外周血	阴性			
D12	BALF	嗜麦芽（8 111 709） 白念（3 564）	嗜麦芽（185 823） 白念（49）		
D13	BALF	嗜麦芽（70 742） 铜绿（292） 屎肠球菌（78） 鲍曼（9） 烟曲霉（55） 白念（3） 疱疹 1 型（2） 疱疹（1）	嗜麦芽（23 506） 铜绿（37） 屎肠球菌（552） 烟曲霉（70） 白念（29）	嗜麦芽（24 101） 屎肠球菌（3 336） 烟曲霉（7 535） 白念（1 585）	嗜麦芽（1 158） 屎肠球菌（111） 铜绿（2） 白念（62）
D16	外周血	嗜麦芽（91） 烟曲霉（12） 疱疹 4 型（1）	嗜麦芽（91） 烟曲霉（12） 屎肠球菌（2） 疱疹 4 型（2）	疱疹 5 型（9）	
	BALF	嗜麦芽（3 868 181） 烟曲霉（50 340）	嗜麦芽（5 701） 烟曲霉（108） 屎肠球菌（17） 疱疹 4 型（2）	嗜麦芽（43 400） 屎肠球菌（170） 烟曲霉（1 847） 白念（3）	

金葡：金黄色葡萄球菌；鲍曼：鲍曼不动杆菌；嗜麦芽：嗜麦芽窄食单胞菌；铜绿：铜绿假单胞菌；疱疹：疱疹病毒；白念：白念珠菌。

表 26-8　抗生素使用方案（D1 ～ D25）

D1 ～ D3	D4 ～ D6	D7 ～ D10	D11 ～ D15	D16 ～ D18	D19 ～ D25
奥司他韦 150mg po b.i.d.					
	莫西沙星 400mg 静脉滴注 q.d.				
		亚胺培南西司他丁钠 1g 静脉滴注 q.12h.			
			阿昔洛韦 500mg 静脉滴注 q.8h.		
				伏立康唑 200mg 静脉滴注 q.12h.	

续表

D1～D3	D4～D6	D7～D10	D11～D15	D16～D18	D19～D25
			万古霉素 1mg 静脉滴注 q.12h.		
			卡泊芬净 50mg 静脉滴注 q.d.		
				头孢哌酮舒巴坦 3.0g 静脉滴注 q.8h.	
				左氧氟沙星 0.5g 静脉滴注 q.d.	
					两性霉素 B 40mg 静脉滴注 q.d.（D19 起 10mg）

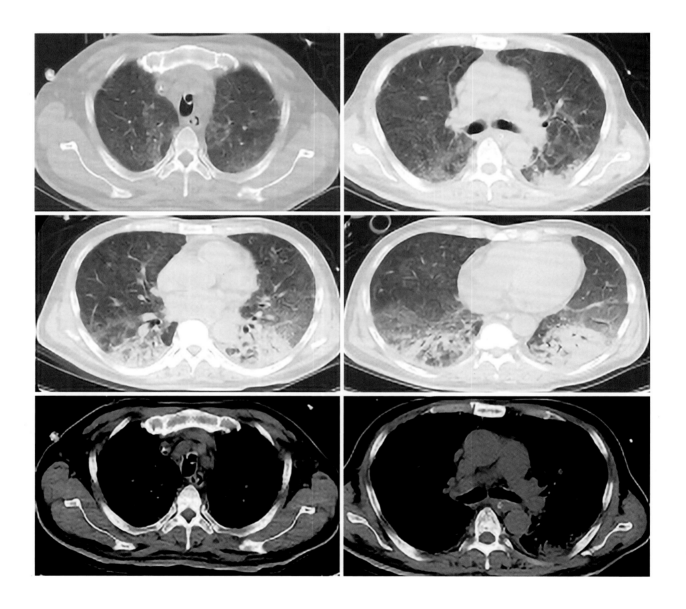

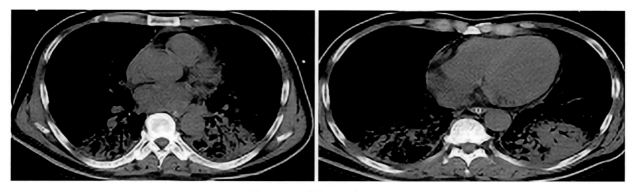

图 26-46 胸部 CT（D16）

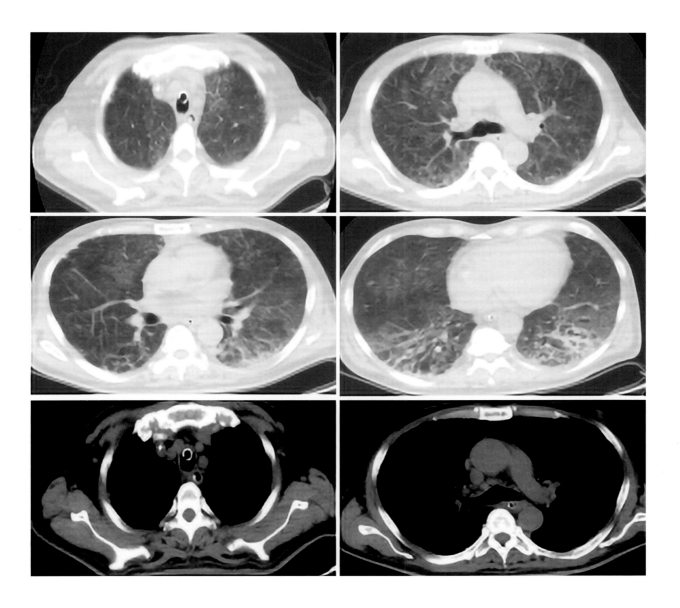

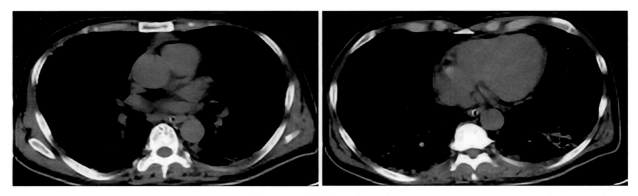

图 26-47　胸部 CT（D24）

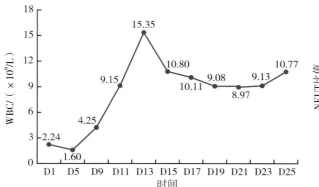

图 26-48　白细胞计数变化趋势图（D1~D25）

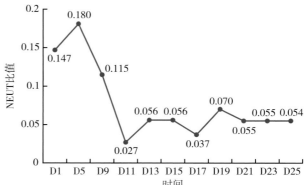

图 26-49　NEUT 比值变化趋势图（D1~D25）

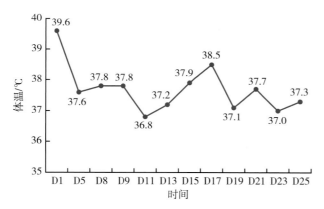

图 26-50　每天最高体温变化趋势图（D1~D25）

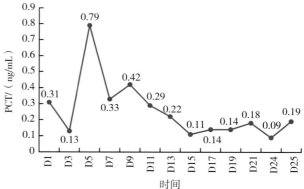

图 26-51　PCT 变化趋势图（D1~D25）

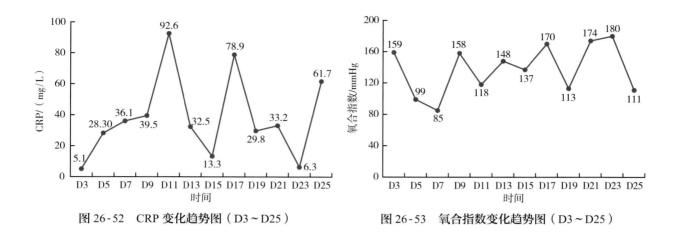

图 26-52 CRP 变化趋势图（D3～D25）　　图 26-53 氧合指数变化趋势图（D3～D25）

第四阶段小结

经多家公司检测，患者肺泡灌洗液烟曲霉序列数高，加用两性霉素 B 抗感染治疗后感染指标下降，但氧合无明显改善。请问：根据目前检查，患者是否能够诊断为侵袭性肺曲霉菌感染？若是，考虑原发还是继发？

专家点评

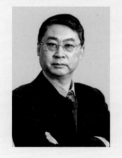

毛恩强
上海交通大学医学院附属瑞金医院急诊科主任，博士研究生导师
中国国民党革命委员会上海交通大学医学院主任委员
中华医学会急诊医学分会委员
中国医师协会胰腺病专业委员会副主任委员
中国医师协会急救复苏和灾难医学专业委员会常务委员
上海市医学会急诊医学专科分会候任主任委员
上海市医学会创伤专科分会急救学组组长

该患者原发疾病考虑是病毒性肺炎，依据是 WBC 降低、淋巴细胞低，D-二聚体仅仅是轻度升高，且 PCT 0.31ng/mL 的轻度升高也符合病毒性感染的水平。因此，初始治疗给予抗生素是不恰当的，且抗生素逐渐升级，引起二重感染，继发细菌和真菌感染；另外，长时间应用糖皮质激素也导致真菌感染的原因之一。因此，可以诊断为侵袭性肺曲霉菌感染，但这是继发的，并非原发感染。

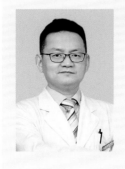

郭力恒
广东省中医院大德路总院重症医学科主任，博士研究生导师
美国马里兰大学医学中心访问学者
中国中西医结合学会重症医学专业委员会主任委员
中国医师协会中西医结合心脏介入专业委员会副主任委员
广东省中西医结合学会重症医学专业委员会主任委员
广东省病理生理学会危重病专业委员会副主任委员
广东省中西医结合学会心血管病康复专业委员会副主任委员

该病例急性起病，发热，咳嗽，初始入院的血常规除白细胞偏低外，血色素、血小板基本正常，肝、肾功能也没有显著异常，但进展迅速，对积极的抗感染治疗效果欠佳。结合肺部影像学改变，肺部感染依据较充足。经多家公司检测患者肺泡灌洗液，烟曲霉序列数高，加用两性霉素B抗感染治疗后感染指标下降，结合肺部影像改变和患者的氧合情况，可诊断为侵袭性肺曲霉菌感染。

氧合无明显改善，临床考虑有诸多因素。淋巴细胞比例始终低下，免疫力不足，感染，包括曲霉菌感染控制不佳，可能存在着合并感染的控制不佳，D-二聚体不断升高，不排除肺内血栓等。

从多次 mNGS 检测看，首次未查到，当时已经出现症状1周，而影像并未出现原发的曲霉菌改变。考虑继发于病毒感染，较长时间的白细胞低下、低淋巴细胞，之后骨髓活检示骨髓增生极度减低，导致免疫力低下，是曲霉菌感染的原因。

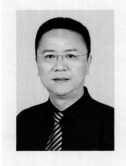

周人杰　陆军军医大学·新桥医院急诊部主任
中华医学会急诊医学分会委员
中国医师协会急诊医师分会委员
中国医师协会胸痛专业委员会委员
中国人民解放军急救医学专业委员会创伤组委员
重庆市医学会急诊医学分会副主任委员

中年男性患者，因"咳嗽1周、发热2天，气促1天"入院；诊断可以考虑：①重症肺炎；②呼吸衰竭；③侵袭性肺曲霉菌病；④间质性肺疾病待查等。

曲霉是条件致病菌，从后续多次检查来看，可以临床诊断为侵袭性肺曲霉菌病，因缺乏组织病理学依据，不能确诊诊断，但启动抗真菌治疗没有问题；后续的那些致病菌，考虑院内感染可能性大，与较长时间较多使用抗生素有关。经过广谱强效抗病毒、抗细菌、抗非典型病原体治疗后，发热有下降，但呼吸困难及肺部病灶有加重，氧分压有下降，那此阶段液体容量情况如何？蛋白水平如何？是否存在有液体负荷过重，蛋白水平过低？因为这些问题解决不好，常常会带来医源性呼吸困难加重。

诊断侵袭性肺曲霉菌病时，职业史很重要，既往史也未描述：是否接触粉尘（有机、无机粉尘）、烟雾等，饲养禽类、搬迁新居等，以及有无长期用药史，需排除药物相关性间质性肺炎；怀疑"类风湿性关节炎"，但无后续相关检查化验明确。因为该病与间质性肺疾病发生有关。

影像学及血气结果提示Ⅰ型呼吸衰竭可作为考虑间质性肺炎的依据，但病程太短，病史需要详细了解。

初期的症状考虑病毒感染可能，但未查甲流、乙流，若考虑流感，一般群体会有类似患者，病史中未做描述，需要了解。

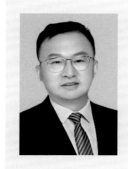

邓医宇

广东省人民医院重症监护一科主任，博士研究生导师

美国哈佛大学医学院附属波士顿儿童医院博士后

国务院政府特殊津贴专家 / 广东省杰出青年医学人才

中华医学会急诊医学分会第九届委员会危重病学组委员

中国研究型医院学会神经再生与修复专业委员会心脏重症脑保护学组常务委员

广东省医疗安全协会重症医学管理分会主任委员

广东省医学会应急（灾难）医学分会副主任委员

广东省肝脏病学会重症医学专业委员会副主任委员

广东省中医药学会热病专业委员会副主任委员

烟曲霉菌感染一般是因为患者长期使用广谱抗菌药、激素，肿瘤患者使用免疫抑制剂，器官移植患者，还有艾滋病患者，这些患者更容易感染烟曲霉。曲霉菌是一种内毒素，可引起肺组织坏死，临床上主要表现为干咳、胸痛，当病变范围较广时，会出现气急，甚至呼吸衰竭。

肺曲霉菌 CT 的典型表现是可以看到空洞，还会出现比较明显的新月征，部分患者肺曲霉菌 CT 还会出现指套征或晕轮征等典型表现。

患者 1 个月前虽然诊断为类风湿性关节炎，但未给予治疗，也就是说没有长期口服激素的病史。第一次查肺部 CT 没有典型肺部曲霉菌感染的影像学特征。住院期间复查 3 次 CT 可以看到双肺有渗出改变，左下肺有团块状实变影，也没有发现空洞。多次肺泡灌洗液培养均没有找到烟曲霉菌，经多家公司 mNGS 测序检测患者肺泡灌洗液烟曲霉菌序列数高，但这不是"金标准"，而且 mNGS 容易出现假阳性。虽然通过两性霉素 B 治疗后感染指标下降，但氧合无明显改善，说明肺部实变并没有好转，推测两性霉素 B 治疗并没有扭转肺部实变。感染指标好转可能是使用其他抗生素的效果。肺部广泛毛玻璃样渗出实变也有可能是风湿性关节炎风湿活动在肺部的改变。因此，建议复查风湿免疫相关指标。

D27 复查感染指标较前上升，复查头胸腹 CT（图 26-54），对比 D24 胸部 CT，双下肺炎症较前加重，上肺渗出略较前吸收减少。腹部检查未见异常。D27 停用左氧氟沙星及头孢哌酮舒巴坦，改用美罗培南 1 000mg 静脉滴注 q.8h.、替加环素 100mg 静脉滴注 q.12h. 抗感染治疗。D28 患者肺泡灌洗液培养提示耐碳青霉烯鲍曼不动杆菌，D30 患者血培养提示鲍曼不动杆菌，但患者感染指标较前下降，继续予以复查血培养，暂不更改抗生素。D31 行经皮气管切开，D32 行纤维支气管镜检查痰明显增加，痰涂片提示大量鲍曼不动杆菌，血培养提示耐碳青霉烯鲍曼不动杆菌，停用美罗培南改用多黏菌素 B 100 万单位静脉滴注 q.12h. 抗感染治疗。D33 再次送检肺泡灌洗液和血 mNGS 检查，并复查胸部 CT（图 26-55），对比 D26 胸部 CT，双肺炎症病灶较前增多。D34 患者感染指标仍持续升高，停用替加环素改为头孢哌酮舒巴坦 3g 静脉滴注 q.8h. 及阿米卡星 1g 静脉滴注 q.d. 抗感染治疗。患者肾功能不全，内环境紊乱，持续血液透析治疗。患者肺泡灌洗液 mNGS 提示鲍曼不动杆菌（序列数 889 437）、纹带棒状杆菌（序列数 4）、人类疱疹病毒 5 型（序列数 25）；血 mNGS 提示鲍曼不动杆菌（53 281）。其他相关指标变化趋势见图 26-56 ~ 图 26-61。D35 14：00 患者心率下降至 40 次/min，血压下降至 62/36mmHg，家属放弃治疗，出院。

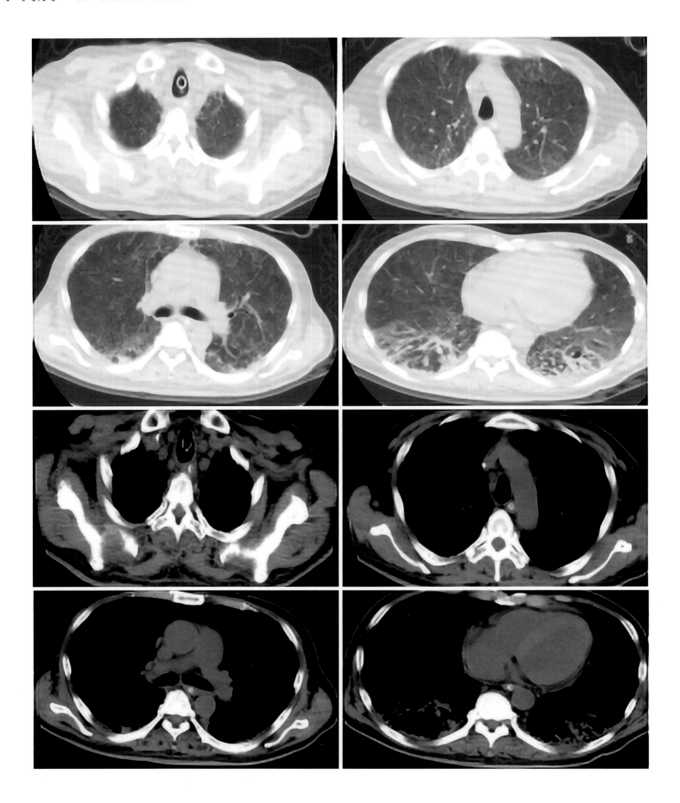

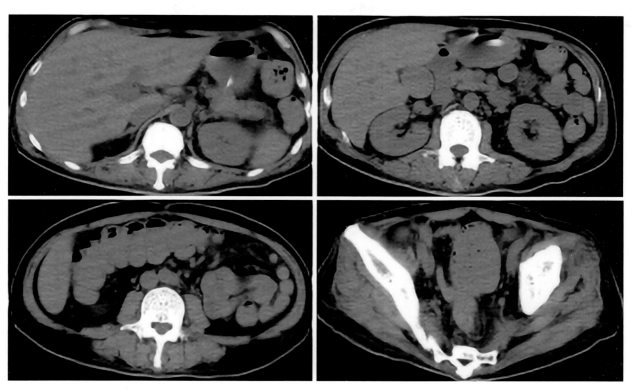

图 26-54　胸腹 CT（D27）

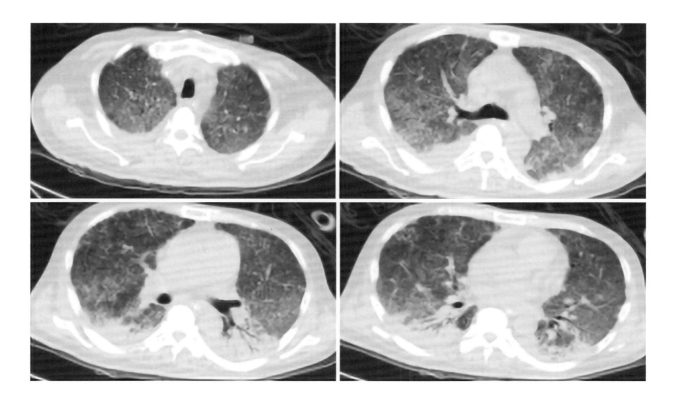

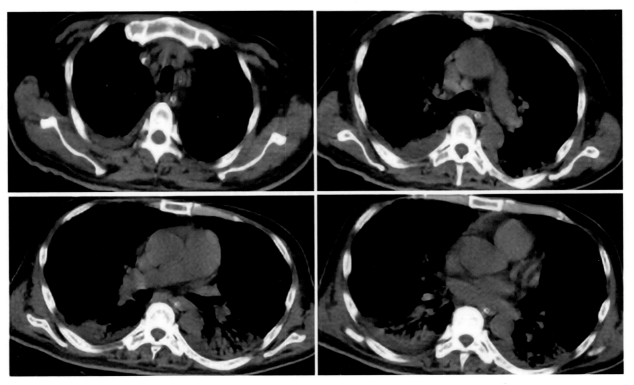

图 26-55　胸部 CT（D33）

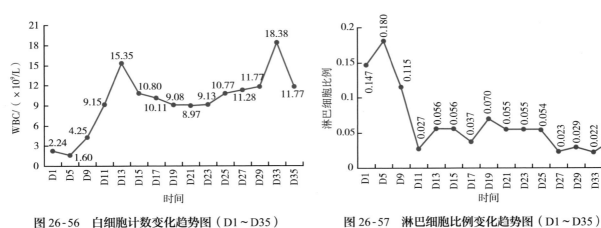

图 26-56　白细胞计数变化趋势图（D1～D35）

图 26-57　淋巴细胞比例变化趋势图（D1～D35）

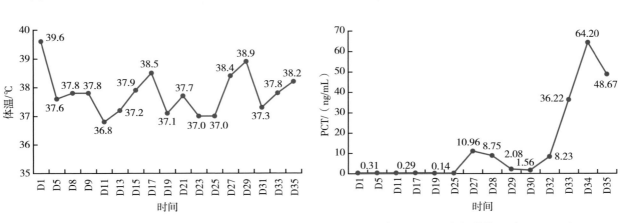

图 26-58　每天最高体温变化趋势图（D1～D35）

图 26-59　PCT 变化趋势图（D1～D35）

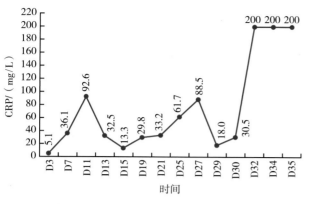
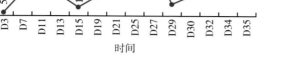

图 26-60　CRP 变化趋势图（D3～D35）

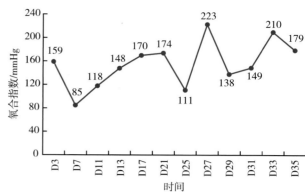

图 26-61　氧合指数变化趋势图（D3～D35）

第五阶段小结

患者鲍曼不动杆菌入血致脓毒症休克，肾功能衰竭，循环不稳定，最终出现心率、血压下降，家属放弃治疗出院。

请问：①对肺泡灌洗液培养为鲍曼不动杆菌患者，如何鉴别是定植菌还是致病菌？②回顾整个病程，患者的起病原因考虑是什么？

专家点评

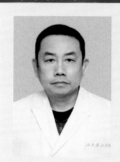

谢　扬　　汕头大学医学院第二附属医院急诊科主任

国务院政府特殊津贴专家

中国研究型医院学会卫生应急学专业委员会常务委员

中国中西医结合学会灾害医学专业委员会常务委员

中华医学会灾难医学分会现场救援学组委员

广东省医学会应急（灾难）医学分会副主任委员

汕头市医学会急诊医学专业委员会主任委员

该患者后期有发热等感染症状，WBC、PCT 及 CRP 等感染指标升高，考虑感染，如痰涂片中可见白细胞尤其是中性粒细胞明显增加，并有吞噬及包裹等现象，还有涂片中该菌在所有细菌中占比在 50% 以上可进一步支持感染。

该患者有可疑自身免疫性疾病病史，未治疗，发病早期白细胞低，胸部 CT 提示间质性肺炎（免疫相关性？），骨髓象提示增生极度低下，考虑患者有免疫功能低下是重要的发病原因。

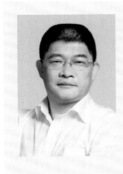

周 宁　湛江中心人民医院副院长

中国医院协会门（急）诊专业委员会委员

广东省医院协会医院门（急）诊管理专业委员会副主任委员

广东省中西医结合学会卫生应急学专业委员会副主任委员

广东省医师协会急诊医师分会常务委员

广东省医学会急诊医学分会常务委员

湛江市医学会急诊医学分会主任委员

　　判断是定植还是感染，首先评估患者有没有高危因素，如有没有进行侵袭性操作、入住ICU、插管等。其次结合临床表现，例如鲍曼不动杆菌所致的肺部感染会有咳嗽、咳痰，还有可能会咯血，影像学上可能会表现为肺脓肿。再次结合治疗反应。该患者不排除开始只是定植，因为患者没有咳痰、咯血，只是发热，血象不高，CT上未见肺脓肿表现，没有明显的鲍曼不动杆菌感染的特点。鲍曼不动杆菌是一种需氧菌，上呼吸机后48小时培养出鲍曼不动杆菌的概率明显增高。该患者早期使用了多种广谱抗菌药物治疗，病情好转后又反弹，多次mNGS见鲍曼不动杆菌，考虑在后期鲍曼不动杆菌变成了致病菌。

　　患者开始时出现咳嗽、乏力、发热、肌肉酸痛，是明显的病毒性感染的症状，考虑病毒性感染可能性较大，检查排除了新冠病毒感染，治疗上予抗细菌治疗效果不明显，CT结果提示间质性肺炎，感染指标不高，尤其是白细胞低，更证实是病毒感染。考虑早期是病毒感染，后来因多种因素，引起了细菌性重症肺炎，入住ICU后，继发多重细菌感染。

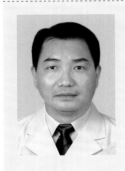

陈晓辉　广州医科大学党委副书记，教授，博士研究生导师

广州医科大学附属第二医院急诊医学学科带头人

中国医院协会门（急）诊专业委员会副主任委员

中华医学会急诊医学分会常务委员

中国医师协会急诊医师分会常务委员

广东省医学会急诊医学分会主任委员

广州市医学会常务副会长

　　该患者的肺泡灌洗液培养为鲍曼不动杆菌，考虑为致病菌。

　　目前主要通过下呼吸道感染的临床特征和实验室诊断方法共同判断鲍曼不动杆菌是致病菌还是定植菌。判断为鲍曼不动杆菌肺部感染的依据如下：该患者出现了细菌感染的一般表现（发热，白细胞和/或中性分类、C反应蛋白和降钙素原增高），且同时出现以下临床特点：①出现与肺炎相符合的临床症状（痰液增多，氧合下降）和肺部影像的渗出、浸润、实变较前进展；②患者正在接受左氧氟沙星及头孢哌酮舒巴坦抗菌药物治疗，病程中肺部感染一度好转，后又加重，在时间上与鲍曼不动杆菌的出现相符合；③具备与鲍曼不动杆菌感染的宿主因素，包括基础疾病（考虑风湿免疫疾病或肿瘤疾病）、免疫状态（白细胞、分叶细胞、淋巴细胞低，骨髓活检示骨髓增生极度减低，肿瘤指标高）、病程中接受广谱抗菌药物和机械通气、使用激素治疗；④痰涂片和肺泡灌洗液培养为鲍曼不动杆菌，肺泡灌洗液和外周血的mNGS均提示大量鲍曼不动杆菌；⑤患者合并有曲霉菌感染，肺泡灌洗液提示鲍曼不动杆菌生长，绝大多数情况下考虑为致病菌。

　　回顾整个病程，患者起病原因主要考虑风湿免疫疾病相关的肺间质改变，但不排除肿瘤相关的肺间质改变，在整个病程中并发了多种病原学所致的重症肺部感染，最终发生了鲍曼不动杆菌所致的肺部感染和血流感染。

　　在风湿免疫疾病相关的肺间质改变中，重点考虑类风湿性关节炎及自身免疫性肌炎相关的间质性肺炎，病程中需完善和补充肌酶和肌炎自身抗体的检查结果，可行肌肉活检加以明确，必要时可行肺活检，明确肺部病变的性质。

　　患者肿瘤指标升高（非小细胞肺癌相关抗原 14.33ng/mL，神经特异性烯醇化酶 49.78ng/mL，CEA 27.06ng/mL），肺部影像学提示纵隔多发淋巴结肿大，不能排除肿瘤相关的肺间质改变，必要时可行淋巴结活检和 PET-CT，进一步明确肿大淋巴结的性质。

　　患者起病时相关感染指标及肺泡灌洗液 mNGS 不支持感染，且经多种抗生素抗感染后肺部间质性改变仍进展，故考虑本次起病原因为感染因素的可能性较低。

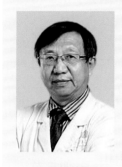

王 仲　　清华大学附属北京清华长庚医院全科医学科主任，博士研究生导师
中国医疗保健国际交流促进会急诊医学分会会长
中国医师协会全科医师分会委员
中华医学会全科医学分会慢病学组委员
海峡两岸医药卫生交流协会全科医学分会副主任委员
中国医疗保健国际交流促进会全科医学分会副主任委员
北京医学会急诊医学分会常务委员

　　首先，对 BALF 标本进行质量评价：若低倍镜下鳞状上皮细胞占全部细胞的比例＞1%，提示标本被上呼吸道分泌物污染，柱状上皮＞5% 时，提示并非来自远端气腔。质量不合格也可以检验，但需要在报告单中注明。

　　其次，在严格无菌操作下对采集的合格 BALF 进行细菌培养，如 BALF 细菌培养计数 ≥10⁴CFU/mL，具有临床诊断意义；对于保护性 BALF 细菌培养计数 ≥10³CFU/mL，具有临床诊断意义（保护性 BALF 指应用远端插入导管进行支气管肺泡灌洗，避免上气道分泌物污染），目前我院呼吸科常用的是普通支气管灌洗技术。

　　最后，BALF 培养结果的判断一定是与其他临床表现相结合。鲍曼不动杆菌为常见的 ICU、机械通气、长期使用广谱抗生素患者的定植菌及致病菌，该患者为 CR-AB 感染高危人群，培养阳性时伴有炎症指标的升高，胸部 CT 示肺部渗出增加，因此首先考虑合并 CR-AB 院内感染（当然还需关注 BALF 中 CR-AB 浓度及有无其他致病微生物培养结果）。2 天后患者血培养提示鲍曼不动杆菌，综合考虑 CR-AB 为导致感染加重的致病菌。

　　回顾整个病程分析：

　　起病：患者中年男性，急性病程，既往可疑"类风湿性关节炎"病史。综合患者起病的临床表现、检验结果及影像学检查，起病时考虑为社区获得性肺炎，病原菌方面考虑病毒可能性大。患者入院时双肺间质性病变可能与病毒感染相关，当然不除外既往 CTD 疾病继发（有发病前 CT 影像对比最有说服力）。

　　发展：患者快速出现双肺渗出增加，呼吸衰竭，考虑感染诱发过度炎症反应，使大量炎症因子释放，引起 ARDS、脓毒症等。结合患者 CTD 病史，入院查自身免疫指标异常，考虑免疫异常反应不除外与患者自身免疫性疾病相关，当然感染性疾病也是自身免疫性疾病活动最常见的诱因。另外，患者早期持续高热，病程进展迅速，血常规两系明显下降，需要警惕有无继发噬血细胞综合征可能，虽骨穿未见噬血现象，但仍需要更多的实验室检查结果进一步明确（如 FIB 变化、铁蛋白、sIL-2R 等）。因患者胸部 CT 可见纵隔淋巴结肿大，血细胞中两系下降，可疑 CTD 病史，需警惕有无血液系统肿瘤，尤其是淋巴瘤可能。

结局：患者经历早期过度炎症反应，多脏器功能不全，脓毒症后逐渐出现免疫麻痹，加之长时间机械通气、广谱抗生素的长期使用，出现各种难治性耐药细菌感染、真菌感染等，导致脓毒症休克、多脏器衰竭，最终死亡。

学习心得

侵袭性肺曲霉病是一种严重的机会性感染疾病，主要发病于免疫功能低下的患者，如长期中性粒细胞减少、癌症、器官移植患者。有研究表明，ICU 也是侵袭性肺曲霉病的高危因素，ICU 侵袭性肺曲霉病的死亡率明显较高，一项多中心研究表明，ICU 侵袭性曲霉病患者的死亡率高达 60%。

侵袭性肺曲霉病的诊断包括宿主因素、临床特征、实验室检查，其中组织病理是诊断的"金标准"。宿主因素：中性粒细胞减少；造血干细胞移植及实体器官移植；长期使用皮质类固醇和其他免疫抑制剂；使用靶向药物；无传统危险因素的危重患者。临床特征：典型临床表现为发热、咳嗽、咳黏液脓性痰及血性痰、胸痛、呼吸困难等；典型影像学表现为早期 CT 出现胸膜下高密度结节实变影，数天后出现晕轮征，10～15 天后实变区液化、坏死，出现空腔或新月征，但非中性粒细胞减少患者的影像学表现缺乏上述典型特征。实验室检查：侵袭性肺曲霉病患者反复痰涂片 3.5 次时，检测敏感性 87.7%、特异性 72.1%；呼吸道样本培养阳性率仅 61%；曲霉菌特异性 IgM 抗体敏感性 71.7%、特异性 87.2%，IgG 抗体敏感性 80.4%、特异性 91.0%。血清/肺泡灌洗液 GM 检测阳性可持续 1～8 周，敏感性 86.3%、特异性 93.0%；组织病理学阳性率为 87.5%。

BALF-mNGS 是诊断感染性疾病里程碑式的进步。然而，在本病例中，针对是否存在曲霉菌感染的困惑，我们将同时间采集的 BALF 标本分装后同时送 A、B、C、D 四家公司监测 DNA-mNGS，检出的曲霉菌序列数分别为 55、70、7 535、0。显而易见，有阳性结果的三家公司回报序列数相差高达 130 余倍，甚至有公司未能检测出曲霉菌序列。基于此，临床医生面对 mNGS 结果，既不能轻信，也不能全信，而应综合 mNGS、曲霉抗原抗体、PCR 及临床疗效等方面来鉴别致病菌和定植（或污染）菌，作出科学合理的判断。

侵袭性肺曲霉病的治疗原则：针对性治疗，首选伏立康唑、艾沙康唑及两性霉素 B，不推荐联合用药作为初始治疗；经验性治疗，推荐选用两性霉素 B、棘白菌素类药物或伏立康唑。

（韩永丽　黄林强）

特别鸣谢

中国医科大学附属盛京医院	赵　敏	陆军军医大学·新桥医院	周人杰
佛山市中医院	吴智鑫	广东省人民医院	邓医宇
广东省人民医院	李伟峰	汕头大学医学院第二附属医院	谢　扬
南京医科大学第一附属医院	张劲松	湛江中心人民医院	周　宁
郑州大学第一附属医院	朱长举	广州医科大学	陈晓辉
上海交通大学医学院附属瑞金医院	毛恩强	清华大学附属北京清华长庚医院	王　仲
广东省中医院	郭力恒		

病例 27 恐怖的金黄色葡萄球菌

患者男性，俄罗斯人，36 岁，因"下唇皮肤肿痛伴咳嗽、咳痰 3 天，发热 1 天"于 2013 年 2 月 27 日（D1）入住呼吸内科。

一、病史特点

1. 青年男性，急性病程，动物饲养员（长隆野生动物园）。既往体健，无特殊病史。

2. 患者 2013 年 2 月 24 日（PD3）因挤压下颌部皮肤后出现下唇皮肤肿胀，呈进行性加重，伴有阵发性咳嗽、咳痰，痰量不多，性状不详，并感胸闷、气促；2 天后出现发热，体温最高达 39.1℃，并出现胸痛、腹痛、腰背痛，无心悸，无头晕、头痛、恶心、呕吐，在当地诊所给予药物治疗（具体不详），效果欠佳。D1 在我院呼吸内科门诊就诊，为进一步诊治收入呼吸内科。

3. 入院查体　T 39.1℃，P 142 次/min，R 34 次/min，BP 120/56mmHg，SpO$_2$ 90%。神志清晰，全身皮肤巩膜无黄染，全身浅表淋巴结未触及肿大，下唇及下颌部皮肤软组织肿胀、淤血、局部破溃溢液；双侧颊面部肿胀，有压痛，张口受限；气管居中，胸廓对称无畸形，叩诊清音，听诊双肺呼吸音粗，可闻及散在湿啰音。心率 142 次/min，律齐，各瓣膜区未闻及明显杂音。腹部平坦，腹肌稍紧张，拒按，压痛可疑阳性，肠鸣音正常，四肢无明显水肿。

4. 辅助检查

（1）血常规：WBC 11.50×10^9/L，NEUT% 94.5%，LYM 0.14×10^9/L，PLT 199×10^9/L，Hb 163g/L。

（2）凝血指标：PT 17.5s，INR 1.41，APTT 35.8s，D-二聚体 37.97μg/mL，FIB 6.02g/L。

（3）生化：TBIL 37.4μmol/L，AST 39U/L，ALT 66U/L，CK 573U/L，CRP 165.6mg/L，淀粉酶、血脂等均正常。

（4）血气分析：pH 7.416，PO$_2$ 74.6mmHg，PCO$_2$ 29.4mmHg，HCO$_3^-$ 18.9，LAC 4.35mmol/L（吸氧 4L/min）；PCT＞200ng/mL。

（5）G 试验：500pg/mL。梅毒、HIV、乙肝均为阴性。

（6）心电图：提示窦性心动过速、左心室高电压。

（7）痰涂片：未见抗酸杆菌。

下颌溃烂（图 27-1）；胸部 CT 提示双肺弥漫性感染、双侧少量胸腔积液（图 27-2）。腹部 B 超提示肝胆胰脾未见明确异常。

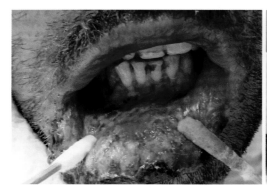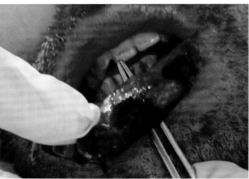

图 27-1　下颌照片（D2）

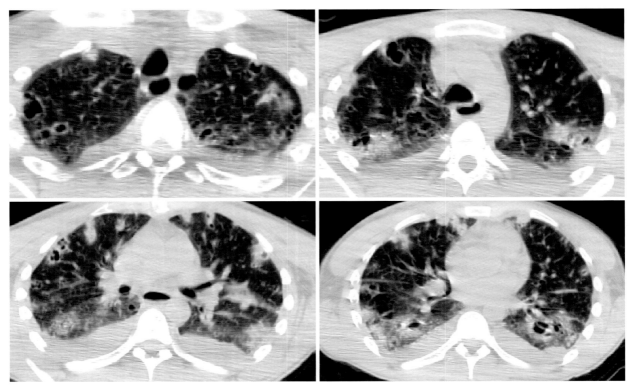

图 27-2 胸部 CT（D2）

二、初步诊断

1. 肺部感染，呼吸衰竭。
2. 下唇皮肤软组织蜂窝织炎。
3. 腹痛待查。

三、诊治经过

入院后完善相关检查，呼吸科给予"万古霉素 + 头孢哌酮舒巴坦"抗感染，保持下颌创面清洁，持续吸氧，指脉氧在 92% 以上。D2 19：00 患者出现甲床、口唇发绀，神志淡漠，应答不切题，大汗淋漓，双上肢不自主地抖动，呼吸急促，给予地西泮静脉注射，加大吸氧流量，但病情无改善，血氧饱和度在 75%～88%，为进一步抢救治疗转入 ICU。

立即纤维支气管镜引导下经鼻气管插管、呼吸机支持呼吸，留取痰液标本送检，调整抗生素为"头孢哌酮/舒巴坦 + 利奈唑胺（考虑利奈唑胺组织浓度高）+ 氟康唑"抗感染。急查头颅 CT 提示颅内未见明确异常（图 27-3）。D3 因影像科考虑患者真菌感染不能排除，且 G 试验高，遂将氟康唑改为伏立康唑抗真菌。D3 对下唇、下颌创面进行清创处理，治疗后患者体温峰值有所下降，呼吸机支持呼吸（PSIMV 模式，PEEP 8cmH$_2$O，FiO$_2$ 50%），血氧饱和度在 98% 左右。D5 患者氧合变差，复查胸部 CT 提示双侧新发气胸（图 27-4），立即行双侧胸腔闭式引流。

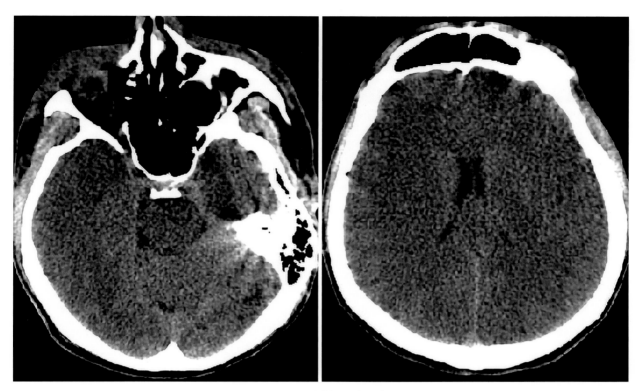

图 27-3 头颅 CT（D2）

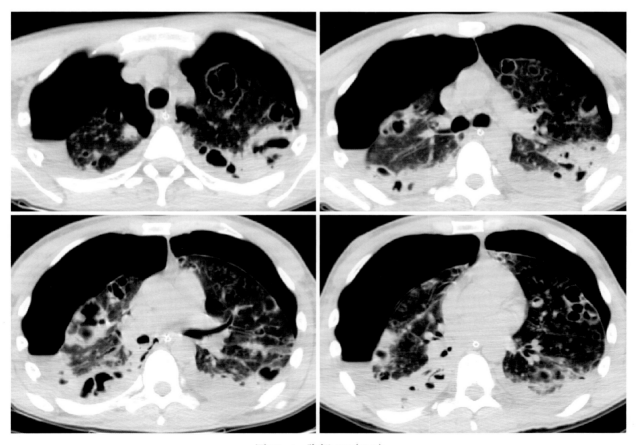

图 27-4 胸部 CT（D5）

血液、创面分泌物及痰培养均提示金黄色葡萄球菌（药敏结果见表27-1）。

表27-1　血液、创面分泌物及痰液培养结果

鉴定结果　金黄色葡萄球菌			提示	
抗生素名称	MIC/（μg/mL）	KB值/mm	敏感	血药峰
Ampicillin（氨苄西林）	≤2		耐药	p.o: 2.5～5；i.v: 40；i.m: 8～10
Amoxicillin Clavulanate（阿莫西林/克拉维酸）	≤1/0.5		敏感	p.o: 3.3/1.5
Amikacin［阿米卡星（丁胺卡那霉素）］	≤8		敏感	i.v: 15～20；i.v: 20～40
Clindamycin（克林霉素）	≤0.5		敏感	p.o: 3；i.v: 10～12；i.m: 6
Ciprofloxacin（环丙沙星）	≤0.25		敏感	p.o: 2.5；i.v: 4.5
Erythromycin（红霉素）	≤0.25		敏感	p.o: 2～3；i.v: 10
Fusidic Acid（夫西地酸）	≤1			
Nitrofurantoin（呋喃妥因）	≤16		敏感	p.o: 12；i.v: 20～25
Cefoxitin（头孢西丁）	≤2			i.m: 20～25；i.v: 55～110
Gentanicin（庆大霉素）	≤1		敏感	p.o: 4～6；i.v: 8
Gentanicin-syn（庆大霉素筛选试验）	≤500			
Linezolid（利奈唑胺）	2		敏感	
Tobramycin（妥布霉素）	≤2		敏感	i.m: 4～6；i.v: 4～8
Oxacillin（苯唑西林）	≤0.25		敏感	i.v: 40；i.m: 14～16；p.o: 4～6
Benzylpenicillin（青霉素）	>0.25		耐药	i.m: 8～10；i.v: 10
Rifampicin（利福平）	≤0.5		敏感	p.o: 7～9；i.v: 10
Trimethoprim/sulfamethoxazole（复方新诺明）	≤1/9		敏感	p.o: 3/46；i.v: 9/106
Quinupristin And Dalfopristin（奎奴普汀-达福普汀）	≤0.5		敏感	

p.o: 口服；i.v: 静脉注射；i.m: 肌内注射。

第一阶段小结

患者青年男性，因"下唇皮肤肿痛伴咳嗽、咳痰3天，发热1天"入院，D2出现甲床、口唇发绀，神志淡漠，应答不切题，大汗淋漓，双上肢不自主地抖动，呼吸急促，转入ICU后予以气管插管、呼吸机支持呼吸，给予抗感染治疗，体温较前下降，但患者出现双侧气胸，氧合变差。患者血、痰、脓液培养均为金黄色葡萄球菌。

目前患者诊断明确，肺部感染、局部蜂窝织炎并败血症，致病菌为金黄色葡萄球菌，除青霉素及氨苄西林外均不耐药，请问：①未行 mecA 基因检测，如何判断该患者的金黄色葡萄球菌是MRSA还是非MRSA？②根据药敏结果，需要调整抗生素吗？

专家点评

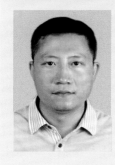

何志捷　中山大学孙逸仙纪念医院重症医学科主任，博士研究生导师

中国医师协会重症医学医师分会委员

广东省医学会重症医学分会副主任委员

广东省康复医学会重症医学分会副会长兼呼吸康复学组组长

广东省健康管理学会重症医学专业委员会副主任委员

广东省肝脏病学会重症医学专业委员会副主任委员

广东省医师协会重症医学医师分会常务委员

　　该患者为青年男性，职业为动物饲养员，既往体健，急性起病，结合患者"下唇皮肤肿痛伴咳嗽、咳痰 3 天，发热 1 天"病史、PCT 高、胸部 CT 提示空洞形成并气胸、病原菌学结果，考虑：①脓毒症；②重症肺炎，呼吸衰竭；③下颌部蜂窝织炎。目前诊断基本明确，致病菌为金黄色葡萄球菌，青霉素耐药，但可进一步行基因检测，明确其是否携带耐药基因，因为根据 MRSA 的定义是携带 *mecA* 基因的金黄色葡萄球菌和/或苯唑西林 MIC≥4mg/L 的金黄色葡萄球菌，是否诊断为社区获得性耐甲氧西林金黄色葡萄球菌（CA-MRSA）感染？

　　该患者为社区获得性感染，虽已应用敏感抗生素治疗，但病情进展迅速，效果欠佳，治疗难度大，需考虑以下几方面原因：①金黄色葡萄球菌释放的外毒素引起过度炎症反应，导致病情严重，形成空洞。②如果下颌部脓肿持续存在，感染病灶未被有效控制，也可导致疗效欠佳，需彻底控制原发病灶。③在抗生素应用方面，目前已应用利奈唑胺治疗，用药剂量是否足够？是否考虑联合用药治疗，比如万古霉素、达托霉素？应注意根据 PK/KD 调整药物剂量，治疗过程中应严密观察病情变化和作必要的细菌学监测，了解细菌清除率。应注意机械通气策略，采取小潮气量肺保护性通气。④患者为动物饲养员，在治疗过程中，应注意鉴别诊断，是否合并其他动物源性感染，包括传染性疾病、真菌感染等。

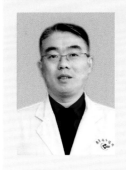

奚小土　广东省中医院急诊科主任

世界中医药学会联合会热病专业委员会常务理事

中华中医院学会感染病分会委员

广东省基层医药学会急诊医学专业委员会副主任委员

广东省中西医结合学会卫生应急学专业委员会副主任委员

广东省中医药学会热病专业委员会副主任委员

广东省中西医结合学会急救医学专业委员会副主任委员

　　耐甲氧西林金黄色葡萄球菌（MRSA）的定义是携带 *mecA* 基因的金黄色葡萄球菌和/或苯唑西林 MIC≥4mg/L 的金黄色葡萄球菌，本例患者的药敏结果为苯唑西林的 MIC≤0.25μg/mL，可能属于甲氧西林敏感的金黄色葡萄球菌（MSSA）。患者病情迅速恶化，可能与该菌株产杀白细胞素（PVL）有关。PVL 是金黄色葡萄球菌分泌的一种外毒素，在金黄色葡萄球菌导致的坏死性皮肤损害和坏死性肺炎中起重要作用。

　　社区获得性金黄色葡萄球菌中，MSSA 携带 PVL 基因的比例为 10%～30%，CA-MRSA 的携带比例在 70% 以上。从患者的临床特点来看，符合社区获得性甲氧西林敏感的产 PVL 金黄色葡萄球菌感染，由皮肤软组织感染迅速进展为坏死性肺炎。治疗上，对产 PVL 的金黄色葡萄球菌的治疗，选用克林霉素、利奈唑胺等蛋白质合成抑制类抗生素较 β-内酰胺类抗生素合理，对严重的危及生命的侵袭性感染，亦应采用降阶梯治疗策略，因此目前阶段可以考虑继续使用利奈唑胺的治疗方案。

入院第 6 天起每天复查胸片，均提示双侧气胸（图 27-5），反复多次行双侧胸腔闭式引流，效果欠佳。但患者体温趋于正常，呼吸机支持下氧合基本正常。入院第 7、8 天血培养均提示金黄色葡萄球菌，药敏同前；入院第 7 天痰培养提示白念珠菌（敏感菌株），继续予"利奈唑胺＋伏立康唑"抗感染。入院第 8 天停头孢哌酮/舒巴坦，第 9 天患者出现发热，予"哌拉西林钠他唑巴坦钠＋阿米卡星"抗阴性菌。患者体温、血常规、CRP、PCT 变化见图 27-6～图 27-9。第 13 天复查胸部 CT 提示双侧肺压缩程度较前加重，感染病灶基本同前（图 27-10）。第 14 天痰培养提示鲍曼不动杆菌，第 15 天体温高达 39.1℃。

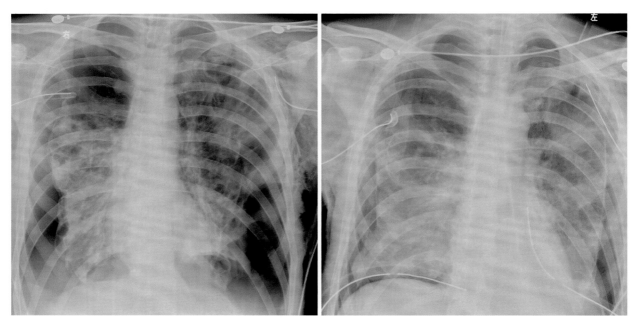

图 27-5　入院第 6 天及第 10 天胸片

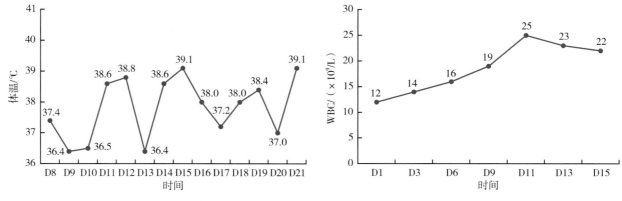

图 27-6　体温变化趋势图（D8～D21）　　　　图 27-7　白细胞计数变化趋势图（D1～D15）

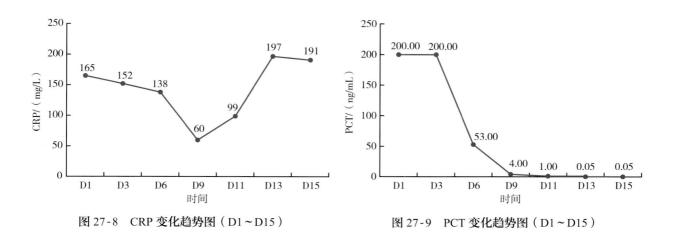

图 27-8　CRP 变化趋势图（D1～D15）　　　　　图 27-9　PCT 变化趋势图（D1～D15）

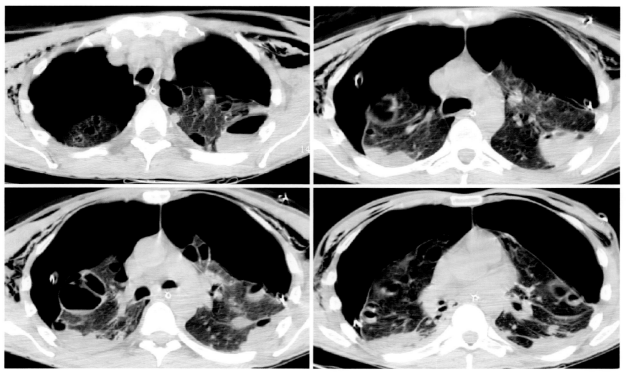

图 27-10　胸部 CT（D13）

第二阶段小结

　　患者反复多次血培养提示金黄色葡萄球菌，利奈唑胺敏感，但给予强有力的抗菌药物（包括抗阴性菌、阳性菌、真菌）治疗，患者再次出现发热，白细胞逐步升高，CRP 居高不下，仅 PCT 明显下降，胸部 CT 提示双侧气胸、肺压缩较前加重，肺部病灶无明显吸收。请问：①患者目前的感染考虑主要致病菌是金黄色葡萄球菌？鲍曼不动杆菌？其他？②下一步治疗如何调整？

专家点评

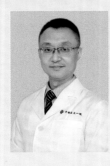

崇 巍　中国医科大学附属第一医院急诊科主任，博士研究生导师
中华医学会急诊医学分会副秘书长
中国医师协会急诊医师分会常务委员
辽宁省医师协会急诊医师分会会长
辽宁省医学会急诊医学分会候任主任委员
辽宁省医学会灾难医学分会主任委员

诊断：MSSA 血流感染，血源性肺脓肿，脓气胸。目前的感染考虑主要病原体是 MSSA，不除外真菌（如曲霉菌）和鲍曼不动杆菌。

诊断依据：青壮年，既往体健，挤压下颌部皮肤感染灶后发生血流感染，血源性肺脓肿，肺 CT 示双肺多叶、段受累，病变位于肺周边胸膜下，主要形态为结节、薄壁气囊肿；脓液、血及痰培养结果均为金黄色葡萄球菌，苯唑西林敏感。入院时 G 试验阳性，第 14 天痰培养提示鲍曼不动杆菌。

治疗建议：建议应用耐酶青霉素或一代、二代头孢菌素，而非针对 MRSA 的万古霉素和利奈唑胺；初始治疗时不必应用针对 G⁻ 杆菌的头孢哌酮/舒巴坦、哌拉西林钠他唑巴坦钠和阿米卡星。第 9 天再次发热，考虑为肺部脓肿引流不充分，或院内鲍曼不动杆菌感染。建议充分引流肺部感染灶，同时经纤维支气管镜清除可能存在的痰栓、胸腔闭式引流加负压吸引、实行肺保护性通气策略以促进肺复张。经纤维支气管镜留取标本，行细菌培养及药敏试验，若仍为鲍曼不动杆菌，则根据药敏结果选择相应的抗菌素。复查 G 试验，做 GM 试验。

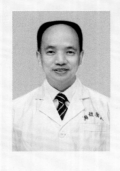

李湘民　中南大学湘雅医院急诊科主任
湖南省医学会急诊医学专业委员会主任委员
湖南省急诊科质量控制中心主任
湖南省中医药和中西医结合学会急诊医学专业委员会主任委员
中国中西医结合学会急救医学专业委员会常务委员
中国医师协会创伤外科医师分会常务委员

耐甲氧西林金黄色葡萄球菌（MRSA）是临床上常见的毒性较强的细菌，也是院内和社区感染的重要病原菌之一。MRSA 除对甲氧西林耐药外，几乎对所有的 β-内酰胺类抗生素耐药，目前最常用、疗效最肯定的抗生素为万古霉素、去甲万古霉素、替考拉宁等。

患者因"下唇皮肤肿痛伴咳嗽、咳痰 3 天、发热 1 天"入院，血常规提示感染，下颌脓液培养、血培养及痰培养均提示金黄色葡萄球菌，结合肺部 CT 及抗普通感染治疗效果不佳，主要考虑 MRSA，同时还需排查奴卡菌肺炎、马尔尼菲青霉感染或金黄色葡萄球菌合并少见的病原菌感染。

考虑到患者的抗感染治疗方案先后为"头孢哌酮/舒巴坦＋利奈唑胺＋氟康唑"（D3 改为伏立康唑）及"哌拉西林钠他唑巴坦钠＋阿米卡星＋利奈唑胺＋伏立康唑"，治疗效果不佳，临床症状及肺部 CT 复查提示病情无明显好转，可考虑进行唇活检，抽血查肿瘤标志物，反复查痰、血培养加药敏，抗感染治疗方案可调整为：美罗培南＋替考拉宁＋伊曲康唑＋多西环素。

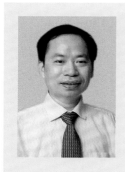

叶　珩　　广州市第一人民医院南沙医院原危重症监护室主任

中华医学会急诊医学分会中毒学组委员

广东省医学教育协会重症医学专业委员会常务委员

广东省医院协会医院重症医学管理专业委员会委员

广东省中医药学会热病专业委员会委员

广州市医师协会危重症医学医师分会常务委员

广州市医学会重症医学分会委员

现阶段病情的特点：①仍有发热，血白细胞及 C 反应蛋白升高；②持续双侧气胸。首先谈谈气胸，因为长时间塌陷的肺脏容易感染或长期感染不愈。双肺不能复张，可能存在胸膜支气管瘘，建议作胸腔镜检查。如发现瘘口则予以夹闭；如未发现瘘口，则作双侧胸腔持续负压引流，力求肺复张。其次，感染方面，血培养仍是金黄色葡萄球菌，而利奈唑胺已用 5 天以上，临床效果不佳，建议：①积极伤口清创；②停用利奈唑胺，改为万古霉素，考虑存在混合感染，可联合应用环丙沙星；③痰培养有白念珠菌，G 试验阳性，继续应用伏立康唑；④痰培养有鲍曼不动杆菌，难以确定是感染菌还是定殖菌，鉴于病情十分严重，不能等待确诊证据，可根据药敏结果应用抗生素。

患者多次血培养提示金黄色葡萄球菌，考虑该细菌清除困难，查阅文献，提示可能存在异质性耐药问题。第 17 天行气管切开术，第 18 天改利奈唑胺为万古霉素抗阳性菌，并予利福平口服协同抗阳性菌，第 20 天停伏立康唑。反复复查胸片，根据气胸情况，行胸腔闭式引流术。第 24 天脱离呼吸机辅助呼吸。第 31 天痰培养提示肺炎克雷伯菌，停哌拉西林钠他唑巴坦钠＋阿米卡星，改用美罗培南抗阴性菌，患者体温、血象逐步恢复正常。复查胸部 CT 提示气胸好转，肺部病灶好转（图 27-11）。气切封管后无气促。第 35 天转呼吸内科，继续留置胸腔闭式引流，继续抗感染，气胸逐步减少，第 69 天出院。

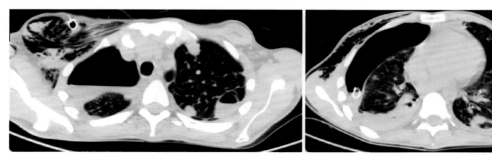

胸部 CT 检查（D27）

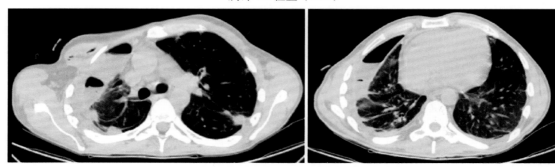

胸部 CT 检查（D50）

图 27-11　影像学变化

第三阶段小结

患者调整抗金黄色葡萄球菌治疗方案后看起来病情逐步好转，脱离呼吸机支持，转出 ICU，最后成功出院。请问：①救治成功是万古霉素的功劳吗？②初始的治疗是否有误？③回顾整个救治经过，可能起到最大抗金黄色葡萄球菌作用的药物是？

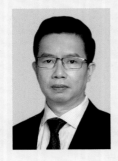

专家点评

孙　诚
广东省人民医院重症监护二科主任医师
广东省医疗安全协会重症医学管理分会副主任委员
广东省基层医药学会重症医学专业委员会常务委员
广东省肝脏病学会重症医学专业委员会第三届委员会常务委员
广东省泌尿生殖协会第二届肾移植专业委员会常务委员
广东省健康管理学会内科危重症多学科诊疗学会专业委员会委员
广东省医学会院感分会第一届重症感染预防与治疗学组成员

该病例的感染启动于皮肤软组织感染，并快速进展，累及肺部和血液系统，是一例复杂重症感染病例。综合患者发病后的脓液、血液及痰培养的结果，考虑该病例早期致病微生物为同源同种的金黄色葡萄球菌，并为敏感菌株，对常用的抗阳性球菌的抗菌药物有效。临床诊断为金黄色葡萄球菌血流感染，重症肺炎及皮肤软组织感染可成立。

入院后主诊医生把原抗感染方案："万古霉素＋头孢哌酮/舒巴坦"调整为皮肤软组织浓度高的"利奈唑胺＋头孢哌酮/舒巴坦＋氟康唑"抗感染，短时间内再把抗真菌的药物"氟康唑"更改为"伏立康唑"，但病情一直未能得到有效控制；发病1周后血培养仍为金黄色葡萄球菌，从临床疗效判断可认为利奈唑胺在治疗中是无效的，或是未能有效清除致病菌。发病的第18天改"利奈唑胺"为"万古霉素静脉滴注联合利福平口服"抗阳性菌1周后，患者顺利脱离呼吸机。从临床效果来看，该次换药是很成功的。后期患者合并肺炎克雷伯菌肺部感染，经改用"美罗培南"后最终临床治愈。

主诊医生的诊治思路一开始就过度依赖利奈唑胺抗感染，利奈唑胺作为抑菌剂，其血药浓度较组织浓度低，在治疗血流感染时并不具有临床优势，反而是其弱项。同时，主诊医生未根据临床疗效对抗菌药物的应用进行及时的疗效评估，未把握该次感染的重点是金黄色葡萄球菌血流感染，未能选用有效的抗菌素，延误了治疗，是造成感染迁延不愈、病情不断恶化的主要原因。改用"万古霉素加利福平"治疗1周后病情好转，能顺利脱离呼吸机，其成功的因素可能：①换药正确：万古霉素和利福平对金黄色葡萄球菌都敏感，且万古霉素作为杀菌剂，其血药浓度高，是金黄色葡萄球菌血流感染的首选药物，能有效清除血液中的金黄色葡萄球菌；利福平对革兰氏阳性或阴性细菌有较强抗菌作用。②气管切开和胸腔闭式引流加强排痰及肺的复张有利于感染控制。

综合整个治疗过程，该病例的救治成功，万古霉素治疗金黄色葡萄球菌血流感染起了重要的作用，扮演了一个重要的角色。由于金黄色葡萄球菌为敏感菌株，对万古霉素及利福平都敏感，利福平与万古霉素（静脉滴注）联合可用于甲氧西林耐药葡萄球菌所致的严重感染；治疗金黄色葡萄球菌引起的皮肤软组织感染、肺部感染及血流感染，万古霉素和利福平协同作用具有同等重要的作用。

学习心得

　　金黄色葡萄球菌是引起医院和社区感染的常见病原菌，尤其是耐甲氧西林金黄色葡萄球菌（MRSA），其耐药谱广，致病性强，并可引起医院感染的暴发流行，严重威胁人类健康。金黄色葡萄球菌引起的各种临床感染与该菌表达的多种毒力因子密切相关，携带中毒性休克综合征毒素-1（toxicshock syndrome toxin-1，TSST-1）和/或杀白细胞素（panton-valentine leukocidin，PVL）基因的菌株毒力更强，与患者感染后疾病的严重程度密切相关。甲氧西林敏感的金黄色葡萄球菌（MSSA）同样可以携带上述基因产生各种毒素，导致严重的临床后果。

　　目前 MRSA 的检测分表型检测和基因检测。检测 mecA 基因或其基因产物 PBP2a 被公认为 MRSA 检测的"金标准"，但是 mecA 基因检测需要特殊的仪器设备和人员，PBP2a 乳胶试剂成本较高，限制了这两种方法的临床应用。头孢西丁纸片法及苯唑西林纸片法检测 MRSA 是临床常用的方法，也是 CLSI 推荐的 MRSA 筛选方法，多个研究显示，头孢西丁纸片扩散法检测结果与 mecA 基因检测法一致，其敏感性和特异性均为 100%。该患者多个药敏结果显示头孢西丁敏感，因此应为 MSSA 感染。

　　传统观点认为，MSSA 感染的症状、病情轻于 MRSA 感染，其实不然，若为 PVL 阳性的 MSSA 感染，可能导致比 MRSA 更高的死亡率。PVL 基因是金黄色葡萄球菌导致化脓性感染的重要外毒素之一，引起皮肤软组织化脓性感染的金黄色葡萄球菌克隆株不仅可以在医院中也可在社区中流行，提示在临床中有必要对分离的金黄色葡萄球菌同时检测耐药基因 mecA 和 PVL 基因，常规行药物敏感试验，以便明确 PVL（＋）金黄色葡萄球菌，及时采取相应的防护措施，防止致病菌株的流行。有研究表明，相对于 PVL 阴性金黄色葡萄球菌，PVL 阳性菌株引起的侵袭性感染患者的住院时间更长，且感染 PVL 阳性菌株的患者趋于年轻化。PVL 基因的阳性率也存在地域差异：国外有报道 MSSA 中 PVL 的阳性率为 30%，MRSA 中为 20%。我们的患者未行 PVL 基因检测，但根据他的籍贯（外籍）、年龄、起病过程（先皮肤、软组织，后侵袭肺）、临床表现，考虑 PVL 阳性的可能性大。

　　对于普通 MSSA 的治疗，应以用耐酶青霉素或一代、二代头孢菌素为主，但对于迅速出现坏死性肺炎、感染性休克的 CA-MSSA，应高度怀疑 PVL 携带，以"利奈唑胺＋克林霉素"联合用药为首选（文献提示这两种抗生素可以抑制毒素的产生，而万古霉素无抑制毒素产生的作用），不能根据药敏选择用药。回顾该患者的治疗，初始使用利奈唑胺是正确的，但 PVL 阳性的 MSSA 治疗疗程需 6 周以上，我们在病程 18 天时更换为万古霉素是错误的，整个过程中起到最大抗 MSSA（PVL+）作用的是利奈唑胺。

（王灿敏　邢　锐）

特别鸣谢

中山大学孙逸仙纪念医院	何志捷
广东省中医院	奚小土
中国医科大学附属第一医院	崇　巍
中南大学湘雅医院	李湘民
广州市第一人民医院	叶　珩
广东省人民医院	孙　诚

病例 28 断案寻踪

患者戴××，男性，24岁，因"左侧肢无力5天，口齿不清1天"于2019年11月1日（D1）来我院急诊就诊。

一、病史特点

1. 青年男性，急性起病。既往体健，无饮酒史，无药物滥用史。有多西环素、强力霉素过敏史，头孢呋辛皮试阳性。

2. 患者5天前（PD5）无明显诱因出现左上肢无力，后出现左下肢无力，左下肢进行性活动障碍，持物、行走不稳。PD1出现意识模糊，口齿不清，伴头痛。

3. 入院查体 意识模糊，GCS评分3-4-5分，双侧瞳孔等大等圆，直径3mm，对光反射灵敏，鼻唇沟尚对称。心肺听诊无特殊，腹软无膨隆，肠鸣音3次/min。查体不配合，双下肢无水肿，病理征未引出。

4. 辅助检查

（1）血常规正常，肝肾功能正常，肝炎、HIV及梅毒阴性。

（2）脑脊液培养阴性。脑脊液提示潘氏试验阳性，有核细胞计数6个/μL，蛋白质45mg/dL（表28-1）。

表28-1 脑脊液检查结果

项目	结果	正常参考值	单位
潘氏染色	阳性	阴性或弱阳性	
墨汁染色	未检到		
抗酸染色	未检到		
颜色	无色	淡黄色	
性状	清晰透明	清晰透明	
脑脊液有核细胞计数	6	0~8	μL
脑脊液红细胞计数	8		μL
中性粒细胞%	/		%
淋巴细胞%	/		%
单核细胞%	/		%
革兰氏染色	未检到		
氯	127.1	120~130	mmol/L
腺苷脱氨酶	1		U/L
葡萄糖	4.35	2.5~4.5	mmol/L
蛋白质	45.0	8~43	mg/dL
溶血	0.00		
脂血	0.00		
黄疸	0.00		

　　头颅磁共振增强见双侧额叶、双侧顶叶多发结节、团状异常信号（图 28-1），首先考虑脱髓鞘假瘤。脑脊液宏基因组报告阴性，脑脊液单纯疱疹、巨细胞病毒、弓形体、风疹病毒抗体均阴性，脑脊液 EBV 病毒衣壳抗原 IgG 阳性，IgM 阴性。抗核抗体、抗中性粒细胞抗体等风湿性疾病抗体指标均阴性。

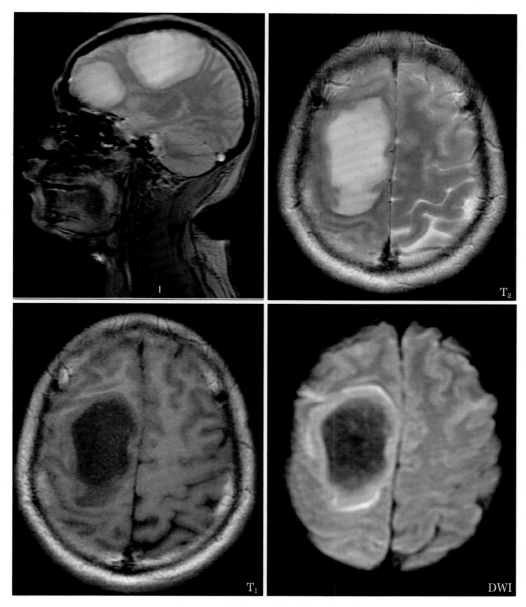

图 28-1　头颅 MRI 增强扫描（D1）
提示：双侧额叶、双侧顶叶多发结节、团状异常信号，T_1WI 呈低信号，可见环形稍高信号影；DWI 示病灶呈环形高信号改变，增强扫描病灶强化不明显，灌注成像显示病灶 CBF 减低。影像诊断首先考虑脱髓鞘假瘤

二、初步诊断

　　颅内多发占位：脱髓鞘假瘤。

三、诊治经过

患者入院后出现心率下降，血压升高，急诊行右额大脑病损切除；术中见肿瘤质地软，淡黄色，鱼肉样，血供不丰富，与脑组织分界不清楚。

病理诊断：见大量组织细胞聚集，首先考虑脱髓鞘病变。免疫组化：Ki-67 2%，NF +，NSE +，P53 –，S-100 散在 +，Olig2 散在 +，ATRX +，H3K27M –，IDH1 R132H –，GFAP +，CD68 弥漫 +，CD163 弥漫 +（图28-2）。因头孢过敏，术后予以"克林霉素0.9g q.12h."围手术期预防性应用，术后 ICU 监护。

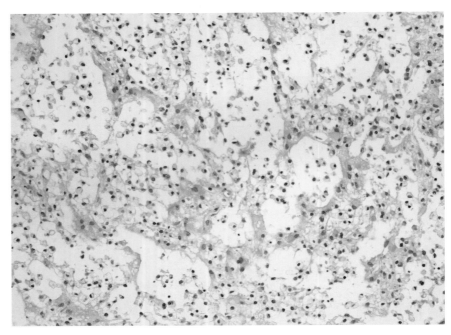

图28-2　肿瘤病理

患者术后康复可，神志转清，于入院第4天拔除气管插管，第6天带右侧颈内静脉中心静脉导管（CVC）转神经外科病房继续治疗。根据病理及影像学结果考虑脱髓鞘病变，神经内科会诊倾向于炎症，自身免疫性或特发性炎性假瘤首先考虑。排除肿瘤后如无禁忌，可激素冲击（甲泼尼龙针500~1 000mg 静脉滴注 q.d.×5 天，后逐步减量，间隔复查头颅影像学）。遂于第8天计划开始予以甲泼尼龙500mg 冲击5天，后逐步减量。但在冲击开始的第3天，患者突发体温升高（39.7℃），血氧饱和度下降。面罩吸氧15L/min 时，血氧饱和度仅能维持在89%~92%，遂予气管插管转入 ICU。

患者入科后气管插管呼吸机辅助通气，FiO$_2$ 100%，模式 A/C（VC），PEEP 5cmH$_2$O，SpO$_2$ 92%~96%，13:00 氧合指数113mmHg。循环迅速恶化，去甲肾上腺素剂量最大用量0.31μg/（kg·min），但患者毛细血管充盈时间可，乳酸升高不明显，尿量每小时超过30mL/h。白细胞及炎症指标明显升高。患者胸部 CT 提示两肺感染，胸腔积液（图28-3）。予胸腔穿刺引流，右胸穿刺出约300mL 淡黄白色脓性液体送检（图28-4），初步回报引流液乳糜试验阳性。头颅 CT 提示术后改变（图28-5）。PICCO 提 示 CI 3.3L/（min·m^2）；SVRI 1875DSm^2/cm^5；EVLWI 24.8~25.8mL/kg；GEDVI 646mL/m^2；PVPI 1.7。其他相关指标变化趋势见图28-6~图28-8。首先考虑感染性休克。

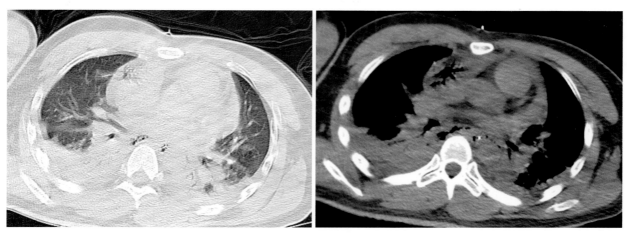

图 28-3　胸部 CT 提示两肺感染，胸腔积液

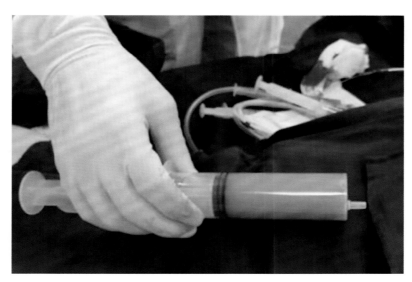

图 28-4　胸腔穿刺引流物（左侧）

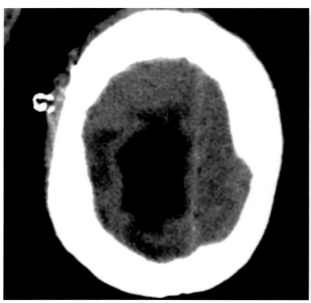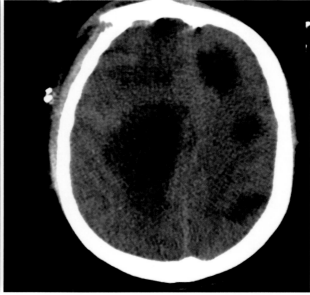

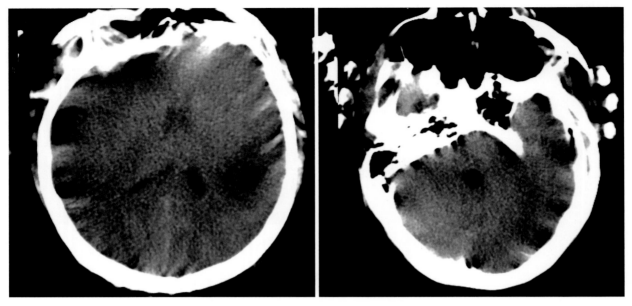

图 28-5　头颅 CT

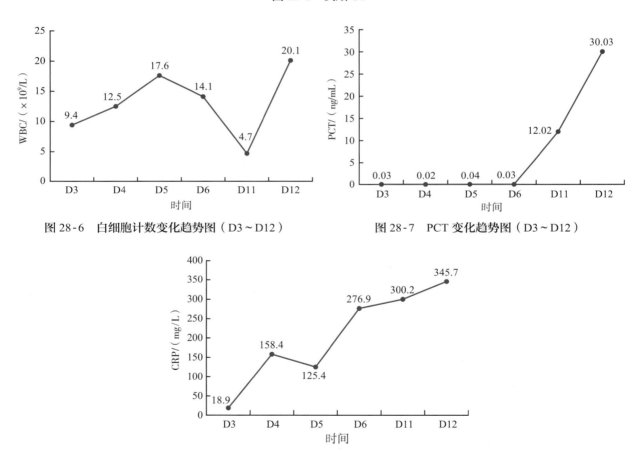

图 28-6　白细胞计数变化趋势图（D3～D12）

图 28-7　PCT 变化趋势图（D3～D12）

图 28-8　CRP 变化趋势图（D3～D12）

第一阶段小结

　　患者青年男性，急性起病，既往体健。因"左侧肢无力 5 天，口齿不清 1 天"入院。颅内多发结节，术后病理考虑脱髓鞘病变，首先考虑炎症。甲泼尼龙冲击后第 3 天突发体温升高，血氧饱和度下降，循环不稳定，考虑感染性休克，呼吸衰竭。目前诊治上有以下困惑：结合激素用药史、胸部 CT 和胸水性质，需要考虑感染的病原体有哪些？对于抗感染方案，应该做怎样调整？请不吝赐教！

专家点评

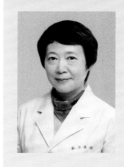

赵　敏　　中国医科大学附属盛京医院原急诊科主任，博士研究生导师

中国急诊女医师分会副会长

中国研究型医院学会急救医学专业委员会副主任委员

全国医师定期考核急诊专业编委会副主任委员

中华医学会急诊医学分会常务委员

中国医师协会急诊医师分会常务委员

中华医学会辽宁省急诊分会第七届主任委员

　　根据提供的病例资料，肺炎克雷伯菌可能性最大，其次是耐甲氧西林金黄色葡萄球菌（MRSA）。但最终的确诊仍需要依赖痰、胸水和血的细菌培养和宏基因组检测。

　　第一种可能的致病菌为肺炎克雷伯菌。临床思路如下：①该例患者存在肺炎克雷伯菌感染的易患因素，包括入住 ICU、气管插管治疗、静脉置管留置；曾有意识模糊、手术麻醉和气管插管史，且存在误吸风险。②入院后患者突发高热，从感染角度讲，为典型的急性起病，短时间内迅速出现呼吸衰竭和感染性休克，WBC、CRP 和 PCT 显著升高。肺炎克雷伯菌肺炎常起病急骤，病情重，早期即可表现为显著的中毒症状和低血压，体温超过 39℃，发生肺脓肿、脓胸的概率增加。③该例患者血常规显著升高，突发高热时的 CRP 为 345mg/L，PCT 为 30ng/mL，符合肺炎克雷伯菌感染的表现。④患者入院第 11 天诊断为肺炎，应为"医院获得性肺炎"。HAP/VAP 病原学中最常见的仍然是革兰氏阴性菌，该例患者手术期预防性应用克林霉素，因克林霉素对金黄色葡萄球菌是有效的，结合病例资料，肺炎克雷伯菌可能性最大。

　　第二种为耐甲氧西林金黄色葡萄球菌（MRSA）。临床思路如下：①患者既往体健，首发症状以非感染性疾病入院。入院后因出现"脑疝"可能，紧急行颅脑手术，革兰氏阳性菌感染的风险增高。②入院后患者某日突发高热，从感染角度讲，典型的急性起病，短时间内迅速出现呼吸衰竭和感染性休克，WBC、CRP 和 PCT 显著升高，提示细菌的毒力强，结合有颅脑急诊手术史和中心静脉留置导管病史，机械通气病史，胸腔积液为淡黄白色脓性液体，革兰氏阳性菌致病的可能性也不能排除。③突发高热时的 CRP 为 345mg/L，PCT 为 30ng/mL，革兰氏阳性菌感染也不能除外。④患者入院第 11 天诊断为肺炎，应为"医院获得性肺炎"。虽然 HAP/VAP 病原学中最常见的仍然是革兰氏阴性菌，但结合病例资料，革兰氏阳性菌，尤其是金黄色葡萄球菌是不容忽视的，该例患者手术期预防性应用克林霉素，因克林霉素对金黄色葡萄球菌是有效的，所以要重点关注耐药的金黄色葡萄球菌，如 MRSA。而肺炎链球菌和肠球菌属等革兰氏阳性菌在 HAP/VAP 中很少见，不予考虑。⑤该例患者也有部分 MRSA 致 HAP/VAP 的危险因素，如 90 天内使用抗菌药物；发生 VAP 时合并感染性休克；VAP 之前存在 ARDS；发生 VAP 之前住院时间≥5 天；颅脑创伤；昏迷并发肺炎等。

　　对于抗感染方案，应该怎样调整？经验用药："碳青霉烯类＋万古霉素"，或者"喹诺酮类＋万古霉素"。

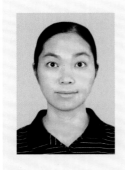

王灿敏　广东省第二人民医院急危重症医学部副主任兼重症医学科副主任
广东省医学会重症医学分会委员
广东省医院协会医院重症医学管理专业委员会委员
广东省临床医学学会临床重症医学专业委员会副主任委员
广东省临床医学学会重症创伤专业委员会常务委员
广东省医学教育协会重症医学专业委员会常务委员

　　患者青年男性，因颅内占位性病变入院，急诊行手术治疗，术后 3 天拔除气管插管（呼吸机治疗时间大于 48 小时），术后 7 天开始甲泼尼龙冲击治疗，术后 9 天出现体温升高、氧饱和度下降、循环不稳定，白细胞升高，PCT 及 CRP 明显升高，胸部 CT 提示两肺感染、胸腔积液，胸水乳糜试验阳性，结合 PICCO 结果考虑感染性休克诊断基本明确。

　　患者入院 10 天后出现的感染加重、循环不稳定，提示为院内感染；目前能明确的感染部位有肺部及胸膜腔；肺部院内感染常见的致病菌以革兰氏阴性菌为主，阳性菌可能性稍小。患者既往体健、无免疫抑制基础，激素冲击第 3 天出现真菌感染的可能性不大。术前脑脊液 EB 病毒 IgG 阳性，病毒性脑脊髓膜炎不能排除。建议立即完善血培养、深部痰培养、脑脊液培养、G 试验、GM 试验等检查。治疗上建议给予美罗培南抗感染（因患者住 ICU 时间大约 6 天，不排除耐药菌株可能），若积极进行液体复苏及抗感染治疗后循环仍不稳定，可考虑联合使用抗阳性菌药物。尽快明确致病菌给予目标性治疗。

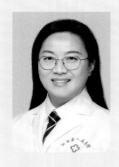

杨春丽　江西省人民医院医务处常务副处长、重症医学科（ICU）主任
中国医师协会重症医学医师分会常务委员
中国病理生理学会危重病医学专业委员会委员
中国女医师协会重症医学专业委员会常务委员
江西省医师协会重症医学医师分会会长
《医师报》重症专栏编委会副主编

　　患者青年男性，急性起病，既往体健，术后病理考虑脱髓鞘病变，排除肿瘤后使用激素冲击治疗，后患者出现高热、氧合差，循环不稳定，PICCO 监测显示患者体循环阻力指数下降、欠容，同时肺水肿严重，考虑感染性休克。

　　考虑：①该患者的感染考虑为院内获得性感染。②术后同时使用激素冲击治疗，存在免疫缺陷。③感染途径考虑为导管相关性感染，经血播散导致肺部感染出现脓胸。④病原体考虑为常见的院内获得性肺炎病原微生物（可参照当地医院病原微生物流行病学数据）。⑤抗生素方案应考虑广覆盖，覆盖常见的革兰氏阳性菌和阴性菌。

　　患者感染指标高，循环氧合不稳定，同时免疫抑制状态，予以"美罗培南 1.0g q.8h.，万古霉素 1 000mg q.12h. 及卡泊芬净 50mg q.d." 静脉滴注抗感染。体温及炎症指标逐步下降，血培养、胸水培养及宏基因测序提示咽峡炎链球菌感染（表 28-2、图 28-9）。同时，脑脊液基因检测提示脱髓鞘疾病谱阴性，神经节苷酯抗体谱阴性，自身免疫性脑炎抗体检查阴性。

表 28-2　血培养、胸水培养及药敏结果

标本类型	培养结果
血厌氧菌培养及药敏（住院 / 外周血）	
咽峡炎链球菌 + 红霉素	R
咽峡炎链球菌 + 青霉素 G	S
咽峡炎链球菌 + 氨苄西林	S
咽峡炎链球菌 + 万古霉素	S
咽峡炎链球菌 + 利奈唑胺	S
咽峡炎链球菌 + 克林霉素	R
胸水真菌培养及药敏（住院）	
咽峡炎链球菌 + 克林霉素	R
咽峡炎链球菌 + 红霉素	R
咽峡炎链球菌 + 青霉素 G	S
咽峡炎链球菌 + 氨苄西林	S
咽峡炎链球菌 + 万古霉素	S
咽峡炎链球菌 + 利奈唑胺	S
真菌培养未生长	

1. 病毒筛查结果					
名称	Name	检出序列数	基因组覆盖度	估测浓度 [copies / mL]	
–	–	–	–	–	
2. 细菌筛查结果					
名称	Name	检出序列数	基因组覆盖度	估测浓度 [copies / mL]	
口普雷沃菌	Prevotella_oris	639	71822 bp / 2.12%	1.2E+02	
牙髓卟啉单胞菌	Porphyromonas_endodontalis	432	61001 bp / 2.85%	1.3E+02	
咽峡炎链球菌	Streptococcus_anginosus	113	16248 bp / 0.76%	3.3E+01	

图 28-9　全血宏基因测序报告

　　再次详细询问家属病史，患者为烧烤店员工，从事油炸类、卤类食品加工，否认活禽接触史。结合病史，考虑患者口腔常见菌因免疫抑制出现全身播散。

第二阶段小结

　　患者入科后予以万古霉素、卡泊芬净联合美罗培南抗感染有效。胸水及血培养结果考虑咽峡炎链球菌，结合患者长期从事油炸类、卤类食品加工，考虑为患者口腔常见菌因免疫抑制导致全身播散，出现感染性休克，肺部感染及脓胸。

在病因的分析和治疗上有以下问题：

1．患者经验性抗感染方案治疗后炎症指标下降，病原体明确，鉴于患者头孢过敏史，如何实施抗生素降阶梯方案？

2．对于免疫抑制状态下的感染性休克患者，除了抗感染治疗，如何提高患者的总体预后？

专家点评

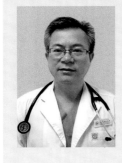

何新华　首都医科大学附属北京朝阳医院急诊医学中心副主任

中华医学会急诊医学分会委员

北京医学奖励基金会急诊医学专业委员会常务委员兼秘书长

中华急诊医学教育学院营养学院院长

北京医学会急诊医学分会常务委员

北京整合医学学会叙事医学分会（第一届）副主任委员

法国巴黎第六大学 Pitié-Salpetière 医院访问学者

关于抗生素降阶梯方案有以下几种方式可供选择：①如果一定想要选择头孢类，可以再次进行原液皮试，看是否是真的过敏，若过敏，就不能选用。②糖肽类：从外周血及胸水培养后药物试验提示，糖肽类是敏感的，可以从中选择合适的药物。③氨基糖苷类：对 G^+ 菌，氨基糖苷类的敏感性非常不错，如果肾功能正常，没有相应的禁忌证，可以选择相应的氨基糖苷类药物。④喹诺酮类：鉴于中枢神经系统的问题，目前暂不选择该类药物。

对于原发病脱髓鞘假瘤的治疗：该病是介于多发性硬化和急性播散性脑脊髓膜炎之间的一类特殊疾病。临床罕见，容易误诊为脑肿瘤。本病从发病到确诊时间短，没有出现误诊。早期治疗多以激素治疗为主，但疗效难以确定，而且副作用会导致机体免疫低下，并发病毒感染和细菌性感染后病情就会变得更为复杂，同时可复发使神经再度损害，导致症状进一步加重。因此，需要得到神经内科的积极指导。若得不到正确的治疗，受损神经则会复发和迟发多病灶硬化或病灶软化，且再度损伤神经继发痴呆或痉挛性瘫痪。

中西医结合增强免疫，提高人体的抗病能力：阻止炎症再度损害神经，改善受累神经血运以营养神经，调节神经，软化瘢痕，预防病灶迟发缺血进一步加重，同时兴奋激活神经才能再生修复病灶，阻止病情复发，恢复最佳的神经功能。

营养支持治疗：对这类患者一定要根据营养筛查标准，评估营养状况，积极给予合理的营养治疗，特别是蛋白质及各种维生素的补充。只有合适的营养治疗，才能为患者的良好预后提供基础。

功能锻炼：及早进行功能锻炼，是维系患者肢体功能恢复的一个重要方面。

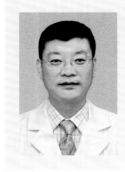

王海嵘　上海交通大学医学院附属新华医院急诊医学科科副主任

中华医学会急诊医学分会灾害学组组员

中国医疗保健国际交流促进会胸痛学分会青委会副主任委员

上海市中医药学会亚健康分会委员

患者既往有多西环素、强力霉素过敏史，头孢呋辛皮试阳性；血培养为咽峡链球菌感染，mNGS 提示口普雷沃菌、牙龈卟啉单胞菌、咽峡链球菌感染，未找到真菌感染依据，予以万古霉素、卡泊芬净联合美罗培南抗感染有效，降阶梯治疗可以考虑使用大剂量青霉素联合甲硝唑。大剂量青霉素可广泛分布于组织及体液中，且在有颅内感染的情况下通过血脑屏障。口普雷沃菌为厌氧菌，一般对甲硝唑敏感。

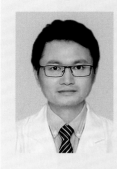

江稳强　广东省人民医院 EICU 副主任（主持工作），主任医师
中华医学会急诊医学分会卒中学组委员
广东省医疗安全协会急诊医学分会主任委员
广东省中医药学会热病专业委员会常务委员
广东省预防医学会急症预防与救治专业委员会常务委员
广东省病理生理学会危重病专业委员会委员
广东省医学会急诊医学分会卒中学组委员

对于免疫抑制状态下的感染性休克患者，除了抗感染治疗外，一般需要寻找感染源，对于封闭间隙的感染如脓胸等，还需要立即引流或清创，可以有效控制感染源，改善患者预后。脓毒症患者一般有两个死亡高峰，一个高峰在感染早期，患者免疫亢进，机体损伤重，导致患者死亡风险增加；另一个高峰在感染后期，机体免疫抑制，容易出现病毒感染和院内感染，增加患者的死亡率。该患者处于感染后期，且应用了大剂量激素，处于严重的免疫抑制状态，可以通过检测 T 细胞亚群计数及比例、HLA-DR、免疫球蛋白等，了解患者的细胞免疫及体液免疫状态，并根据检测结果予胸腺五肽增加 T 细胞，输注丙种球蛋白改善体液免疫。

建议先明确感染是否有效控制，目前抗感染方案疗程是否足够，在可选药物不确切的情况下谨慎降阶梯，必要时继续保留万古霉素至感染完全控制。根据药敏结果，如果病情允许降阶梯，有青霉素 G 和氨苄西林可选，但是患者存在"头孢"过敏史，二者均不宜使用；阿奇霉素和克拉霉素作为咽峡炎链球菌的潜在敏感药物可备选。

原发病治疗需要控制免疫过度激活，但是应用激素冲击或因诱导免疫抑制导致感染性休克。目前情况下需要恢复患者的抗感染免疫，同时避免细胞免疫激活导致脱髓鞘假瘤进展。以下措施可能有利于改善患者的预后：局部感染灶充分引流；暂停激素冲击，减轻免疫抑制因素；加用静脉丙种球蛋白免疫调节治疗，可能对增强抗感染免疫和抑制原发病进展都有一定的帮助。

病例随访

对患者体内脓肿部位进行引流后，抗感染方案降阶梯为哌拉西林钠他唑巴坦钠。炎症指标及呼吸循环好转，体温逐步下降至正常，患者于 D20 拔除气管插管后转入普通病房，D27 出院。出院查体：神志清，GCS 评分 4+1+6 分，双侧瞳孔等大等圆，直径 3mm，对光反射灵敏。右侧胸腔引流拔管后敷料干洁无渗液。右侧肢体自主活动，肌力 5 级；左侧肢体偏瘫，回院复查头颅 MRI（图 28-10）。

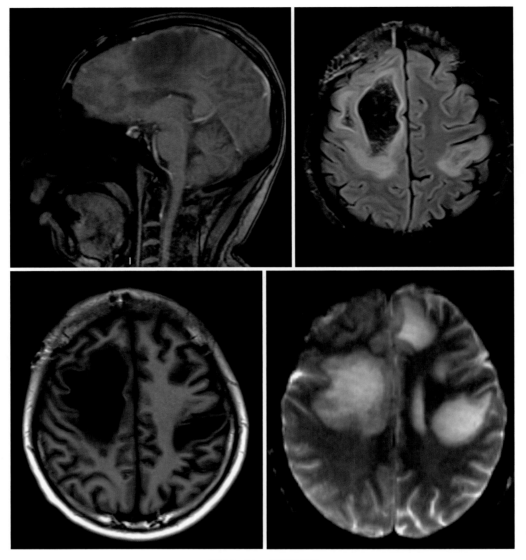

图 28-10　头部 MRI

学习心得

　　免疫抑制的患者往往可能出现非常见病原体感染，并导致脓毒症和全身散播。不同病原体感染的临床表现不尽相同，需要结合病史、临床表现和培养结果综合判断，必要时进行宏基因检测有助于诊断。本病例中，患者长期从事油炸类、卤类食品加工，考虑患者口腔常见菌因免疫抑制导致全身播散，出现感染性休克，肺部感染及脓胸，详细询问病史，结合病原体培养及宏基因测序的结果，最终找到了"罪魁祸首"。这一病例的病史、临床表现及培养结果较为一致，各个结果对于病原体的判断提示性较强，同时积极全覆盖抗感染治疗，给予患者获得培养结果的时间窗，患者得以有较好的治疗效果。如果遇到难以通过培养和涂片诊断的病原体，或病情发展急骤而又凶险，需要更为早期地发现病原体，宏基因测序可能为"断案寻踪"提供更为及时的帮助。

　　咽峡炎链球菌的致病性和成脓性为人所熟知，大部分对β-内酰胺类敏感，首选药物是头孢曲松。但本例患者对头孢过敏，限制了抗生素的使用，虽然没有直接的药敏结果，我们应用哌拉西林钠他唑巴坦钠也获得了较好的效果。同时，对脓肿的排查、积极引流，也对降低抗生素维持时间及提高预后有很大的作用。

瘤样脱髓鞘病变（tumefactive demyelination）是中枢神经系统一种相对特殊的免疫介导的炎性脱髓鞘病变，绝大多数为脑内病变。影像所见病变体积较大，多伴周边水肿，且具有占位效应和/或 MRI 增强影像改变，易与脑肿瘤相混淆，因此得名。其影像学特点为：T_1WI 和/或 T_2WI 示病灶边界模糊不清；病灶内显著出血、坏死；或 DWI 示病灶呈低信号或混杂信号；增强 MRI 显示病灶呈规则、壁外侧光滑、闭合环形。诊断往往需要病理排除肿瘤，而治疗上需要激素冲击治疗。神经外科术后进行激素冲击大大提高了瘤样脱髓鞘病变患者的感染风险，这需要引起重症医学和神经外科医生的重视。

（周　瑜　马岳峰）

特别鸣谢

中国医科大学附属盛京医院	赵　敏
广东省第二人民医院	王灿敏
江西省人民医院	杨春丽
首都医科大学附属北京朝阳医院	何新华
上海交通大学医学院附属新华医院	王海嵘
广东省人民医院	江稳强

病例 29　雨槛秋花满目斑

患者邹××，女性，77岁，因"反复咳嗽、发热半个月，加重伴气促7天"于2018年11月16日（D1）入院。

一、病史特点

1. 老年女性，亚急性病程，既往体健，否认慢性病、传染病病史。

2. 现病史　半个月前患者出现咳嗽、咳中量黄色黏痰，间有发热，体温在38.5～39.5℃之间波动，发热无明显规律，未予重视。入院7天前（PD7）患者咳嗽加重，咳出大量黄色黏稠痰，体温最高可达40℃，伴有心慌、胸闷、乏力，无咳铁锈色及血痰，无全身皮疹、盗汗消瘦。至当地诊所予对症处理，无明显好转。PD6至当地医院住院治疗，行胸部CT示双肺多发病变并有多发空洞形成，考虑感染性病变。遂予"利奈唑胺＋亚胺培南西司他丁钠（剂量不详）"抗感染及对症支持治疗。经过治疗后，感染指标下降，改予"头孢曲松（剂量不详）"抗感染治疗。但患者仍有反复发热，体温反复在37～38.5℃之间波动，伴咳大量黄色黏痰，不易咳出。为进一步治疗转入我科继续治疗，患者自发病以来，饮食一般，睡眠一般，伴解黄色水样便，小便可。

3. 入院查体　T 36.5℃，P 131次/min，R 28次/min，BP 140/80mmHg，神清，急性痛苦病容，呼吸急促。心尖搏动在第5肋间左锁骨中线内0.5cm，心界不大，心音正常，各瓣膜听诊区未闻及杂音，心率131次/min，心律齐，未闻及心包摩擦音。胸廓外形无畸形，肋间隙正常，呼吸运动无异常，三凹征阴性。胸骨无压痛，肋骨无触痛。语颤正常，无皮下捻发感。双侧肺部叩诊无异常，双侧肺呼吸音粗，双侧肺可闻及固定中量干湿啰音，未闻及胸膜摩擦音。腹软，全腹无压痛，全腹无反跳痛，未触及包块，无液波震颤，肝脾脏肋下无触及，胆囊肋下无触及，Murphy征阴性，双侧输尿管无压痛。移动性浊音阴性，双侧肾区无叩痛，膀胱无叩痛。肠鸣音4次/min，无气过水声。

4. 辅助检查
（1）胸部CT（PD6）：双肺多发病变并多发空洞形成，考虑感染性病变。
（2）结核分枝杆菌基因检测（痰标本，PD4）阴性。
（3）痰涂片（PD3）：革兰氏染色可见大量G$^+$菌丝团。弱抗酸染色阳性，抗酸染色阴性，偶见真菌孢子。

二、初步诊断

肺部感染。

三、诊疗经过

入院后予"亚胺培南西司他丁钠1g静脉滴注q.8h.＋利奈唑胺600mg静脉滴注q.12h.＋复方磺胺甲噁唑片1 440mg口服q.6h.＋伏立康唑200mg静脉滴注q.12h."抗感染治疗，同时予吸氧、解痉化痰、营养支持等治疗。入院后相关检查结果如下：

1．实验室检查结果（D1）

（1）血常规：白细胞计数 $22.37 \times 10^9/L$，红细胞计数 $3.62 \times 10^{12}/L$，血红蛋白浓度 108g/L，中性粒细胞比值 0.891，淋巴细胞比值 0.062。

（2）降钙素原（PCT）检测 0.46ng/mL，C 反应蛋白 70.3mg/L，真菌-D-葡聚糖＜50pg/mL；结核抗体阴性。

（3）血生化：葡萄糖 13.53mmol/L，尿素氮 3.45mmol/L，肌酐 23.19μmol/L，丙氨酸氨基转移酶 45U/L，胆碱酯酶 1 590U/L，总胆红素 13.8μmol/L，结合胆红素 3.6μmol/L，钠 135.1mmol/L，钾 3.85mmol/L，门冬氨酸氨基转移酶 84U/L，乳酸脱氢酶 134U/L，肌酸激酶 15U/L，肌酸激酶同工酶 MB 12.7U/L，淀粉酶 40U/L。

（4）心肌二项：高敏肌钙蛋白 T 8.0pg/mL，脑利钠肽前体（电发光）803.4pg/mL。

（5）凝血指标：国际标准化比值 1.26，凝血酶原活动度 70.0%，血浆凝血酶原时间测定 15.70s，D-二聚体 8 550ng/mL。

（6）动脉血气分析：pH 7.431，二氧化碳分压 53.2mmHg，氧分压 88.9mmHg，全血剩余碱 9.1mmol/L，标准碳酸氢盐 32.8mmol/L，氧合指数 300mmHg，乳酸 2.5mmol/L。

2．影像学检查结果见图 29-1。

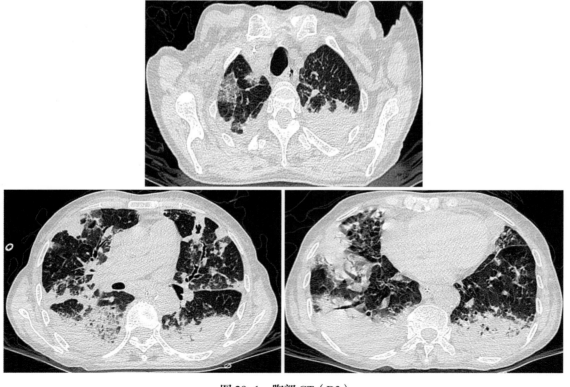

图 29-1　胸部 CT（D3）
考虑双肺感染，双肺门、纵隔增大淋巴结。双侧胸腔积液。主动脉及冠状动脉硬化

第一阶段小结

患者为老年女性，亚急性病程，既往体健，因"反复咳嗽、发热半个月，加重伴气促 7 天"入院，查体：双侧肺呼吸音粗，双侧肺可闻及固定中量干湿啰音，未闻及胸膜摩擦音。实验室检查提示

感染指标白细胞、PCT、CRP 均有升高，外院痰涂片：革兰氏染色可见大量 G^+ 菌丝团。弱抗酸染色阳性，抗酸染色阴性。偶见真菌孢子。D3 胸部 CT：考虑双肺感染（图 29-1）。

目前患者肺部感染诊断基本明确，但病原体仍不清楚，肺部 CT 可见空洞形成，病原体是否为特殊细菌（金黄色葡萄球菌？肺炎克雷伯菌？铜绿假单胞菌？）、真菌、结核菌还是其他特殊病原体？目前已予抗感染、解痉化痰、营养支持等治疗。下一步仍需要完善哪些检查？治疗方案是否需要调整？请不吝赐教！

专家点评

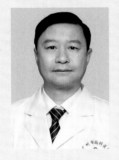

李德宪　广州市胸科医院重症结核科主任兼 ICU 主任
中华医学会结核病学分会重症专业委员会委员
广东省基层医药学会中西医结合呼吸与危重症专业委员会副主任委员
广东省医学会呼吸病学分会呼吸危重症与呼吸治疗学组成员
广东省医学会危重病医学分会委员
广东省医学会结核病学分会委员
广州市医学会重症医学分会常务委员

根据患者的临床症状、体查情况、实验室检查及影像学表现，同意患者肺部感染的诊断。因患白细胞计数高达 $22.37 \times 10^9/L$，影像学可见双肺多发实质致密阴影，部分病灶内可见透光区，需注意结核分枝杆菌、金黄色葡萄球菌、肺炎克雷伯菌、铜绿假单胞菌、真菌等的感染；因临床表现为咳大量黄色黏稠痰伴发热，痰样本病原学检测意义重大；据目前痰标本实验室检查结果（革兰氏染色可见大量 G^+ 菌丝团，弱抗酸染色阳性，抗酸染色阴性，偶见真菌孢子，结核分枝杆菌基因检测阴性），考虑病原微生物为奴卡菌属可能性大。确诊需进一步做痰样本的细菌培养及鉴定（形态学及蛋白质谱鉴定），也可通过分子生物学方法检测确诊。

治疗上继续磺胺类联合亚胺培南的方案，并监测肾功能变化，停用其他抗感染药物（细菌、真菌等）；行胸部 B 超检查，必要时抽胸水送相关病原微生物鉴定；进一步排查其他部位是否同时存在感染；进一步明确是否存在糖尿病等基础疾病，并对患者免疫状况进行检测与评价；监测血乳酸变化，并做相应处理。

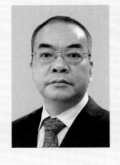

张永标　中山大学中山医学院急诊医学系副主任
中山大学附属第三医院急诊科主任
中山大学附属第三医院粤东医院急诊科双聘学科带头人
中国医师协会急诊医师分会委员
中华医学会急诊医学分会抗感染学组委员
广东省医学会急诊医学分会副主任委员
广东省医师协会急诊医师分会副主任委员

从患者的临床表现、实验室与影像学检查结果来看，肺部感染诊断明确，病原体考虑奴卡菌可能性大，其主要依据为：①亚急性病程，反复咳嗽、咳中至大量黄色黏痰；②痰涂片革兰氏染色见大量 G^+ 菌丝团，弱抗酸染色阳性而抗酸染色阴性；③血常规白细胞、中性粒细胞比值升高；④胸部 CT 见多发斑片状渗出影伴空洞形成，双侧胸腔积液，肺门、纵隔可见增大淋巴结。

奴卡菌感染患者基本上都存在免疫功能低下的状况，该患者既往体健，但入院后检查血糖为 13.53mmol/L，提示不排除平素已有糖尿病。结核分枝杆菌基因检测阴性、痰涂片抗酸染色阴性、结核抗体阴性，结核分枝杆菌可排除。真菌-D-葡聚糖不高、痰涂片偶见真菌孢子，未见真菌菌丝，考虑为真菌定植或污染。

目前国内外临床上社区获得性利奈唑胺耐药金黄色葡萄球菌和社区获得性碳青霉烯耐药肺炎克雷伯菌分离率均很低，但社区获得性碳青霉烯耐药铜绿假单胞菌有一定的分离率。患者在外院使用"利奈唑胺＋亚胺培南西司他丁钠"抗感染及对症支持治疗后，感染指标下降，体温亦有下降。因提供的病史中未提及外院使用"利奈唑胺＋亚胺培南西司他丁钠"的治疗天数，因此难以排除是否混合有金黄色葡萄球菌、肺炎克雷伯菌或铜绿假单胞菌感染的可能。

为明确病原体，可考虑纤维支气管镜下收集 BALF、PSB 等下呼吸道标本，重新进行涂片弱抗酸染色/抗酸染色，并行细菌培养（奴卡菌生长慢，培养时间至少 1 周）和血培养。必要时可考虑病原体核酸高通量快速筛查。同时完善尿常规、GHbA1，了解有无糖尿病，细胞免疫、体液免疫和补体功能检查了解免疫功能状况，腹部超声检查了解腹腔内脏器情况等。注意寻找播散性感染病灶。

在治疗上，入院后的"亚胺培南西司他丁钠＋利奈唑胺＋复方磺胺甲噁唑片＋伏立康唑"方案中暂停伏立康唑。包括"亚胺培南西司他丁钠＋利奈唑胺＋复方磺胺甲噁唑片"的方案治疗 3 天后，若患者体温下降、病情好转，继续该方案；若体温无下降、病情无好转甚至进展，改为"亚胺培南西司他丁钠＋阿米卡星"方案。后根据临床疗效与细菌培养结果，再决定后续抗感染治疗方案。全程注意对症支持治疗。

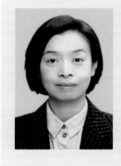

贺　艳　珠海市人民医院急诊科主任
中国急诊女医师协会理事
中国重症血液净化中青年协助组成员
广东省医学会粤港澳大湾区内科联盟成员
广东省医师协会急诊医师分会委员
广东省医院协会急救中心（站）管理分会委员

该患者为老年女性，既往无特殊病史，此次亚急性起病，病程 2 周余，主要症状为发热、咳痰、气促，黄色脓痰，痰涂片大量阳性球菌，见菌丝，弱抗酸阳性，肺内影像多发病变伴空洞表现。

患者疾病线索表现为发热，持续黄脓痰，体温最高 40℃，症状学上提示感染性疾病，符合化脓性病变，同时影像学示两肺多发片状实变影像并空洞形成（影像资料有限），空洞特点表现为多发多部位，洞壁略厚，形态不规则，无晕征，伴有肺门、纵隔淋巴结肿大，以及双侧胸腔积液。

如果患者病史体征、实验室检查支持为肺部感染性疾病，外院已经使用了亚胺培南西司他丁钠联合利奈唑胺广谱覆盖的经验性治疗方案，那么初始治疗失败的原因为何？是抗菌谱仍然没有覆盖到？患者最有可能的致病菌究竟为何？

我们循着肺部感染性病变伴多发空洞表现的线索，常常能够想到金黄色葡萄球菌、肺炎克雷伯菌、铜绿假单胞菌，结核甚至真菌；当然以上病变的空洞表现也有各自的特点，再结合感染指标 PCT 仅仅为 0.46ng/mL，并非很高，而痰涂片常常是重要线索，提示我们是阳性球菌的肺部化脓性感染，具有菌丝，弱抗酸染色阳性，符合这些特点的感染并不常见，而奴卡菌具备以上特点，属于分枝菌酸属的放线菌，病理实质是肉芽肿性的化脓性病变，影像学特点为实变、空洞、淋巴结肿大伴胸腔积液。

所以，该患者诊断的突破点是病原学检查，下一步建议行纤维支气管镜检查，多次下呼吸道吸取物送检涂片及培养，以及抗酸染色，亦可与患者家属沟通送下呼吸道吸取物的基因检测，若情况许可，可否经皮肺活检？而奴卡菌的培养常需 4 周以上时间，在此期间可予足量的复方磺胺甲噁唑片，同时可联合美罗培南或阿米卡星等联合杀菌治疗，从贵院的治疗方案可看出应是循着该线索覆盖的。

在此项工作之外，还应了解一下患者的免疫状态，完善 CD3/CD4 检查，当然奴卡菌亦可以感染健康人。

最后，仍然应进一步挖掘病史，进一步进行结核、肿瘤的鉴别诊断，完善肺部增强 CT，可以了解一下空洞洞壁的强化情况，以及与周围组织的关系，进一步除外或鉴别诊断。

患者外院痰涂片：革兰氏染色可见大量 G⁺ 菌丝团。弱抗酸染色阳性，抗酸染色阴性。偶见真菌孢子。结合患者病情发展特点，目前考虑奴卡菌感染可能性大，现抗感染方案已覆盖该病原体。治疗后，患者入院后 D2 无再发热，胸闷气促等症状较前明显减轻，感染指标较前下降，考虑目前的治疗方案有效。下附相关实验室检查结果及复查胸部 CT 结果（图 29-2～图 29-5）：

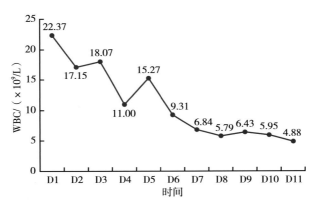

图 29-2　白细胞计数变化趋势图（D1～D11）

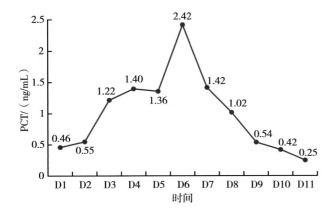

图 29-3　PCT 变化趋势图（D1～D11）

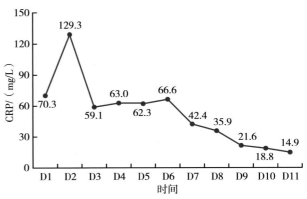

图 29-4　CRP 变化趋势图（D1～D11）

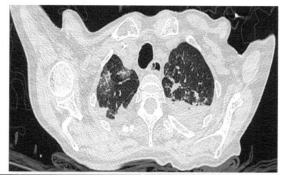

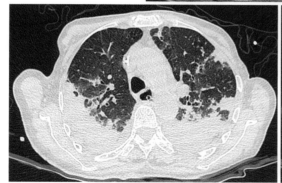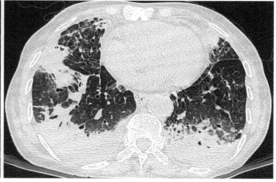

图 29-5　胸部 CT（D10）
考虑双肺感染，对比入院前 D3 胸部 CT，双肺病变较前稍减少。双肺门、纵隔增大淋巴结，
未除外反应性淋巴结增生可能。双侧胸腔少量积液，较前稍增多

入院后送检痰标本，病原菌高通量基因检测，于 D5 回报：①诺卡菌属（检出序列 76）；②人类疱疹病毒 1 型（HSV1）（检出序列数 37）。未见其他病原体。

第二阶段小结

患者 D5 高通量测序检出病原体为奴卡菌，结合患者病情及其他相关检查结果，目前患者重症奴卡菌感染诊断明确。该病原体对复方磺胺甲噁唑敏感，经治疗后患者症状及感染指标均明显好转，复查胸部 CT 双肺病变也明显减轻。下一步是否需要调整抗感染方案，缩小抗菌药物覆盖面？此外，病原学检测检出人类疱疹病毒 1 型（HSV1），现阶段是否需要予抗病毒治疗？

专家点评

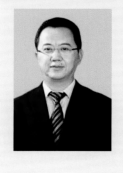

　李　旭　南方医科大学南方医院急诊科主任，博士研究生导师
国家自然科学基金委员会医学科学部终审专家
国家科学技术奖励评审专家
中华医学会急诊医学分会临床学组副组长 / 危重病学组委员
广东省预防医学会急症预防与救治专业委员会主任委员
广东省精准医学运用学会急诊创伤分会主任委员
广东省医学会急诊医学分会副主任委员
广东省医师协会急诊医师分会常务委员

　　该患者有奴卡菌肺部感染的临床症状，肺部渗出、空洞的影像学改变，痰涂片弱抗酸染色阳性，高通量测序检出奴卡菌高拷贝数，针对该菌抗感染治疗有效，因此奴卡菌肺炎的诊断成立。但是也不能完全排除合并其他病原体（如真菌、病毒）感染。根据《热病：桑福德抗微生物治疗指南》（新译第 46 版），奴卡菌的首选治疗方案：甲氧苄啶 - 磺胺甲噁唑（TMP-SMX）：TMP 15mg/（kg·d）& SMX 75mg/（kg·d）分 2～4 次静脉注射或口服 + 亚胺培南西司他丁钠 500mg 静脉注射 q.6h. 前 3～4 周，随后 TMP-SMX：TMP 10mg/（kg·d）& SMX 50mg/（kg·d）口服分 2～4 次 ×3～6 个月。备选方案：亚胺培南西司他丁钠 500mg 静脉注射 q.6h.+ 阿米卡星 7.5mg/kg 静脉注射 q.12h. ×3～4 周，随后 TMP-SMX 口服 ×3～6 个月。疗程：如果免疫功能正常，需 3 个月；如果免疫功能受损，则需 6 个月。

　　近年来发现，对耐阿米卡星和 TMP-SMX 的菌株，利奈唑胺有比较好的疗效，此外，利奈唑胺具有很好的血脑屏障通透性，对于合并中枢感染的奴卡菌病，利奈唑胺具有良好效果，因此也有人提出利奈唑胺 600mg 静脉注射或口服 q.12h.+ 美罗培南 2g q.8h. 方案。针对该患者，原方案有明显的疗效，但是疗程不足，由于没有中枢奴卡菌感染以及合并真菌感染的足够依据，可以考虑停止利奈唑胺及伏立康唑，继续原有剂量 TMP-SMX+ 亚胺培南西司他丁钠 500mg 静脉注射 q.6h. 共 3～4 周，后改 TMP-SMX：TMP 10mg/（kg·d）& SMX 50mg/（kg·d）口服分 2～4 次 ×3～6 个月。通过检测其细胞免疫功能，决定疗程 3 或 6 个月。

　　由于检测出人类疱疹病毒 1 型（HSV1）阳性，考虑细胞免疫低下合并病毒感染，可以给予阿昔洛韦抗病毒治疗，但需要监测白细胞和血小板变化。

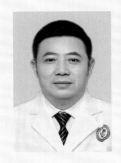

黄　亮　南昌大学第一附属医院急诊科首席专家，博士研究生导师
中华医学会急诊医学分会第六、七、八、九届委员
中国医师协会急诊医师分会常务委员
中国急诊专科医联体副主席
江西省急诊质控中心主任
江西省医学会急诊医学分会第五、六、七届主任委员

　　结合患者病情及相关检查，重症奴卡菌肺部感染诊断确立，经 10 天的联合抗感染及对症支持治疗，已 8 天未发热、呼吸症状减轻、感染指标下降，肺部 CT 复查示：双肺病变减少，仍有肺门纵隔淋巴结肿大，胸腔积液较前增多。关于下一步抗感染治疗方案建议：

　　复方磺胺甲噁唑对奴卡菌敏感，至少续用 6 个月，但应注意肾功能及相关监测，及时评估；前一阶段磺胺联合亚胺培南西司他丁钠、利奈唑胺治疗，患者症状及感染指标明显好转，联合用药有效，目前评估复发可能性小，可逐步撤药；伏立康唑改予口服序贯维持。

　　HSV1 靶细胞主要为黏膜上皮细胞，可引发齿龈炎、唇疹、生殖器疱疹等，目前患者无相关症征，另有流调显示，90% 的成人携带一种或多种疱疹病毒，大多数以潜伏形式终身存在，因而目前不需要给予抗病毒治疗。

　　建议完善：胸水培养加药敏检查；支气管镜检查治疗。

　　患者目前重症奴卡菌感染诊断明确，入院后 D11 将抗感染方案改为"利奈唑胺 600mg 静脉滴注 q.12h.+ 复方磺胺甲噁唑片 1 440mg 口服 q.6h."，同时继续其他对症支持治疗。入院后 D18 患者左侧腋下至左侧胸部出现片状疱疹，结合病原学检测结果，考虑为带状疱疹，于入院 D18 加用"泛昔洛韦 250mg 口服 b.i.d."抗病毒治疗。患者病程后期无发热、胸闷气促，感染指标大致正常，复查胸部 CT 病灶明显吸收，入院后 D15 停用"利奈唑胺"，入院后 D32 停用"泛昔洛韦"，单用"复方磺胺甲噁唑片 1 440mg 口服 q.6h."抗感染。

考虑奴卡菌感染治疗周期较长，经住院治疗后患者病情平稳，生命体征平稳，于入院后 D60 办理出院，出院后继续予"复方磺胺甲噁唑片 1 440mg 口服 q.6h."，定期返院复诊。下附相关实验室检查结果及复查胸部 CT 结果（图 29-6 ~ 图 29-9）：

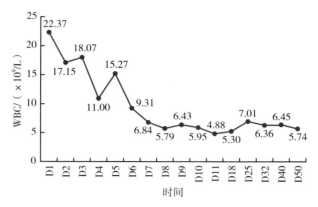

图 29-6 白细胞计数变化趋势图（D1 ~ D50）

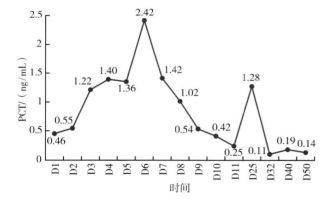

图 29-7 PCT 变化趋势图（D1 ~ D50）

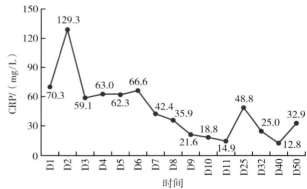

图 29-8 CRP 变化趋势图（D1 ~ D50）

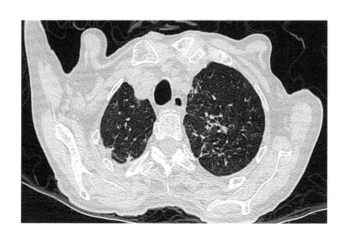

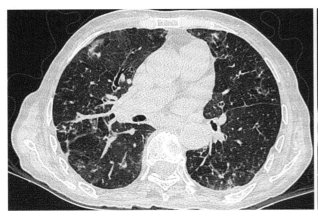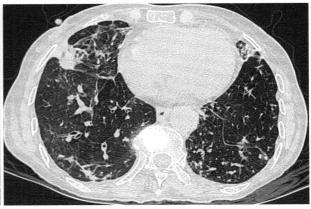

图 29-9　D52 胸部 CT 对比 D33 胸部 CT
双肺感染，大致同前；双侧胸腔少量积液，基本吸收

第三阶段小结

经较长时间的抗感染治疗后，患者病情基本稳定，出院前复查胸部 CT 示肺部病灶明显吸收，治疗效果明显。近年来，高通量测序技术在临床工作中的使用越来越普遍，但其是否能正确指导临床抗感染治疗，目前仍有一定的争议，请各位专家提出见解，谢谢！！

专家点评

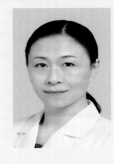

曹　钰　四川大学华西医院急诊科主任、急诊医学研究所执行所长，博士研究生导师
中华医学会急诊医学分会副主任委员、人文学组组长
中国医师协会急诊医师分会副会长
四川省天府名医、急诊医学学科带头人
四川省医学会急诊医学专业委员会候任主任委员
四川省医师协会急诊医师分会主任委员

高通量测序（二代测序）在临床工作中的应用越来越普遍，具有精确、快速、敏感的特点，同时可以检测菌株毒力及耐药性，但是其在临床应用中也存在花费昂贵、易受污染菌干扰、本地数据库及分析软件生物信息不够丰富等缺点。如何在急诊危重症患者中使用高通量测序来指导临床，迅速诊断并采用相应治疗，改善患者预后，仍然缺乏大规模临床试验。

结合本例病例，患者是老年女性，起病急、病程短，有典型的呼吸系统感染特征，血白细胞明显升高，降钙素原轻度升高，同时胸部 CT 有明显的"感染性病变伴空洞形成"，针对肺部空洞形成的病变，除了常规考虑肺部结核、侵袭性真菌感染、金黄色葡萄球菌感染等常见疾病之外，奴卡菌感染也是重要的引起肺部感染伴空洞形成的致病菌，因此需要重点鉴别。本例患者的病原体高通量测序结果显示奴卡菌，而且与患者的临床发病特点及影像学检查特点符合，肺奴卡菌感染诊断明确。

在急诊应用高通量测序检测还需要注意检测时机的选择，对于急诊重症患者特别是脓毒症患者，是否需要在第一时间检测以指导治疗，要充分考虑病情的严重性及复杂情况，还需要考虑社会经济学效益。此外，如何使用检测结果指导临床，对检测结果的判读仍需要总结经验。此例患者入院第 5 天高通量测序检测显示有"人类疱疹病毒 1 型"感染，因为无临床症状，未治疗，入院第 18 天患者出现左侧胸部疱疹，然后使用抗病毒药物，高通量测序结果对于病毒检测有何临床指导价值？该不该提前干预？何时治疗？需要我们共同探索，总结经验。

高通量测序为急诊病原体检测提供了一项全新的检测手段，相比较传统的痰培养，更快速、更精确、更敏感，与 PCR 方法相比也更精确，但医疗花费更高。对于急诊危重症患者，特别是脓毒症及脓毒性休克患者，在不能确定病原体的情况下，迅速测定并指导治疗，可能改善危重症患者的预后。同时对于检测结果，需要临床医生结合患者的具体临床表现、影像特征等综合判断，不能单凭测序结果诊断和治疗疾病。当然，高通量测序为我们临床医生提供了一个新的判定武器和手段，何时应用它、如何应用它、用好它，还需要在更多的实践中总结经验。

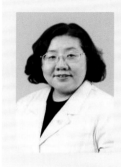

柴艳芬　天津医科大学总医院急诊科主任，博士研究生导师
中华医学会急诊医学分会第八、九届常务委员
中国医师协会急诊医师分会常务委员
中国急诊专科医联体副主席
天津市医师协会急诊医师分会会长
天津市医学会急诊医学分会和灾难医学分会副主任委员

奴卡菌感染易与其他病原体感染共生，且肺奴卡菌病的临床和影像学表现不具有特异性，临床诊断非常困难。其诊断有赖于病原学检查结果，痰液或肺泡灌洗液染色涂片检查是最快速的手段，典型表现为显微镜下发现革兰氏染色阳性和弱抗酸染色阳性的串珠样分枝状菌丝。细菌培养和鉴定是诊断该病的"金标准"，但大多数奴卡菌 2 天以上才生长成可见菌落，并不能用于快速诊断，且奴卡菌菌落易被其他生长较快的细菌菌落所掩盖，需要使用选择性培养基来提高培养的阳性率。

近年来，分子生物学病原学诊断方法备受瞩目。高通量测序技术可一次对几百万至上亿条 DNA 分子或 RNA 分子进行并行测序。宏基因组学可全面覆盖细菌、真菌、病毒、寄生虫、分枝杆菌、支原体/衣原体等 6 000 余种病原微生物。对疑难危重的感染患者的感染标本（血液、痰液、肺泡灌洗液、尿液、脑脊液、拭子等）提取核酸，通过高通量测序和生物信息分析，快速获得疑似致病微生物的种属信息，可为疑难危重感染患者提供快速准确的诊断依据。此法的微生物核酸最低检测量为 $10^2 \sim 10^3$ 拷贝/mL，种属鉴定准确率 >99%。

高通量测序对基因组学研究具有里程碑意义。用于感染性疾病诊断时，它可对不经过培养的样本进行直接鉴定，无须微生物序列先验知识，可发现其他技术无法确证的病原体，提供更多病原体基因组信息。该例患者通过此方法检出奴卡菌及人类疱疹病毒，与其临床表现的发展符合，同时，良好的疗效也有利于证明诊断的准确性。未来，若能实现"短时间、低成本"，必定从基因组学角度为人类的疾病诊断带来革命性改变。

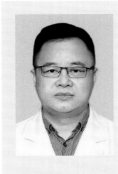

蒋文新 广东省人民医院重症医学科副主任/重症监护二科主任
广东省医学会重症医学分会委员兼秘书
广东省医师协会重症医学医师分会常务委员
广东省重症医学质量控制中心副主任
广东省健康管理学会重症医学专业委员会副秘书长
广东省肝脏病学会重症医学专业委员会副主任委员

　　病原菌高通量测序的临床应用越来越普及，高序列数或罕见微生物检测阳性结果不会造成疑问，在不少案例中给予临床医生一种拨云见日的感觉。但低序列数或多重病原菌并存表达在不少案例中也造成困惑。微生物致病机制和病灶都存在多样性，如何获得最佳病原菌相关的标本，如何获得病原菌基因信息载体，都直接影响检测结果。同样，选择不同的实验标本处理方法也会影响检测结果，出现假阴性、假阳性问题。临床无法普及床旁快速病原菌基因检测，也同样影响抗生素的选择。

　　我们拿到低序列数的检测结果，可能是已经发生感染的恢复消退期，也可能是潜在发生感染的病原菌，甚至是当前感染标本稀释后造成的假象，基因检测方法是临床病原菌精准治疗的一个方向，需要我们结合病史及变化特点、药物治疗反应、致病菌变迁高危因素等客观评估，尤其针对病原低序列数检测结果，更需要慎重诊断。随着大数据处理技术的普及与成熟，高通量测序辅助精准治疗会更加贴近真实。

学习心得

　　奴卡菌是革兰氏阳性分枝棒状需氧菌，弱抗酸性，呈分支状的菌丝，分类学上属于细菌。主要感染细胞免疫功能低下的患者，但在免疫正常的患者中也偶有发生。呼吸道吸入是奴卡菌感染最常见的途径，因此肺奴卡菌病临床最常见，临床表现为寒战高热、咳脓痰等，胸部影像学可有实变、空洞形成和多发性肺脓肿。由于肺奴卡菌病的临床和影像学表现不具有特异性，因此目前还存在较高的误诊率。其诊断有赖于病原学检查结果，痰液或肺泡灌洗液染色涂片检查是最快速的手段，典型表现为镜下发现革兰氏染色阳性和弱抗酸染色阳性的串珠样分枝状菌丝。细菌培养和鉴定是诊断该病的"金标准"，但奴卡菌生长缓慢，在需氧培养下多数需要 $2\sim7$ 天，有时需要 $4\sim6$ 周，往往会耽误患者的治疗，导致不良预后。治疗方面，奴卡菌的首选治疗方案：TMP-SMX：TMP 15mg/（kg·d）& SMX 75mg/（kg·d）分 $2\sim4$ 次静脉注射或口服＋亚胺培南西司他丁钠 500mg 静脉注射 q.6h. 前 $3\sim4$ 周，随后 TMP-SMX：TMP 10mg/（kg·d）& SMX 50mg/（kg·d）口服分 $2\sim4$ 次 $\times3\sim6$ 个月。备选方案：亚胺培南西司他丁钠 500mg 静脉注射 q.6h.＋阿米卡星 7.5mg/kg 静脉注射 q.12h. $\times3\sim4$ 周，随后 TMP-SMX 口服 $\times3\sim6$ 个月。疗程：如果免疫功能正常，需 3 个月，如果免疫功能受损，则需 6 个月，如有脑播散或 HIV，则需延长到 12 个月或更长时间。

　　在感染性疾病病原体检测方面，传统的培养方法存在灵敏度差、阳性率低、检测周期长，很多病原体无法培养，多种病原体混合感染难以分离鉴定，厌氧菌常被忽略，无法准确定量等缺点；以抗体为基础的血清免疫学方法虽然也是检测病原体的重要手段，但其目标单一，品种不全，难以覆盖全部病原体；PCR 方法也存在一些不足，如标本中的抑制物导致扩增失败。对于一些无法明确病原体的感染性疾病，临床上普遍根据经验抗感染治疗，存在较大的盲目性，一方面，浪费了资源，增加了患者的经济负担；另一方面，在一定程度上也可能延误最佳的治疗时机，甚至危及患者生命。

高通量测序技术对病原微生物群体不再逐一分离，而是提取 DNA 后进行测序，将所测序列与专业数据库比对，得出样本中所含物种的信息，可更准确地反映病原体生存的真实状态，它能帮助医生快速获得相关病原体检测报告，针对性用药，目标性治疗，缩短诊断时间，避免无效治疗，降低耐药风险，这对危重症患者至关重要，可明显降低病死率，提高治愈率。当然，每项技术都有其局限性，高通量测序技术花费昂贵，且易受污染菌及定植菌干扰。因此，对于检测结果，临床医生还需要结合患者的具体临床表现、影像特征等综合判断，不能单凭测序结果诊断和治疗疾病。

（杨仁强　朱高峰）

特别鸣谢

广州市胸科医院	李德宪
中山大学附属第三医院	张永标
珠海市人民医院	贺　艳
南方医科大学南方医院	李　旭
南昌大学第一附属医院	黄　亮
四川大学华西医院	曹　钰
天津医科大学总医院	柴艳芬
广东省人民医院	蒋文新

病例 30 漂洋过海来虐你

患者温××，男性，45 岁，惠州大亚湾人，因"四肢肿疼痛伴发热 2 天"入院。

一、病史特点

1. 中年男性，急性病程。个体户，近期无外出病史，既往有高血压史，服用"美托洛尔和缬沙坦"降压；于 5 个月前在我院发现"右侧髂总动脉 - 右侧髂外动脉起始段动脉夹层"，平日采取控制血压等保守治疗，未行手术治疗。吸烟数十年，每天 2 包；饮酒 6 年，酒精摄入量 175mL/d。有乙肝病毒携带史，未予抗病毒治疗。

2. 患者家属代述，患者 4 天前可疑右脚被蚂蚁咬伤，当时无出血、红肿。2 天前开始出现腋下及四肢剧烈疼痛，当时无红肿，伴发热，体温最高 39℃，至当地医院就诊，查"PCT 0.288ng/mL，AST 219U/L，CREA 45.2μmol/L，心肌酶正常"，查血常规"Hb 143g/L，PLT 93×10⁹/L，WBC 8.02×10⁹/L"，予止痛、退热等对症处理，体温可降至正常，诉四肢疼痛加重，并逐渐出现四肢皮肤红肿，皮温升高。1 天前出现精神烦躁，少尿，伴血压下降至 65/45mmHg，予补液、多巴胺升压等处理，血压可升至 100~110/70~90mmHg，但疼痛发热无缓解，遂转至我院急诊就诊。入抢救室后反复出现血压下降，意识模糊。4 小时前四肢开始出现多发水疱，散在花斑，以双下肢明显，对称性分布，血液检查提示肝酶、心肌酶、肌酐等多项指标明显升高，血常规检查示"Hb 109g/L，PLT 35×10⁹/L，WBC 2.15×10⁹/L"，考虑"脓毒血症、感染性休克"，予以补液、去甲肾上腺素维持血压等处理，后出现血氧进行性下降，心率升高，予气管插管、机械通气等治疗，为进一步诊治，收住我科。患者近期精神、胃纳、睡眠可，二便如常，体重无明显变化。

3. 入院体检 T 37.5℃，P 165 次/min，R 14 次/min，BP 64/40mmHg。镇静状态，气管插管呼吸机辅助通气。呼吸运动无异常，三凹征阴性。胸壁静脉正常。双侧肺部叩诊无异常，心界不大。双侧肺呼吸音增粗，双下肺可闻及湿啰音，未闻及胸膜摩擦音。心音正常，各瓣膜听诊区未闻及杂音，心率 165 次/min，心律齐，未闻及心包摩擦音。腹膨隆，腹壁张力高，肝脏肋下触诊不满意，脾脏肋下无触及。移动性浊音阴性。肠鸣音 4 次/min，无气过水声。双下肢末梢皮肤湿冷，四肢皮肤散在分布有水疱，以双下肢为主，四肢皮肤可见花斑。双下肢中度水肿（图 30-1）。

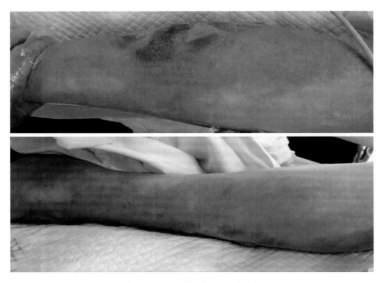

图 30-1 入院时双下肢皮损

4. 辅助检查结果见图 30-2~图 30-11。

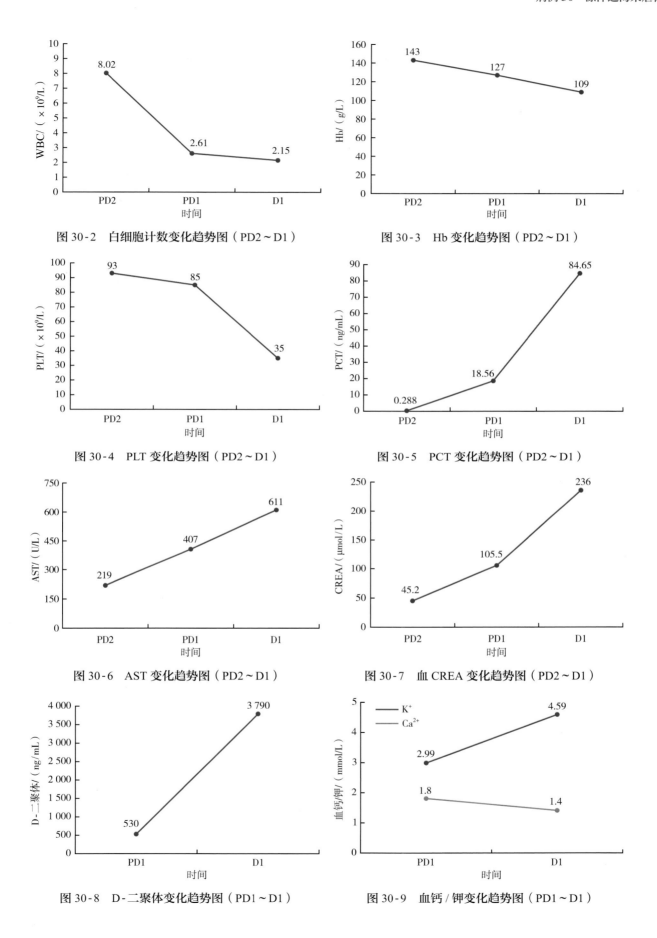

图 30-2　白细胞计数变化趋势图（PD2～D1）

图 30-3　Hb 变化趋势图（PD2～D1）

图 30-4　PLT 变化趋势图（PD2～D1）

图 30-5　PCT 变化趋势图（PD2～D1）

图 30-6　AST 变化趋势图（PD2～D1）

图 30-7　血 CREA 变化趋势图（PD2～D1）

图 30-8　D-二聚体变化趋势图（PD1～D1）

图 30-9　血钙/钾变化趋势图（PD1～D1）

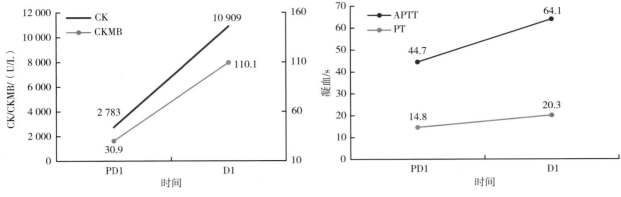

图 30-10　血 CK/CKMB 变化趋势图（PD1～D1）　　　　图 30-11　凝血指标变化趋势图（PD1～D1）

二、初步诊断

1. 休克查因　感染性休克？暴发性肌炎？
2. 右髂动脉夹层。
3. 乙肝病毒携带者。

三、诊疗经过

入院后（D1）立即予镇静治疗，持续呼吸机辅助通气，床边血液透析，以"万古霉素 1 000mg 静脉滴注 q.12h.，美罗培南 1 000mg 静脉滴注 q.6h."经验性抗感染治疗，PiCCO 指导下液体复苏、升压等对症处理。送血培养、肝肾功能等检查，血常规回报血小板 21×10^9/L，予输注同型血小板，并继续液体复苏治疗。

第一阶段小结

患者为中年男性，急性起病，既往有乙肝病毒携带病史，有高血压等基础疾病，长期酗酒。入院前诉有虫咬病史，2 天前出现肢端疼痛，当地医院查 PCT 不高，WBC 下降，后迅速出现休克表现。经液体复苏、升压等治疗后稍好转，但肢端水肿较前加重。现患者以休克并肢端花斑样改变水疱（图 30-1）为主要表现，伴有急性肝、肾功能损伤。起病 2 天来辅助检查 WBC 从 8.02×10^9/L 降至 2.15×10^9/L（图 30-2），PLT 从 93×10^9/L 降至 21×10^9/L（图 30-4），PCT 从 0.288ng/mL 升至 84.65ng/mL（图 30-5），D-二聚体从 530 升至 3 710ng/mL（图 30-8），AST 从 219U/L 升至 611U/L（图 30-6），CREA 从 45.2μmol/L 升至 236μmol/L（图 30-7），呈多器官损伤，现请教：

1. 患者目前存在休克，伴有肌酶进行性升高、肝肾功能急性损伤，外院初始 PCT 水平不高，有关休克的原因，您考虑为感染性休克还是非感染性休克可能性大？若为前者，最可能的致病菌是 G^+ 菌、G^- 菌、真菌或其他？

2. 患者起病以来持续四肢疼痛，以双下肢明显，伴皮肤花斑样改变，肢端疼痛难忍，既往有右髂动脉夹层病史，在后续的治疗中应注意哪些问题，是否更换抗生素？

专家点评

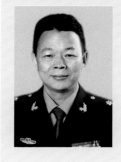

郭振辉　中国人民解放军南部战区总医院原 MICU 主任，博士研究生导师
广东省医院协会医院重症医学管理专业委员会副主任委员
广东省肝脏病学会重症医学专业委员会副主任委员
广州市医师协会第一届急危重症医学医师分会副主任委员
广州市医学会第一届肠外肠内营养学分会副主任委员

　　患者为中年男性，急性起病，既往有乙肝病毒携带、高血压及髂动脉夹层等病史，长期酗酒，发病前有可疑蚂蚁咬伤病史，无出血、红肿，以腋下及四肢剧烈疼痛伴高热（39℃）为初发表现，继而出现四肢皮肤红肿，皮温升高，并快速进展至休克、多器官损伤。

　　休克的原因考虑：

　　1. 感染性休克可能性大。患者有长期酗酒史，具备脓毒症易感因素，有急性高热，皮肤红、肿、热，并伴有 PCT 等指标显著升高等感染表现，明显的全身炎症反应和持续进展的多器官功能障碍，SOFA 评分急性升高大于 2 分，经充分液体复苏后血压仍需血管活性药物维持（乳酸结果不详），考虑脓毒症、脓毒性休克诊断明确。根据所提供的病历资料，常见的肺部、泌尿系、胆道感染依据均不足，结合患者肢体皮肤明显瘀斑，持续加重的肢体红、肿、热、痛和水疱，伴 D-二聚体升高、血小板下降，多个器官功能急剧恶化，考虑存在广泛小血管病变，结合患者虫咬病史，起病白细胞未见升高，且持续下降，与一般细菌感染表现不一；致病菌考虑和虫媒相关的特殊病原菌，且患者 PCT 显著升高，考虑病原包含内毒素或合并 G^- 菌感染，钩端螺旋体、立克次体等病原体内均具有内毒素样物质，需高度怀疑。建议完善血培养、外斐试验、相关病毒抗原抗体或核酸检测等检查。

　　2. 过敏性休克不能排除。由于蚂蚁咬伤会激发人体过敏反应，导致组胺、5-羟色胺等活性介质使全身毛细血管扩张、通透性增加，并促使平滑肌收缩，过敏性休克亦不能排除，但典型的皮疹以全身性荨麻疹常见，与患者对称性的四肢皮损表现不一致，且患者伴有高热和 PCT 升高，单用过敏难以全面解释病情。

　　患者有右髂动脉夹层病史，起病以来持续四肢疼痛，以双下肢明显，伴皮肤花斑样改变，肢端疼痛难忍，结合且此次感染病原可能导致血管损伤，需警惕动脉夹层病情加重。治疗上应注意镇痛、镇静、减少应激；考虑到非典型病原胞内感染的可能性，建议加用莫西沙星、阿奇霉素或多西环素抗感染。

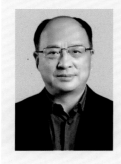

张国强　中日友好医院急诊科主任，博士研究生导师
中华医学会急诊医学分会候任主任委员
海峡两岸医药卫生交流协会急诊医学分会主任委员
中国医药卫生文化协会急诊急救分会主任委员
《中华急诊医学杂志》副总编辑
《中华危重病急救医学》副总编辑

结合病史及辅助检查，患者初始可能为非感染性休克，后期为感染性休克的可能性大，病原菌最可能的是 G⁺ 菌，尤其是葡萄球菌的可能性最大。

患者起病以来出现持续性的四肢疼痛，伴有肌酶明显升高，考虑存在横纹肌溶解，可能为蚁酸所致。后续患者出现三系减低，以及肝酶升高、急性肾损伤，考虑存在继发的 TTP 或 DIC，后续治疗中应注意：查外周血涂片，查找溶血的证据；继续抗感染治疗，但是应更换对肾功能影响较小的抗生素（利奈唑胺）；明确三系减低的原因，必要时予以支持治疗（输血浆、血小板、红细胞）；患者既往存在髂动脉夹层病史，应注意控制血压，降低左心室收缩速率；复查 HBV-DNA，了解乙肝活动情况。

D1 急诊行头胸腹 CT 平扫（图 30-12），结果提示"肝脏明显肿大、脂肪肝、肝硬化，与 5 个月前 CT 相比，前片显示第二肝门可疑狭窄，不除外肝硬化压迫所致。升结肠多发憩室。后鼻腔、鼻咽分泌物影。双侧少量胸腔积液，考虑心衰、肺水肿。双下肺部分膨胀不全"。心脏超声未见明显器质性病变。血培养涂片回报见 G⁻ 菌。

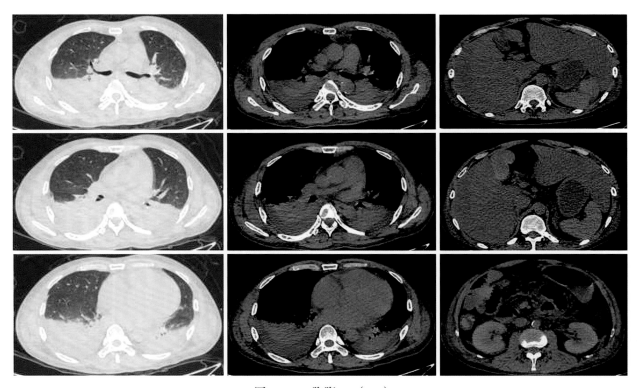

图 30-12　胸腹 CT（D1）

D2 予持续呼吸机辅助呼吸，行床边连续性血液净化治疗。复查血常规、生化、血培养、心电图、胸片、腹和双下肢 CT 平扫及增强检查协助诊断，结果提示"肝脏体积增大，密度减低，炎症或淤血水肿；腹膜、腹壁及双下肢皮下渗出影，考虑水肿"（图 30-13）。继续"万古霉素＋美罗培南"抗感染治疗，异甘草酸镁联合多烯磷脂酰胆碱保肝，同时液体复苏、去甲肾上腺素维持血压，并予甲泼尼龙控制炎症反应，泮托拉唑防止消化道溃疡出血等辅助支持治疗。双下肢肿胀较前明显，双小腿大量水疱破溃伴皮肤坏死，双足皮肤发绀花斑样改变较前加重（图 30-14），皮温冰冷，经烧伤科会诊后指导使用凡士林聚维酮碘纱覆盖破损皮肤。

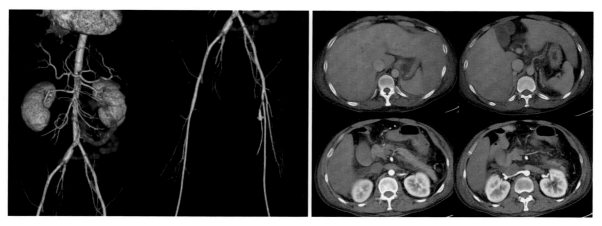

图 30-13　腹部及下肢血管未见异常（D2）

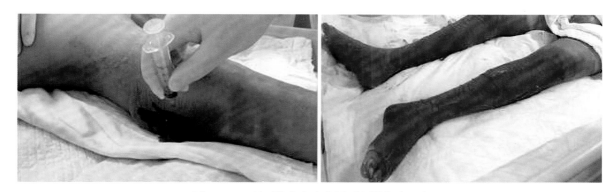

图 30-14　双下肢水疱及皮损面积增大（D2）

D3 患者生命体征逐渐稳定，去甲肾上腺素维持血压，双小腿大量水疱破溃伴皮肤坏死（图 30-15、图 30-16），继续予聚维酮碘软膏及凡士林纱布换药处理。

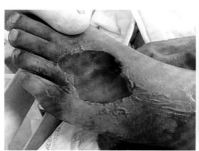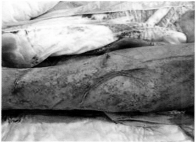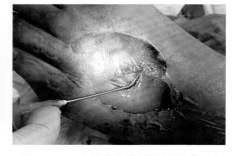

图 30-15　双下肢皮损改变（D3）　　　　　图 30-16　左足背皮肤明显坏死（D5）

D4～D5 患者生命体征稳定，去甲肾上腺剂量逐渐下调，体温波动于 38℃，双巩膜黄染，双球结膜轻度水肿，双肺底少许湿啰音。尿量较前有所增加。但双下肢皮肤张力明显升高，皮温正常，双小腿大量水疱破溃并皮肤坏死，继续予聚维酮碘及凡士林纱布覆盖。双足部皮肤发绀，皮温冰冷，足背动脉搏动未触及。辅助检查示 WBC 进行性升高至 $46.62 \times 10^9/L$（图 30-17），Hb 维持于 102～108g/L（图 30-18），PLT 持续波动于 $3 \times 10^9 \sim 12 \times 10^9/L$（图 30-19），PCT 自 87.61ng/mL 降至 75.21ng/mL（图 30-20），CREA 波动于 94.5～236.0μmol/L（图 30-21）、转氨酶波动较大（图 30-22），proBNP 自 20 782pg/mL 降至 13 508pg/mL（图 30-23），胆红素较前升高（图 30-24），D-二聚体逐渐升至 17 310ng/mL（图 30-25），CK 波动于 2 147～10 909U/L（图 30-26），风湿免疫、血管炎指标阴性，血培养结果未回。

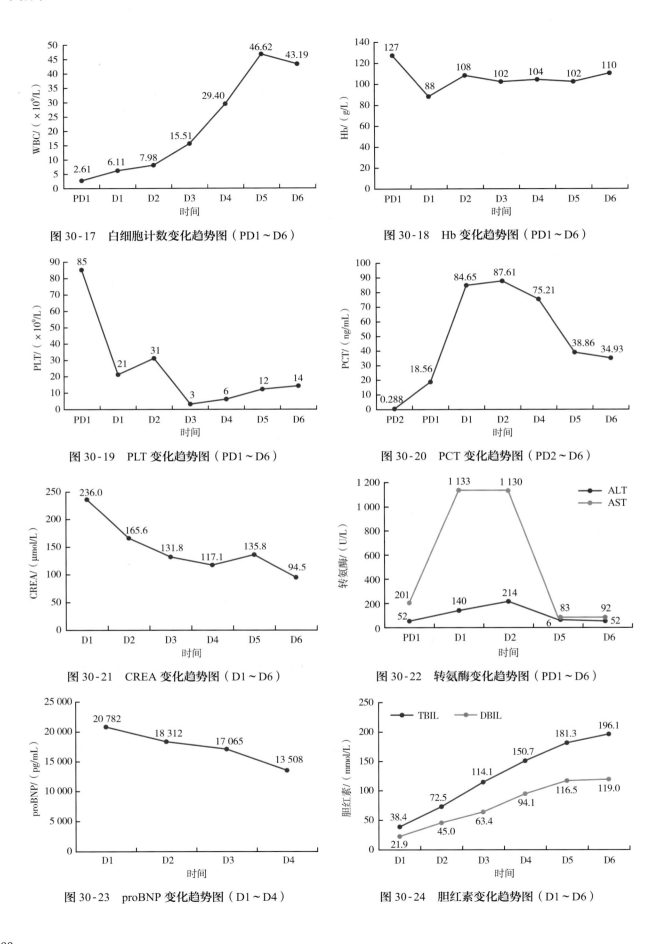

图 30-17　白细胞计数变化趋势图（PD1～D6）

图 30-18　Hb 变化趋势图（PD1～D6）

图 30-19　PLT 变化趋势图（PD1～D6）

图 30-20　PCT 变化趋势图（PD2～D6）

图 30-21　CREA 变化趋势图（D1～D6）

图 30-22　转氨酶变化趋势图（PD1～D6）

图 30-23　proBNP 变化趋势图（D1～D4）

图 30-24　胆红素变化趋势图（D1～D6）

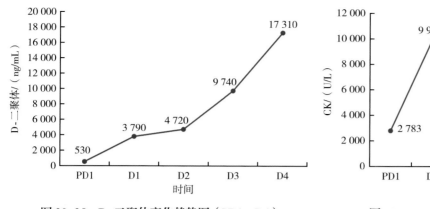

图 30-25　D-二聚体变化趋势图（PD1～D4）

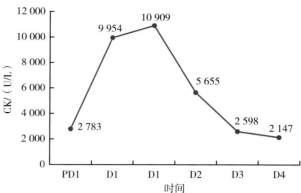

图 30-26　CK 变化趋势图（PD1～D4）

第二阶段小结

患者入院后予"美罗培南＋万古霉素"联合抗感染治疗，在 PiCCO 指导下液体复苏，CRRT 持续床边透析，成分输血，同时予抗炎、护肝、肠内营养等对症支持治疗。治疗后，患者生命体征逐渐稳定，下调血管活性药物剂量，但仍存在多器官功能障碍，左上肢轻度水肿，双下肢中度水肿并肢端坏死加重，渗出增加，多次联系烧伤科会诊均示暂无手术切开指征，继续予创面换药处理。完善相关检查后，WBC 自 $2.61 \times 10^9/L$ 升至 $46.62 \times 10^9/L$（图 30-17），Hb 维持于 $102 \sim 108g/L$（图 30-18），PLT 持续波动于 $3 \times 10^9 \sim 12 \times 10^9/L$（图 30-19），胆红素较前升高（图 30-24），PCT 自 84.65 降至 34.93ng/mL（图 30-20），风湿免疫指标阴性。腹部 CT 提示肝脏体积增大，考虑炎症或淤血水肿可能，腹腔及双下肢血管 CT 示腹壁及皮下见条纹状渗出影，扫及血管未见异常。现请各位专家指导：

1. 经过"美罗培南＋万古霉素"联合抗感染 4 天及液体复苏后，患者休克表现及感染指标有所好转，但肢端坏死进行性加重，究其原因，可能是：①休克后低灌注时间过长？②存在未能覆盖的病原菌感染？③其他致病因素所致？

2. 患者经治疗后生命体征逐渐稳定，但器官功能损伤进行性加重，病情未见明显好转，是否需调整抗感染治疗方案？如何调整？

专家点评

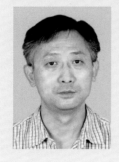

邢　锐　　广东省第二人民医院急危重症医学部主任兼重症医学科主任
中国医学救援协会重症医学分会副会长
广东省医院协会医院重症医学管理专业委员会副主任委员
广东省临床医学学会临床重症医学专业委员会副主任委员
广东省医学会重症医学分会常务委员
广州市医师协会急危重症医学医师分会副主任委员
广东省肝脏病学会重症医学专业委员会副主任委员

肢体皮肤出现坏死是感染所致。这种病变为葡萄球菌烫伤样皮肤综合征（staphylococcal scalded skin syndrome，SSSS）的可能性大；目前阶段的抗感染治疗是有效的，是针对 MRSA 治疗的效果。虽然血培养有 G⁻ 杆菌生长，但病情整体好转，不需要调整抗感染治疗方案。

现阶段出现的器官功能损伤是在原有疾病的基础上，早期发生休克导致的；也与休克复苏过程中液体正平衡有关；考虑到器官功能正在好转中，暂不需要调整治疗方案。患者在病情早期即出现肝脏增大，甚至怀疑第二肝门有压迫现象存在，结合下肢有肿胀，应该注意肝静脉和下腔静脉阻塞，即布-加综合征可能性，还要注意有血管内菌栓形成的可能性。

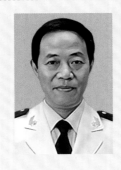

林兆奋　上海长征医院原急救科主任，博士研究生导师
中华医学会急诊医学分会第八届副主任委员
全军急救医学专科委员会副主任委员
上海市医学会急诊医学专科分会名誉主任委员

起病阶段的突出表现是四肢剧烈疼痛，后出现红肿并进行性加重，双下肢尤甚；起病初期感染指标不明显。考虑存在四肢横纹肌溶解，并进展为肌筋膜室间隔综合征。结合病史病因怀疑为毒虫（蚂蚁）咬伤所致。入院时：四肢皮肤张力进展（出现皮肤多处水疱），肌酸激酶快速显著升高；休克、MODS（循环、肾脏、呼吸、肝脏、凝血、中枢）；PCT显著升高，白细胞低于正常；血培养涂片提示革兰氏阴性菌。在横纹肌溶解的基础上继发感染，发展为血流感染、感染性休克，进而导致MODS。

经广谱抗生素、液体复苏、CRRT、机械通气等救治措施后，患者大循环趋于稳定，系统层面脏器功能改善。但血象升高、PCT虽明显下降但仍处高水平、血小板极低而D-二聚体明显升高。双下肢肿胀明显，足背动脉触摸不清，肢端出现坏死。考虑患者起病时即出现横纹肌溶解症状，并呈进行性加重的肌筋膜室间隔综合征表现，影响肢体局部血液循环，损伤或坏死的肌肉组织又可加重筋膜腔压力，形成病理过程的恶性循环状态。坏死组织毒素吸收仍可导致病情加重。

打断肢体肌筋膜室间隔综合征的恶性循环是关键，因其可造成组织缺血坏死，坏死组织是继发感染的源头。①应考虑筋膜切开术，缓解筋膜腔压力，清除坏死组织，减少毒素吸收；②强化DIC诊疗，凝血功能支持，在补充外源性凝血物质的基础上小剂量抗凝并密切动态观测；③保证足够的CRRT治疗剂量；④连续监测创面和血流微生物学检查，根据培养结果决定抗生素的调整，可经验性加用抗厌氧菌药物。

D6患者血培养回报示"创伤弧菌"（图30-27），立即加用"莫西沙星"联合抗感染治疗。同时联系烧伤科急会诊评估是否手术治疗，经会诊考虑暂无手术指征，继续换药并去除水疱及剥脱表皮，聚维酮碘软膏外敷。

D7患者仍镇静、镇痛，间断降低镇静。患者意识清醒，可完成指令动作。查体示：T 37.5℃，P 98次/min，BP 145/88mmHg（无血管活性药物），SpO_2 98%，巩膜黄染，球结膜水肿较前消退，双肺底散在细湿啰音。双下肢大面积水疱，平面逐渐上升至大腿下缘。双足皮温回暖，足背动脉可触及。辅查提示WBC降至36.29×10^9/L，PLT升至40×10^9/L，PCT自34.93ng/mL降至12.45ng/mL。再次联系烧伤科会诊建议手术治疗，会诊意见认为手术创面大、风险高，建议先行病理活检。于入院后D8行下肢皮肤组织活检及病原学检查。同时继续予抗感染治疗，并逐渐减少CRRT时间。

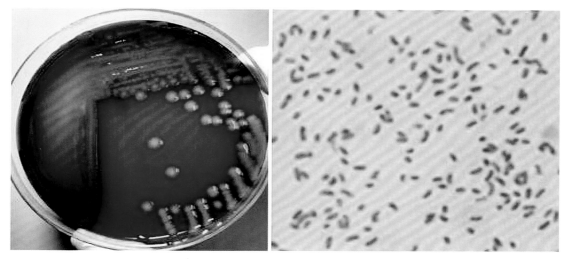

图 30-27　血培养培养皿及油镜下创伤弧菌

　　D9 病理回报见大量坏死物质（图 30-28）。其余相关指标变化趋势见图 30-29 ~ 图 30-42。患者尿量较前好转，约 1 300mL/d。间断减少镇静后可交流，诉下肢疼痛明显，巩膜仍有轻度黄染，球结膜水肿明显消退，双下肢皮肤张力较前下降，皮温正常，双小腿轻度肿胀，表皮剥脱，足背动脉可触及。考虑创面大，今再次联系烧伤科行双下肢坏死病损切除术。抗生素使用方案见表 30-1。

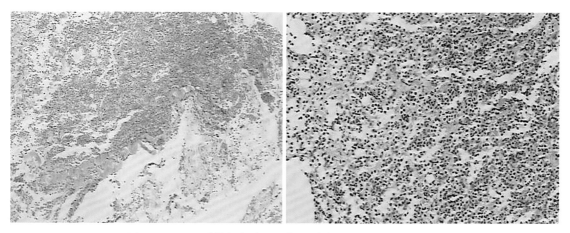

图 30-28　D8 送检组织病理见坏死并大量混合炎症细胞浸润

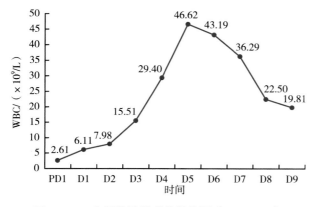

图 30-29　白细胞计数变化趋势图（PD1 ~ D9）

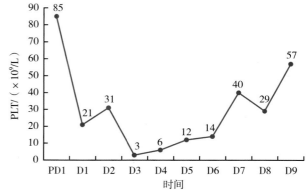

图 30-30　PLT 变化趋势图（PD1 ~ D9）

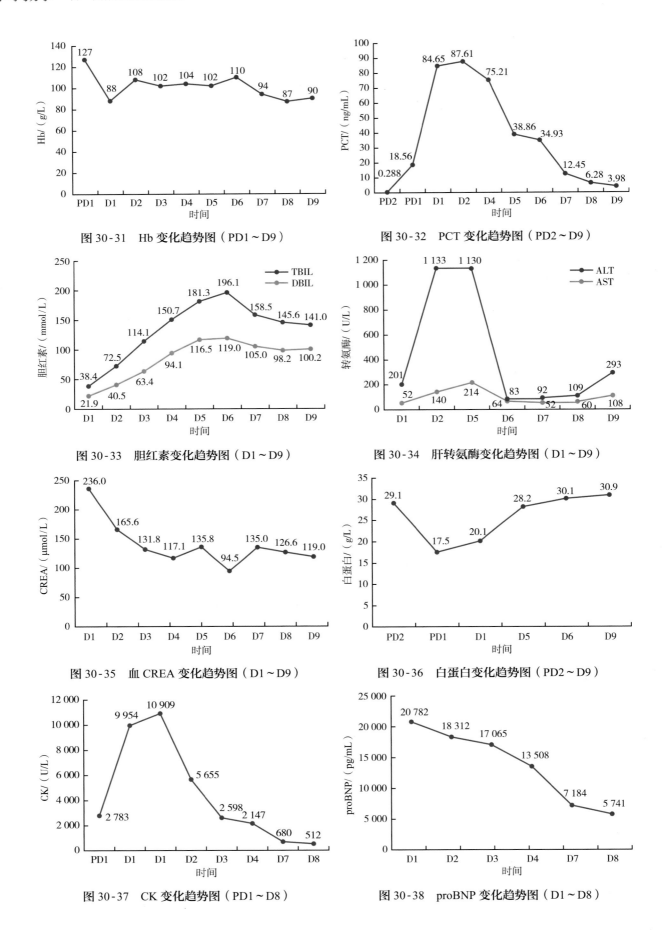

图 30-31　Hb 变化趋势图（PD1～D9）

图 30-32　PCT 变化趋势图（PD2～D9）

图 30-33　胆红素变化趋势图（D1～D9）

图 30-34　肝转氨酶变化趋势图（D1～D9）

图 30-35　血 CREA 变化趋势图（D1～D9）

图 30-36　白蛋白变化趋势图（PD2～D9）

图 30-37　CK 变化趋势图（PD1～D8）

图 30-38　proBNP 变化趋势图（D1～D8）

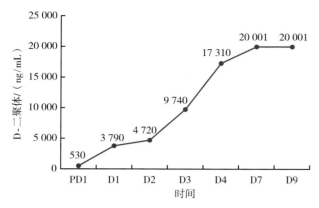

图 30-39　D-二聚体变化趋势图（PD1～D9）

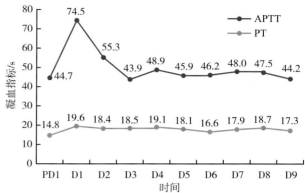

图 30-40　凝血指标变化趋势图（PD1～D9）

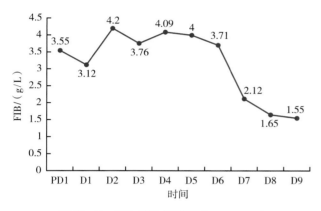

图 30-41　FIB 变化趋势图（PD1～D9）

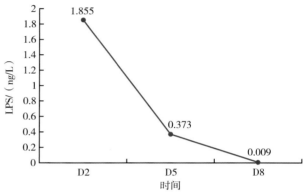

图 30-42　LPS 变化趋势图（D2～D8）

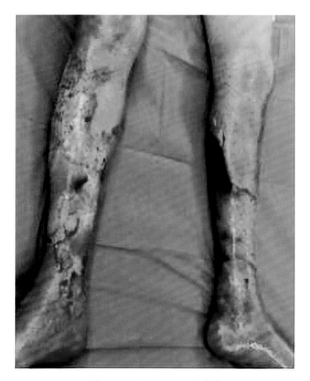

图 30-43　D9 双下肢病变

表 30-1　入院前 9 天抗生素使用方案

D1	D5	D6	D9
美罗培南（美平）1.0g/q.6h.			
万古霉素 1.0g q.12h.			
			莫西沙星 0.4g q.d.

第三阶段小结

　　患者现诊断为创伤弧菌菌血症并双下肢坏死性筋膜炎，感染性休克。经加用"莫西沙星0.4g/d"抗感染治疗后，患者意识较前好转，巩膜黄染较前缓解，双下肢水肿减轻，每天尿量逐渐增加至 1 500mL。辅助检查见 WBC 自 $46.62 \times 10^9/L$ 降至 $19.81 \times 10^9/L$（图 30-29），PLT 由 $3 \times 10^9/L$ 升至 $57 \times 10^9/L$（图 30-30）；PCT 从 34.93ng/mL 降至 3.98ng/mL（图 30-32），总胆红素自 196.1μmol/L 降至 141μmol/L（图 30-33），结

合胆红素自 119μmol/L 降至 100.2μmol/L（图 30-33），AST 从 1 130U/L 降为 293U/L，ALT 从 214U/L 降至 108U/L（图 30-34），凝血指标大致平稳（图 30-40）。下肢病理组织见大量坏死物质（图 30-28）。综上所述，在经一系列内科治疗后，病情有一定改善，但仍存在双下肢等部位坏死性筋膜炎改变，病灶未能得到清除（图 30-43），有明确手术指征，但患者病情仍危重，手术亦可能加重病情。

有关手术时机及手术范围（单侧截肢还是同时双侧截肢）的问题，在多学科会诊过程中一直争论不休，在此希望得到您的宝贵指导意见，谢谢！

专家点评

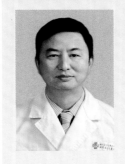

曾 俊　四川省医学科学院·四川省人民医院副院长、党委常务委员

国务院政府特殊津贴专家

中华医学会急诊医学分会委员

四川省紧急医学救援专家组办公室主任

四川省人民医院急诊医学与灾难医学研究所所长

四川省医学会急诊医学专业委员会主任委员

诊断：创伤弧菌感染并发脓毒血症、感染性休克、双下肢坏死性筋膜炎。

依据：发热、低血压、脓毒性休克的症状；特征性大疱性皮损；存在发生感染的危险因素——肝病；沿海地区、海产品或海水暴露相关因素；细菌培养为创伤弧菌。综上所述，诊断较为明确。

目前情况：全身情况经治疗有所好转，脓毒血症感染性休克得到控制，但局部组织坏死和感染未得到有效控制，无好转。

治疗：

1. 具备明确的手术干预指征　一项纳入了中国台湾地区的 121 例坏死性筋膜炎患者的研究结果发现，在入院后 12 小时内行手术治疗可使生存率显著提高。目前双下肢感染灶未行清创术，有大量的坏死感染组织，不利于感染控制，同时，也不能明确肌肉是否有坏死（病例介绍中未提及是否有肌肉坏死）。

2. 手术时机　如前所述，尽快清除坏死感染组织不仅有利于改善全身情况和器官功能，还可以避免局部病灶的蔓延。目前全身情况逐渐好转，脓毒血症感染性休克得以控制，器官功能明显改善，正是风险相对较小的手术时机。

3. 手术范围　在美国报道的 423 例创伤弧菌伤口感染病例中，仅 10% 的患者需要行某种类型的截肢术。由于目前双下肢感染灶未行清创术，建议先行彻底清创，既可以清除坏死的感染组织，也可以明确感染累及的深度，判断肌肉有无坏死，并且可以获取更多更典型的组织再次作病理诊断。如果清创术后病情得以控制，则不必行截肢术；如果术中发现感染坏死组织层次较深，致肌肉广泛坏死，功能丧失（一侧或双侧），或仅行清创难以控制病情，则建议行截肢术（一侧或双侧）。总之，目前不建议直接行截肢术。

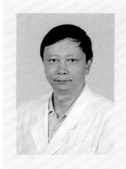

魏 蔚　昆明医科大学第一附属医院急诊科
　　　　中华医学会急诊医学分会委员
　　　　云南省医学会急诊医学分会前任主任委员
　　　　云南省急诊医学研究中心副主任
　　　　云南省急诊医学质量控制中心副主任

手术时机：坏死性筋膜炎是一种以广泛而迅速的皮下组织和筋膜坏死为特征的软组织感染。一旦考虑为坏死性筋膜炎，应尽快手术切开引流，行负压封闭引流技术（VSD）负压吸引，不应被动等待脓肿液化形成，否则脓毒性休克发生的概率高，死亡率大大增加。早期切开可能水肿明显，深筋膜坏死仍未形成，可在筋膜外放置VSD持续负压吸引。

该患者来院时已发生感染性休克，多脏器功能障碍，为坏死性筋膜炎中后期，肢体花斑样改变是感染性休克的典型表现，此时筋膜组织有大量坏死，吸收入血，引发全身炎症反应综合征，根据患者炎性标志物指标判断，若无血液置换条件，患者死亡率接近100%，此时患者肢体肿胀明显，可ICU内床旁小腿皮肤有限切开，VSD负压吸引，负压封闭可以持续引流创面的渗出液、坏死组织和细菌等，创面能很快获得清洁的环境；在此基础上负压可增加创面血供，改善创面微循环，促进肉芽组织生长。VSD能明显增强在创缘组织真皮浅层血管内皮细胞、成纤维细胞的增殖和微血管密度。

需注意的是，在此过程中，患者体液特别是白蛋白丢失较多，需加强支持治疗；CRRT过程中，持续负压吸引可能引起出血过多，在输注血浆、冷沉淀的基础上，出血多可改为间断吸引。

关于截肢，坏死性筋膜炎一般广泛累及皮下和深筋膜组织，一般较少累及肌肉和血管等，若确定患者血管主干无病损，远端血运可，在无缺血性坏疽的基础上，截肢手术不是绝对必要。截肢手术的目的是去除感染源，根据目前的创面及腔隙负压封闭吸引技术，多次清创及VSD负压吸引，保证引流通畅，能够起到同样的效果，坏死组织清除完后必要时再植皮，辅助以成纤维生长因子治疗；当然，全过程需建立在患者家属信任、住院时间延长、医疗护理管理负担加重及医疗费用增加的基础上。

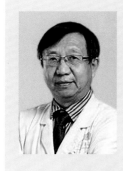

王 仲　清华大学附属北京清华长庚医院全科医学科主任，博士研究生导师
　　　　中国医疗保健国际交流促进会急诊医学分会会长
　　　　中国医师协会全科医师分会委员
　　　　中华医学会全科医学分会慢病学组委员
　　　　海峡两岸医药卫生交流协会全科医学分会副主任委员
　　　　中国医疗保健国际交流促进会全科医学分会副主任委员
　　　　北京医学会急诊医学分会常务委员

患者以昆虫咬伤，肢体肿痛入院，继之出现感染中毒性休克（SEPTIS SHOCK）表现，多脏器功能不全。治疗中采用了多种药物和支持手段，包括激素、抗生素、血管活性药物、呼吸机及血液净化等，并通过影像学、细菌学和病理学确定了患者的临床诊断和病因诊断："创伤弧菌菌血症、双下肢坏死性筋膜炎"。患者经过9天的诊疗，临床情况已经稳定，表现在：意识清醒，

体温接近正常（37.5℃），心率在正常范围（98 次/min），血压在无血管活性药物的情况下维持在正常范围（145/88mmHg），呼吸良好（98%）。炎症相关指标趋于恢复，肝肾功能趋于正常，但未完全脱离生命危险。

坏死性筋膜炎是外科的紧急情况，应当尽快手术干预。外科手术的目的是积极清除坏死组织，保证健康组织的存活。对于累及指（趾）或肢体的严重坏死性感染，可能需要截肢以控制感染。

该患者从图片上看，左下肢后部已经明显变色，皮肤发黑，说明已经坏死，右下肢较左下肢稍轻。需要手术截肢的可能性比较大，特别是左下肢。但目前从全身情况及感染控制的情况看，并不一定需要立即截肢。原因是患者感染情况已经控制，各项指标在恢复，除右侧脚踝部，其他部位肿胀已经不明显，没有紧急手术的需求。可以继续观察，并请骨科、血管外科会诊，待明确肢体坏死平面后，再行截肢。毕竟急诊手术的风险比常规手术更大，如果患者再次出现下肢明显肿胀、体温升高及全身感染情况加重，并考虑是肢体感染控制不当所致时，才考虑急诊手术。

D10，经讨论后急诊行手术探查，术中见"双下肢皮肤广泛坏死（双足背、双小腿、双大腿外侧），边界不清，未溃烂皮肤呈花斑样改变，左上臂见 5cm×6cm 皮肤坏死区，边缘充血肿胀"（图 30-44）。行"左侧大腿截断术 + 双下肢皮肤皮下组织病损切除术 + 下肢动脉探查术"。术后停留负压吸引安返病房，继续给予抗感染、保护器官功能、输注血小板、红细胞等治疗。

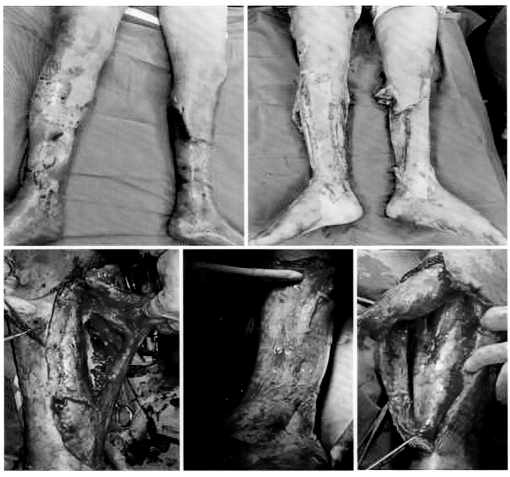

图 30-44　术中见双下肢大量肌肉筋膜坏死、液化（D10）

术后第2天（D11），患者创面反复渗血，多次清创压迫后仍有渗血，同时大量输注成分血，经处理后仍见断端活动性出血，同时G试验较前升高，遂予"大扶康0.4g/d"经验性治疗，并送血培养及伤口分泌物培养。至D13结扎左下肢断端出血点后方得控制（图30-45）。至D15出现排大量稀水样便，每天2000mL以上，逐渐伴暗红色血便，后进展为血便。内科积极处理后，出血情况控制不佳。血培养及伤口分泌物培养结果回报"热带念珠菌"。D17床边急诊肠镜检查示"全大肠及所见回肠均见血液及血块存留，所能见大肠可见充血水肿，部分肠腔可见白色膜状物覆盖，回肠末端多发溃疡，部分表面覆血痂，溃疡大小观察欠清，局部似见渗血，大肠改变考虑炎症可能。"D18患者反复消化道大出血，告知家属病情后家属要求放弃治疗签字出院。入院以来相关指标见图30-46～图30-59。

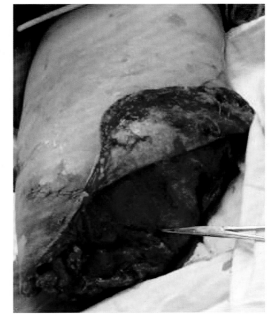

图30-45　D13左下肢创面渗血

出院诊断：

1. 革兰氏阴性病原体性败血症（创伤弧菌血流感染）。
2. 全身炎症反应综合征伴有器官衰竭（呼吸、循环、血液、消化、肾功能衰竭）。
3. 急性出血性肠炎（应激性，累及全肠道）。
4. 应激性溃疡伴出血。
5. 失血性休克。
6. 小腿坏死性筋膜炎（双侧，创伤弧菌）。
7. 坏死性肌炎（双下肢并左上肢）。
8. 呼吸机相关性肺炎（双肺背段）。
9. 酒精性肝炎。
10. 右髂动脉夹层。
11. 乙肝病毒携带者。

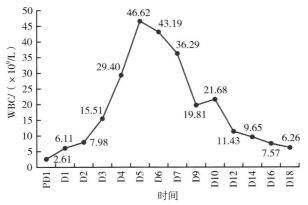

图30-46　白细胞计数变化趋势图（PD1～D18）

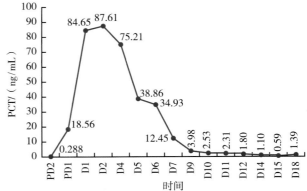

图30-47　PCT变化趋势图（PD2～D18）

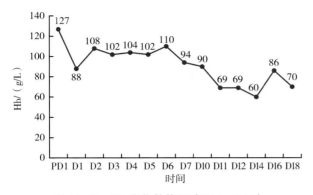

图 30-48　Hb 变化趋势图（PD1～D18）

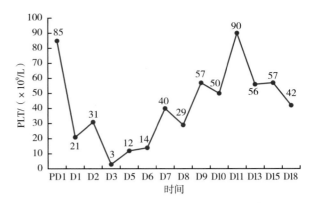

图 30-49　PLT 变化趋势图（PD1～D18）

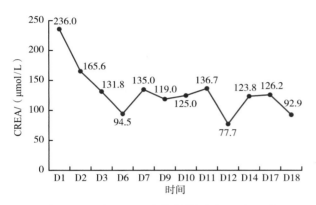

图 30-50　血 CREA 变化趋势图（D1～D18）

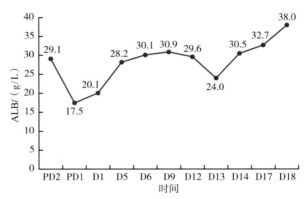

图 30-51　ALB 变化趋势图（PD2～D18）

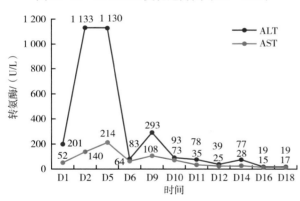

图 30-52　肝转氨酶变化趋势图（D1～D18）

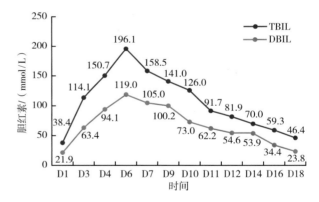

图 30-53　胆红素变化趋势图（D1～D18）

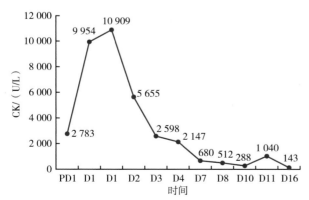

图 30-54　CK 变化趋势图（PD1～D16）

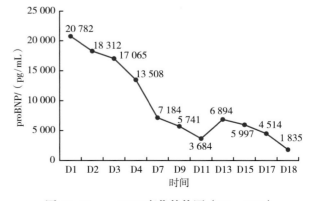

图 30-55　proBNP 变化趋势图（D1～D18）

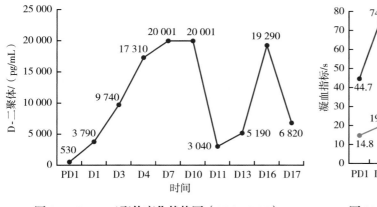

图 30-56　D-二聚体变化趋势图（PD1～D17）

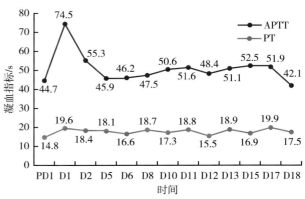

图 30-57　凝血指标变化趋势图（PD1～D18）

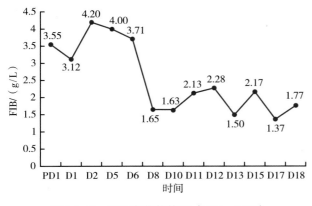

图 30-58　FIB 变化趋势图（PD1～D18）

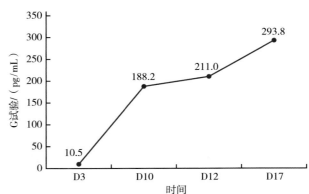

图 30-59　G 试验变化趋势图（D3～D17）

第四阶段小结

　　患者为中年男性，急性起病，因"四肢疼痛伴发热 2 天"入院，入院后予呼吸机辅助通气，联合覆盖抗感染治疗，并予 PiCCO 监测下液体复苏治疗，至 D6 血培养提示创伤弧菌感染，增加"莫西沙星"抗感染治疗。但患者双下肢皮肤肌肉坏死进行性加重，于 D10 行"右下肢皮下病损组织切除术及左下肢截肢术"，术后安返 ICU。后出现创面渗血、肠道弥漫渗血等情况，经积极治疗后效果不佳，D18 自动出院。

　　回顾整个诊疗过程，可能存在诸多不足之处，另外，对于手术时机的把握和手术范围的决策，我们内部也有多次争议，多次的讨论也让我们反思：假如我们能确诊后尽快手术，或者双侧同时截肢手术，是否结局会更好呢？

专家点评

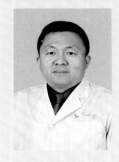

李培武　兰州大学第二医院急诊临床医学中心主任，博士研究生导师

甘肃省医学会急诊医学分会主任委员

甘肃省急诊质量控制中心专家组组长

甘肃省医院协会急救中心（站）管理专业委员会常务委员

　　从该患者既往有长期饮酒史、肝脏基础病、感染途径、发病特点、疾病演变、转归差等总结，属典型创伤弧菌性脓毒症病例。诊治方面个人认为尚存在以下不足及建议：

　　病史应追问详细从业类别及有无食用海鲜情况；对生活在海边，又有创口，同时出现发热、皮肤损害或低血压的患者，要高度警惕本病。

　　实验室检测若增加乳酸指标监测或血培养，同时能留取伤口分泌物培养或病检将更为完善。

　　入院早期患者四肢肿胀明显，出现张力性水疱，足背动脉未触及，说明肢体张力高，发生感染后骨筋膜室综合征，按原则应尽早请骨科专业会诊，创造条件急诊切开减张及清创，这会提高抗感染治疗效果，同时也可能阻止病情恶化、肢体坏死不可控。

　　患者已有肝肾功能不全的表现，应用广谱抗生素美罗培南，若必须联合用药是否选择利奈唑胺较万古霉素更好；D6培养出创伤弧菌时，应该停用万古霉素，而实际使用16天时间；是否必须加用莫西沙星值得商榷。

　　入院D11（术后第2天），伤口分泌物、血培养培养出热带念珠菌，提示内源性医院感染，应及时调整抗生素。

　　参照已有成果，确诊后应第一时间联用乌司他丁，具有保护心脑重要脏器的功用。

　　后期患者创面广泛渗血、消化道出血等，除考虑应激性溃疡外，更要考虑到DIC发生、消化道菌群失调可能，并针对性治疗。

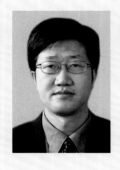

常　平　南方医科大学珠江医院原重症医学科主任，博士研究生导师

广东省医学会重症医学分会副主任委员

广东省医院协会医院重症医学管理专业委员会副主任委员

广东省健康管理学会重症医学专业委员会副主任委员

　　"创伤性弧菌感染"虽然偶尔能见到，但也是少见疑难疾病，并且其初始临床表现与金黄色葡萄球菌、溶血性链球菌引起的蜂窝组织炎极其相似，在无"伤口海水接触"或"进食不熟海鲜"病史时，实难早期确诊病原菌。

　　所幸本病例进ICU即明确诊断感染性休克、MODS，并严格按照SSC指南要求使用抗生素前送血培养、使用美罗培南"重拳出击"抗感染，在PiCCO等血流动力学检测下液体复苏及使用血管活性药物。虽然第6天血培养报告"创伤弧菌"才确诊病原菌，但其已被美罗培南抗菌谱所覆盖，基本没影响其治疗，并且还及时加上了另一个敏感抗生素莫西沙星。诊断思路清晰、辅助检查及时、治疗规范，无可挑剔。

创伤弧菌经伤口感染引起的脓毒症往往起病凶险、进展迅速、预后极差，特别是感染部位局部坏死，并迅速向肢体远端及向心端蔓延，如不及时有效清创，甚至截肢治疗，在原有肝脏疾病或免疫抑制的患者，其死亡率几近 100%。

但创伤弧菌脓毒血症进展特别迅猛，早期即可出现脓毒性休克、凝血功能障碍甚至 DIC，为有效清创或截肢手术增加较大难度。

此病例入 ICU PD4 前外伤；PD2 即高热并出现伤肢肿痛；PD1 休克、MODS 并伤肢"花斑、水疱"；入 ICU 时 BP 64/40mmHg，双下肢病变加重，出现水肿、湿冷、水疱，CK 10 909U/L 等肌溶解的表现；D2 "双下肢肿胀较前明显，双小腿大量水疱破溃伴皮肤坏死，双足皮肤发绀花斑样改变较前加重，皮温冰冷"，由于没明确是创伤弧菌感染，仅给予"凡士林聚维酮碘纱覆盖破损皮肤"，而没有清创、减张；D4 出现"双下肢皮肤张力明显升高，双小腿大量水疱破溃并皮肤坏死，双足部皮肤发绀，皮温冰冷，足背动脉搏动未触及"时，仍然"继续予聚维酮碘及凡士林纱布覆盖"而未清创；D6 血培养回报"创伤弧菌"，D7 "双下肢大面积水疱，平面逐渐上升至大腿下缘"，D9 "病理回报见大量坏死物质"，仍"凡士林聚维酮碘纱覆盖破损皮肤"，D10 行"左侧大腿截断术＋双下肢皮肤皮下组织病损切除术＋下肢动脉探查术"，见"双下肢大量肌肉筋膜坏死、液化"。

至此，治疗难度已极大。分析影响及时清创的原因可能有：①未明确创伤弧菌感染前，对疾病的凶险程度估计不足；②患者休克、凝血功能障碍增加了清创难度，而未正确认识唯有彻底清创才可改善休克与凝血功能；③明确创伤弧菌感染后仍希望抗生素治疗能发生奇迹；④未重视患者的乙肝病史，对创伤弧菌感染的风险程度认识不足。

总结：SSC 指南明确指出，如果有明确的感染灶，应该在 12 小时内清除或控制。此病例休克复苏、抗感染治疗，以及血流动力学、脏器功能监测、生命支持做得无可挑剔，但由于多种原因制约，病灶清除与控制不够理想。

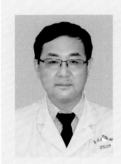

欧阳军　石河子大学医学院第一附属医院急诊医学中心主任，学科带头人
中国急诊专科医联体副主席
新疆创伤救治联盟副主席
中华医学会急诊医学分会委员
中国医师协会急诊医师分会委员
新疆建设兵团医学会急诊医学分会主任委员
中华医学会新疆灾难医学分会副主任委员
中华医学会新疆急诊医学分会副主任委员

患者病原学检查时间过长，如果条件允许，可采取免疫学检测技术和分子诊断技术，提早获得病原学结果，以利于早期诊断。患者病情严重，发展迅速，在未获得病原学结果前国内尚无临床诊断标准。

患者病原学诊断为创伤弧菌后，我个人建议立即急诊行双下肢截肢手术。抗感染治疗中建议早期加用抗真菌药物，如"氟康唑"。早期行肠内营养，调节肠道菌群，防止应激性溃疡。

学习心得

　　创伤弧菌是一种革兰氏阴性菌，广泛存在于海洋环境中，尤其是海湾附近的港口。其引起的感染发展非常迅速，发病后死亡率高达 50% 以上。而 79% 以上的患者存在皮肤病灶，大部分为出血性水疱、坏死性筋膜炎及蜂窝织炎表现。因其多为散发病例，且进展迅速，初始表现与葡萄球菌、A 族链球菌感染极其相似，早期诊断存在困难。在盛夏初秋时，对有慢性肝病、肝硬化史，以发热、下肢蜂窝组织炎、皮肤出血性大疱为突出特征的病例，应高度怀疑创伤弧菌败血症。

　　创伤弧菌败血症的治疗强调早期及时使用大剂量敏感广谱抗生素，特别是在发病 24 小时内使用，胆汁排泄型药物更为有效，但在病情进展后再换药则无效。单纯的药物治疗常不能取得良好疗效，一旦临床诊断成立，除早期应用抗生素外，入院后 1~2 小时内应对患肢作多切口切开减张、引流、负压吸引，创面局部外用"磺胺米隆＋氯霉素"纱布包扎，创面半暴露部结合远红外线间歇照射治疗，尽可能保持创面干燥，减少菌量及毒素吸收。7~10 天病情稳定或好转后再予清创术，若病情不稳定，侵犯筋膜下肌肉并出现肌肉坏死，则应予截肢。Halow 等报道 7 例创伤弧菌感染患者在入院 48 小时内对坏死组织进行手术暴露引流和清创，经抢救后均存活，住 ICU 的时间缩短。

　　本患者的主要临床及流行病学特点为：首先出现急性发热伴畏寒或寒战，24~48 小时内开始出现下肢足背及小腿剧烈疼痛肿胀，皮肤局部片状红斑与瘀斑，血疱伴渗出、坏死，小腿病变进行性加重并迅速扩展到大腿，有腹痛、呼吸困难等表现，伴有低血压、休克等早期 MODS 的症状与体征；同时流行病史可见有长期嗜酒及慢性肝病史，发病前有生蚝进食史。虽然我们早期作出革兰氏阴性杆菌脓毒血症的临床诊断，并及时进行治疗，病情一度好转，使得我们放松了警惕，但血培养结果的迟滞让我们错失了早期对患者进行外科干预的时机，后续的手术与治疗已未能挽回患者的生命。回顾病史，在血培养确诊后，唯有彻底清创才能改善休克与凝血功能，尽早进行患肢减张引流是控制病情进行性恶化的关键所在。

（麦　聪　曾红科）

特别鸣谢

中国人民解放军南部战区总医院	郭振辉
中日友好医院	张国强
广东省第二人民医院	邢　锐
上海长征医院	林兆奋
四川省医学科学院·四川省人民医院	曾　俊
昆明医科大学第一附属医院	魏　蔚
清华大学附属北京清华长庚医院	王　仲
兰州大学第二医院	李培武
南方医科大学珠江医院	常　平
石河子大学医学院第一附属医院	欧阳军

病例31 是谁扼住了你的喉咙

患者男性，69岁，主因"咽痛2个月余，加重伴发热1周"于2021年2月19日（D1）收入我院急诊抢救室。

一、病史特点

1. 老年男性，慢性病程，急性加重。

2. 患者于2个月前（2020年12月）起出现咽痛，伴吸气性呼吸困难，恶心、呕吐胃内容物，无其他伴随症状，当地医院就诊，考虑"急性会厌炎"，予地塞米松及左氧氟沙星联合治疗，症状完全缓解。此后，出现两次咽痛症状加重，当地医院喉镜报告为：急性会厌炎、急性溃疡性咽喉炎，予头孢噻肟钠舒巴坦及静脉甲泼尼龙治疗，症状缓解。1周前（2021年2月12日）患者再次出现咽痛症状加重，伴发热，T_{max} 38.5℃，吸气性呼吸困难、声音嘶哑，自服退热药对症治疗，症状无缓解，转至我院就诊。此次发病后患者出现尿量减少，每天约800mL，大便次数明显下降，5~7天排便1次。

我院首诊急诊发热门诊，行胸部CT影像学检查及血液检验等（图31-1）。

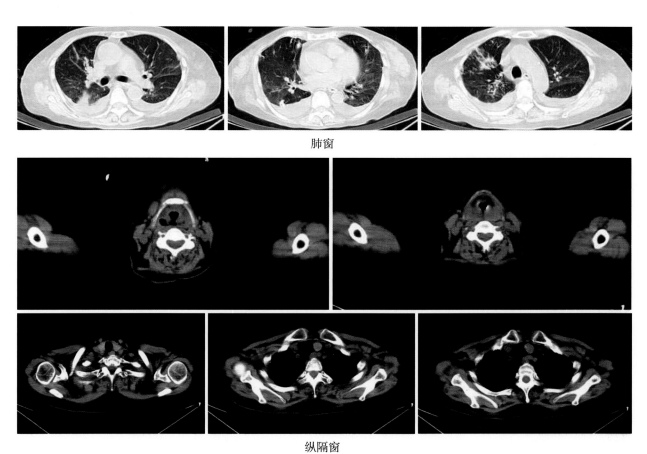

肺窗

纵隔窗

图31-1 胸部CT（D1）
甲状腺双叶密度欠均匀、左叶增大，左叶下部混杂密度结节，较前略小，气管受压右移，
双肺多发结节，双肺多发斑片索条影，较前明显增多

患者发热门诊就诊时经皮血氧饱和度为 89%（未吸氧），考虑患者存在上呼吸道梗阻可能，转入急诊抢救室，床旁喉镜考虑：急性会厌炎，上气道梗阻（图 31-2）。

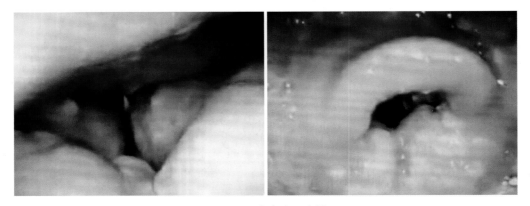

图 31-2 床旁电子喉镜
可见会厌充血肿胀；双侧劈裂、室带肿胀；双侧声带水肿、运动尚可；声门下无法窥及，喉咽部可见散在多发白色小突起样病变，双侧披裂为著

3. 患者 8 年前在我院肾内科诊断为 IgA 肾病Ⅳ级，目前规律服用激素治疗，泼尼松片 10mg/d，2 年前发现肾功能不全，血肌酐水平升高，考虑为 IgA 肾病进展至慢性期。乙肝病毒携带者 20 余年，目前口服恩替卡韦 1 片/d 治疗，定期检测病毒拷贝数及肝脏功能。高血压病 3 年，最高 180/90mmHg，目前口服氨氯地平、氯沙坦、美托洛尔，血压控制良好。

4. 入抢救室查体情况见图 31-3。

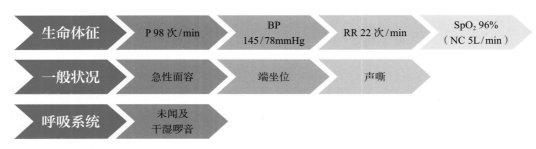

生命体征	P 98 次/min	BP 145/78mmHg	RR 22 次/min	SpO_2 96%（NC 5L/min）
一般状况	急性面容	端坐位	声嘶	
呼吸系统	未闻及干湿啰音			

图 31-3 入抢救室查体

二、初步诊断

1. 急性上气道梗阻。
2. 急性会厌炎。
3. 肺部感染。
4. IgA 肾病Ⅳ级、慢性肾功能不全。
5. 高血压病。

三、诊疗经过

入抢救室立即予局部及全身激素、哌拉西林钠他唑巴坦钠治疗，患者症状快速控制，声音嘶哑改善、吸气性呼吸困难缓解，可平卧。

第一阶段小结

　　患者老年男性，既往有乙型肝炎、IgA 肾病病史，有免疫功能低下表现，长期服用激素及抗病毒治疗，反复以上呼吸道症状就诊，近期加重伴发热，此次发病以慢性病程急性加重为特点。

　　请问：患者此次发病为感染所致，还是非感染因素所致？如考虑感染，何种病原体感染的可能性大？多次常规抗感染治疗周期完成后仍然有病情波动，是什么原因所致？应进一步完善哪些检查？

专家点评

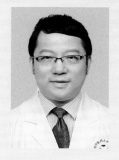

林新锋　广州中医药大学第一附属医院重症医学科主任
中国中西医结合学会重症医学专业委员会常务委员
广东省中医药学会重症医学专业委员会主任委员
广东省中西医结合学会重症医学专业委员会副主任委员
广东省肝脏病学会重症医学专业委员会副主任委员
广东省临床医学学会临床重症医学专业委员会副主任委员
广东省医学教育协会重症医学专业委员会副主任委员

　　根据上述提供的资料，临床思路包括以下两个方面：

　　1. 感染因素　患者免疫功能低下，属于易感染人群，且以发热为主要临床表现，胸部 CT 可见肺部有多发结节及斑片状影，考虑存在感染的可能。还需结合血象、PCT 等炎症指标进一步判断，必要时可行 mNGS 筛查。如果考虑有感染因素，除了有可能是细菌感染之外，还要考虑侵袭性真菌感染的可能，这也可能是常规抗感染效果不佳的原因。

　　2. 非感染因素　患者甲状腺左叶明显增大，压迫气管右移，患者吸气性呼吸困难、声音嘶哑、末梢氧饱和度下降与上呼吸道梗阻有关，而上气道梗阻可能与甲状腺病变密切相关，必须尽快进行甲状腺的相关检查，包括甲状腺功能，相关的肿瘤标志物，甲状腺彩超，必要时穿刺活检或放射性核素检查。

　　患者生命体征尚稳定，暂时维持目前的治疗方案，尽快进行各项检查，也许目前所见的临床表现并不能反映患者真正的病患所在，应根据相关检查的结果进一步调整完善临床诊断思维，才能最终得出正确的判断。

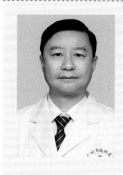

李德宪　广州市胸科医院重症结核科主任兼 ICU 主任
中华医学会结核病学分会重症专业委员会委员
广东省基层医药学会中西医结合呼吸与危重症专业委员会副主任委员
广东省医学会呼吸病学分会呼吸危重症与呼吸治疗学组成员
广东省医学会危重病医学分会委员
广东省医学会结核病学分会委员
广州市医学会重症医学分会常务委员

　　患者有 IgA 肾病病史，肾功能不全，且长期接受激素治疗，出现咽痛伴发热就诊，应用左氧氟沙星等抗感染及激素治疗症状反复；结合影像学肺部斑片阴影并双侧胸膜炎改变，且呈进展改变；喉镜显示会厌充血肿胀；双侧披裂、室带肿胀；双侧声带水肿、咽部可见散在多发白色小突起样病变，双侧披裂为著；考虑慢性肉芽肿性病变可能性大，结合我国流行病学资料，需重点排除结核病（肺、胸膜、咽喉、肠？）的可能。

建议完善PPD皮试、血γ干扰素释放试验（IGRAS）、血G试验、血GM试验、痰和大便查找结核相关病原学检测［如涂片找抗酸杆菌、TB-DNA、结核分枝杆菌及利福平耐药基因（GeneXpert MTB/RIF）、TB菌培养等］及查找其他病原微生物相关检测（如mNGS等）、大便常规、腹部CT、咽喉结节病灶活检、肠镜检查等，以明确病因及受累器官。

病情反复并不断进展，且出现大便习惯改变，可能已经累及肠道，考虑为曾接受喹诺酮类药物治疗，具有一定的抗结核作用，反复应用激素虽然可暂时缓解炎症改变，但进一步抑制患者的细胞免疫功能，但未能接受规范的抗结核治疗，故病情进展。

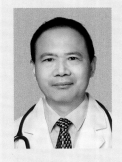

曾文新　广东省人民医院急诊科主任医师
中华医学会急诊医学分会急性抗感染学组委员
中国医师协会急诊医师分会神经急诊专业委员会委员
广东省中西医结合学会高血压专业委员会委员
广东省中西医结合学会灾害医学专业委员会委员
中国研究型医院学会卫生应急学专业委员会委员

患者老年男性，长期服用激素治疗，以上呼吸道症状伴发热就诊，胸部CT示双肺多发结节，双肺多发斑片索条影。分析：①首先考虑感染性疾病，病原体除了考虑一般的细菌感染外，对一个免疫抑制的患者，要重点考虑特殊病原体，特别是真菌、结核、肺孢子虫等。②患者以发热症状就诊，既往有IgA肾病病史，风湿免疫类疾病不能完全排除。③患者咽痛2个月余，喉镜报告溃疡性咽喉炎，有甲状腺多发结节、气管受压，同时伴发热；多次常规抗感染治疗周期完成后仍然有病情波动，肿瘤不能排除，特别是淋巴瘤。④检查：首先是病原学检查，特别是对真菌、肺孢子虫、结核等特殊病原体的检查；其次是风湿免疫类检查；最后是针对肿瘤的检查，咽喉部病理活检、骨穿、PET-CT等。

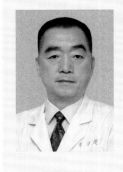

秦历杰　河南省人民医院急危重症党总支书记/急诊医学科主任
中华医学会急诊医学分会委员
中国医师协会急诊医师分会委员
中国急诊专科医联体副主席
中国医疗保健国际交流促进会急诊医学分会副主任委员
河南省医学会急诊医学专业委员会第七届主任委员
河南省急诊医疗质量控制中心主任委员

患者既往有IgA肾病史，长期服用激素，除考虑常规细菌感染外，还应注意不典型病原体感染，如真菌等。入抢救室给予局部及全身激素应用，症状快速控制，应考虑急性炎症水肿和激素依赖相关。由于患者病史较长，还应除外组织坏死与细胞破坏，如癌、白血病、淋巴瘤、结缔组织病等。建议对以上鉴别诊断完善相关检查。

　　患者此次发病为感染的可能性大，但由于此次病程进展速度相对较慢，因此常见呼吸道感染致病菌可能性相对较小。且在多次常规抗感染治疗周期完成后仍然有病情波动，应考虑特殊致病菌感染可能。累及部位是喉部，首发表现为上气道反复急性梗阻，镜下表现为全喉腔多发白色凸起样结节，应警惕例如分枝杆菌、真菌等感染。送检痰病原学进行细菌、真菌、病毒、分枝杆菌筛查，并留取血、痰标本二代测序检测进行病原学筛查。此外，患者既往存在 IgA 肾病、乙肝病毒携带等疾病，本次胸部影像学可见左甲状腺病变，需同时除外肿瘤、免疫病等可全身多系统受累表现疾病。

　　急诊抢救室入室后完善检查结果见图 31-4 ~ 图 31-12。

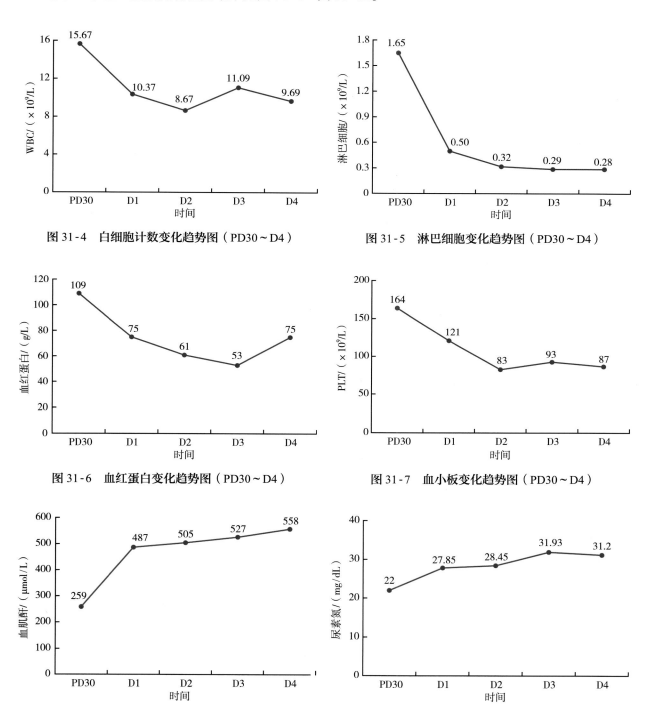

图 31-4　白细胞计数变化趋势图（PD30 ~ D4）

图 31-5　淋巴细胞变化趋势图（PD30 ~ D4）

图 31-6　血红蛋白变化趋势图（PD30 ~ D4）

图 31-7　血小板变化趋势图（PD30 ~ D4）

图 31-8　血肌酐变化趋势图（PD30 ~ D4）

图 31-9　尿素氮变化趋势图（PD30 ~ D4）

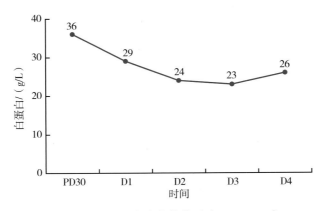

图 31-10　白蛋白变化趋势图（PD30～D4）

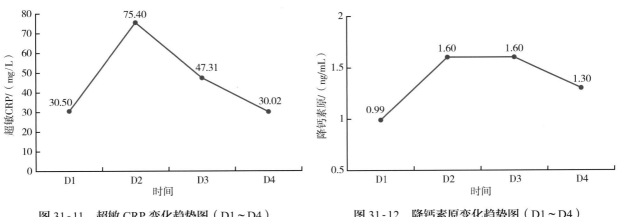

图 31-11　超敏 CRP 变化趋势图（D1～D4）　　　　图 31-12　降钙素原变化趋势图（D1～D4）

其他实验室检查包括：CMV、EBV-DNA，G 试验，GM 试验，RET，HBV-DNA，抗 GBM，抗磷脂酶 A_2 受体抗体 PLA2R，ANA，ANCA，痰奴卡、墨汁、痰真菌、抗酸，便抗酸，肿瘤标志物均为（－）；Coombs' 分型（＋）；T-SPOT（－），TB 血抗体（－）。综合上述检查结果，对原发病诊断尚存在争议，于入院第 2 天提请多科会诊，参加科室包括感染科、呼吸科、耳鼻喉及急诊科。

通过复习患者胸部影像学（图 31-13），考虑患者如需明确感染原因，应尽快获取阳性率高的病原学检测标本送检，获取途径主要为两种：因患者存在影像学肺内病变表现，可行支气管镜肺泡灌洗；另外，喉部见多发白色结节改变，可行活检病理明确诊断。而该患者近期由于新发上气道梗阻及急性会厌炎，症状稍缓解，两种方式均存在诱发加重上气道梗阻的风险，病原学标本如何获取存在争议。因此，通过多科会诊反复讨论，决定将患者静脉麻醉镇静后，借助插管用可视喉镜技术引导，应用咽拭子获取上气道局部结节拭子涂片，送抗酸染色、结核 Xpert 检查等病原学筛查。

入院第 2 天，多科会诊后即开始四联抗痨治疗，包括"异烟肼、利福平、乙胺丁醇及莫西沙星"。

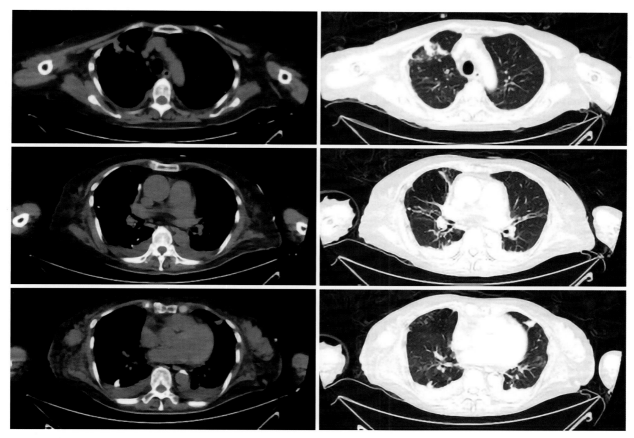

图 31-13　胸部 CT 影像学表现
双肺多发结节伴钙化，沿支气管走行可见散在结节影，肺内表现高度提示肺结核感染可能

第二阶段小结

　　患者基础疾病较多，有免疫功能低下表现，本次发病考虑感染所致，此次就诊时存在上气道梗阻及急性会厌炎表现，症状改善后，患者治疗方案该如何调整？是否继续使用激素？患者就诊后，肾脏功能急性进展加重，考虑什么原因？

专家点评

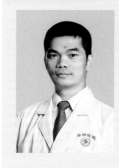

李金庭　东莞市厚街医院应急办主任、急危重症医学部主任
广东省老年保健协会急危重病专业委员会常务委员
广东省精准医学应用学会急危重症分会常务委员
广东省医院协会医院重症医学管理专业委员会常务委员
广东省医院协会创伤专业委员会常务委员
广东省临床医学学会重症创伤专业委员会常务委员
广东省基层医药学会重症医学专业委员会常务委员

　　治疗方案：该患者以反复咽痛、声嘶、吸气性呼吸困难入院，提示病变与咽喉、大气道（气管）相关性大，但是胸部 CT 提示结节、钙化、慢性炎症改变。临床症状与影像学不大相符。

所以在下一步治疗方案上本人考虑为：①完善相关病原学检测，可考虑肺泡灌洗液 NGS 病原学测序，如果检测有特殊病原体（结核等），可考虑相应针对性治疗；②如果 mNGS 没有检出特殊病原体，则更需考虑复发性多软骨炎、结节病、韦格纳肉芽肿等疾病，肺泡灌洗同时纤维支气管镜检查可了解气管有无狭窄情况及获取相关部位病理检查以明确诊断。

患者每次症状发作后应用激素可缓解，提示该病变对激素治疗有反应，可考虑继续使用。

肾脏功能恶化原因可能有以下：①抗生素是否剂量过大？有无根据肌酐清除率调整剂量？②是否考虑该患者为全身结缔免疫组织病累及肺部、肾脏等多器官，肾功能恶化为其中肾脏的改变。

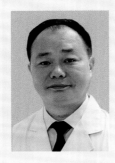

郭舜奇　　汕头市中心医院急诊科主任/EICU 主任
广东省医师协会急诊医师分会副主任委员
广东省医学会急诊医学分会常务委员兼复苏学组副组长
广东省医师协会急诊医师分会急诊感染专业组组长
广东省基层卫生协会院前急救专业委员会副主任委员
汕头市医学会急诊医学专业委员会前任主任委员

老年男性患者，因反复咽痛、呼吸困难来诊，喉镜发现咽喉部增生性炎症水肿，应用激素及抗感染治疗后症状改善，但仍反复发作；结合现有检查结果，考虑特殊致病菌感染可能，TB、真菌或其他不常见致病菌可能性，需要继续积极追查病原学结果以明确诊断。

患者原有 IgA 肾病，长时间服用激素治疗，来诊后出现肾功能进行性恶化，贫血、血小板进行性下降、甲状腺肿物，因此除了考虑感染、应激等诱发 IgA 肾病进展外，还特别要注意自身免疫性疾病活动累及多器官的临床表现可能。治疗上应该在继续经验性抗痨治疗的基础上予激素全身性用药，必要时可冲击治疗或者联合免疫抑制剂；同时严密监测肾功能、血常规、胸部CT 等指标，视情况调整剂量。

由于患者此次存在上气道梗阻及急性会厌炎表现，治疗上首先以控制症状、结束梗阻为前期治疗目标，"全身应用甲泼尼龙 80mg/d+ 局部激素雾化"方案对后期感染治疗影响较大，在症状缓解后，在抗感染治疗的保驾下，尽快减量激素治疗方案。

此后出现肾脏功能急性进展加重，考虑以下原因：①由于此次气道梗阻患者存在入液量明显下降的表现，肾前性因素导致的可能性大；② IgA 肾病已经进入慢性阶段，此次加重为原发病在感染打击下的恶化过程；③由于患者病程中曾有肌酐水平恶化情况，加用激素及免疫抑制剂治疗后曾出现威胁生命的重症肺炎病史，因此本次病情变化后，针对 IgA 肾病的治疗方案不再进行调整。

我院 D4 咽拭子抗酸染色回报：齐 - 内法、荧光法（＋）（图 31-14、表 31-1）。

患者诊断喉结核明确，转入结核病专科医院继续后续治疗。患者于我院急诊共计就诊 5 天，治疗调整如表 31-2 所示。

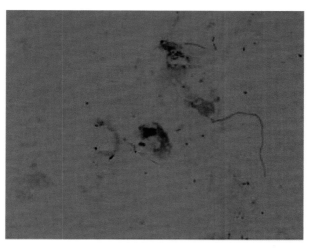

图 31-14　图中箭头所示为抗酸染色结核分枝杆菌

表 31-1　喉拭子 Xpert 结果

项目名称	缩写	结果
备注	BZ	喉拭子
结核分枝杆菌复合群基因	结核分枝杆菌复合	阳性（+）
利福平耐药基因	利福平耐药基因	阴性（ ）
RpoB 基因 507～511 位点	507～511	阳性（+）
RpoB 基因 511～518 位点	511～518	阳性（+）
RpoB 基因 518～523 位点	518～523	阳性（+）
RpoB 基因 522～528 位点	522～528	阳性（+）
RpoB 基因 528～533 位点	528～533	阳性（+）
SPC 探针	SPC 探针	通过

表 31-2　主要治疗方案

D1	D2	D3～D5
甲泼尼龙 80mg q.d.		甲泼尼龙 40mg q.d.
哌拉西林钠他唑巴坦钠 4.5g q.12h.		
布地奈德 2mg t.i.d. 雾化		
	莫西沙星 0.4g/d	
	异烟肼 0.3g/d	
	利福平 0.45g/d	
	乙胺丁醇 0.75g/d	

学习心得

结合患者病史，考虑患者感染性疾病可能性较大。病程中左氧氟沙星治疗有效，首先考虑细菌感染可能性大；但是喉镜结果出现白斑样的改变，应考虑是否存在特殊致病菌感染，例如真菌、结核；在多次常规抗感染治疗后，病情仍有波动，应当考虑是否存在非感染性疾病使得病情迁延不愈，例如免疫病、肿瘤等。在急诊应尽快完成病原学筛查，同时也应当对肿瘤、免疫病等其他全身受累疾病进行初步筛查。

在进入急诊科抢救室后，我们快速明确了上气道梗阻，根据经验进行了相应的药物治疗。几个需要探讨的问题：①激素治疗的剂量、时机和疗程是否合理？如何调整激素这把"双刃剑"，以使患者的获益最大化，值得商榷。②抗生素治疗是否合理？在急诊科治疗出现局限性时，应积极发挥平台科室优势，推进合理诊疗方案的制定，并注重脏器功能保护，适时合理地调整抗感染剂量、疗程。③获取病原学的方式方法可以进行多种尝试，多管齐下，增加检出阳性率。事实上我们进行了 mNGS 送检，与 Xpert 和抗酸染色同步进行，然而痰液、血液的 mNGS 结果均为阴性，但 mNGS 结果在 Xpert 结果回报之后，因此并未对本例患者的治疗结局造成影响。

（史　迪　朱华栋）

特别鸣谢

广州中医药大学第一附属医院	林新锋
广州市胸科医院	李德宪
广东省人民医院	曾文新
河南省人民医院	秦历杰
东莞市厚街医院	李金庭
汕头市中心医院	郭舜奇

病例 32 众里寻它千百度

患者李××，女性，29岁，因"突发乱语1个月余"在外院治疗1个月后转入我院。

一、病史特点

1. 青年女性，急性起病。

2. 患者于1个月前无明显诱因出现乱语，自诉有幻觉，未能入睡，次晨起出现对答不切题，言语增多，思维奔逸，不能辨认家人，不能回忆当日较早时的事情，尚能自行进食，无恶心、呕吐，无肢体抽搐，无大小便失禁。到当地医院就诊，行脑脊液（表32-1）和头颅CT检查（图32-1），考虑"病毒性颅内感染"，予阿昔洛韦抗病毒治疗，但患者神志逐渐变差，并出现频繁抽搐及肺部感染，SpO_2下降，氧合指数<100mmHg，行气管插管呼吸机辅助通气，予头孢哌酮抗感染、控制癫痫、营养支持、激素、甘露醇减轻脑水肿等处理，但病情无明显好转，其住院期间多次出现低血糖，最低达3.0mmol/L。遂转来我科。

表32-1 外院两次腰椎穿刺结果

发病天数	压力/mmH$_2$O	葡萄糖/（mmol/L）	微量蛋白/（mg/L）	潘氏试验	白细胞/（×10⁶/L）	淋巴细胞/%	氯离子/（mmol/L）
D2	160	3.07	670↑	−	164	−	127.6
D19	100	3.75	340↑	−	40	−	125.4

注：↑表示升高，未做说明的为正常范围。

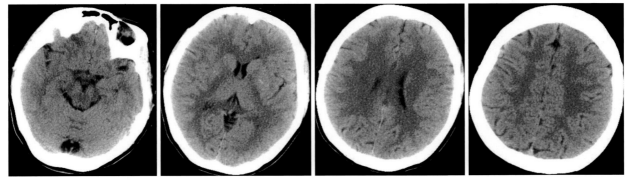

图32-1 头颅CT未见明显异常（D2）

3. 患者发病前曾有数天"感冒"表现，咽痛伴发热，体温最高达38℃，在外院就诊，口服药物处理后体温降至正常。余无特殊病史。

4. 入院体检 T 36℃，P 72次/min，R 14次/min，BP 155/105mmHg，气管切开机械通气。中度昏迷状。瞳孔直径2mm，对光反射灵敏。双肺可闻及哮鸣音，双下肺闻及少量湿啰音，未闻及胸膜摩擦音，心音正常，未闻及心脏杂音，心率72次/min，心律正常，未闻及心包摩擦音。腹部平软，全腹无压痛及反跳痛。肌张力正常，肌力检查不配合，病理征阴性，颈无抵抗，脑膜刺激征阴性。

5. 辅助检查　D1（为发病日）发病时肝肾功能、PCT 等结果正常；血常规 WBC $8.8 \times 10^9/L$，NEUT% 75%。D4，CT 示双下肺炎症（图 32-2）。D5，血气分析示 pH 7.39，PCO_2 59mmHg，PO_2 53mmHg。D29，痰培养结果示鲍曼不动杆菌，多重耐药。

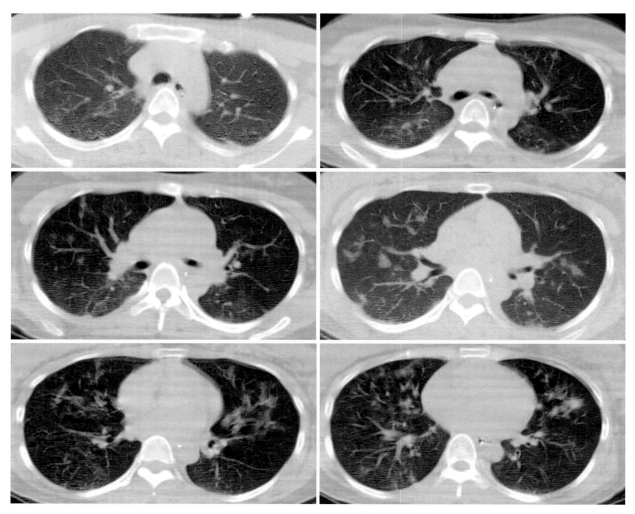

图 32-2　双下肺炎症（D4）

二、初步诊断

1. 颅内感染？
2. 重症肺炎？

第一阶段小结

患者青年女性，发病前有"感冒"史，主要为精神、行为、思维等神经系统异常并伴有癫痫发作，在住院过程中多次发生低血糖，但追问病史，其家属未诉其既往有反复发作史。患者发病后很快发生了 Ⅱ 型呼吸衰竭，并行机械通气，当时 CT 提示双下肺肺炎（图 32-2），但体温、白细胞、PCT 正常；外院两次检查脑脊液压力在 100 ~ 160cmH$_2$O 之间，WBC $164 \times 10^6/L$，余细胞学检查大致正常，头颅 CT 未见明显异常（图 32-1）。按"颅内感染"治疗 1 个月后效果欠佳，患者仍反复抽搐，昏迷状，需机械通气等。目前诊断不明，存在以下疑惑：

1. 该患者"颅内感染"是病毒性还是结核性的可能性大，或者都不是？诊断思路如何入手？

2. 患者在发病的最初几天，很快出现Ⅱ型呼吸衰竭，但当时体温、白细胞、PCT等感染指标基本正常，胸部CT显示肺部感染灶并不十分严重（图32-2）。因此请教：导致呼吸衰竭的原因是什么？下一步的诊治方案是否需要调整？

专家点评

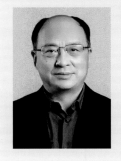

张国强

中日友好医院急诊科主任，博士研究生导师

中华医学会急诊医学分会候任主任委员

海峡两岸医药卫生交流协会急诊医学分会主任委员

中国医药卫生文化协会急诊急救分会主任委员

《中华急诊医学杂志》副总编辑

《中华危重病急救医学》副总编辑

定位诊断：①患者有乱语、思维奔逸，定位于高级皮层中枢（额叶、颞叶）。②既往事物不能回忆，定位于高级皮层中枢、颞叶、海马？③患者中度昏迷，执行力差，定位于高级皮层中枢。④四肢肌张力正常，共济失调？锥体外系证据不足。⑤病理征阴性，锥体束受累不考虑。综上所述：高级皮层中枢、大脑边缘叶受累，双肺炎症。

定性诊断：①边缘叶脑炎、边缘叶癫痫：青年女性，急性起病，有发热，主要表现为意识障碍、胡言乱语及记忆障碍，并出现抽搐，脑脊液检查蛋白及白细胞稍高，头颅CT正常，考虑边缘叶脑炎、边缘叶癫痫可能性大，病毒性感染所致可能性大，需除外免疫性和肿瘤性。②内分泌系统疾病：患者反复出现血糖偏低及意识障碍，且脑脊液检查压力正常，仅蛋白和细胞数稍高，需除外桥本甲状腺炎、胰岛素瘤、肾上腺皮质功能减退、垂体前叶功能减退症等。

进一步检查：头颅MRI、脑电图、甲状腺功能、肾上腺皮质功能、胰岛素及C肽水平、免疫系列检查。

患者呼吸衰竭为Ⅱ型，主要考虑为通气功能障碍，患者肌张力正常，虽存在肺部感染，但感染灶不明显，考虑其呼吸衰竭的原因为痰堵窒息的可能性大，在炎症控制的前提下，可行自主呼吸试验，看能否脱机拔管。

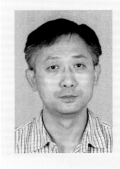

邢 锐

广东省第二人民医院急危重症医学部主任兼重症医学科主任

中国医学救援协会重症医学分会副会长

广东省医院协会医院重症医学管理专业委员会副主任委员

广东省临床医学学会临床重症医学专业委员会副主任委员

广东省医学会重症医学分会常务委员

广州市医师协会急危重症医学医师分会副主任委员

广东省肝脏病学会重症医学专业委员会副主任委员

"颅内感染"结核性基本可排除，因脑脊液压力不高，淋巴细胞未升高，糖和氯不低。病毒性脑炎暂不能排除，患者发病前有"感冒"病史，考虑病毒感染可能性大，建议完善头颅MRI+

增强、脑电图等检查，多次复查脑脊液病毒指标，完善血巨细胞病毒、疱疹病毒、风疹病毒等检查。患者入院后反复发生低血糖，但未低于2.8mmol/L，不能排除低血糖脑病可能，该患者还需完善胰腺CT薄扫检查，排除胰岛细胞瘤。此外，该患者发病前曾使用感冒药物，该类药物也可能导致低血糖。

患者很快出现Ⅱ型呼吸衰竭，当时体温、白细胞、PCT不高，结合脑炎诊断，考虑中枢性呼吸衰竭可能性大。可以查看当时的胸部CT了解肺部的情况，有无渗出病灶。发病29天后患者仍处于昏迷状态，痰培养为鲍曼不动杆菌，此时需复查胸部CT明确肺部感染情况。目前患者诊断不明，结合病史，考虑胰岛素瘤可能性大，因其临床表现为交感神经系统兴奋和中枢神经系统受抑制，且伴有意识障碍、精神异常、反复低血糖。须完善检查，明确诊断，才能确定下一步的治疗计划。

患者入我院后，查血常规、肾功能、降钙素原、血氨、甲状腺功能未见明显异常，但反复出现低血糖。再次行腰椎穿刺提示蛋白升高（812.7mg/L），白细胞、氯、葡萄糖正常（表32-2），头部CT未见明显异常（图32-3），胸部CT提示双下坠积性肺炎（图32-4），考虑"病毒性脑炎、肺部感染"。治疗方案：①抗病毒：阿昔洛韦0.5g q.12h.；②抗癫痫：托吡酯片200mg鼻饲b.i.d.，左乙拉西坦片1 500mg鼻饲b.i.d.，奥卡西平片600mg鼻饲b.i.d.，咪达唑仑、丙泊酚镇静；③抗菌：头孢哌酮钠舒巴坦钠3.0g q.8h.；④呼吸机辅助通气以及其他对症支持治疗。经上述处理后，患者抽搐稍好转，主要表现在口角和双上肢抽动，但患者反复低血糖情况无改善，发作时血糖低至2.2～3.0mmol/L，必须依靠持续静推50%GS，血糖才能维持在4.7～9.9mmol/L（每天最低血糖值和所需静推50%GS的总量如图32-5），查空腹、餐后2小时C肽和胰岛素均升高（表32-3），糖化血红蛋白5.1%（正常范围），查促肾上腺皮质激素在正常范围，考虑存在胰腺肿瘤，遂行上腹部CT增强扫描，但结果未见明显异常（图32-6）。因高度怀疑患者"病毒性脑炎"，而外院和我院两次头颅CT均未见明显异常，遂行颅脑MRI+脑功能成像检查，但结果也是阴性（图32-7）。血常规、CRP、PCT以及血清D-二聚体结果如图32-8～图32-11。

表32-2　患者脑脊液变化

发病天数	压力/cmH₂O	葡萄糖/（mmol/L）	微量蛋白/（mg/L）	潘氏试验	白细胞/（×10⁶/L）	淋巴细胞/%	氯离子/（mmol/L）
D2	160	3.07	670↑	–	164↑	–	127.6
D19	100	3.75	340↑	–	40↑	–	125.4
D34（我院）	150	3.64	812.7↑	±	4	–	123.1

注：↑表示升高，未做说明的为正常范围。

表32-3　入我院后两次C肽和胰岛素变化

| 发病天数 | 空腹 | | 餐后2小时 | |
	C肽/（nmol/L）	胰岛素/（pmol/L）	C肽/（nmol/L）	胰岛素/（pmol/L）
D36	5.64↑	1 665↑	2.06↑	199↑
D42	2.52↑	325↑		

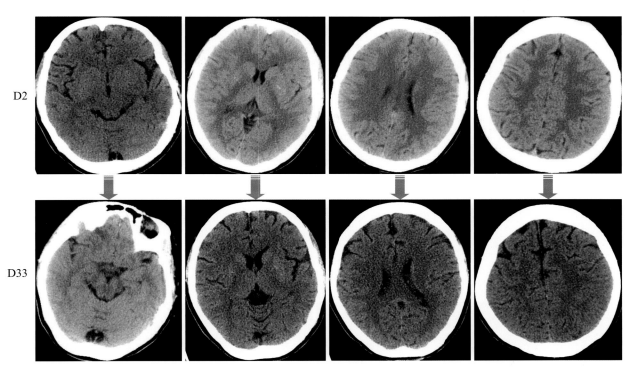

图 32-3　发病 D33（入我院）与发病 D2 对比，均未见明显异常

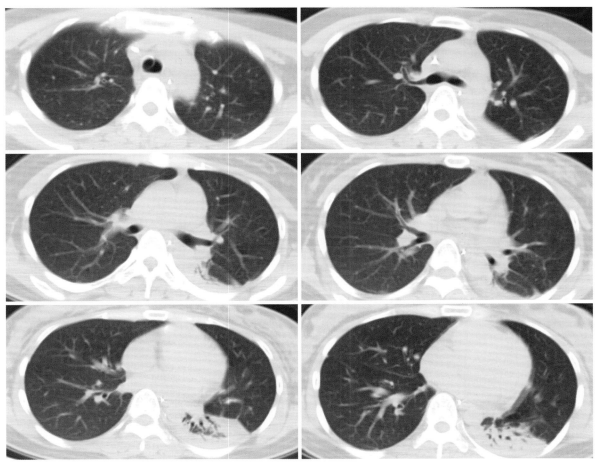

图 32-4　发病 D33，左下肺感染并膨胀不全；左侧少量胸腔积液；右肺下叶背部少许坠积性炎症

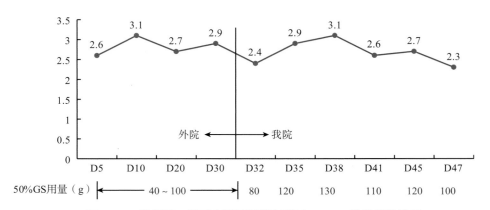

图 32-5 发病后，每天血糖最低值和所用 50%GS 的总量的关系
所需 50%GS 的量，为使血糖维持在 4.7~9.9mmol/L 的总量

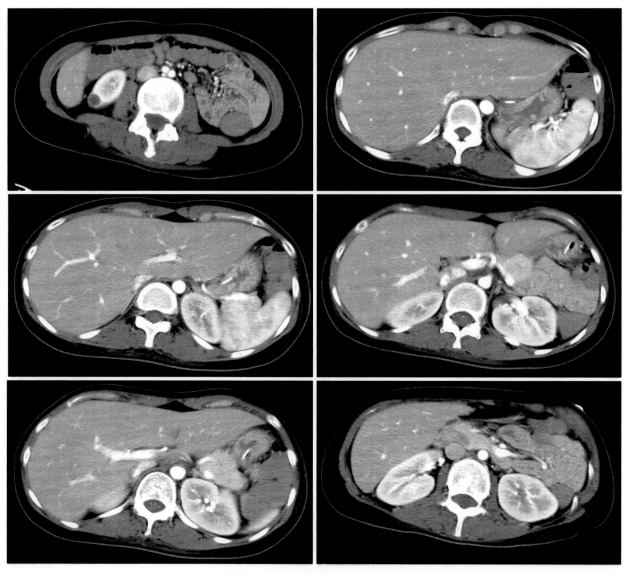

图 32-6 发病 D40，上腹部 CT 增强扫描，右肾囊肿，上腹部未见明显异常

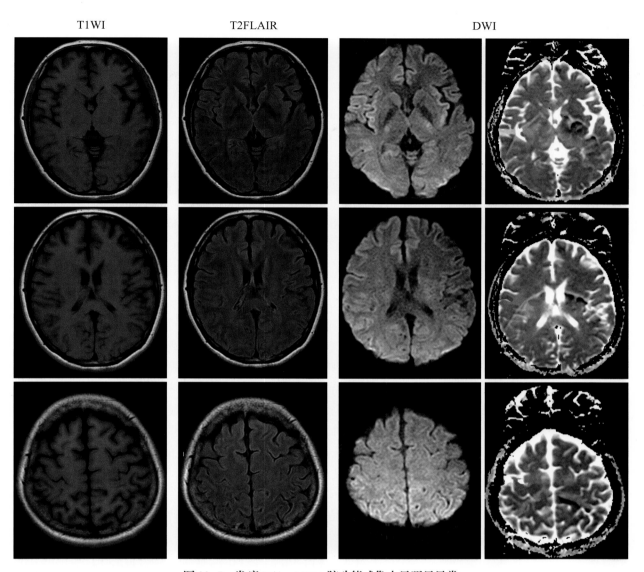

图 32-7　发病 D41，MRI+ 脑功能成像未见明显异常

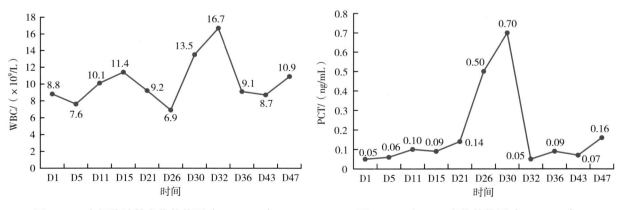

图 32-8　白细胞计数变化趋势图（D1～D47）

图 32-9　血 PCT 变化趋势图（D1～D47）

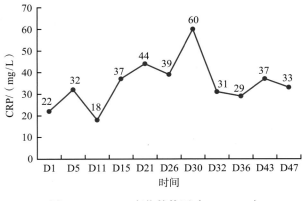

图 32-10　CRP 变化趋势图（D1~D47）

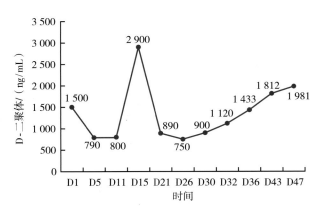

图 32-11　D-二聚体变化趋势图（D1~D47）

第二阶段小结

患者入我院后再次行脑脊液和头颅 CT 检查，高度怀疑"病毒性脑炎"，予积极的抗病毒、抗癫痫等处理，但是效果仍欠佳，需一直行呼吸机辅助通气，行脑功能成像也未能发现有意义的征象（图 32-7）。因患者心肝肾功能尚好，不考虑代谢性脑病；治疗期间患者反复出现低血糖（2.2~3.0mmol/L），在持续静推 80~130g 50%GS 的情况下，血糖才能维持在 4.7~9.9mmol/L，当时考虑顽固性低血糖可能加重了脑炎所致的癫痫，增加治疗难度，遂进一步查空腹 C 肽和胰岛素，结果显示明显升高，高度怀疑胰岛素瘤，曾一度看到希望，但是上腹部增强 CT 未有任何发现（图 32-6）。重新审视脑脊液和颅脑 CT、MRI 等病史资料，我们对该患者主要矛盾的看法出现了分歧，对"脑炎"的诊断产生了怀疑。此时，该患者的诊治之路在何方？希望得到您的指导。

1. "病毒性脑炎"甚至是"脑炎"的诊断是否应该重新斟酌？

2. 患者反复低血糖的原因？顽固性低血糖是否为难以控制癫痫的元凶？

3. 下一步诊疗方案该如何考虑？

专家点评

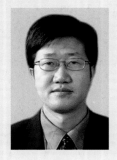

常　平　南方医科大学珠江医院原重症医学科主任，博士研究生导师

广东省医学会重症医学分会副主任委员

广东省医院协会医院重症医学管理专业委员会副主任委员

广东省健康管理学会重症医学专业委员会副主任委员

"病毒性脑炎"甚至是"脑炎"的诊断应重新斟酌，低血糖性脑损害亦可解释神经精神症状和脑脊液检查异常。应进一步行相关检查排除病毒性脑炎，包括血清或脑脊液特异性病毒抗体检测、病毒分离等。

反复低血糖的原因考虑为胰源性低血糖，胰岛细胞瘤（微腺瘤）或胰岛细胞增生症可能性大。诊断依据为低血糖发作时血糖水平<2.78mmol/L；血浆胰岛素水平异常增高，不依赖血糖

的变化，胰岛素释放指数（血浆胰岛素/血糖）大于正常，提示有不恰当的胰岛素自主高分泌。从病史和相关检查分析，未发现胰外内分泌肿瘤、自身免疫性、酒精性或肝源性低血糖症的诊断依据。

难以控制的癫痫可以用顽固性低血糖解释，据文献统计报道，80%的胰岛细胞瘤首发症状为精神错乱或行为异常，超过64%的患者曾被误诊为神经精神病，误诊为"癫痫"的比例高达44.3%。

下一步诊疗方案：胰岛细胞瘤（微腺瘤）或胰岛细胞增生定位诊断是下一步手术根治的关键。选择性动脉造影和经肝门静脉取样测定胰岛素水平的定位准确性和敏感性为60%~90%。若仍缺乏相关证据，可选择剖腹探查，在术中进行定位和诊断，包括术中胰腺扪查、术中超声检查、动脉钙刺激静脉取血（intra-arterial calcium stimulation with venous sampling，ASVS）测定胰岛素和细针穿刺活检等。若术中仍不能定位，可采取自胰尾每间隔1cm分段切除胰腺，术中快速冰冻病理检查的定位方法。我院有1例患者采用经脾静脉插管分段采血检测胰岛素水平的定位方法，切除了病变胰腺，具有创伤小、出血少、手术时间短的优点。

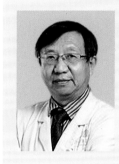

王　仲　清华大学附属北京清华长庚医院全科医学科主任，博士研究生导师
中国医疗保健国际交流促进会急诊医学分会会长
中国医师协会全科医师分会委员
中华医学会全科医学分会慢病学组委员
海峡两岸医药卫生交流协会全科医学分会副主任委员
中国医疗保健国际交流促进会全科医学分会副主任委员
北京医学会急诊医学分会常务委员

本例特点：年轻女性急性起病，首先表现为意识改变和智力、记忆力变化；发病数天前曾有"感冒"，并有发热，此次发病未诉发热、头痛，无抽搐、恶心、呕吐；多次头颅影像学检查未见明显（结构）异常；多次腰椎穿刺结果均只表现为"微量蛋白升高"；抗病毒治疗未见明显效果；治疗过程中出现低氧血症，采取呼吸机支持通气。病程中出现白细胞、PCT和CRP升高，胸片见"肺部感染"。反复低血糖发作是患者的特点之一，患者在不给予"高糖"输入时，反复出现低血糖，检查C肽和胰岛素水平（包括空腹和餐后）均升高。病情呈现"迁延趋势"，1个月的时间未见明显好转。

拟诊讨论

一、抗NMDA受体脑炎（抗N-甲基-D-天冬氨酸受体脑炎，anti-NMDA-receptor encephalitis）

特点包括：年轻女性高发；通常有发热、头痛、乏力等非特异的病毒感染类似前驱症状。

临床表现包括：①5天左右开始出现症状，以精神行为异常为主，可出现情感障碍、认知功能下降、类似精神分裂症的表现等，逐渐出现痴呆症状。②有运动过度的表现，包括强迫性异常运动和抽搐。③中枢性通气不足，但同时是可逆的，一旦患者度过运动过度期，便开始进入恢复期。④诊断：a. 脑脊液检查没有特征性的改变；b. 头颅影像学检查常常没有特异性改变；c. 血清或脑脊液中找到NMDA受体的抗体可明确诊断。

结合上述特点，该患者应当首先考虑此病。该病患者常常合并畸胎瘤，应当加以筛查。

二、低血糖症——胰岛细胞瘤

本病特点包括：①各年龄段均可发病。②胰岛素瘤的患者因为胰岛素分泌过多，常常出现饥饿、心慌以及昏迷的表现。长期病程可以引起脑组织受损，而使患者表现为精神神经症状，很多患者因为这种症状而被误诊为"精神病"，在精神病院例行检查时才发现严重的低血糖。③该患者入院后多次出现低血糖，加之发病过程的精神神经症状，需要加以鉴别。

三、病毒性脑炎

这是最容易想到的诊断，可以发生在任何年龄、性别，表现为突然发生的精神神经症状，更多见的是突发意识障碍，患者常有头痛、恶心和呕吐等颅内压升高的症状。大多数患者有发热的急性炎症表现，脑脊液和头颅影像学检查多无异常，通常有颅内压升高，抗病毒可能有效或无效，但常常在2~4周病情自愈或好转，也有部分患者进行性恶化造成死亡。从患者症状，不能完全排除病毒性脑炎的可能，但应当在排除上述两种情况后诊断。

四、肺部感染

患者在治疗过程中出现发热，白细胞、PCT、CRP升高，支持细菌感染；胸片的改变支持感染部位之一在肺部。

进一步检查

1. 抗NMDA受体抗体　这是确诊抗NMDA受体脑炎唯一可靠的方法。
2. 妇产科会诊检查是否存在畸胎瘤，为上述诊断提供佐证。
3. 继续监测血糖和血清胰岛素水平，确定胰岛细胞瘤的可能性。
4. 抗病毒实验性治疗。

考虑到该患者的脑脊液检查、脑部影像学检查与其严重的临床表现不相符，经多科讨论，认为还是中枢神经系统疾病，可能存在特殊类型的脑炎，如自身免疫性脑炎等，也可能是全身性疾病，特别是肿瘤性疾病的神经系统表现，但因患者需予高糖持续泵入无法行PET-CT检查，遂行盆腔CT增强、脑脊液检查，血清抗N-甲基-M-天冬氨酸受体抗体（NMDAR）、系统性红斑狼疮等风湿免疫指标、抗磷脂抗体等检查。结果回报NMDAR阳性，盆腔CT提示右侧卵巢畸胎瘤（图32-12）。

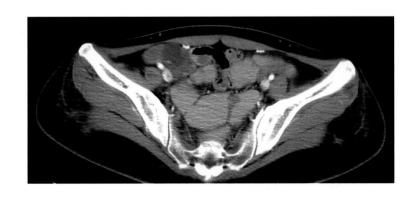

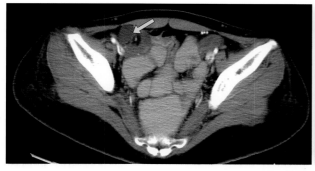
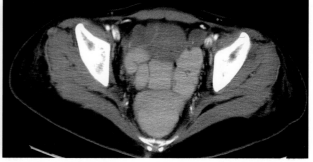

图 32-12 发病 D43 盆腔 CT，右侧卵巢畸胎瘤

考虑 NMDAR 脑炎，于发病第 48 天行右侧卵巢畸胎瘤切除术，术后第 2 天患者血糖趋向稳定，发病第 50 天开始无须持续静推 50%GS（图 32-13），发病第 58 天复查空腹和餐后 2 小时胰岛素和 C 肽提示仍然升高（表 32-4）；予 0.4mg/kg 丙种球蛋白及甲泼尼龙 1.0g 冲击治疗 5 天。患者病情好转，癫痫发作次数减少，镇静药物逐渐减量，但患者仍间有口角抽搐，继续予抗癫痫药物治疗。

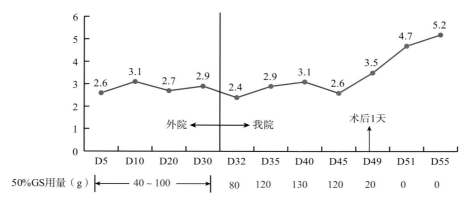

图 32-13 手术前后，每天血糖最低值和所用 50%GS 的总量的关系
所需 50%GS 的量，为使血糖维持在 4.7～9.9mmol/L 的总量

表 32-4 手术前后 C 肽和胰岛素对比

发病天数	空腹		餐后 2 小时	
	C 肽 /（nmol/L）	胰岛素 /（pmol/L）	C 肽 /（nmol/L）	胰岛素 /（pmol/L）
D36	5.64 ↑	1 665 ↑	2.06 ↑	199 ↑
D42	2.52 ↑	325 ↑		
D58（术后 8 天）	2.33 ↑	232.1 ↑	1.95 ↑	233 ↑

第三阶段小结

纵观整个病情，患者发病时主要表现为精神异常、痫性发作、睡眠障碍、幻觉和短时记忆丧失，很快出现呼吸衰竭并行呼吸机辅助通气，但当时各项感染指标并无明显异常，同时患者反复低血糖贯穿整个病情。在发病后相当长的时间里一直高度怀疑"病毒性脑炎"，而脑 CT、MRI 和脑功能成像等影像学检查均未有发现有意义的征象，按"病毒性脑炎"予抗病毒等对症支持处理 40 余天，但病情并无明显改善，经过多次辗转，发现血清 NMDAR 抗体阳性，行盆腔 CT 增强检查发现右侧畸胎

瘤，最后考虑 NMDAR 脑炎，经手术切除和免疫抑制剂治疗，病情得到部分控制，低血糖症状明显改善，术后基本无须持续静推 50%GS 维持血糖，但患者嘴角仍有抽动。回顾整个诊疗过程，有以下几点存在疑惑：

1. 患者诊断 NMDAR 脑炎是否明确？我们从中可得到什么启发？
2. 患者反复低血糖是否可完全由合并畸胎瘤的 NMDAR 脑炎解释？

专家点评

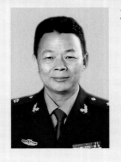

郭振辉 　中国人民解放军南部战区总医院原 MICU 主任，博士研究生导师
广东省医院协会医院重症医学管理专业委员会副主任委员
广东省肝脏病学会重症医学专业委员会副主任委员
广州市医师协会第一届急危重症医学医师分会副主任委员
广州市医学会第一届肠外肠内营养学分会副主任委员

该病例患者为青年女性，急性起病，早期精神异常、痫性发作、睡眠障碍、幻觉和短时记忆丧失，后进展为呼吸衰竭并行呼吸机辅助通气，感染指标未见明显异常，抗病毒治疗效果不理想，盆腔 CT 增强检查发现右侧畸胎瘤，血清 NMDAR 抗体阳性，予手术切除及免疫治疗后病情改善，考虑 NMDAR 脑炎诊断基本成立，脑脊液 NMDAR 抗体特异性更高，若脑脊液 NMDAR 抗体亦为阳性，诊断价值更高。

该病是一种跨学科疾病，诊断较困难。对于青年患者，特别是儿童或青少年，出现急性精神行为异常、运动障碍（主要是口面部及四肢运动异常）有抽搐发作、自主神经功能障碍，脑脊液淋巴细胞升高、头 MRI 正常，在排除其他疾病后应考虑该病的可能；该病早期需要与病毒性脑炎、其他自身免疫性脑炎及精神障碍等进行鉴别，尤其是其他自身免疫性脑炎如桥本脑病，在临床表现上难以与抗 NMDA 受体脑炎鉴别，需进行血清学和脑脊液相关特异性抗体检测。同时应积极查找畸胎瘤等肿瘤，及时切除，改善预后。

患者有顽固性低血糖，考虑为分泌型畸胎瘤，手术切除后低血糖有所改善，C 肽、胰岛素水平有所下降，但仍较高，需考虑畸胎瘤是否切除干净，其他部位是否还存在未发现的肿瘤。同时 NMDA 受体存在于胰岛细胞，在胰岛素的分泌中发挥重要作用，NMDAR 抗体的存在可能会影响胰岛素的分泌，因此通过丙种球蛋白＋激素冲击治疗后病情进一步改善。

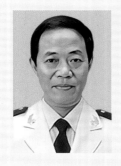

林兆奋 　上海长征医院原急救科主任，博士研究生导师
中华医学会急诊医学分会第八届副主任委员
全军急救医学专科委员会副主任委员
上海市医学会急诊医学专科分会名誉主任委员

本例为青年女性，急性起病。神经系统症状起病，逐渐加重；发病前曾有数天"感冒"表

现；脑脊液和头颅 CT 检查无特异性；神经系统体征表现为昏迷、中枢性呼吸功能衰竭，余无异常；腰椎穿刺压力正常，微量蛋白，余无特殊。从常见疾病而言，通常首先考虑"病毒性脑炎"，但患者来院前已有 1 个月的诊疗过程，且中枢神经症状和体征逐渐加重，脑脊液与影像无特殊提示，未表现病毒感染自限性的特点。而病毒之外的病原学感染缺少辅助检查结果支持依据，难以明确感染性疾病导致中枢神经系统损害的诊断。进一步将诊断思路扩展至非感染性疾病，由于中枢损害症状和体征均缺乏特异性，因此寻找客观指标对明确诊断显得尤为重要。

非感染性因素中免疫性疾病更为符合，针对自身免疫性脑炎相关指标检查，获得血清 NMDAR 抗体阳性，盆腔 CT 提示存在畸胎瘤；后续治疗结果的有效性都为抗 NMDAR 脑炎的诊断提供了客观依据。本例患者的诊疗经过说明诊断思维和思路是正确的，紧紧抓住中枢损害的考虑方向，从常见病到少见病，不断鉴别及寻找诊断依据。

患者在病程中出现顽固性低血糖，需持续补充高渗糖，空腹血 C 肽与胰岛素水平明显升高，应高度怀疑胰岛素瘤，另应警惕异位内分泌异常，常见于消化道肿瘤及畸胎瘤。本例存在畸胎瘤，少数良性畸胎瘤可含有胰腺等腺体成分，手术切除肿瘤后低血糖得到控制。从病理基础和病程应考虑低血糖的发生与合并畸胎瘤的抗 NMDAR 脑炎有关，但文献报道此病罕见低血糖发生。

学习心得

这是一例以神经系统为主要症状就诊的年轻女性患者，发病前有"感冒"病史。纵观此病例，我们在相当长的一段时间里，按照"病毒性脑炎"进行治疗，但是效果欠佳，癫痫、低血糖无好转，使我们愈发怀疑"病毒性脑炎"甚至"脑炎"的诊断，后来发现血 C 肽和胰岛素显著升高，高度怀疑胰岛肿瘤，曾一度看到希望，但最后还是事与愿违。

点评专家们通过环环相扣、步步深入地剖析病情，从患者严重的精神症状、反复低血糖和快速出现 II 型呼吸衰竭这一主要特点出发，抓住脑脊液检查、头颅 CT 和 MRI 等影像学检查与其严重的临床症状不相符这一主要矛盾，提出可能存在特殊性脑炎，最后确诊抗 NMDA 受体脑炎。据文献报道，抗 NMDA 受体脑炎是一种有着可逆病程的自身免疫性脑炎，典型表现是精神症状、意识障碍、通气不足及自主神经紊乱。

通过点评这一例罕见病例，我们领略了专家们广阔的、跨专科的知识面和严谨的诊断思维。我们有感于：危重症医学，仅掌握熟练的器官支持治疗是不够的，我们还应不断拓宽自己的诊断视野，增加对跨专业的疾病特别是少见而严重疾病的了解；我们危重症医学医师在解决临床难题时，应充分感悟"三人行，必有我师焉"的真谛。

（陈胜龙　欧启添）

特别鸣谢

中日友好医院	张国强
广东省第二人民医院	邢 锐
南方医科大学珠江医院	常 平
清华大学附属北京清华长庚医院	王 仲
中国人民解放军南部战区总医院	郭振辉
上海长征医院	林兆奋

病例 33 蹊跷的消化道出血

患者男性，76 岁，因"呕血伴排黑便 1 周，加重 1 天"于 2020 年 12 月 20 日（D1）入住急诊综合病房。

一、病史特点

1. 老年男性，急性病程。

2. 患者 1 周前出现呕吐咖啡色样胃内容物，量约 50mL，排柏油样成形便 1 次，量约 100g，伴腹胀和上腹隐痛，未就诊治疗。1 天前再次出现呕吐暗红色血样液体，量约 200mL，伴有血块，排黑色稀烂样便 1 次，量约 400g，伴有头晕和腹胀，由家人送至我院急诊科就诊。

3. 既往史 高血压病史 30 年，COPD 病史 20 年，胃溃疡病史 3 年，饮酒 50 年，1 两/d，未戒酒。流行病学史无特殊。

4. 查体 T 36.3℃，P 77 次/min，R 18 次/min，BP 109/83mmHg。神清，巩膜无黄染。双肺呼吸音清，HR 77 次/min，律齐。腹软，无压痛反跳痛，移动性浊音阴性，肠鸣音 5 次/min。双下肢无浮肿。

5. 辅助检查

（1）床旁 POCT：PCT 0.1ng/mL，NT-proBNP 389ng/mL，cTnT ＜50ng/mL。

（2）动脉 ABG：pH 7.32，PCO_2 34mmHg，PO_2 93mmHg，HCO_3^- 22mmol/L，Lac1.2mmol/L。

（3）血常规：WBC 7.9×10^9/L，Hb 78g/L，PLT 288×10^9/L，NEUT% 73%。

（4）肝功能：TB 9.4μmol/L，DB 3.5μmol/L，ALB 38g/L，ALT 24U/L。

（5）肾功能：BUN 6.7mmol/L，Cr 82μmol/L。

（6）凝血指标：INR 1.04，FIB 3.39g/L，PT 11.3s，APTT 28.9s。

（7）胃液 OB（＋），大便 OB（＋）。

二、初步诊断

1. 急性消化道出血查因：消化性溃疡，门脉高压相关静脉曲张破裂出血。
2. 乙型肝炎表面抗原携带者。
3. 慢性阻塞性肺疾病。
4. 高血压病 2 级（很高危）。

三、诊治经过

1. 急诊抢救室处理 进行急性消化道出血的风险评估，GBS 12 分，按照危险性上消化道出血的流程进行诊治。

①建立外周静脉通路，液体治疗，目标 MAP 70mmHg；②经鼻置入胃管，冰盐水 500mL 洗胃；③药物：PPI 首推 80mg，8mg/h 持续泵入，生长抑素首推 250μg，250μg/h 持续泵入；④09：35 收治急诊综合病房。

2．急诊综合病房处理　再次排黑色稀烂便 1 次，量约 200mL，无呕血。

①继续禁食，生命体征：BP 109～130/78～83mmHg，P 70～80 次/min，尿量 60～100mL/h。②PPI 8mg/h 和生长抑素 250μg/h。③次日凌晨 4：00 输注 RBC 2U，8：00 复查血红蛋白示 75g/L。④次日 9：00 送胃镜室行内镜检查：十二指肠球部溃疡 A2 期（图 33-1），停用生长抑素。查胸片未见明显异常（图 33-2）。

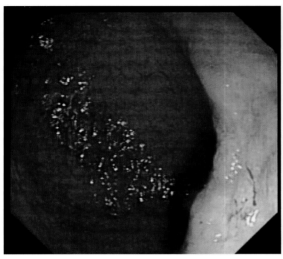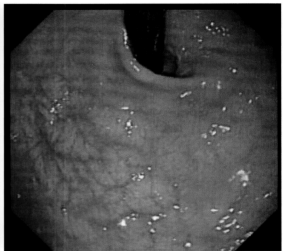

图 33-1　消化内镜（D3）

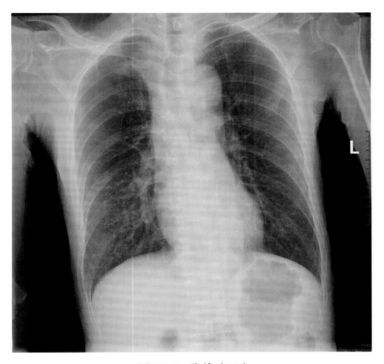

图 33-2　胸片（D3）

四、病情的困惑之处

患者的血色素下降与消化道出血是不匹配的（图 33-3）。

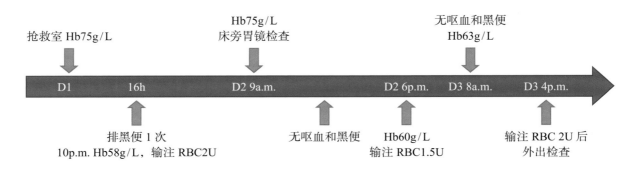

图 33-3　血色素下降与消化道出血

在入院后前 3 天内，患者在入院当天排了 1 次黑色稀烂便，之后无呕血和黑便，共输注 5.5U 红细胞，复查血红蛋白波动在 60g/L。

辅助检查

（1）血常规：WBC $7.9 \rightarrow 8.3 \rightarrow 7.8 \times 10^9$/L，Hb $75 \rightarrow 58 \rightarrow 63$g/L，PLT $288 \rightarrow 293 \rightarrow 263 \times 10^9$/L。

（2）尿常规：未见特殊。

（3）大便常规：OB 弱阳性。

（4）心电图：窦性心律，轻度 ST-T 改变。

（5）血生化：肝肾功能（－），肝炎病毒指标（－），肿瘤指标（－）。

（6）凝血指标：D-二聚体和 FIB 轻度升高，无进行性升高，其他指标（－）。

第一阶段小结

患者急性消化道出血诊断明确，内镜检查考虑为十二指肠球部溃疡，经内科规范治疗和输注 RBC，临床未见显性消化道出血的表现，但血色素呈持续性下降改变。消化内镜结果与血色素持续性下降这一临床现象不匹配，活动性出血难以用消化性溃疡来解释。请问：①该患者血色素下降的可能原因是什么？②为明确病因，建议完善哪些检查？

专家点评

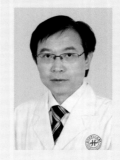

乐　胜　惠州市中心人民医院急诊科副主任，EICU 主任

广东省医学会应急（灾难）医学分会常务委员

广东省医院协会医院重症医学管理专业委员会委员

患者诊断"十二指肠溃疡并出血"明确，经积极输注红细胞等治疗后，未再出现呕血及黑便，复查胃镜检查未见溃疡的情况下，血色素却进行性下降，需注意以下可能病因：①十二指肠球部溃疡出血并穿孔：特别是发生在后壁的穿孔，出血可经穿孔处流至后腹膜，患者可不出现呕血及黑便，也无明显的腹膜刺激征和气腹征。需密切注意患者腰、腹部的症状和体征变化，并完

善腹部 CT 检查。②Dieulafoy 溃疡：以突发性、间隙性、反复发作的消化道大出血为特征，与患者的临床表现不太符合，可能性不大，后期如再出现大出血的情况，可再次内镜检查及超声内镜检查，需注意少见部位，如小肠等。③小肠出血：可行小肠内镜或胶囊内镜来确诊。④胆道出血：常伴有胆绞痛、黄疸、胆囊肿大，B 超及腹部 CT 检查有助于确诊。⑤肠道肿瘤：可行肿瘤标志物、腹部增强 CT 及消化内镜检查来明确。⑥溶血性疾病：包括微血管病性溶血，患者未再有呕血及黑便情况，血色素降低可能存在胃肠道出血以外的因素，如溶血，可监测患者的血小板、胆红素及尿颜色变化，行血涂片找破碎红细胞及溶血性贫血等方面的检查来明确。⑦造血系统疾病：患者无三系减少，结合血色素降低速度，造血系统疾病可能性不大。

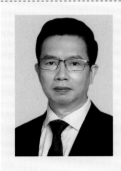

孙　诚　广东省人民医院重症监护二科主任医师
广东省医疗安全协会重症医学管理分会副主任委员
广东省基层医药学会重症医学专业委员会常务委员
广东省肝脏病学会重症医学专业委员会第三届委员会常务委员
广东省泌尿生殖协会第二届肾移植专业委员会常务委员
广东省健康管理学会内科危重症多学科诊疗学会专业委员会委员
广东省医学会院感分会第一届重症感染预防与治疗学组成员

　　患者老年男性，急性起病。主诉为呕血伴黑便 1 周，加重 1 天，发病时伴有上腹痛和腹胀。就诊前 1 天再发出血，呕吐暗红色液体伴有血块，稀烂黑便同时伴有头晕、腹胀，BUN/Cr>30，诊断为急性上消化道出血明确，且考虑短时间出血量较大；胃镜检查考虑为十二指肠球部溃疡 A2，未显示存在小动脉出血及血迹，提示已无活动性上消化道出血。患者就诊后呕血、黑便伴有头晕，血压 109/83mmHg，血气分析为代谢性酸中毒，综合病史、临床症状和体征及实验室检查，考虑患者处于失血性休克的代偿状态。肠道处于代偿缺血缺氧状态，患者共患高血压和 COPD，叠加生长抑素的作用加速肠道的缺血缺氧，促进了缺血性肠炎的发生，导致活动性肠道出血，同时不除外肠道存在其他疾病的出血可能性。综上所述，患者发生急性上消化道出血后，虽经内科规范治疗和输注 RBC，但血色素呈持续性下降，其原因考虑为下消化道出血的可能性大；不除外自身免疫性溶血等因素。

　　为明确病因，我们首先要监测生命体征，维持血流动力学稳定，再次冰盐水洗胃除外上消化道再出血后，可考虑血管造影、腹部 CT 明确下消化道出血，肠道肿瘤及血管畸形，创造条件予急诊结肠镜检明确下消化道出血原因，必要时行小肠镜检查；诊断困难时可考虑放射性核素显像来确诊出血的部位。其他检查包括排除自身免疫性溶血的实验室检查等。

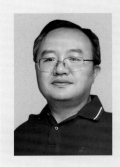

张东山　中南大学急诊疑难病研究所所长，博士研究生导师
中南大学湘雅二医院急诊医学教研室主任
湖南省急性脏器损伤与修复临床医学研究中心主任
中南大学肾脏病研究所肾干细胞室主任
中华急诊专业委员会青年委员
湖南省杰出青年基金获得者
湖南省科学技术协会中青年领军人才 / 湖南省科技领军计划人才

老年男性，急性起病，呕血黑便，考虑上消化道出血，胃镜示十二指肠溃疡，与症状相符。A2 期提示是活动期溃疡，合并活动性出血是常见的情况，所以血红蛋白下降是可以解释的。如果觉得消化内镜结果和血红蛋白下降不相符，那么就要考虑用二元论来解释。结合患者目前的临床表现和实验室检查，又要分两种情况：一是合并消化系统其他疾病，比如合并小肠的病变、溃疡、憩室或者血管畸形等。二是合并其他系统疾病或者全身性疾病，比如血液系统疾病，甚至少见的主动脉食管瘘。

如果条件允许，可以完善网织红细胞计数、粪便隐血定量、复查深插胃镜、小肠 CTE 及肠系膜上动脉 CTA，必要时还可以做肠系膜血管造影、小肠镜及骨髓穿刺活检等。

患者为老年男性，有高血压和消化性溃疡病史，有长期饮酒史，病因是复杂的，可以有以下考虑：①消化道本身的病变：急性应激性溃疡、非甾体药物相关性胃黏膜出血、门静脉高压性胃食管静脉曲张破裂并出血、小肠出血、憩室、结核和肿瘤。②血管病变：肠系膜缺血相关的肠缺血坏死（栓塞、动脉硬化、低灌注）。③腹腔脏器出血、腹膜后出血。④全身其他疾病：凝血功能障碍血液疾病等。结合辅助检查，需进一步完善以下检查：①消化内镜方面：肠镜、小肠镜、胶囊内镜。②血管方面：血管造影、动脉增强 CT 检查。③腹腔脏器（腹膜后出血）：腹部超声和 CT 检查。

入院 D3 二值查房，查体发现脐周可触及搏动性包块，行床旁腹部超声，结果提示：肝胆胰脾未见异常，腹膜后肿块，包绕腹主动脉，腹主动脉瘤；未见腹腔积液（图 33-4）。请血管外科会诊，于 16：40 行主动脉增强 CT 检查，结果提示：腹主动脉瘤并附壁血栓形成，局部破裂并周围陈旧壁间血肿形成（图 33-5）。

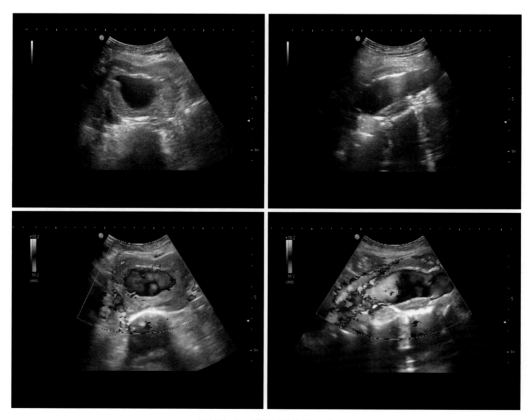

图 33-4　腹部超声（D3）

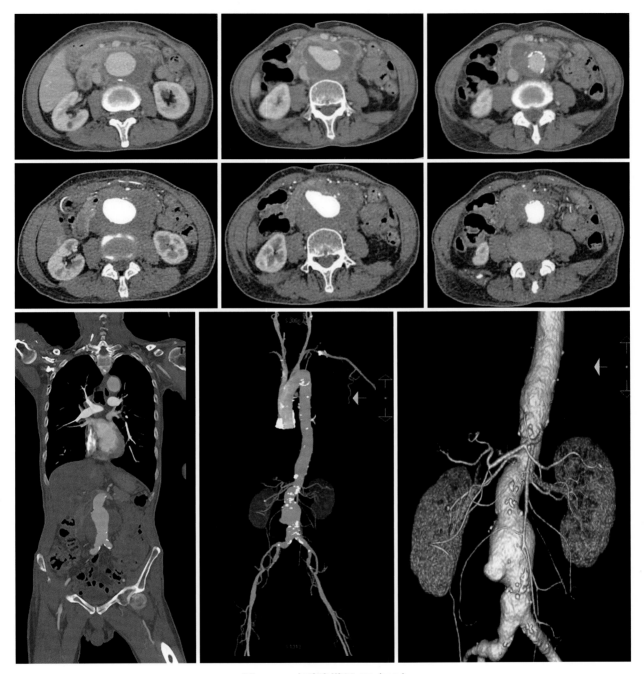

图 33-5　主动脉增强 CT（D3）

　　患者完成血管增强 CT 检查，17：20 返回病房，17：30 呕吐大量鲜红色血块，量约 500mL，胃管内抽出鲜红色液体，伴有血块，冰盐水洗胃，出现意识模糊，皮肤湿冷，HR 136 次/min，BP 95/53mmHg，R 30 次/min，考虑急性失血性休克。

紧急处理

　　18：45 转急诊监护室（EICU）：气管插管机械通气，深静脉置管，液体复苏，升级抗生素。
　　19：30 急查 Hb 48g/L，21：00 输 RBC 2U+ 血浆 400mL。

19：45 多学科协作：①消化内科：急诊床旁胃镜发现胃窦处有一血块，未见活动性出血。②血管外科：紧急主动脉瘤介入治疗，再次予 PPI+ 生长抑素持续泵入。③胃肠外科：肛门指检无阳性发现，无紧急胃肠外科指征，加强抑酸和抗感染治疗。

21：40 去甲肾上腺素 0.8μg/（kg·min），MAP 70mmHg，送手术室行主动脉瘤介入治疗（图 33-6），手术顺利。

22：30 手术结束，安返 EICU。

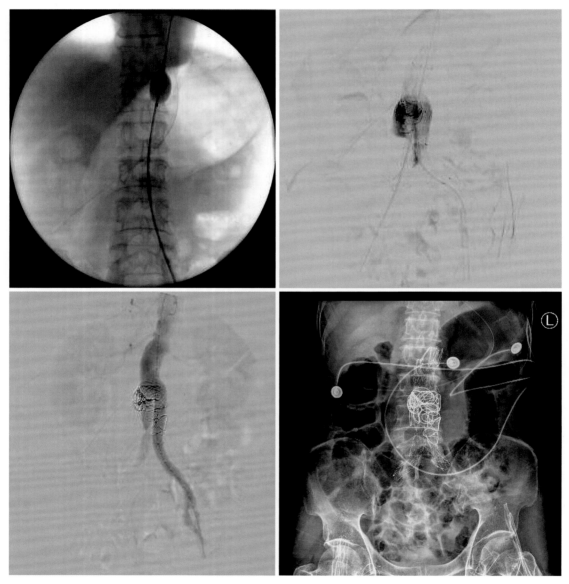

图 33-6　主动脉瘤介入治疗（D3）

术后的 EICU 诊治经过（D3~D7，表 33-1）

1．术后禁食≥1 周，灌肠，肠外营养，加强抗感染（头孢哌酮/舒巴坦 3.0 q.8h.）。

2．休克评估　当天减停去甲肾上腺素，硝普钠＋艾司洛尔控制心率和血压，第 2 天后行液体负平衡。

3．消化道出血评估　继续 PPI+ 生长抑素泵入；排少量黑色稀烂便，动态监测血红蛋白稳定。

表 33-1　术后 4 天内的病情变化概况表

	术前当晚	术后第 1 天	术后第 2 天	术后第 3 天	术后第 4 天
HR	130	98	85	94	107
MAP	73	105	90	95	97
消化道出血	呕血 + 血便	黑色水样便	黑色水样便	黑色水样便	黑色水样便
肠道管理 禁食 + 灌肠	√	√	√	√	√胃肠减压 + 肛门排气
Hb	42	94	89	92	93
BUN	8	14	16	14	11
PPI+ 生长抑素	√	√	√	√	√
血浆 /RBC	400mL/8U	血浆 200mL	–	–	–
血管活性药物	去甲肾上腺素	硝普钠 + 艾司洛尔	硝普钠 + 艾司洛尔	硝普钠 + 艾司洛尔	–
血乳酸	16	2.4	0.64	0.96	1.65
出入量 /mL	+3 170	呋塞米 + 680mL	呋塞米 –750mL	呋塞米 –530mL	+1 230mL

第二阶段小结

患者病程中再次出现急性上消化道出血，并发失血性休克，经紧急腹主动脉瘤腔内修复 + 瘤腔内栓塞术治疗后得到有效控制，急诊床旁胃镜未提示活动性出血改变。

请问：①这次急性消化道出血的可能病因是什么？②如何评价腹主动脉瘤和紧急腹主动脉瘤腔内修复 + 瘤腔内栓塞术与该次急性消化道出血之间的可能关系？

专家点评

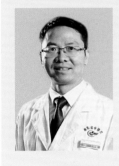

丁邦晗　广东省中医院急诊大科主任、博士研究生导师
广东省政协委员
中国中西医结合学会急救医学专业委员会副主任委员
广东省中医药学会急诊医学专业委员会主任委员
广东省医学会急诊医学分会副主任委员
广东省医师协会急诊医师分会副主任委员

患者有高血压病史，动脉硬化与动脉瘤诊断明确，动脉瘤破裂导致胸/腹腔积血，不会表现为上消化道出血；此例患者在经动脉瘤介入后血色素上升，出血停止，说明血色素的变化与动脉瘤有相关性。

胃动脉为腹腔干的分支，如果动脉瘤介入治疗有效，提示患者消化道出血原因与胃动脉相关，选择性胃动脉造影对诊断有帮助。需要关注后续病情变化。

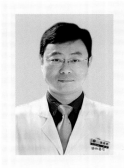

张劲农　华中科技大学同济医学院附属协和医院原急诊科主任，博士研究生导师
中国卒中学会重症脑血管疾病分会常务委员
湖北省医院协会门（急）诊管理专业委员会常务委员
武汉医师协会急诊医师分会主任委员
武汉医学会呼吸病学分会副主任委员
湖北省医院协会门（急）诊管理专业委员会副主任委员

　　导致患者急性上消化道出血的病因是：原发性腹主动脉瘤肠瘘。

　　老年男性，以呕血伴黑便急性起病，既往有高血压病史多年，但没有主动脉和腹腔手术史，虽然有胃溃疡病史数年，但急诊胃镜未见胃及十二指肠活动性出血，予PPI和生长抑素抑酸护胃止血疗效不佳，患者仍反复呕血、黑便，血红蛋白持续下降。关键的是查体可扪及脐周搏动性包块，提示腹腔动脉瘤，经过主动脉CTA明确为腹主动脉瘤，且局部破裂并有周围陈旧性血肿形成。紧急行腹主动脉瘤腔内修复＋瘤腔内栓塞术后，患者病情逐渐稳定，最终消化道出血得到控制。综上所述，可以明确上消化道出血的原因为腹主动脉瘤肠瘘。

　　主动脉瘤消化道瘘（aortoenteric fistula，AEF）是指主动脉瘤壁与邻近肠道发生侵蚀形成的病变，是主动脉瘤少见且极为严重的并发症，是消化道出血的罕见病因。该疾病往往导致危险性消化道大出血、低血容量性休克，若诊断治疗不及时或不当，则后果更为严重，死亡率高。主动脉瘤消化道瘘分为原发性主动脉瘤消化道瘘（primary aortoenteric fistula，PAEF）和继发性主动脉瘤消化道瘘（secondary aortoenteric fistula，SAEF）。SAEF继发于腹主动脉瘤术后植入物侵袭肠道。腹痛、腹部搏动性包块和消化道出血三联征是AEF的典型症状，三联征的发生率为11%～25%。PAEF临床诊断难度大，但可通过急诊增强CT或CTA迅速诊断。PAEF好发于十二指肠（54%），尤其是水平段（第2段），其他部位有食管、空肠、乙状结肠、胃和回肠。此病例两次急诊胃镜检查均未发现活动性出血，可能是因为胃镜检查通常只能到达十二指肠第2段，十二指肠第3、4段作为PAEF易发部位容易漏诊。对于这位超高年龄患者（76岁），早期介入手术干预是治疗PAEF最有效的方法。

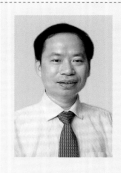

叶　珩　广州市第一人民医院南沙医院原危重症监护室主任
中华医学会急诊医学分会中毒学组委员
广东省医学教育协会重症医学专业委员会常务委员
广东省医院协会医院重症医学管理专业委员会委员
广东省中医药学会热病专业委员会委员
广州市医师协会危重症医学医师分会常务委员
广州市医学会重症医学分会委员

　　看到这份精彩且成功的病例报道时，我想起了一种罕见、表现隐匿但又极其凶险的疾病——腹主动脉瘤肠瘘（aortoenteric fistula，AEF）。AEF的发病率很低，据闻在尸检中的发病率是0.04%～0.07%；好发于与腹主动脉相邻的十二指肠水平部，也可发生于胃肠道的其他部位，胃镜往往难以发现；增强CT和血管造影DSA有助于发现该病；在报道的病例中，超过一半是通过剖腹探查确诊的，少数还是通过尸检才发现的。据文中的资料，该患者患有AEF的可能性较大。

AEF 是罕见病，根据有限的文献资料，部分病例接受了肠瘘修补或肠段切除吻合、腹腔脓肿清除、动脉结扎或搭桥术，得以安全出院。可以说，传统的手术治疗 AEF 得到了行内人士的认可。而本文病例采用了紧急腹主动脉瘤腔内修复 + 瘤腔内栓塞术（属于介入手术），文中没有提及是否发现造影剂从腹主动脉外漏到消化道，故未能直接证明 AEF 的存在，但术后病情得到控制，估计 AEF 可能存在，在动脉瘤得到根治后，肠瘘自然愈合。虽然关于介入手术治疗 AEF 的文献很少，但此类手术采用微创方式，对患者身体状况要求不高，又有一定的疗效，推测此类手术在 AEF 方面有较好的前景。

从该成功病例中，可以得到启发：对于"不明原因的消化道出血"，除了常规的胃肠镜检查，还应考虑使用其他技术手段，如 B 超或 CTA、DSA、剖腹探查等；根据病情选择恰当时机（酌情择时），灵活运用、综合应用不同的方法，力求给患者以快速确诊、有效治疗，以提高救治的成功率，并减轻家庭、社会负担。

患者主动脉增强 CT 提示腹主动脉瘤破裂诊断明确，未见肠系膜动脉栓塞，腹腔未见实质性脏器损害，急诊床旁消化内镜检查仍未见胃十二指肠急性活动性出血改变。第 2 次出血以呕血为主，出血速度快，定位以上消化道可能性大，不支持下消化道出血。因此，这次急性消化道出血的可能病因应与小肠出血的病变有关，例如小肠血管病变、憩室。

消化道出血和失血性休克经主动脉瘤腔内修复 + 瘤腔内栓塞术后得到有效控制，需考虑腹主动脉瘤与急性上消化道出血相关的疾病，腹主动脉瘤所致的肠瘘形成。患者第 2 次呕血速度快和量大，提示肠瘘的位置可能靠近幽门和十二指肠。但 CT 检查显示腹主动脉瘤位置靠近肾动脉水平，距离十二指肠较远，不能很好地解释第 2 次大量呕血。

有了这些判断后，再次与血管外科手术医师沟通，了解手术过程和详细阅片，提示术中有可疑肠腔造影剂（图 33-7、图 33-8），不能排除腹主动脉瘤所致的肠瘘形成。

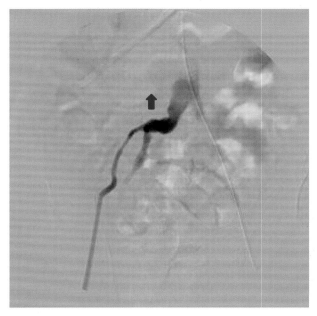

图 33-7　术前 DSA
肠腔可疑造影剂外溢

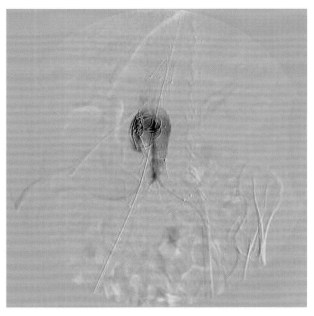

图 33-8　术后 DSA
肠腔未见造影剂外溢

术后第 4 天，患者病情再次变化，出现发热（36.8℃ → 38.5℃），HR（80 次/min → 108 次/min），MAP（96 mmHg → 73mmHg），查体：腹部胀痛，反跳痛阴性，排黑色烂便（120g → 600g）。

紧急评估

1. 血常规 Hb（89g/L → 93g/L），WBC（8.2 × 10⁹/L → 14.3 × 10⁹/L）。
2. PCT↑（0.47 → 1.34）。
3. 床旁超声 未见腹腔积液和胸腔积液。
4. 第 2 次多学科会诊
（1）介入科：完善肠镜检查，不排除腹主动脉瘤出血，必要时行 DSA。
（2）血管外科：行腹部 CT 检查，加强抗感染。
（3）胃肠外科：肛门指检未见出血，诊断性腹穿（−），加强抗感染，胃肠减压和肛门排气。
5. CT 检查 未见造影剂外渗，肠腔见造影剂，肠管严重扩张，主动脉瘤腔内隔绝良好（图 33-9、图 33-10）。

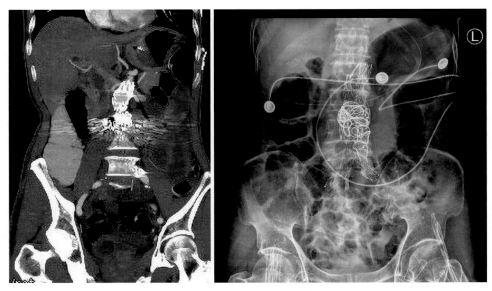

图 33-9 术后当天（D3）腹平片

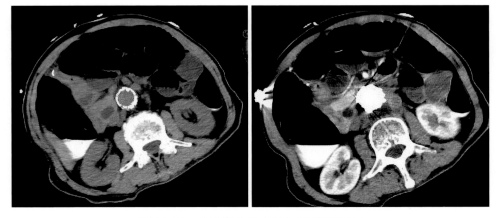

图 33-10 术后第 4 天（D7）复查腹部 CT

第三阶段小结

病情再次突变，基于以上临床资料，请问：①患者的腹主动脉瘤肠瘘诊断成立吗？②这次患者存在活动性消化道出血吗？与腹主动脉瘤有关吗？

专家点评

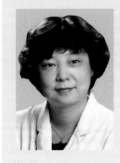

郭 杨　北京大学人民医院急诊科主任医师

中国医师协会急诊女医师协会理事

中华医学会急诊医学分会中毒组委员

中华医学会北京急诊分会质控组委员

北京市卫健委血友病专家组专家

《中国社区医师杂志》编委

第八届中华医学会北京急诊分会委员

患者腹主动脉瘤肠瘘诊断成立，理由：患者以呕血黑便为首发症状，2 次胃镜检查除外胃十二指肠病变、溃疡病、门静脉高压性胃食管静脉曲张破裂并出血等；实验室检查除外凝血功能障碍相关疾病；增强 CT 提示腹主动脉瘤破裂伴造影剂外渗，因此考虑消化道出血的来源是腹主动脉瘤破裂伴肠瘘所致。

病情再次突变，不考虑存在活动性消化道出血，主要与腹主动脉瘤破裂伴肠瘘后感染引起的脓毒症有关。理由：再次病情变化以发热、腹痛为主，WBC 和 PCT 增高，但血色素变化不明显，CT 检查未见造影剂外渗，肠腔见造影剂，肠管严重扩张，主动脉瘤腔内隔绝良好，也不支持出血，而患者腹主动脉瘤破裂，并且与肠腔相通，感染的机会明显增加，因此考虑主要是感染。

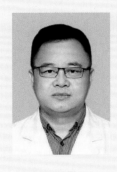

蒋文新　广东省人民医院重症医学科副主任 / 重症监护二科主任

广东省医学会重症医学分会委员兼秘书

广东省医师协会重症医学医师分会常务委员

广东省重症医学质量控制中心副主任

广东省健康管理学会重症医学专业委员会副秘书长

广东省肝脏病学会重症医学专业委员会副主任委员

患者腹主动脉瘤肠瘘诊断成立。患者腹主动脉瘤破裂诊断明确，介入主动脉腔内隔绝术期间发现造影剂在肠腔内显影，术后的 CT 造影检查见肠腔内造影剂，之前有再次排黑便症状。患者的失血考虑不是直接来源于肠道本身问题，而是考虑为间歇性主动脉出血。腹主动脉瘤穿透性溃疡、主动脉瘤样扩张伴壁间血肿属于急性主动脉综合征，伴发肠瘘在临床上不少见，个别患者还有肠道憩室慢性穿透粘连大动脉造成出血，患者 CT 上存在局部肠粘连表现，需注意这些问题的可能性。

临床判断

肠腔存在血管增强造影剂，腹主动脉瘤肠瘘诊断明确。血红蛋白稳定，BUN 不升高，未见造影剂外渗，腹主动脉瘤腔内隔绝良好，肠腔造影剂主要在升结肠，小肠未见造影剂，肠腔严重扩张，术后第 1 天（D4）升结肠未见造影剂。不存在活动性消化道出血，黑色烂便增多考虑肠道动力差，残留的黑便排出滞后，感染加重（腹腔可能性大）。

临床处理

继续禁食，肠外营养，胃肠减压 + 肛门排气；PPI+ 生长抑素持续泵入；纤维支气管镜留痰及外周血病原学检测，同时加强抗感染，升级至碳青霉烯类。

临床转归

1. 临床症状　腹胀痛减轻，黑色水样便排出约 400mL/d，体温下降。
2. 感染指标　PCT 和白细胞下降，血红蛋白稳定，痰培养和血培养阴性，D10 抗生素降阶梯为哌拉西林钠他唑巴坦钠。
3. 肠道管理　继续灌肠，仍有黑色稀烂便排出，量逐渐减少，复查血色素稳定，术后第 5 天停用生长抑素，泵入 PPI 改为 40mg 静脉滴注 q.d.，逐步过渡肠内营养：5%GNS 500mL → 5%GNS 500mL+ 肠内营养混悬液 500mL →肠内营养混悬液 1 000mL。
4. 呼吸系统　减停镇静，行早期轮椅功能锻炼，下调呼吸机参数，D10（术后 7 天）拔除气管导管，过渡至经鼻高流量氧疗（HFNC）。

最终转归

D10（术后第 7 天）转急诊综合病房，D15（术后第 12 天）拔除胃管，完全经口进食，D18（术后第 15 天）康复出院。

最终诊断

1. 原发性腹主动脉瘤破裂并肠瘘形成。
2. 腹主动脉瘤破裂，腹主动脉瘤腔内修复 + 瘤腔内栓塞术。
3. 失血性休克。
4. 腹腔感染。
5. 十二指肠球部溃疡（A2）。
6. 慢性阻塞性肺部疾病。
7. 高血压 3 级（很高危）。
8. 乙肝表面抗原携带者。

学习心得

一、腹主动脉瘤肠瘘

主动脉瘤消化道瘘（aortoenteric fistula，AEF）是指主动脉瘤壁与邻近肠道发生侵蚀形成的病变，腹主动脉瘤所致的肠瘘形成是一种腹主动脉瘤罕见而极为严重的并发症，在腹主动脉瘤患者中的发生率为0.7%~2%，也是消化道出血的少见病因，约占0.2%。该疾病往往导致危险性消化道大出血、低血容量性休克，若诊断治疗不及时或不当，后果极为严重，死亡率高。主动脉瘤消化道瘘分为PAEF和SAEF。继发性是指出现在腹主动脉瘤已行血管修复术或置放支架后（多见）；原发性则是未经外科治疗腹主动脉瘤破溃于肠道形成的内瘘（极为少见）。主要症状有腹痛、腹部搏动性包块及上消化道出血。腹主动脉瘤肠瘘形成主要由扩张的主动脉瘤压迫肠腔造成，约85%的病因为动脉粥样硬化。血管造影增强CT是确诊腹主动脉瘤肠瘘的主要检查手段，血管内介入治疗是血流动力学不稳定的腹主动脉瘤肠瘘患者的主要治疗手段。

二、重视体格检查基本功，培养科学思辨的临床思维

腹部搏动性包块这一阳性体征是患者病因诊断的重要线索。但由于患者诊断与病史符合"典型"的消化性溃疡，容易让接诊医生按照"固定思维"去作出临床诊断和临床决策，从而忽略了最基本的体格检查，延迟了诊断。对于峰回路转的消化道出血和病情变化，临床医生应该做到从病因出发，客观、动态、整体地分析病情，重视多学科协作。

（朱永诚　陈晓辉）

特别鸣谢

惠州市中心人民医院	乐　胜
广东省人民医院	孙　诚
中南大学湘雅二医院	张东山
广东省中医院	丁邦晗
华中科技大学同济医学院附属协和医院	张劲农
广州市第一人民医院	叶　珩
北京大学人民医院	郭　杨
广东省人民医院	蒋文新

附录 1　病例诊断结果

附录 2　常用实验室检查英文简称及正常值

中文名	简称	正常值	单位
白细胞计数	WBC	4 ~ 10	$\times 10^9/L$
中性粒细胞百分比	NEUT%	40 ~ 75	%
中性粒细胞计数	NEUT	1.8 ~ 6.3	$\times 10^9/L$
淋巴细胞百分比	LY%	20 ~ 40	%
淋巴细胞计数	LY	1.1 ~ 3.2	$\times 10^9/L$
单核细胞百分比	MO%	0 ~ 13	%
单核细胞计数	MONO	0.1 ~ 0.6	$\times 10^9/L$
嗜酸性粒细胞百分比	EO%	0 ~ 5	%
嗜酸性粒细胞计数	EO	0.020 ~ 0.520	$\times 10^9/L$
嗜碱性粒细胞百分比	BA%	0 ~ 2	%
嗜碱性粒细胞计数	BA	0.00 ~ 0.06	$\times 10^9/L$
红细胞计数	RBC	4.3 ~ 5.8	$\times 10^{12}/L$
平均红细胞体积	MCV	82 ~ 100	fL
血红蛋白	HGB	130 ~ 175	g/L
血小板计数	PLT	100 ~ 300	$\times 10^9/L$
网织红细胞百分比	Ret%	0.5 ~ 1.5	%
比重（尿）	SG	1.015 ~ 1.025	
酸碱度（尿）	pH	5.5 ~ 6.5	
尿胆素原（尿）	UBG	3.2 ~ 16	$\mu mol/L$
胆红素（尿）	BIL	阴性	
蛋白（尿）	Pro	阴性	
潜血（尿）	BLD	阴性	
血糖	CLU	3.3 ~ 6.1	mmol/L
二氧化碳结合力	CO_2CP	23.0 ~ 31.0	mmol/L
尿素	BUN	3.6 ~ 9.5	mmol/L
肌酐	Cr	57 ~ 111	$\mu mol/L$
谷丙转氨酶	ALT	9 ~ 50	U/L

中文名	简称	正常值	单位
谷草转氨酶	AST	9 ~ 50	U/L
总蛋白	TP	65 ~ 85	g/L
白蛋白	ALB	40 ~ 55	g/L
白蛋白 / 球蛋白	A/G	1.5 ~ 2.5	
胆碱脂酶	CHE	5 000 ~ 12 000	U/L
碱性磷酸酶	ALP	50 ~ 135	U/L
总胆红素	TBIL	1.7 ~ 25.7	μmol/L
结合胆红素	DBIL	1.7 ~ 6.8	μmol/L
血浆氨	AMM	18 ~ 72	μmol/L
尿酸	UA	89 ~ 363	μmol/L
总胆固醇	TC	0.0 ~ 6.22	mmol/L
高密度脂蛋白胆固醇	HDL - Ch	1.16 ~ 1.42	mmol/L
低密度脂蛋白胆固醇	LDL - Ch	0.0 ~ 4.14	mmol/L
甘油三酯	TG	0.0 ~ 1.70	mmol/L
乳酸脱氢酶	LDH	114 ~ 240	U/L
α - 羟丁酸脱氢酶	α - HDH	95 ~ 270	U/L
肌酸激酶	CK	24 ~ 200	U/L
肌酸激酶同工酶	CK - MB	0 ~ 25	U/L
肌红蛋白	MYO	0 ~ 107	ng/mL
肌钙蛋白 I	TnI	0 ~ 1.0	μg/L
肌钙蛋白 T	Tnt	0.02 ~ 0.13	μg/L
促甲状腺素	TSH	0.35 ~ 5.5	μIU/mL
游离三碘甲状腺原氨酸	FT_3	3.5 ~ 6.5	pmol/L
游离甲状腺素	FT_4	11.45 ~ 23.17	pmol/L
三碘甲状腺原氨酸	T_3	60 ~ 180	ng/dL
甲状腺素	T_4	3.2 ~ 12.6	μg/dL
抗甲状腺过氧化物酶抗体	TPO - Ab	0 ~ 34	IU/mL
抗甲状腺球蛋白抗体	TG - Ab	0 ~ 115	IU/mL
总铁结合力	TIBC	37.6 ~ 69.8	μmol/L
铁	Fe	8.95 ~ 30.0	μmol/L
不饱和铁		31 ~ 51	μmol/L

中文名	简称	正常值	单位
铁蛋白	FERR	11～400	ng/mL
叶酸	FOL	＞5.9	ng/mL
促红细胞生成素	EPO	2.59～18.5	mIU/mL
凝血酶原时间	PT	10～13	S
凝血酶原活动度	PTA	70～140	%
凝血酶原国际标准化比率	INR	0.8～1.2	
纤维蛋白原	FIB	200～400	mg/dL
活化的部分凝血活酶时间	APTT	25.4～38.4	s
纤维蛋白降解产物	FDP	0～5	μg/mL
D-二聚体	D-Dimer	0～250	ng/mL
血浆渗透压		280～310	mOsm/L
脑脊液压力		80～180	mmH$_2$O
左室射血分数	LVEF	54～80	%
N端-B型钠尿肽前体	NT-proBNP	0～100	pg/mL
pH		7.35～7.45	
二氧化碳分压	PCO$_2$	35～45	mmHg
氧分压	PO$_2$	95～100	mmHg
动脉血氧饱和度	SaO$_2$	95～98	%
标准碳酸氢盐	SB	22～27	mmo/L
实际碳酸氢盐	AB	22～27	mmo/L
剩余碱	BE	0±3	mmo/L
乳酸	Lac	0.5～1.7	mmol/L
阴离子间隙	AG	8～16	mmol/L
抗内皮细胞抗体		阴性	
抗中性粒细胞胞质抗体-MPO	c-ANCA	0～20	RU/mL
抗中性粒细胞胞质抗体-PR3	p-ANCA	0～20	RU/mL
抗ENA抗体-Sm		阴性	
抗ENA抗体-SSB		阴性	
抗ENA抗体-SSA		阴性	
抗ENA抗体-RNP		阴性	
抗核抗体		阴性	

中文名	简称	正常值	单位
抗双链 DNA		阴性	
快速红斑狼疮因子		阴性	
抗心磷脂抗体	ACL	0 ~ 12	RU/mL
免疫球蛋白 A	IgA	0.68 ~ 3.78	g/L
免疫球蛋白 G	IgG	6.94 ~ 16.18	g/L
免疫球蛋白 M	IgM	0.60 ~ 2.63	g/L
补体 C_3	C_3	0.88 ~ 2.01	g/L
补体 C_4	C_4	0.16 ~ 0.47	g/L
C 反应蛋白	CRP	<7.90	mg/L
类风湿因子	RF	0 ~ 30	IU/mL
抗链球菌溶血素	ASO	0 ~ 200	IU/mL
神经元烯醇化酶	NSE	0 ~ 15.2	ng/mL
甲胎蛋白	AFP	0 ~ 25	ng/mL
前列腺特异性抗原	PSA	0 ~ 4	ng/mL
癌胚抗原	CEA	0 ~ 10	ng/mL

附录3 名词对照

acquired immunodeficiency syndrome，AIDS	获得性免疫缺陷综合征
acute aortic syndrome，AAS	急性主动脉综合征
acute coronary syndrome，ACS	急性冠脉综合征
acute gastrointestinal injury，AGI	急性胃肠损伤
acute kidney injury，AKI	急性肾损伤
acute leukemia，AL	急性白血病
acute lupous pneumonia，ALP	急性狼疮性肺炎
acute myocardial infarction，AMI	急性心肌梗死
acute pulmonary embolism，APE	急性肺栓塞
acute renal failure，ARF	急性肾衰竭
acute respiratory distress syndrome，ARDS	急性呼吸窘迫综合征
adult-onset Still disease，AOSD	成人斯蒂尔病
antiphospholipid syndrome，APS	抗磷脂综合征
aortic dissection，AD	主动脉夹层
aortoenteric fistula，AEF	主动脉瘤消化道瘘
autoimmune hemolytic anemia，AIHA	自身免疫性溶血性贫血
broncho alveolar lavage fluid，BALF	支气管肺泡灌洗液
carbapenem-resistant acinetobacter baumanni，CR-AB	耐碳青霉烯鲍曼不动杆菌
cardioembolic stroke，CES	心源性栓塞性卒中
catastrophic antiphospholipid syndrome，CAPS	灾难性抗磷脂综合征
cholinergic urticaria，CU	胆碱能性荨麻疹
chronic obstructive pulmonary disease，COPD	慢性阻塞性肺疾病
community-acquired pneumonia，CAP	社区获得性肺炎
connective tissue disease，CTD	结缔组织病
continuous renal replacement therapy，CRRT	连续性肾脏替代疗法
Coombs test	抗球蛋白试验
cyclophosphamide，CTX	环磷酰胺

cytomegalovirus，CMV	巨细胞病毒
deep venous thrombosis，DVT	深静脉血栓
dermatomyositis，DM	皮肌炎
diabetic ketoacidosis，DKA	糖尿病酮症酸中毒
Dieulafoy ulcer，DU	Dieulafoy 溃疡
direct Coombs test	直接抗球蛋白试验
disseminated intravascular coagulation，DIC	弥散性血管内凝血
electrical storm，ES	电风暴
extracorporeal membrane oxygenation，ECMO	体外膜肺氧合
fat embolism syndrome，FES	脂肪栓塞综合征
fever of unknown origin，FUO	不明原因发热
fiberoptic bronchoscope，FOB	纤维支气管镜
fraction of inspiration O_2，FiO_2	吸入氧浓度
gastroesophageal reflux disease，GERD	胃食管反流病
Glasgow Coma Scale，GCS	格拉斯哥昏迷评分
glomerular basement membrane，GBM	肾小球基底膜
hemolytic uremic syndrome，HUS	溶血尿毒症综合征
hemophagocytic lymphohistiocytosis，HLH	噬血细胞淋巴组织细胞增生症
hemophagocytic syndrome，HPS	噬血细胞综合征
hemorrhagic transformation，HT	出血性转化
hereditary non-polyposis colorectal cancer，HNPCC	遗传性非息肉病性大肠癌
herpes simplex virus encephalitis，HSE	单纯疱疹病毒性脑炎
herpes simplex virus，HSV	单纯疱疹病毒
Hodgkin lymphoma，HL	霍奇金淋巴瘤
hospital acquired pneumonia，HAP	医院获得性肺炎
human immunodeficiency virus，HIV	人类免疫缺陷病毒
hyperosmolar hyperglycemic state，HHS	高渗性高血糖状态
idiopathic hypereosinophilic syndrome，IHES	特发性高嗜酸性粒细胞增多综合征
infective endocarditis，IE	感染性心内膜炎
insulin resistance index，IRI	胰岛素抵抗指数
interferon-gamma release assay，IGRA	γ干扰素释放试验

intra‑aortic balloon pump，IABP	主动脉内球囊反搏
intra‑arterial calcium stimulation with venous sampling test，ASVS	动脉钙刺激静脉采血术
intramural hematoma，IMH	壁间血肿
invasive fungal infection，IFI	侵袭性真菌感染
Legionella pneumophila，LP	嗜肺军团菌
leukocidin	杀白细胞素
Listeria monocytogenes，LM	单核细胞增生李斯特菌
Listeriosis disease，LD	李斯特菌病
magnetic hesonance cholangiopancreatography，MRCP	磁共振胰胆管成像
metagenomics next‑generation sequencing，mNGS	宏基因组二代测序技术
methicillin resistant Staphylococcus aureus，MRSA	耐甲氧西林金黄色葡萄球菌
Methicillin sensitive Staphylococcus aureus，MSSA	甲氧西林敏感的金黄色葡萄球菌
methotrexate，MTX	氨甲蝶呤
microscopic polyangitis，PA	显微镜下多血管炎
multiple organ dysfunction syndrome，MODS	多器官功能障碍综合征
multiple organ failure，MOF	多器官功能衰竭
myasthenia gravis，MG	重症肌无力
mycoplasmal pneumonia，MP	支原体肺炎
myelodysplastic syndrome，MDS	骨髓增生异常综合征
non‑Hodgkin lymphoma，NHL	非霍奇金淋巴瘤
NMDA receptor antibody encephalitis，NMDARE	抗 NMDA 受体脑炎
nonbacterial thrombotic endocarditis，NBTE	非细菌性血栓性心内膜炎
noncompaction of the ventricular myocardium，NVM	心肌致密化不全
non steroidal antiinflammatory drug，NSAIDs	非甾体抗炎药
penetrating atherosclerotic ulcer，PAU	穿透性动脉粥样硬化性溃疡
penicilliosis marneffei，PSM	马尔尼菲青霉病
percutaneous coronary intervention，PCI	经皮冠状动脉介入治疗
Pneumocystis jiroveci pneumonia，PJP	耶氏肺孢子菌肺炎
point‑of‑care testing，POCT	即时检验
polymyositis，PM	多发性肌炎
positive end‑expiratory pressure，PEEP	呼气末正压

primary aortoenteric fistula，PAEF	原发性主动脉瘤肠瘘
proton pump inhibitor，PPI	质子泵抑制剂
pulmonary arterial systolic pressure，PASP	肺动脉收缩压
pulmonary arterial wedge pressure，PAWP	肺动脉楔压
pulmonary thromboembolism，PTE	肺血栓栓塞症
rhabdomyolysis，RM	横纹肌溶解综合征
secondary aortoenteric fistula，SAEF	继发性主动脉瘤肠瘘
severe acute pancreatitis，SAP	重症急性胰腺炎
Sheehan syndrome	希恩综合征
staphylococcal scalded skin syndrome，SSSS	葡萄球菌烫伤样皮肤综合征
subarachnoid hemorrhage，SAH	蛛网膜下腔出血
sudden cardiac death，SCD	心源性猝死
sulfamethoxazole，SMX	磺胺甲噁唑
superior sagittal sinus thrombosis，SSST	上矢状窦血栓形成
supraventricular tachycardia，SVT	室上性心动过速
systemic inflammatory response syndrome，SIRS	系统性炎症反应综合征
systemic lupus erythematosus，SLE	系统性红斑狼疮
thrombotic microangiopathy，TMA	血栓性微血管病
thrombotic thrombocytopenia purpura，TTP	血栓性血小板减少性紫癜
tidal volume，VT	潮气量
toxicshock syndrome toxin‑1，TSST‑1	中毒性休克综合征毒素‑1
trimethoprim，TMP	甲氧苄啶
trimethoprim‑sulfamethoxazole，TMP‑SMX	复方磺胺甲噁唑片
tumefactive demyelinating lesions，TDLs	瘤样脱髓鞘病变
venous thromboembolism，VTF	静脉血栓栓塞症
ventilator associated pneumonia，VAP	呼吸机相关性肺炎
Wegener granulomatosis，WG	韦格纳肉芽肿病